SANFORD GUIDE®

熱 病®

SANFORD 항생제 가이드

The Sanford Guide To Antimicrobial Therapy

2015 - 2016 45-46th Edition

신 종 욱 역

메 디 안 북

THE SANFORD GUIDE TO ANTIMICROBIAL THERAPY 2015-2016

45-46TH EDITION

Editors

David N. Gilbert, M.D.
Chief of Infectious Diseases
Providence Portland Medical Center, Oregon
Professor of Medicine, Oregon Health Sciences University

Henry F. Chambers, M.D.
Professor of Medicine
Director, Clinical Research Services
UCSF Clinical and Translational Sciences Institute
University of California at San Francisco

George M. Eliopoulos, M.D.
Chief, James L. Tullis Firm,
Beth Israel Deaconess Hospital,
Professor of Medicine,
Harvard Medical School,
Boston, Massachusetts

Michael S. Saag, M.D.
Director, UAB Center for AIDS Research,
Professor of Medicine and Director,
Division of Infectious Diseases,
University of Alabama, Birmingham

Contributing Editors

Douglas Black, Pharm. D.
Associate Professor of Pharmacy,
University of Washington,
Seattle

David O. Freedman, M.D.
Director, Travelers Health Clinic,
Professor of Medicine,
University of Alabama,
Birmingham

Brian S. Schwartz, M.D.
Associate Professor of Medicine
University of California
at San Francisco

Andrew T. Pavia, M.D.
George & Esther Gross Presidential Professor
Chief, Division of Pediatric Infectious Diseases
University of Utah, Salt Lake City

Managing Editor

Jeb C. Sanford

Memoriam

Jay P. Sanford, M.D.
1928-1996

Merle A. Sande, M.D.
1935-2007

Robert C. Moellering, Jr., M.D.
1936-2014

Publisher

Antimicrobial Therapy, Inc.

독자에게

1969년부터 SANFORD GUIDE 는 독립적으로 준비하여 발행되어 왔습니다.

편집인 및 발행인들이 SANFORD GUIDE 내용을 결정하였으며, 보내주신 모든 문의 사항을 심사숙고하여 다음 편집본에 반영하도록 하겠습니다.

이 가이드 내용을 최대한 정확하게 위하여 심혈을 기울였습니다. 그러나 약을 처방하기 전에 회사에서 고지한 약물 정보를 함께 확인하시기 바랍니다.

편집인 및 발행인은 이 책에 있는 정보를 적용하여 생기는 결과나 오류나 누락된 부분에 대하여 책임을 질 수 없으며, 책 내용에 있어서 최신 지견, 정확성 또는 완결성에 관련하여 완전히 보장할 수 없습니다. 특정한 상황에서 이 책에 있는 정보를 적용할 때, 각 독자의 책임감 있는 전문성이 필요함을 밝혀드립니다.

역자 서문

임상의사가 모든 감염 질환에 대한 치료제를 모두 다 외울 수는 없습니다.

이 책은 기억을 뛰어넘어 수없이 다양한 임상 상황에서 의사가 신중하게 선택하고 결정하기 위해 필요한 임상 상황별 약제에 대한 요약집입니다.

균에 대한 역학적 특성이나 항생제 감수성 범위를 적절히 고려하여 이 책을 참고한 약제의 선택이 환자의 치유에 큰 도움이 있길 바랍니다.

우리나라 상황에 맞는 더 나은 책이 출판되기를 기대하며 미력하나마 외국서를 번역한 이 자그마한 책자가 도움이 되길 기대합니다.

책의 번역에 문제가 있으면 전적으로 역자의 책임입니다.

용어의 사용은 이전의 번역을 참고하였으며, 언어 순화를 위하여 노력하였습니다.

내용의 향상을 위하여 이용자의 지도편달을 바랍니다.

표 1은 배열 순서 문제로 장기별 영어명(한글명) 병용 표기하였으며 영어 장기명으로 배열하였으므로 찾을 때 참고하시기 바랍니다.

중앙의대 내과 교수

신 종 욱

목차

약어요약

3TC = lamivudine
AB, % = percent absorbed
ABC = abacavir
ABCD = amphotericin B colloidal dispersion
ABLC = ampho B lipid complex
AD = after dialysis
ADF = adefovir
AG = aminoglycoside
AIDS = Acquired Immune Deficiency Syndrome
AM-CL = amoxicillin-clavulanate
AM-CL-ER = amoxicillin-clavulanate extended release
AMK = amikacin
Amox = amoxicillin
AMP = ampicillin
Ampho B = amphotericin B
AM-SB = ampicillin-sulbactam
AP = atovaquone proguanil
AP Pen = antipseudomonal penicillins
APAG = antipseudomonal aminoglycoside
ARDS = acute respiratory distress syndrome
ARF = acute rheumatic fever
ASA = aspirin
ATS = American Thoracic Society
ATV = atazanavir
AUC = area under the curve
Azithro = azithromycin
bid = 2x per day
BL/BLI = beta-lactam/beta-lactamase inhibitor
BSA = body surface area
BW = body weight
C&S = culture & sensitivity
CARB = carbapenems
CAPD = continuous ambulatory peritoneal dialysis
CDC = Centers for Disease Control
Cefpodox = cefpodoxime proxetil
Ceftaz = ceftazidime
Ceph = cephalosporin
CFB = ceftobiprole
CFP = cefepime
Chloro = chloramphenicol
CIP = ciprofloxacin; **CIP-ER** = CIP extended release
Clarithro = clarithromycin; **ER** = extended release
Clav = clavulanate Clinda = clindamycin CLO = clofazimine **Clot** = clotrimazole
CMV = cytomegalovirus
CQ = chloroquine phosphate
Cobi = cobicistat
CrCl = creatinine clearance
CrCln = CrCl normalized for BSA
CRRT = continuous renal replacement therapy
CSD = cat-scratch disease
CSF = cerebrospinal fluid
CXR = chest x-ray
d4T = stavudine
Dapto = daptomycin
DBPCT = double-blind placebo-controlled trial
dc = discontinue
ddC = zalcitabine
ddI = didanosine
DIC = disseminated intravascular coagulation
div = divided
DLV = delavirdine
Dori = doripenem
DOT = directly observed therapy
Doxy = doxycycline
DR = delayed release
DRSP = drug-resistant S. pneumoniae
DS = double strength
EBV = Epstein-Barr virus
EES = erythromycin ethyl succinate
EFZ = efavirenz
ELV = elvitegravir
EMB = ethambutol
ENT = entecavir
ER = extended release
ERTA = ertapenem
Erythro = erythromycin
ESBLs = extended spectrum β-lactamases
ESR = erythrocyte sedimentation rate
ESRD = endstage renal disease
Flu = fluconazole
Flucyt = flucytosine
FOS-APV = fosamprenavir
FQ = fluoroquinolone
FTC = emtricitabine
G = generic
GAS = Group A Strep
Gati = gatifloxacin
GC = gonorrhea
Gemi = gemifloxacin
Gent = gentamicin
gm = gram
GNB = gram-negative bacilli
Griseo = griseofulvin
HEMO = hemodialysis
HHV = human herpesvirus
HIV = human immunodeficiency virus
HLR = high-level resistance
H/O = history of
HSCT = hematopoietic stem cell transplant
HSV = herpes simplex virus
IA = injectable agent/anti-inflammatory drugs
IDV = indinavir
IFN = interferon
IM = intramuscular
IMP = imipenem-cilastatin
INH = isoniazid

Inv = investigational
IP = intraperitoneal
IT = intrathecal
Itra = itraconazole
IV = intravenous
IVDU = intravenous drug user
IVIG = intravenous immune globulin
Keto = ketoconazole
kg = kilogram
LAB = liposomal ampho B
LCM = lymphocytic choriomeningitis virus
LCR = ligase chain reaction
Levo = levofloxacin
LP/R = lopinavir/ ritonavir
mcg(or **μg**) = microgram
MDR = multi-drug resistant
MER = meropenem
Metro = metronidazole
Mino = minocycline
mL = milliliter
Moxi = moxifloxacin
MQ = mefloquine
MSSA/MRSA = methicillin-sensitive/resistant S. aureus
MTB = Mycobacterium tuberculosis
NB = name brand
NF = nitrofurantoin
NAI = not FDA-approved(indication or dose)
NFR = nelfinavir
NNRTI = non-nucleoside reverse transcriptase inhibitor
NRTI = nucleoside reverse transcriptase inhibitor

NUS = not available in the U.S
NVP = nevirapine
O Ceph 1, 2, 3 = oral cephalosporins
Oflox = ofloxacin
P Ceph 1, 2, 3, 4 = parenteral cephalosporins
P Ceph 3 AP = parenteral cephalosporins with antipseudomonal activity
PCR = polymerase chain reaction
PEP = post-exposure prophylaxis
PI = protease inhibitor
PIP = piperacillin
PIP-TZ = piperacillin-tazobactam
po = oral dosing
PQ = primaquine
PRCT = Prospective randomized controlled trials
PTLD = post-transplant lymphoproliferative disease
Pts = patients
Pyri = pyrimethamine
PZA = pyrazinamide
qid = 4x per day
QS = quinine sulfate
Quinu-dalfo = **Q-D** = quinupristin-dalfopristin
q[x]h = every [x] hours, e.g., q8h = every 8 hrs
R = resistant
RFB = rifabutin
RFP = rifapentine
Rick = Rickettsia
RIF = rifampin
RSV = respiratory syncytial virus
RTI = respiratory tract infection
RTV = ritonavir
rx = treatment

SD = serum drug level after single dose
Sens = sensitive(susceptible)
SM = streptomycin
SQV = saquinavir
SS = steady state serum level
STD = sexually transmitted disease
subcut = subcutaneous
Sulb = sulbactam
Sx = symptoms
Tazo = tazobactam
TBc = tuberculosis
TC-CL = ticarcillin-clavulanate
TDF = tenofovir
TEE = transesophageal echocardiography
Teico = teicoplanin
Telithro = telithromycin
Tetra = tetracycline
Ticar = ticarcillin
tid = 3x per day
TMP-SMX = trimethoprim-sulfamethoxazole
TNF = tumor necrosis factor
Tobra = tobramycin
TPV = tipranavir
TST = tuberculin skin test
UTI = urinary tract infection
Vanco = vancomycin
VISA = vancomycin intermediately resistant S. aureus
VL = viral load
Vori = voriconazole
VZV = varicella-zoster virus
ZDV = zidovudine

잡지 제목의 약어

AAC: Antimicrobial Agents & Chemotherapy
Adv PID: Advances in Pediatric Infectious Diseases
AHJ: American Heart Journal
AIDS Res Hum Retrovir: AIDS Research & Human Retroviruses
AJG: American Journal of Gastroenterology
AJM: American Journal of Medicine
AJRCCM: American Journal of Respiratory Critical Care Medicine
AJTMH: American Journal of Tropical Medicine & Hygiene
Aliment Pharmacol Ther: Alimentary Pharmacology & Therapeutics
Am J Hlth Pharm: American Journal of Health-System Pharmacy
Amer J Transpl: American Journal of Transplantation
AnEM: Annals of Emergency Medicine
AnIM: Annals of Internal Medicine
Ann Pharmacother: Annals of Pharmacotherapy
AnSurg: Annals of Surgery
Antivir Ther: Antiviral Therapy
ArDerm: Archives of Dermatology
ArIM: Archives of Internal Medicine
ARRD: American Review of Respiratory Disease
BMJ: British Medical Journal
BMT: Bone Marrow Transplantation
Brit J Derm: British Journal of Dermatology
Can JID: Canadian Journal of Infectious Diseases
Canad Med J: Canadian Medical Journal
CCM: Critical Care Medicine
CCTID: Current Clinical Topics in Infectious Disease
CDBSR: Cochrane Database of Systematic Reviews
CID: Clinical Infectious Diseases
Clin Micro Inf: Clinical Microbiology and Infection
CMN: Clinical Microbiology Newsletter
Clin Micro Rev: Clinical Microbiology Reviews
CMAJ: Canadian Medical Association Journal
COID: Current Opinion in Infectious Disease
Curr Med Res Opin: Current Medical Research and Opinion
Derm Ther: Dermatologic Therapy
Dermatol Clin: Dermatologic Clinics
Dig Dis Sci: Digestive Diseases and Sciences
DMID: Diagnostic Microbiology and Infectious Disease
EID: Emerging Infectious Diseases
EJCMID: European Journal of Clin. Micro. & Infectious Diseases
Eur J Neurol: European Journal of Neurology
Exp Mol Path: Experimental & Molecular Pathology
Exp Rev Anti Infect Ther: Expert Review of Anti-Infective Therapy
Gastro: Gastroenterology
Hpt: Hepatology
ICHE: Infection Control and Hospital Epidemiology
IDC No. Amer: Infectious Disease Clinics of North America
IDCP: Infectious Diseases in Clinical Practice
IJAA: International Journal of Antimicrobial Agents
Inf Med: Infections in Medicine
J AIDS & HR: Journal of AIDS and Human Retrovirology
J All Clin Immun: Journal of Allergy and Clinical Immunology
J Am Ger Soc: Journal of the American Geriatrics Society
J Chemother: Journal of Chemotherapy
J Clin Micro: Journal of Clinical Microbiology
J Clin Virol: Journal of Clinical Virology
J Derm Treat: Journal of Dermatological Treatment
J Hpt: Journal of Hepatology
J Inf: Journal of Infection
J Med Micro: Journal of Medical Microbiology
J Micro Immunol Inf: Journal of Microbiology, Immunology, & Infection
J Ped: Journal of Pediatrics
J Viral Hep: Journal of Viral Hepatitis
JAC: Journal of Antimicrobial Chemotherapy
JACC: Journal of American College of Cardiology
JAIDS: JAIDS Journal of Acquired Immune Deficiency Syndromes
JAMA: Journal of the American Medical Association
JAVMA: Journal of the Veterinary Medicine Association
JCI: Journal of Clinical Investigation
JCM: Journal of Clinical Microbiology
JIC: Journal of Infection and Chemotherapy
JID: Journal of Infectious Diseases
JNS: Journal of Neurosurgery
JTMH: Journal of Tropical Medicine and Hygiene
Ln: Lancet
LnID: Lancet Infectious Disease
Mayo Clin Proc: Mayo Clinic Proceedings
Med Lett: Medical Letter
Med Mycol: Medical Mycology
MMWR: Morbidity & Mortality Weekly Report
NEJM: New England Journal of Medicine
Neph Dial Transpl: Nephrology Dialysis Transplantation
OFID: Open Forum Infectious Diseases
Ped Ann: Pediatric Annals
Peds: Pediatrics
Pharmacother: Pharmacotherapy
PIDJ: Pediatric Infectious Disease Journal
QJM: Quarterly Journal of Medicine
Scand J Inf Dis: Scandinavian Journal of Infectious Diseases
Sem Resp Inf: Seminars in Respiratory Infections
SGO: Surgery Gynecology and Obstetrics
SMJ: Southern Medical Journal
Surg Neurol: Surgical Neurology
Transpl Inf Dis: Transplant Infectious Diseases
Transpl: Transplantation
TRSM: Transactions of the Royal Society of Medicine

〈표 1〉 초기 항균요법 선택*

치료 항균제의 선택은 감염의 추정 부위 또는 감염형에 근거함. 일부의 경우에 치료 및 예방은 병원균의 증명에 근거함.
선택된 항균제는 분리된 병원균, 항균제 감수성양상 및 개별 환자의 특성에 따라 재평가되어야 함.

해부학적 부위/진단/조정	흔한 원인균	권장 요법*		보조적 진단 치료법 및 해설
		일차	대체§	
ABDOMEN(복부): 47쪽의 복막; 14쪽의 담낭(쓸개); 그리고 23쪽의 골반내 염증 질환을 볼 것				
BONE(뼈): 골수염, 미생물학적 진단이 필수적. 혈액 배양 음성이라면 뼈 배양 필요. 누관 배액 배양으로 뼈 배양 예측 불가능. 고찰: Ln 364:369, 2004 항균제의 뼈 침투에 대한 체계적인 설명은 Clinical Pharmacokinetics 48:89, 2009를 볼 것. **혈행성 골수염** **경험적 요법 - 경험적 요법 시작 전에 뼈와 혈액 배양 실시**				
신생아(4개월 미만)	S. aureus, gm-neg. bacilli, B군 strep, 소아에게 있는 Kingella kingae	**MRSA 가능성: Vanco + (Ceftaz 혹은 CFP)**	**MRSA 가능성 낮음: (Nafcillin 혹은 oxacillin) + (Ceftaz 혹은 CFP)**	심각한 알러지 혹은 독성: (**Linezolid**[NAI] 10 mg/kg IV/po q8h + **aztreonam**).
소아(4개월 이상) - 성인: 사지 골수염 (NEJM 370:352, 2014)	S. aureus, A군 strep, 드물게 gm-neg. bacilli, 소아에게 있는 Kingella kingae	**MRSA가능성: Vanco** 40 mg/kg/day div q6h	**MRSA 가능성 낮음: (Nafcillin 혹은 oxacillin)** 150 mg/kg/day div q6h(max 12 gm) 그람 염색으로 gm-neg. bacilli 일 경우 **Ceftaz 혹은 CFP** 추가 **성인용량은 아래에**	심각한 알레르기 혹은 독성: **Clinda** 혹은 **TMP-SMX** 혹은 **linezolid**[NAI]. 성인: **ceftaz** 2 gm IV q8h, **CFP** 2 gm IV q12h. 약물 부작용에는 〈표 10B〉를 볼 것
성인(21세 이상) **척추 골수염** ± 경막 외농양; 다른 부위 **뼈와 혈액 배양 필수**	S. aureus가 가장 일반적이지만 여러 다른 원인균 터키: Brucella & M. TBc	**MRSA 가능성: Vanco** 15-20 mg/kg IV q 8-12h 최저 15-20 μg/mL + (**Ceftriaxone** 2 gm q24h 혹은 **CFP** 2 gm q8h 혹은 **Levo** 750 mg q24h)	**MRSA 가능성 낮음: Nafcillin** 혹은 **oxacillin** 2 gm IV q4h + (**Ceftriaxone** 2 gm q24h 혹은 **CFP** 2 gm q8h 혹은 **Levo** 750 mg q24h)	**진단: 경막외농양을 찾기 위해 MRI로 조기 권고.** 척추골수염에 대한 전반적 고찰: NEJM 362:11, 2010 경험적 요법은 배양 후 바로 시작.
기저 질환별 치료 - 배양과 감수성이 알려져 있는 경우				
	MSSA	**Nafcillin** 혹은 **oxacillin** 2 gm IV q4h 혹은 **cefazolin** 2 gm IV q8h	**Vanco** 15-30 mg/kg IV q8-12h 최저 15-20 μg/mL로 혹은 **Dapto** 6 mg/kg q24h IV ± **RIF** 300-450 mg po/IV bid	**시험관내 감수성 및 알레르기/독성이 있는 경우, 기타 선택약제: (NEJM 362:11, 2010 참조):** 1) **TMP-SMX** 8-10 mg/kg/d po/IV div q8h + **RIF** 300-450 mg bid: 자료 한정적, 특히 MRSA에 대해서는(AAC 53:2672, 2009) 참조; 2) [(**CIP** 750 mg po bid 혹은 **Levo** 750 mg po q24h) + (**RIF** 300 mg po bid]; 3) 시각에 Linezolid 장기 사용은 시신경 및 말초 신경병증과 관련. 4) **Fusidic acid**[NUS] 500 mg IV q8h + **RIF** 300 mg po bid(CID 42:394, 2006). **Ceftriaxone** 2 gm IV q24h(CID 54:585, 2012); 5) Daptomycin 6 mg/kg IV q24h(일부는 8-10 mg/kg 용량 추천)
	MRSA-87쪽 〈표 6〉 참조; IDSA Guidelines CID 52:e18-55, 2011, CID 52:285-92, 2011	**Vanco** 15-20 mg/kg IV q8-12h 최저 15-20 μg/mL로 ± **RIF** 300-450 mg bid.	**Linezolid** 600 mg q12h IV/po ± **RIF** 300-450 mg po/IV bid 혹은 **Dapto** 6 mg/kg 2q 24h IV ± **RIF** 300-450 mg po/IV bid	
헤모글로빈병증: 겸상 적혈구/지중해 빈혈	Salmonella; 다른 gm-neg. bacilli	**CIP** 400 mg IV q12h 혹은 **CIP** 750 mg PO bid	**Levo** 750 mg IV/PO q24 h	지중해 빈혈: 수혈과 철 킬레이트화가 위험인자. Salmonella spp가 fluoroquinolones에 감수성이 떨어지고 다른 gram-negative bacilli도 항생제 내성이 증가하므로, 2차 약제(e.g., 3세대 cephalosporin)를 추가할 수 있음.

* 권장용량(달리 표시된 경우는 제외)은 임상적으로 중증(종종 치명적인) 감염이 있는 성인 기준. 용량 또한 정상 신기능이며, 그리고 중증 간기능 이상이 없는 것으로 가정.
§ 대체요법은 다음 고려 상황을 포함: 알레르기, 약리학/약동학, 순응도, 비용, 지역적인 항생제 내성 양상

〈표 1〉 초기 항균요법 선택

해부학적 부위/진단/조정	흔한 원인균	권장 요법*		보조적 진단 치료법 및 해설
		일차	대체§	
뼈 (계속)				
혈류가 정상인 인접 골수염 **경험적 요법: 배양 실시!**				
발뼈 골수염 (못찔림)	P. aeruginosa	**CIP** 750 mg po bid 혹은 **Levo** 750 mg po q24h	**Ceftaz** 2 gm IV q8h 혹은 **CFP** 2 gm IV q8h	57쪽의 피부-못 찔림 참고. 이물질 제거를 위해 괴사변연절제술 필요.
장골(골절-내부 고정술 후)	S. aureus, gm-neg. bacilli, P. aeruginosa	**Vanco** 15-20 mg/kg q8-12h IV q8-12h 최저 15-20 μg/mL+[**ceftaz** 혹은 **CFP**]. 해설 참조	**Linezolid** 600 mg IV/po bid[NAI] +(**ceftaz** 혹은 **CFP**). 해설 참조	종종 골유합을 위해 고정기구 제거 필요. 혈관 재형성술이 필요할 수 있음. **열거한 요법은 경험적 요법.** 배양 결과에 따라 조정. 감수성이 있는 gm-neg. bacillus의 경우, **CIP** 750 mg po bid 혹은 **Levo** 750 mg po q24h. 다른 S. aureus 옵션: 1쪽의 혈행성 골수염 근본 질환별 요법 참고
턱뼈 골괴사	bisphosphonates에 대한 드문 부작용	점막 소실, 뼈 괴사로 인한 이차적 감염. 치료: 최소한의 괴사 조직 변연절제술, 클로르헥시딘 세척, 항생제(e.g. PIP-TZ). 방선균증(항생제 장기 투여) 고려(CID 49:1729, 2009).		
인공 관절	31쪽의 인공 관절 참조			
척추 삽입물 감염	S. aureus, coag-neg staphylococci, gram-negative bacilli	30 이내에 발병: 3개월 동안 배양 및 치료(CID 55:1481, 2012)	30일 이후 발병: 삽입물 제거, 배양&치료	CID 55:1481, 2012 참조
흉골, 수술 후	S. aureus, S. epidermidis, 간혹 gram-negative bacilli	**Vanco** 15-20 mg/kg q8-12h IV(기저치: 15-20 μg/mL), 중증 감염에 권고.	**Linezolid** 600 mg po/IV[NAI] BID	괴사된 골의 배양과 제거를 위해 흉골의 괴사조직변연절제술. S. aureus를 위한 선택: 1쪽의 혈행성 골수염 기전질환별 요법 참고. 환경 혹은 그램 염색이 gram-negative bacilli를 제안한다면 국부 항생제 감수성 이력에 근거한 적절한 조치 추가(e.g., cefepime, pip-tazo)
혈류 이상을 동반한 인접 골수염				
당뇨(말초 신경병증과 피부 궤양 동반) (13쪽의 당뇨족 참조)	혼합 감염[Gm+cocci(MRSA 포함) (호기성, 혐기성균), gm-neg. bacilli(호기성, 혐기성균)]	궤양의 외과적 처치 및 뼈의 조직학적 검사와 배양. 배양 결과에 따라 항생제 선택 그리고 6주 동안 치료. **급성 경과가 아니면, 경험요법은 필요 없음.** 급성으로 악화되는 경과이면, 권고 참조, 당뇨족, 13쪽. 가능하다면 혈관재성형술.		**골수염 진단:** 뼈생검의 배양이 표준방법. MRI에서 골수 부종. 뼈에 대한 탐색자(probe)가 예측률 높음. 궤양과 뼈의 면봉 배양 결과 일치도 낮음.-뼈 배양이 필요(CID 48:888, 2009). 세침 흡인보다는 생검이 우수. 궤양 > 2 cm², 뼈 배양 양성, ESR > 70 & 비정상적 일반 X-ray 소견은 골수염을 시사(JAMA 299:806, 2008). **치료:** (1) **가능하면 혈관 재형성술;** (2) 뼈 미생물 배양; (3) 구체적인 항균제: 종설: BMJ 339:b4905, 2006; Plast Reconstr Surg 117:(7 Suppl) 2125, 2006.
만성 골수염: 원인 요법. 골 괴사 존재. **배양 필요.**	S. aureus, Enterobacteriaceae, P. aeruginosa	**경험치료는 해당되지 않음.** 배양 및 감수성 검사 결과에 따른 전신적 치료. 만성골수염의 급성악화는 급성 혈행성 골수염과 동일하게 치료. 외과적 괴사조직변연절제술(surgical debridement)이 중요		**추가 조치:** 뼈 내 기구 제거, 괴사조직변연절제술; 혈관 근육 피판, 견인골형성술(일리자로프) 기술, 항생제 포함 시멘트 & 고압 산소 요법. **참조: RIF+(vanco 혹은 β-lactam):** 동물 모델과 S. aureus 만성 골수염 임상 시험에서 효과 검증. rifamin 역할 불분명(AAC 53:2672, 2009)

약어는 2쪽 참조. *참고: 모든 용량은 성인용(특별한 지시가 없을 경우)이며 일반적인 신장 기능을 간주한다. § 대체 요법은 알러지, PK, 준수, 국소 저항과 비용을 고려한다.

해부학적 부위/진단/조정	흔한 원인균	권장 요법*		보조적 진단 치료법 및 해설
		일차	대체§	
BREAST(유방): 유방염 – 배양: MRSA 존재 확인 필요. 판단에 따라 검토: 정의 및 감염에 대한 참고문헌: BMJ 342:d396, 2011 산후 유방염(최근의 Cochrane Review: Cochrane Database Syst Rev 2013 Feb 28;2:CD005458; CID 54:71D, 2012도 참고				
농양 없는 유방염	S. aureus; 드묾 S. pyogenes(Gp A 혹은 B), E. coli, bacteroides sp. 아마도 Corynebacterium sp. 일부 coagulase-neg. staphylococci(e.g., S. lugdunensis)	**MRSA 없는 경우:** **외래 환자: Dicloxacillin** 500 mg po qid 혹은 **cephalexin** 500 mg po qid. **입원 환자: Nafcillin/oxacillin** 2 gm IV q4-6h	**MRSA 있을 수 있는 경우:** **외래 환자: TMP-SMX-DS** 1-2정 po bid 혹은 민감하다면 **clinda** 300 mg po tid **입원 환자: Vanco** 1 gm IV q12h; 100 kg 이상이라면 1.5 gm IV q12h	농양 없고 통증이 조절가능하면, 수유가 치료 반응을 촉진함.
농양 있는 유방염				통증 있는 농양: 절개 배농이 표준; 세침 흡인도 성공적. 통증이 심하지 않으면 신속히 수유 재개(Breastfeed Med 9:239, 2014)
농양 동반 비산욕기 유방염	S. aureus; 드묾 bacteroides종, peptostreptococcus, 그리고 일부 coagulase-neg. staphylococci	3쪽의 산욕기 유방염 요법 참조		흡연과 당뇨가 위험 요소 가능(BMJ 342:d396, 2011). **유륜 하부이고 냄새 있다면** 혐기성균 가능성 높음; **metro** 500 mg IV/po tid 추가. 유륜하부 아니라면, staph(포도상구균). 치료전 호기성/혐기성균 배양. 농양에 대한 외과적 배농, **I&D가 표준.** Corynebacterium 종은 육아종성 유방염과 관련(CID 35:1434, 2002; CID 59:410, 2014).
유방 보형물 감염	급성: S. aureus, S. pyogenes. TSS 보고됨. 만성: 신속 발육 Mycobacteria 조사	급성: **Vanco** 15-20 mg/kg IV q8-12h	만성: 배양 결과 대기. mycobacteria 치료는 〈표 12A〉 참조	Lancet Infect Dis 5:94, 462, 2005. Coag-negative staph이 또한 빈번함(Aesthetic Plastic Surg 31:325, 2007)
CENTRAL NERVOUS SYSTEM(중추신경계) **Brain abscess(뇌농양)**				
51명 환자에서 일차성 혹은 근접 부위에서 배양 결과: 표준 배양에서 30례 양성; 분자 진단기법으로 80가지 taxa 및 많은 복합균 확인(CID 54:202, 2012) 종설: NEJM 371:447, 2014. 경증 감염: NEJM 371:150, 2014.	Streptococci(60-70%), Bacteroides(20-40%), Enterobacteriaceae(25-33%), S. aureus(10-15%), S. anginosus군 드물게: Nocardia(아래) Listeria. S. aureus 해설 참조	**P Ceph 3**[(**cefotaxime** 2 gm IV q4h 혹은 **ceftriaxone** 2 gm IV q12h)+(**metro** 7.5 mg/kg q6h 혹은 15 mg/kg IV q12h)] 치료 지속기간 불확실; 신경계 영상검사로 반응 있을때까지 치료(CT/MRI)	**Pen G** 3-4백만 단위 IV q4h+**metro** 7.5 mg/kg q6h 혹은 15 mg/kg IV q12h	만약 CT scan이 뇌염을 시사하고(JNS 59:972, 1983), 농양 크기 < 2.5 cm 및 환자가 신경학적으로 안정적 및 의식이 있다면, 항생제 투여를 시작하고 관찰. 그렇지 않은 경우, 외과배액이 필요할 수 있음. 만약 혈액 배양이나 기타 임상 검사로 원인 미생물 못 밝히면, 작은 농양이라도 진단을 위해 농양 흡인. ceftriaxone 혹은 nafcillin/oxacillin을 포함하지 않는 Pen G(HD)+metro 요법도 양호한 결과. Enterobactericeae분리시 ceftriaxone 사용 고려할 수 있음. 양성 혈액 배양 없이 **S. aureus 드묾; S. aureus는 혈액 배양이 중요. 이 경우 감수성 결과 나올 때까지 vanco 사용.** Strep. anginosus군이 특히 농양 형성하기 쉬움. Ceph/metro는 listeria에 효과적이지 않음.
수술 후, 외상 후 종설: NEJM 371:447, 2014	S. aureus, Enterobacteriaceae	**MSSA: (Nafcillin** 혹은 **oxacillin)** 2 gm IV q4h+(**ceftriaxone** 혹은 **cefotaxime**)	**MRSA: Vanco** 15-20 mg/kg IV q8-12h 최저 15-20 mcg/mL로+(**ceftriaxone** 혹은 **cefotaxime**)	경험적 치료, 배양 결과에 따라 단계적으로 줄임. **진단 치료 위해 일반적으로 농양 흡인 필요. P. aeruginosa 의심된다면(ceftriaxone 혹은 cefotaxime)을 (Cefepime 혹은 Ceftazidime)을 대체.**
HIV-1 감염(AIDS)	Toxoplasma gondii	169쪽 〈표 13A〉 참조		

약어는 2쪽 참조. *참고: 모든 용량은 성인용(특별한 지시가 없을 경우)이며 일반적인 신장 기능을 간주한다. § 대체 요법은 알러지, PK, 준수, 국소 저항과 비용을 고려한다.

〈표 1〉 초기 항균요법 선택

해부학적 부위/진단/조정	흔한 원인균	권장 요법*		보조적 진단 치료법 및 해설
		일차	대체§	
중추신경계/뇌농양 (계속)				
Norcardia: 혈행성 농양	N. farcinia, N. asteroides & N. brasiliensis 다른 균: AAC 58:795, 2014 참조	**TMP-SMX**: TMP는 15 mg/kg/day & SMX는 75 mg/kg/day, IV/po div in 2-4doses + **Imipenem** 500 mg q6h IV. 여러 장기 침범: **amikacin** 7.5 mg/kg q12h 가하기도 함. IV 요법 3-6주 후, po 요법으로 전환. 정상 면역: **TMP-SMX, minocycline** 혹은 **AM-CL** × 3개월 이상. 면역저하: 2가지 약물 × 1년 치료	**Linezolid** 600 mg IV 혹은 po q12h + meropenem 2 gm q8h	sulfonamide 최고치 측정: 투약 후 2시간에 100-150 μg/mL 목표. **Linezolid** 600 mg po bid 효과적인 것으로 보임. 시험관 감수성 검사: Wallace(+1) 903-877-7680 혹은 U.S. CDC(+1) 404-639-3158. TMP-SMX에 대한 시험관 저항성 증가 가능(Clin Infect Dis 51:1445, 2010). 그러나 더 나쁜 결과와 연관이 있는지는 불확실; TMP-SMX는 CNS nocardia에 선택하는 약제로 남아 있다. 설폰아미드 저항이나 설파 알레르기 있다면 **amikacin** + 다음 중 하나: **IMP, MER, ceftriaxone** 혹은 **cefotaxime**. N. farcinia는 3세대 cephalosporins에 저항, 따라서 이 기관에 기인한 감염의 치료에는 이용할 수 없음.
경막하 농양: 성인의 경우 60-90%가 부비동염, 중이염의 전파. 주요 뇌농양과 치료 동일. 외과적 응급 상황: 배액 필수. 종설 LnID 7:62, 2007				
뇌염/뇌병증 IDSA 지침: CID 47:303, 2008; 국제적 진단 합의: CID 57:1114, 2013. 헤르페스는 184쪽 〈표 14A〉 참조 광견병은 250쪽 〈표 20B〉 참조	H. simplex(42%), VZV(15%), M. TB(15%), Listeria(10%) (CID 49:1838, 2009). 기타: arbovirus, West Nile rabies, Lyme, Parvo B19, Cat-scratch, Mycoplasma, EBV와 기타.	H. simplex를 위한 CSF PCR 결과를 기다리며 IV **acyclovir** 시작. 아메바성 뇌염은 〈표 13A〉 참조. R. rickettsii, Anaplasma, Enrlichia 혹은 Mycoplasma가 의심되면 **Doxy** 시작.		모든 원인균에 대한 종설: LnID 10:835, 2010. California Encephalitis Project 코호트 연구: 바이러스 보다는 **항-NMDAR**(N-Methyl-D-Aspartate 수용기) 뇌염 (Ann Neurol 75:317, 2014), 자가면역 뇌염이 흔한 원인(CID 54:899, 2012). 임상 고찰: Chest 145:1143, 2014
수막염, "무균성": 최대 수백 개의 세포에 다구증, CSF 포도당 정상, 세균 배양 음성 (182쪽의 〈표 14A〉 참조) 참조: CID 47:783, 2008	Enteroviruses, HSV-2, LCM, HIV, 기타 바이러스, 약제 [NSAIDs, metronidazole, carbamazepine, lamotrigine TMP-SMX, IVIG(e.g., detuximab, infliximab)], 드물게 leptospirosis	leptospirosis 이외 모두는 IV액과 진통제. 원인이 될 수 있는 약제 중단. lepto에는 (**doxy** 100 mg IV/po q12h) 혹은 (**Pen G** 5백만 단위 IV q6h) 혹은 (**AMP** 0.5-1 gm IV q6h). 불완전하게 치료된 세균성 수막염 의심된다면 척추천자 반복. HSV-2 뇌막염에 간혹 **Acyclovir** 5-10 mg/kg IV q8h 지급됨 (참고: 조기 치료가 필수적인 HSV 뇌염과는 별개)		가능하다면, enterovirus CSF PCR. 생식기 헤르페스 없이는 HSV-2 흔치 않음(Mollaret씨 증후군). lepto 진단을 위해서는 합당한 역학, 수반되는 간염, 결막염, 신염이 있어야 함. 연관된 약제 목록: Inf Med 25:331, 2008.
수막염, 박테리아성, 급성: 목표-경험적 요법, 이후 30분 이내에 CSF 검사. 국소적인 신경 결손이면 경험적 치료. 그 후 두부 CT 및 척추 천자(NEJM 354:44, 2006; LnID 10:32, 2010) **참고**: 소아의 경우, CSF 배양에서, 2시간 이내에 meningococci & 4시간 이내에 pneumococci의 부분적 균 음전(Peds 108:1169, 2001) 연령군에 따른 병원균 분포는 NEJM 364:2016, 2011 참고 **경험적 요법-CSF 그램 염색 음성-면역 기능이 정상인 경우**				
연령: 조산아부터 1개월 미만 LnID 10:32, 2010	B군 strep 49%, E. coli 18%, listeria 7%, 기타 gm-neg. 10%, 기타 gm-pos. 10%	**AMP** 100 mg/kg IV q6h + **cefotaxime** 50 mg/kg IV q6h 뇌실 내 치료는 추천하지 않음. 치료 시작 24-36시간 후 CSF 검사/배양 반복	**AMP** 100 mg/kg IV q6h + **gentamicin** 2.5 mg/kg IV q8h	일차 및 대체약제는 B군 strep, 대부분 coliforms, 및 listeria에 대해 효과. 만약 신생아실에 오랫동안 입원했던 미숙아라면, S. aureus, enterococci 및 내성 coliforms이 잠재적인 병원균. **선택적 경험요법: [nafcillin + (ceftazidime 또는 cefotaxime)].** **만약 MRSA의 위험이 높다면**, vanco + cefotaxime 사용. 배양/감수성 자료가 나온 후에 치료법 변경.

약어는 2쪽 참조. *참고: 모든 용량은 성인용(특별한 지시가 없을 경우)이며 일반적인 신장 기능을 간주한다. § 대체 요법은 알러지, PK, 준수, 국소 저항과 비용을 고려한다.

해부학적 부위/진단/조정	흔한 원인균	권장 요법* 일차	권장 요법* 대체§	보조적 진단 치료법 및 해설
중추신경계/수막염, 세균성, 급성/경험적 요법 - CSF 그램 염색 음성 (계속)				
연령: 1개월 - 50세 난청이 가장 흔함 (LnID 10:32, 2010)	S. pneumo, meningococci, 현재는 흔치 않은 H. influenzae, **젊은 성인과 면역 정상이면 listeria 가능성 낮음**(listeria 의심되면 ampicillin 추가 2 gm IV q4h)	성인용량: [(**Cefotaxime** 2 gm IV q4 - 6h 혹은 **ceftriaxone** 2 gm IV q12h)] + (**dexamethasone**) + **vanco.**	[(**MER** 2 gm IV q8h) (Peds: 40 mg/kg IV q8h)] + IV **dexamethasone** + **vanco**[1]	소아의 H. influenzae와 성인의 S. pneumoniae에 대한 dexamethasone의 효과(NEJM 357:2431 & 2441, 2007; LnID 4:139, 2004). 네덜란드에서 성인 폐렴구균 수막염에 대한 dexamethasone 치료가 과거 대조군에 비해 사망률과 난청 감소로 이어짐(Neurology 75:1533, 2010). **β-lactam 항생제에 알레르기**가 심각한 환자는 대체요법 아래 참조(경험 요법 - 그램 염색 양성과 원인 요법)
		Dexamethasone: 0.15 mg/kg IV q6h × 2 - 4일. **TNF 생산을 막기 위한 첫 번째 항생제 투약과 함께 혹은 직전에 투약**(해설 참조)		
		Vanco 성인용량과[2] 소아용량은 각주[1] 참조.		
연령: 50세 이상, 알코올 중독 혹, 기타 **중증 연관 질병** 혹은 **세포 면역 저하자**	S. pneumo, listeria, gm - neg. bacilli. meningococcus 음성 확인	(**AMP** 2 gm IV q4h) + (**ceftriaxone** 2 gm IV q12h 혹은 **cefotaxime** 2 gm IV q4 - 6h) + **vanco** + IV **dexamethasone.**	**MER** 2 gm IV q8h + **vanco** + IV **dexamethasone.** 심각한 페니실린 알레르기에는 해설 참조	**β-lactam 항생제에 알레르기**가 심각한 환자는 대체요법 아래 참조(경험요법 - 그램 염색 양성과 원인 요법)
		Vanco 용량은 각주[1] 참조. **Dexamethasone 용량:** 0.15 mg/kg IV q6h × 2 - 4일; 첫 번째 항생제 투약 이전 혹은 따라 첫 번째 용량 투약.		
신경외과 수술 후 **뇌실 창냄술/요추 카테터; 뇌실 - 복강(심방) 션트 기저 두개골 골절 없는 관통상**	S. epidermidis, S. aureus, P. acnes. 조건적 호기성 gram - neg. bacilli P. aeruginosa & A. baumannii(아마도 다제 내성) 포함.	**Vanco** (최저치 15 - 20 μg/mL) + (**Cefepime** 혹은 **Ceftaz** 2 gm IV q8h)	**Vanco** (최저치 15 - 20 μg/mL) + (**MER** 2 gm IV q8h)	• 감염된 션트 제거, 배액과 압력 조절을 위한 외부 뇌실 카테터 유치. • 션트 제거될 수 없거나 전신 요법을 위한 배양 실패할 경우 뇌실 내 치료. 뇌실 내 치료 근거: 감염 박테리아의 MIC 에 대한 CSF 농도 10 - 20배 비율을 달성하기 위함. 무방부제 약제 사용. 투약 후 1시간 지나 카테터 잠금. 잠재적 독성에 관한 것은 CMR 23:858, 2010 참조 • **전신 질환자**: 배양 결과 유효하면 전신 치료 + 병원균 겨냥 뇌실 내 치료 • **전신 질환이 없거나** indolent 그람 양성균: 전신 vancomycin 투여 배제 가능, 매일 뇌실 내 치료 • **션트 재이식**: 1) 연속 3회의 CSF 배양이 음성이라면 coagulase - neg. staphylococci, diphtheroids, 혹은 P. acnes의 경우 션트 유지하고 전신 치료는 불필요. 2) 연속 3회의 CSF 배양 음성이라면 staph. aureus와 Gr - neg. bacilli의 경우 CSF 배양 3회 연속 음성이면 션트 유지 및 일 주의 전신 치료. 참고: N. Engl J Med 362:146, 2010.
		• **심각한 Pen/Ceph 알레르기** 또는 gram - neg: Aztreonam 2 gm IV q6 - 8h 혹은 CIP 400 mg IV q8 - 12h **IV 치료로 충분하지 않을 경우**: 뇌실 내 매일 약 용량(CID 39:1267, 2004; CMR 23:858, 2010); **성인: Vanco** 10 - 20 mg; **Amikacin** 30 mg; **Tobra** 5 - 20 mg; **Gent** 4 - 8 mg; **Colistin** 10 mg(혹은 5 mg q12h), **Polymyxin** B 2 mg. 대체: 1) 전신 질환자: 배양 결과 유효하면 전신 치료 + 병원균 겨냥 뇌실 내 치료; 2) 전신 질환이 없는 경우, indolent 그람 양성: 전신 vancomycin 제외 가능하고 매일 뇌실 내 치료		
기저 두개골 골절 동반 외상	S. pneumoniae, H. influenzae, S. pyogenes	**Vanco**(최저치 15 - 20 μg/mL) + (**ceftriaxone** 2 gm IV q12h 혹은 **cefotaxime** 2 gm IV q4 - 6h) + [**Dexamethasone** 0.15 mg/kg IV q6h × 2 - 4일(첫 번째 항생제 투여와 함께 혹은 이전에 첫 용량 투여)]. Clin Micro Rev 21:519, 2008 참조.		
경험 요법 - CSF 그램 염색 양성				
그람 양성 diplococci	S. pneumoniae	(**ceftriaxone** 2 gm IV q12h 혹은 **cefotaxime** 2 gm IV q4 - 6h) + **vanco** 15 - 20 mg/kg IV q8 - 12h(최저 15 - 20 μg/mL) + 정기적으로(때 맞게) **dexamethasone** 0.15 mg/kg q6h IV × 2 - 4일		**대체: MER** 2 gm IV q8h 혹은 **Moxi** 400 mg IV q24h. Dexamethasone는 vanco의 CSF 침투 막지 않음 (CID 44:250, 2007)

1) **Vanco 성인용량:** 15 - 20 mg/kg IV q8 - 12h(최저치 15 - 20 μg/mL 달성 위해)
2) **1개월 이상의 소아 약제 용량: Cefotaxime** 50 mg/kg per day IV q6h; **ceftriaxone** 50 mg/kg IV q12h; **vanco** 15 mg/kg IV q6h(최저치 15 - 20 μg/mL 달성 위해).

약어는 2쪽 참조.　*참고: 모든 용량은 성인용(특별한 지시가 없을 경우)이며 일반적인 신장 기능을 간주한다.　§ 대체 요법은 알러지, PK, 준수, 국소 저항과 비용을 고려한다.

〈표 1〉 초기 항균요법 선택

해부학적 부위/진단/조정	흔한 원인균	권장 요법*		보조적 진단 치료법 및 해설
		일차	대체§	
중추 신경계/수막염, 세균성, 급성/경험적 요법 – CSF 그램 염색 양성 (계속)				
그람 음성 diplococci	N. meningitis	(**ceftriaxone** 2 gm IV q4 – 6h 혹은 **cefotaxime** 2 gm IV q4 – 6h)		**대체: Pen G** 4백만 단위 IV q4h 혹은 **AMP** 2 gm q4h 혹은 **Moxi** 400 mg IV q24h 혹은 **chloro** 1 gm IV q6h
그람 양성 bacilli 혹은 coccobacilli	Listeria monocytogenes	**AMP** 2 gm q4h ± **gentamicin** 초기 부하용량 2 mg/kg IV 이후 1.7 mg/kg IV q8h		**pen-알레르기: TMP-SMX 5 mg/kg q6 – 8h 혹은 MER 2 gm IV q8h 사용**
그람 음성 bacilli	H. influenzae, coliforms, P. aeruginosa	(**Ceftazidime** 혹은 **cefepime** 2 gm IV q8h) ± **gentamicin** 첫 투여량 2 mg/kg IV, 이후 1.7 mg/kg IV q8h(해설 참조)		**대체: CIP** 400 mg IV q8 – 12h; **MER** 2 gm IV q8h; **Aztreonam** 2 gm IV q6 – 8h. 그람 염색과 임상상으로 P. aeruginosa 혹은 내성 coliforms이 의심되면 **β-lactam** 혹은 **CIP**에 **Gentamicin** 정맥 주사 추가 고려.
원인균별 치료 요법 – 시험관 내 감수성 결과 있는 CSF 배양 양성. 두개내압 모니터링/내압저하 관련: CID 38:384, 2004				
H. influenzae	β – lactamase 양성	**ceftriaxone** 2 gm IV q12h(성인), 50 mg/kg IV q12h(소아)		**Pen-알레르기: Chloro** 12.5 mg/kg IV q6h(최대 4 gm/day); **CIP** 400 mg IV q8 – 12h ; **Aztreonam** 2 gm IV q6 – 8h
Listeria monocytogenes (CID 43:1233, 2006)		**AMP** 2 gm q4h ± **gentamicin** 부하용량 2 mg/kg IV 이후 1.7 mg/kg IV q8h		**Pen-알레르기: TMP-SMX** 2 mg/kg per day div. q6 – 12h. **대체: MER** 2 gm IV q8h. 수막염 동반한 뇌 농양: AMP 치료 후 **linezolid** + **RIF**의 성공 사례 보고.
N. meningitidis	Pen MIC 0.1 – 1 μg per mL	**Ceftriaxone** 2 gm IV q12h ×7일(해설 참조); **β** – lactam 알레르기의 경우 **Chloro** 12.5 mg/kg(최대 1 gm) IV q6h		드물게 chloro – 내성균 동정. FQ – 내성균도 보고 **대체: MER** 2 gm IV q8h 혹은 **Moxi** 400 mg IV q24h.
S. pneumoniae **참조**: 1. 첫 투약 시작 전 부터 이후 4일동안 dexamethasone 고려 2. 만약 MIC 1 이상이면 24 – 48시간 이후 CSF exam 반복 3. 10 – 14일 치료	Pen G MIC < 0.1 μg/mL	**Pen G** 4백만 단위 IV q4h 혹은 **AMP** 2 gm IV q4h		**대체: ceftriaxone** 2 gm IV q12h, **chloro** 1 gm IV q6h
	Pen G MIC 0.1 – 1 μg/mL	**Ceftriaxone** 2 gm IV q12h 혹은 **cefotaxime** 2 gm IV q4 – 6h		**대체: cefepime** 2 gm IV q8h 혹은 **MER** 2 gm IV q8h
	Pen G MIC ≥ 2 μg/mL	**Vanco** 15 – 20 mg/kg IV q8 – 12h(최저치 15 – 20 μg/mL 목표) + (**ceftriaxone** 혹은 **cefotaxime** 위와 같이)		**대체 :Moxi** 400 mg IV q24h
	Ceftriaxone MIC ≥ 1 μg/mL	**Vanco** 15 – 20 mg/kg IV q8 – 12h(최저치 15 – 20 μg/mL 목표) + (**ceftriaxone** 혹은 **cefotaxime** 위와 같이)		**대체: Moxi** 400 mg IV q24h ceftriaxone의 MIC가 > 2 mcg/mL라면, **RIF** 600 mg po/IV 1x/day를 vanco + (**ceftriaxone** 혹은 **cefotaxime**)에 더함
E. coli, 기타 coliforms 혹은 P. aeruginosa	**협진 의뢰** – 감수성 결과 필요	(**Ceftazidime** 혹은 **cefepime** 2 gm IV q8h) ± **gentamicin**		**대체: CIP** 400 mg IV q8 – 12h; **MER** 2 gm IV q8h. 뇌실 내 치료: 약 용법은 4쪽 수막염, 신경수술 후 참고.
H. influenzae와 N. meningitidis의 예방 화학 요법				
Haemophilus influenzae type B 가정내 및/또는 탁아소 접촉: 지표 증례와 함께 또는 ≥ 4시간 동안 거주. 탁아소 접촉: 발병전 5 – 7일 동안 지표 증례와 같은 탁아소에서 지냄.		**소아: RIF** 20 mg/kg po(600 mg 초과하지 않도록) q24h × 4회 **성인(비임신): RIF** 600 mg q24h × 4일		**가족 내**: 만약 가정내에 4세 이하의 백신접종을 받지 않은 접촉자가 있다면, 임신부를 제외하고 모든 가정내 접촉자에게 RIF 투약. **탁아소**: 1명의 증례, 만약 백신접종을 받지 않은 2세 이하 소아가 다닌다면 예방 + 감수성자 백신접종 고려. 만약 모든 접촉자가 2세 이상이면: 예방 필요 없음. 만약 60일내 2명 이상의 증례가 있고 백신접종을 받지 않은 소아가 다닌다면, 소아와 직원에 대해 예방접종 권장(Am Acad Ped Red Book 2006, 313쪽).

약어는 2쪽 참조.　　*참고: 모든 용량은 성인용(특별한 지시가 없을 경우)이며 일반적인 신장 기능을 간주한다.　　§ 대체 요법은 알러지, PK, 준수, 국소 저항과 비용을 고려한다.

해부학적 부위/진단/조정	흔한 원인균	권장 요법*		보조적 진단 치료법 및 해설
		일차	대체§	
중추신경계/수막염, 세균성, 급성/H. influenzae와 N. meningitidis의 예방 화학 요법 (계속)				
주의: 미국 CDC는 노스 다코타주와 미네소타주의 몇 개 군에서 **CIP 내성 수막구균**을 보고함. **Ceftriaxone, RIF,** 또는 **azithro** 500 mg 1회 투여 치료(MMWR 57:173, 2008).		[(**Ceftriaxone** 250 mg IM × 1회(15세 미만 소아는 125 mg IM × 1)] **혹은** [**RIF** 600 mg po q12h × 4회 (1개월 이상 소아는 10 mg/kg po q12h × 4회, 1개월 미만 소아는 5 mg/kg q12h × 4회)] **혹은** CIP-내성 없다면 **CIP** 500 mg po × 1회(성인)		에어로졸이 아닌, **호흡기 비말에 의해 전파**. 따라서 밀접한 접촉이 필요함. 만약 발병 전 주간에 적어도 4시간 동안 밀접한 접촉(예: 동거인, 탁아소 접촉, 감방 동료) 또는 노출 환자의 비인두 분비물에 노출(예: 키스, 구강-대-구강 소생술, 삽관, 코기관 흡인) 되었다면 발병위험 증가.
수막염, 만성 4주 이상 증상과 CSF 세포수 증가	MTB cryptococcosis, 기타 진균, neoplastic, Lyme, syphilis, Whipple's disease	원인균에 따른 치료. 시급한 경험요법은 필요하지 않음. 결핵이 의심된다면 신속한 치료가 필요함.		가능한 원인이 많음: 세균, 기생충, 진균, 바이러스, 종양, 혈관염, 및 기타 원인균-Neurol Clin 28:1061, 2010 참고. neuroleptospirosis의 진단을 위한 차세대 염기서열분석 기술은 NEJM 370:2408, 2014참조.
수막염, 호산구성 Lnid 8:621, 2008	Angiostrongyliasis, gnathostimiasis, baylisascaris	Corticosteroids	그충제 효과 있는지 확실하지 않음	1/3에서 말초 호산구증가 없음. 확실한 진단을 위해 혈청검사 필요. Steroid 참고: CID 31:660, 2001; LnID 8:621, 2008. 자동화 CSF 계수기는 호산구를 정확하게 판별하지 못할 수 있음(CID 48:322, 2009).
수막염, HIV-1 감염(AIDS) SANFORD GUIDE TO HIV/AIDS THERAPY의 〈표 11〉 참조	50세 이상; 젊은 성인과 동일. cryptococci, M. tuberculosis, syphilis, HIV 무균성 뇌염, Listeria monocytogenes	원인균이 동정되지 않았다면: 50세 이상 성인에서와 같이 치료-CSF/혈청 cryptococcal 항원 검사 해설 참조)	Crypto 치료: 135쪽의 〈표 11A〉 참조	AIDS환자에게는 C. neoformans가 가장 일반적인 원인. H. influenzae, pneumococci, listeria, TBc, syphilis, viral, histoplasma & coccidioides 또한 고려. 혈액 배양할 것.
EAR(귀) **외이염**				
만성	주로 지루에 2차적 발생	귀약: [(**polymyxin B** + **neomycin** + **hrdrocortisone qid**) + **selenium sulfide shampoo**]		selenium sulfide(Selsun) 함유된 비듬 방지 샴푸로 지루 조절 혹은 [(ketoconazole 샴푸)+(중간 강도 steroid 용액, triamcinolone 0.1%)].
진균성	Candida sp.	**Fluconazole** 200 mg po × 1회 그 후 100 mg po × 3-5일		
괴사성(악성) 외이염 위험군: 당뇨, AIDS, 화학 요법	95% 이상 Pseudomonas aeruginosa (Otol & Neurotology 34:620, 2013)	**CIP** 400 mg IV q8h; 초기일 경우에만 750 mg po q8-12h	**PIP-TZ** 3.375 gm q4h 혹은 연장 투입 (3.375 gm 4시간 이상 q8h) + **Tobra**	아주 높은 ESR이 특징적. 괴사 조직 제거가 일반적으로 필요. 골수염 배제: CT 혹은 MRI 스캔. 뼈 연관되었으면 6-8주간 치료. 감수성 P. aeruginosa에 대한 대체 요법: **IMP** 0.5 gm q6h 혹은 **MER** 1 gm IV q8h 혹은 **CFP** 2 gm IV q12h 혹은 **Ceftaz** 2 gm IV q8h
"물놀이 귓병"; 폐쇄 장치(이어폰); 접촉성 피부염; 건선 Pediatr Rev 28:77, 2007; Cochrane Database Sys Rev 2010, CD004740	급성 질환은 주로 2차성 S. aureus(11%); 기타: Pseudomonas(11%), Anaerobes(2%), S. epidermidis(46%), candida(8%)	경증인 경우: 귀약: **Acetic acid** + **propylene glycol** + **HC(Vosol hc)** 5 gtts 3-4x/day 나을 때까지. 중등증-중증인 경우: 귀약 **CIP** + **HC(Ciprc HC Otic)** 3 gtts bod × 7일. 대안: Finaxofloxacin 0.3% otic suspension 4 qtts q12h × 7일(P. aeruginosa와 S. aureus를 위함)		치료는 반드시 부드러운 세척을 포함. 수영 후에 알코올 점적(1/3 흰 식초, 2/3 소독용 알코올)으로 건조시켜 재발을 예방(또는 감소) 함. 이어서 항생제 점적 또는 2% acetic acid 용액. 연고는 귀에 사용해서는 안됨. 천공된 고막에 neomycin 점적액을 사용하지 말 것

약어는 2쪽 참조.　　*참고: 모든 용량은 성인용(특별한 지시가 없을 경우)이며 일반적인 신장 기능을 간주한다.　　§ 대체 요법은 알러지, PK, 준수, 국소 저항과 비용을 고려한다.

〈표 1〉 초기 항균요법 선택

〈표 1〉 초기 항균요법 선택

해부학적 부위/진단/조정	흔한 원인균	권장 요법* 일차	권장 요법* 대체§	보조적 진단 치료법 및 해설
귀 (계속)				
중이염 – 유아, 소아, 성인(Cochrane review: Cochrane Database Syst Rev. Jan 31;1:CD000219, 2013); American Academy of Pediatrics Guidelines: Pediatrics 131:e964, 2013) **급성** 두개의 PDRB 시험: 36세 미만이고 급성 중이염이 있는 경우에 항생제가 유효함(NEJM 364:105, 116 & 168, 2011)				
급성 중이염(AOM)의 초기 경험적 치료 **주의: 2세 미만의 소아를 치료하라.** 만약 2세 이상이면, 열이 없고, 귀 통증이 없고, 검진결과가 음성/불확실한 경우 – 항생제 없이 진통제 치료를 고려. 항생제 선택하기전 48시간 동안 기다려 본 비발열성 환자에서 좋은 결과를 보임(296:1235, 1290, 2006)	중이액의 전체 검출율: 비병원체 4% 바이러스 70% 세균 + 바이러스 66% 세균 92% 중이 유래 세균 병원체: S. pneumo 49%, H. influenzae 29%, M. catarrhalis 28% (CID 43:1417 & 1423, 2006) 6개월 – 3세 소아, 연 2회 중이염 발생, 63% 바이러스 양성(CID 46:815 &824, 2008)	**만약 1개월 이내에 항생제를 사용하지 않았다면:** Amox po HD[3] 용량에 관한 것은 각주[4] 참조. **모든 용량은 소아용량** **치료 기간:** 2세 미만은 10일; 2세 이상은 5 – 7일. 적절한 치료 기간은 확실치 않음. 중증 질환에 5일 치료는 부족할 수 있음(NEJM 347:1169, 2002). **성인용량의 경우, 50쪽 〈표 10A〉의 부비동염을 볼 것.**	**1개월 이내에 항생제를 투여 받았으면:** Amox HD[3] 혹은 **AM-CL** extra-strength[3] 혹은 **cefdinir** 혹은 **cefpodoxime** 혹은 **cefroxime axetil**	**β-lactam 항균제에 알레르기라면?** 병력 부정확하거나 발진 있다면 효과적인 구강 ceph OK; IgE – 매개성 알레르기(e.g., 아나필락시스)라면 ceph 피할 것. **TMP-SMX**의 높은 실패율: DRSP 혹은 H. influenza. Macrolides는 S. pneumo와 H. influenzae에 제한적 효과. **S. pneumo는 macrlide에 최대 50% 내성.** **자연 치유의 경우:** M. catarrhalis 감염 환자의 90%, H. influenzae 50%, S. pneumoniae 10%; 전체적으로 80%가 2 – 14일내에 호전(Ln 363:465, 2004). DRSP 위험은 나이 < 2세, 지난 3개월 동안 항생제 사용, 그리고/또는 탁아소 위탁 등 요인이 있는 경우에 증가. 약제 선택은 (1) β – lactamase 생산 H. influenzae와 M. catarrhalis에 대한 효과, 그리고 (2) DRSP 포함 S. pneumo.에 대한 효과를 바탕으로 함. **Cefaclor, loracarbef 및 ceftibuten**은 DRSP에 대하여 다른 약제보다 효과 낮음. 삼출액 동반 중이염 치료의 경우 항생제의 효과가 없음(Cochrane Database Syst. Rev. Sep 12;9:CD009163, 2012). 지속성 중이염에는 hydrocortisone/bacitracin/colistin eardrops(NUS) 5방울 tid × 7일 요법 – po AM – CL보다 더욱 효과적이다(NEJM:370:723, 2014) 수 개월간 효과가 있다.
3일 치료 후 임상적으로 실패한 경우의 치료	약제 – 내성 S. pneumoniae가 주요 문제	**지난 3일 이전의 1개월 동안 항생제를 사용하지 않음:** **AM-CL** 고용량 또는 **cefdinir** 또는 **cefpodoxime** 또는 **cefprozil** 또는 **cefuroxime axetil** 또는 IM **ceftriaxone** × 3일 용량에 관한 것은 각주[4] 참조. **모든 용량은 소아용** 치료기간은 위와 같이	**지난 3일 이전의 1개월 동안 항생제 사용:** [(IM **ceftriaxone**) 또는 (**clindamycin**) 및/또는 고막천자술] 참조 clindamycin 설명	H. influenzae 또는 M. catarrhalis에 대해 **clindamycin**은 효과 없음. S. pneumo는 macrolides 내성이 흔하며 또한 clinda에도 내성. 실패의 판단: 3일간의 치료 이후에도 귀 고통의 변화 없음, 열, 불거져 나온 TM 혹은 이루. **새로운 FQ은 DRSP에 효과적**이나, 소아에서 사용이 승인되지 않음(**PIDJ 23:390, 2004**). Vanco은 **DRSP에 대해** 효과.
비기관삽관 후 **48시간 경과**	Pseudomonas sp., klebsiella, enterobacter	**Ceftazidime** 혹은 **CFP** 혹은 **IMP** 혹은 **(PIP-TZ)** 혹은 **TC-CL** 혹은 **CIP**(용량에 관한 것은 7쪽의 귀, 괴사성 외이염 참조)		48시간 이상의 비기관삽관으로 1/2이상의 환자들이 삼출성 중이염 경험.

3) **Amoxicillin UD 혹은 HD** = amoxicillin 일반 용량 혹은 고용량; **AM-CL HD** = amoxicillin – clavulance 고용량. **각주[4]의 용량.** amoxicillin HD 근거 자료: PIDJ 22:405, 2003.

4) **급성 중이염을 위한 약제 & 소아과 용량(특별히 표기되지 않으면 모두 po): Amoxicillin UD** = 40 mg/kg per day div q12h 혹은 q8h. **Amoxicillin HD** = 90 mg/kg per day div q12h 혹은 q8h. **AM-CL HD** = 90 mg/kg per day of amox component. **Extra-strength AM-CL 경구 현탁액**(Augmentin ES – 600) available with 600) 600 mg AM & 42.9 mg CL/5 mL에서 가능 – 용량: 90/6.4 mg/kg per day div bid. **Cefuroxime axetil** 30 mg/kg per day div q12h. **Ceftriaxone** 50 mg/kg IM × 3일. **Clindamycin** 20 – 30 mg/kg per day div qid(DRSP에는 효과적일 수 있으나 H. influenzae에는 활성화 없음). **약제 감수성(e.g., penicillin)** S. pneumo에 적합한 다른 약제: TMP q12h의 TMP – SMX 4 mg/kg. Erythro – sulfisoxazole 50 mg/kg per day of erythro div q6 – 8h. **Clarithro** 15 mg/kg per day div q12h; 한 회 투약에; **cefaclor** 40 mg/kg per day div q8h; **loacarbef** 15 mg/kg q12h. **Cefdinir** 7 mg/kg q12h 혹은 14 mg/kg q24h.

약어는 2쪽 참조. *참고: 모든 용량은 성인용(특별한 지시가 없을 경우)이며 일반적인 신장 기능을 간주한다. § 대체 요법은 알러지, PK, 준수, 국소 저항과 비용을 고려한다.

해부학적 부위/진단/조정	흔한 원인균	권장 요법* 일차	권장 요법* 대체§	보조적 진단 치료법 및 해설
귀/중이염 (계속)				
예방요법: 급성 중이염 J Laryngol Otol 126:874, 2012	Pneumococci, H. influenzae, M. catarrhalis, Staph. aureus, A군 strep(해설 참조)	**Sulfisoxazole** 잠잘 때 50 mg/kg po 혹은 **amoxicillin** 20 mg/kg po q24h	**중이염 예방을 위한 항생제 사용이 항생제 내성 S. pneumo의 유발하는 주요 요인!** 폐구균 단백 접합백신이 백신 혈청형에 의한 급성중이염의 빈도를 감소시킴. 고막천공관 시술시 아데노이드 절제는 AOM으로 인한 추가적인 병원 입원의 필요성을 감소시킴(NEJM 344:1188, 2001).	
유양 돌기염: 급성 혹은 만성 중이염의 합병증. 만성이라면, 진주종 참조				
급성 외래 진료를 하기엔 너무 중증합병증에 관한 문헌: Otolarying Clin No Amer 39:1237, 2006	첫 발생: S. pneumoniae H. influenzae M. catarrhalis 이차 발생, 만성 진행시: S. aureus P. aeruginosa S. pneumoniae	배양 시행 후 경험적 요법 첫 발생: **Ceftriaxone** 2 gm IV 하루에 한 번 혹은 **Levofloxacin** 750 mg IV 하루에 한 번	만성 중이염의 급성 악화: 이도의 외과적 괴사조직 제거. 그 후 [**Vancomycin**(최저 15–20 mcg/mL 달성 위한 용량)+**Pip-Tazo** 3.375 gm IV q6h] 혹은 [**Vancomycin**(용량은 위와 같이) +**Ciprofloxacin** 400 mg IV q8h]	• 진단: CT 혹은 MRI • 합병증 검사: 골수염, 화농성 측정맥동, 부비강 혈전성 정맥염, 화농성 수막염, 뇌농양 • 유양 돌기 절제술 가능성을 위해 이비인후과 의뢰 • S. aureus(J Otolaryng Head Neck Surg 38:483, 2009)
만성 비경구 항생제 투여할 만큼 심각하지 않음	첫 발생 원인균 및: S. aureus P. aeruginosa Anaerobes Fungi	귀 배액 배양. 외과적 괴사조직 제거 필요할 수도 있음. 국부 Fluoroquinolone 귀 점적제. 이비인후과 의뢰		• 진단: CT 혹은 MRI
EYE(눈) **안검: Community-acqured-MRSA 관련 보고는 거의 없음**(Cochrane Database Syst Rev 5:CD005556, 2012)				
안검염	원인균 불명확. Staph. aureus & Staph. epidernidis, 지루, 장미여드름(rosacea), 건조 각막염 포함.	베이비 샴푸 & 따뜻한 지압 q24h로 눈꺼풀 가장자리 관리. 필요하다면 안구 건조에 인공 눈물(해설 참조)		일반적으로 국부 연고는 효과 없음. 만약 장미여드름과 연관되었다면, 추가하여 doxy 100 mg po bid × 2주 및 이어서 q24h.
맥립종(다래끼) 외부(속눈썹 모낭)	Staph. aureus	온습포 만. 자연 배농.		표피의 피지샘 감염
내부(눈꺼풀판샘): 급성, 아급성 혹은 만성	Staph. aureus, MSSA	경구 **dicloxacillin**+온습포		또한 급성 눈꺼풀샘염(meibomianitis)으로 부름. 드물게 자연적으로 배농; 절개/배농 및 배양이 필요할 수 있음. Fluoroquinolone 점안약의 역할은 불명확: MRSA가 종종 저농도에 대해 내성; gati, levo 또는 moxi의 안약에서 고농도의 FQ에 대해 감수성일 수 있음.
	Staph. aureus, MRSA-CA	**TMP-SMX-DS**, tabs ii po bid		
	Staph. aureus, MRSA-HA	**Linezolid** 600 mg po bid, 만약 다약제 내성이면 가능한 요법		

약어는 2쪽 참조. *참고: 모든 용량은 성인용(특별한 지시가 없을 경우)이며 일반적인 신장 기능을 간주한다. § 대체 요법은 알러지, PK, 준수, 국소 저항과 비용을 고려한다.

〈표 1〉 초기 항균요법 선택

해부학적 부위/진단/조정	흔한 원인균	권장 요법*		보조적 진단 치료법 및 해설
		일차	대체§	
눈 (계속)				
결막: 종설: JAMA 310:1721, 2013 신생아의 결막염: 출산 후 발병일 기준 - 모든 용량은 소아과 용량				
발병 첫째 날	질산은 예방법 관련 화학적 염증	없음		일반적 예방법은 erythro 연고; 그러므로, 질산은 자극에 의한 것은 드물어짐.
발병 2 - 4 날	N. gonorrhoeae	**Ceftriaxone** 25 - 50 mg/kg IV × 1회(해설 참조), 125 mg 초과하지 않을 것		엄마와 그녀의 성상대자를 치료. 심한 화농성. 국소치료는 부적절. **Chlamydia trachomatis 동시 감염에 대해 신생아 치료.**
발병 3 - 10 날	Chlamydia trachomatis	**Erythro base 혹은 ethylsuccinate 시럽** 12.5 mg/kg q6h × 14일. 국소치료는 필요하지 않다.		항원 검출로 진단. 대체: Azithro suspension 20 mg/kg po q24h × 3일. 어머니와 성관계 상대 치료.
발병 2 - 16일	Herpes simplex 1, 2형	안과 의사 필요. 항바이러스제 도포		Acyclovir 60 mg/kg/day IV div 3회(Red Book online, accessed Jan 2011)
신생아 안염 예방화학요법: **erythro** 0.5% 연고 × 1 혹은 **tetra** 1% 연고NUS × 1				
급성유행각결막염 (Pink eye, 바이러스 결막염). 흔히 한쪽.	Adenovirus(소아에게는 3 & 7형, 성인에게는 타입 8, 11 & 19형)	치료 없음. 증상을 보이면 인공 눈물로 완화		매우 높은 전염성. 성인에서 안구통증 및 눈부심의 시작은 각막염이 합병된 것을 시사 - 드묾.
봉입 결막염(**성인**) 주로 한쪽에 나타나고 생식기 감염 수반	Chlamydia trachomatis	**Azithro** 1 g, 1회	**Doxy** 100 mg po bid × 7일	눈 - 생식기 질환. NAAT로 진단. GC와 chlamydia 모두에 소변 NAAT. 성관계 상대 치료. Azihro의 투약 반복해야 할 수 있음.
트라코마 - 빈곤 관련 만성 세균성 각결막염	Chlamydia trachomatis	**Azithro** 20 mg/kg po 1회 - 소아에게 78% 효과적; 성인은 1 gm 경구	**Doxy** 100 mg po bid × 최소 21일 혹은 **tetracycline** 250 mg po qid × 14일	소아기에 시작되어 수 년 간 지속될 수 있으며 각막에 추가적인 손상 입힐 수 있음. 국부 치료는 미미한 효과. 소아에게는 doxy/tetracycline 피할 것. 집단 치료 효과 있음(NEJM 358:1777 & 1870, 2008; JAMA 299:778, 2008)
화농성 결막염: 소인과 성인(점안제가 증상 완화 가속화: Cochrane Database Syst Rev. Sep 12;9:CD001211, 2012)				
JAMA 310:1721, 2013	Staph. aureus, S. pneumoniae, H. influenzae, Viridans Strep., Moraxella종.	FQ 점안액: **CIP**; 기타 비쌈(Besi, Gati, Levo, Moxi) 깨어있을 때 처음 2일은 모두 1 - 2 gtts q2h, 그리고 최대 7일간 q4 - 8h	**Polymyxin B + trimethoprim** 용액 1 - 2 gtts q3 - 6h × 7 - 10일	**FQs**이 경험요법을 위해서는 항균범위 최대. 농도 높으면 S. aureus - 심지어 MRSA에도 효과 증대. **TMP** 스펙트럼이 MRSA 포함할 수 있음. Polymyxin B는Gm - neg 뿐이지만 이마저도 안과에서는 무효함. **TMP**만 있는 안과약은 없음. 대부분의 S. pneumo가 **gent&tobra**에 내성
임균(소아/성인)	N. gonorrhoeae	**Ceftriaxone** 25 - 50 mg/kg IV/IM(125 mg이하) 소아 1회 용량; 성인 1 gm IM/IV		

약어는 2쪽 참조. *참고: 모든 용량은 성인용(특별한 지시가 없을 경우)이며 일반적인 신장 기능을 간주한다. § 대체 요법은 알러지, PK, 준수, 국소 저항과 비용을 고려한다.

해부학적 부위/진단/조정	흔한 원인균	권장 요법*		보조적 진단 치료법 및 해설
		일차	대체§	
눈 (계속)				
각막(각막염): 일반적으로 심각하고 시각을 위협하는 경우가 많음. 진단 및 치료를 위해 신속한 안과 상담 필요! 개발 국가에서는 단순 포진이 가장 일반적인 원인; 미개발국에서는 세균, 진균 감염이 더 일반적. 바이러스성				
단순 헤르페스	H. simplex, 1, 2형	**Trifluridine** 안과 용액, q2h에 한 방울, 재상피화될 때까지 최대 하루에 9방울. 그 후 q4h에 한 방울 최대 하루에 다섯 번, 총 21일을 넘지 않도록.	**Ganciclovir** 0.15% 점안겔: 급성 헤르퍼스성 각막염에 적절. 각막 궤양이 나을 때까지 깨어 있을 때 하루 다섯 번, 한 방울씩; 그 후 7일 동안 하루에 세 번씩 한 방울. **Vidarabine** 연고 - 소아에게 유용. 하루에 다섯 번 씩 최대 21일	1년안에 재발율 약 30%; 재발을 막기 위해 12개월간 acyclovir 400 mg bid로 예방 고려(Arch Ophthal 130:108, 2012).
눈띠 헤르페스 (Varicella - zoster ophthalmicus)	Varicella - zoster virus	**Famciclovir** 500 mg po tid 혹은 **valacyclovir** 1 gm po tid × 10일	**Acyclovir** 800 mg po 5x/day × 10일	임상 진단이 가장 흔한 방법: 삼차신경의 눈 신경 가지의 대상포진 환자에서 fluorescein 염색으로 가지모양.
세균		**세균, 진균 및 원충에 대해 열거된 모든 치료는 달리 표시된 경우를 제외하고 국소 투여**		
급성: 동반 이환질환 없음	S. aureus, S. pneumo., S. pyogenes, Haemophilus sp.	**Moxi**: 안 점적 0.5%: 처음 48시간 동안은 1방울 q1h 이어서 반응에 따라 감량	**Gati**: 안 점적 0.3%: 처음 48시간 동안은 1방울 q1h 이어서 반응에 따라 감량	요법 다양: 일부는 점적 q5min 5회로 치료 시작; 일부는 수 시간 동안 q15 - 30분으로 점적; 일부는 간격을 자는 동안 q2h로 연장. 임상 실험에서는 점적 48 - 72시간 동안 q1h, 이어서 6일차까지 q2h, 이어서 7 - 9일차에 깨어 있는 동안 q2h; 그리고 나을 때까지 q6h(Cornea 29:751, 2010) **참조**: 높은 농도에도 불구하고 MRSA에 대해 실패할 수 있음. fluoroquinolones의 우선적인 사용은 MIC 증가(JAMA Ophthalmol. 131:310, 2013); 높은 MIC는 나쁜 결과와 관련 있음(Clin Infect Dis 54:1381, 2012)
콘택트렌즈 사용자	P. aeruginosa	**CIP** 안과 용액 0.3% 혹은 **Levo** 안과 용액 0.5% 매 시간 마다 1 - 2 gtts × 24 - 72h, 이어서 반응에 따라 감량	**Gent** 혹은 **Tobra** 0.3% 안과 용액 1 - 2 gtts 매 시간 마다 × 24h 임상 반응에 따라 천천히 감량	알긴산염 면봉 배양과 감수성 검사 권장; 안과 의사에게 보냄. **결막 마모**: Tobra, Gent, 혹은 CIP gtts qid로 3 - 5일간 치료; 각막 침윤물 혹은 궤양, 시력 저하, 증상이 개선되지 않거나 혹은 악화 시에는 안과 의사에게 보냄(Am Fam Physician, 87:114, 2013)
각막 건조증, 당뇨병, 면역억제	Staph. aureus, S. epidermidis, S. pneumoniae, S. pyogenes, Enterovacteriaceae, listeria	**CIP** 0.3% 안과 용액 1 - 2 gtts 매 시간 마다 × 24 - 72h, 임상 반응에 따라 감량	**Vanco**(50 mg/mL) + **Ceftaz**(50 mg/mL) 매 시간 마다 × 24 - 72h, 이어서 천천히 감량. 해설 참조	알긴산염 면봉 배양 결과에 의거한 원인 치료 요법.
진균	Aspergillus, fusarium, candida와 기타	**Natamycin**(5%) 1 점적 매 1 - 2시간 마다 수 일간; 이후 q3 - 4h 수 일간; 반응에 따라 빈도 줄일 수 있음.	**Amphotericin B**(0.15%): 1 점적 매 1 - 2시간 마다 수 일간; 반응에 따라 빈도 줄일 수 있음.	진균 도말염색과 배양 확보 다른 치료 옵션(1% 국소 Itra 6주, 구강 Itra 100 mg bid 3주, 국소 voriconazole 1% 2주간 매 시간 마다, 국소 miconazole 1% 하루 5회, 국소 silver sulphadiazone 0.5 - 1.0% 하루 5회) 또한 비슷한 효과를 가지는 것으로 보임(Cochrane Database Syst Rev 2:004241, 2012)

약어는 2쪽 참조. *참고: 모든 용량은 성인용(특별한 지시가 없을 경우)이며 일반적인 신장 기능을 간주한다. § 대체 요법은 알러지, PK, 준수, 국소 저항과 비용을 고려한다.

〈표 1〉 초기 항균요법 선택

해부학적 부위/진단/조정	흔한 원인균	권장 요법*		보조적 진단 치료법 및 해설
		일차	대체§	
눈/각막(각막염) (계속)				
마이코박테리아균: 굴절 교정 수술 후	Mycobacterium chelonae	**Gati** 혹은 **Moxi** 안 점적 1 gtt qid, 아마 다른 활성 항미생물제와 함께.		다른 국소성 그리고/혹은 전신성 항-마이코박테리아 약물과 함께 사용됨(J Cataract Refract Surg 33:1978, 2007; Ophthalmology 113:950, 2006)
원충 연성 콘택트렌즈 사용자. 참고: CID 35:434, 2002.	Acanthamoeba sp.	최적 요법 불명확. 권장 요법: [(**Chlorhexidine** 0.02% 혹은 Polyhexamethylene biguanide 0.02%)+(Propamidine isethionate 0.1% 혹은 Hexamidine 0.1%)] 점적. 48시간 동안 매 시간 1방울 점적, 이후 72h 동안 깨어 있는 동안에만 매 시간 1방울 점적, 이후 3-4주간 깨어있는 동안 2시간에 1방울 점적, 이후 반응에 따라 빈도 줄임(참고: Am J Ophthalmol 148:487, 2009; Curr Op Infect Dis 34:590, 2010)		흔하지 않음. 손상 및 연성 콘택트렌즈가 위험 요인. 권장 안약 구입처: Leiter's Park Ave Pharmacy(800-292-6773; www.leiterrx.com). 청결액 관련 유행: MMWR 56: 532, 2007.
눈물 기관(Lacrimal apparatus)				
눈물소관염(Canaliculitis)	Actinomyces 가장 흔함. 드물게, Arachnia, fusobacterium, nocardia, candida	과립(granules) 제거 그리고 **pen G**(100,000 ㎍/mL)로 세척 **소아: AM-CL** 혹은 **cefprozil** 혹은 **cefuroxime**	만약 진균이면, **nystatin** 약 5 μg/mL + 1 gtt tid으로 관류	손가락으로 누르면 눈물점(punctum)에서 삼출물 나옴; 그람염색으로 확진. 눈물점에 온습포 qid. 눈물소관내 플러그 사용 후에 M. chelonae 보고됨(Ophth Plast Reconstr Surg 24:241, 2008)
눈물주머니염(눈물낭)	S. pneumo, S. aureus, H. influenzae, S. pyogenes, P. aeruginosa	종종 누관 폐쇄의 결과. 경험 전신 항미생물 요법은 흡인물의 그람 염색에 따라 결정-해설 참조		안과 자문의뢰 필요. 수술이 필요할 수 있음. 급성 또는 만성이 될 수 있음. MRSA 검출을 위한 배양.
안구내염: 내부(세균혈증 혹은 진균혈증에 이차적) 혹은 외부(주사 후, 수술 후) 타입 세균: 유리체의 혼탁이 진단의 실마리. 치료 전에 유리체와 수양액의 주사 흡인물을 배양. 유리체 내 항균제 투여가 필수. 눈수술 후(백내장)				
조기, 급성 발병(발생율 0.05%)	S. epidermidis 60%, Staph. aureus, streptococci, 및 enterococci 각각 5-10%, 그람음성간균 6%	**즉시 안과 자문의뢰.** 만약 빛 인지만 있거나 또는 악화된다면, 즉각적인 유리체절제술+유리체내 vanco 1 mg과 유리체내 ceftazidime 2.25 mg. 유리체내 steroid에 대한 확실한 자료 없음. 2-3일 내에 반복하여 유리체내 항생제를 투여할 필요가 있음. 흔히 렌즈는 그대로 남겨둠. 전신 항생제 보조요법(e.g., Vancomycin, Ceftazidime, Moxifloxacin 혹은 Gatifloxacin[NUS])의 가치는 입증되지 않았지만 내성 감염에는 권장.		
저도(low grade), 만성	Propionibacterium acnes, S. epidermidis, S. aureus(드묾)	안구 내 **vanco**. 주로 유리체절제술, 렌즈물질 제거 필요		
녹내장에 대한 여과포-후 (post filtering blebs)	Strep. sp(viridans 및 기타), H. influenzae	유리체 내 약제(e.g., **Vanco** 1 mg + **Ceftaz** 2.25 mg) 그리고 국소 약제. **Amp-Sulb** 혹은 **Cefuroxime** 혹은 **Ceftaz**와 같은 전신 약제 투여 고려(MRSA 의심될 경우 **Vanco** 추가)		
관통성 손상 후	Bacillus sp., S. epiderm.	유리체내 약제 위와 같이+전신적 clinda 혹은 vanco. 수술 후에 국소항생제 사용(tobra와 cefazolin 안약).		
없음, 혈행성 의심.	S. pneumoniae, N. meningitidis, Staph. aureus, B군 Strep, K. pneumo	(**cefotaxime** 2 gm IV q4h 또는 **ceftriaxone** 2 gm IV q24h)+**vanco** 30-60 mg/kg/day 2-3 분복, 목표 혈청 농도 최저치 15-20 mcg/mL 되도록, 배양 동안. 수술 후 초기에 유리체내 항생제 투여.		
정맥 헤로인 남용	Bacillus cereus, Candida sp.	유리체내 약제+원인균과 항미생물 감수성에 따른 전신 약제		

약어는 2쪽 참조. *참고: 모든 용량은 성인용(특별한 지시가 없을 경우)이며 일반적인 신장 기능을 간주한다. § 대체 요법은 알러지, PK, 준수, 국소 저항과 비용을 고려한다.

해부학적 부위/진단/조정	흔한 원인균	권장 요법*		보조적 진단 치료법 및 해설
		일차	대체§	
눈/안구내염 (계속)				
진균(Mycotic): 광범위 항생제, 종종 corticosteroids, 정맥 내 유치 카테터	Candida sp., Aspergillus sp.	유리체내 **ampho B** 0.1 mL 내에 0.005 – 0.01 mg. 또한 병행 전신적 요법에 133쪽의 〈표 11A〉 참조 해설 참조		Candida spp. 있는 환자라면 맥락망막염이 전신적으로 투여된 항진균제에 반응(Clin Infect Dis 53:262, 2011). 유리체 내 amphotericin 그리고/혹은 유리체 절제술이 유리체염 혹은 안구내염 있는 환자에게 필수적일 수 있음(Br J Ophthalmol 92:466, 2008; Pharmacotheraphy 27:1711, 2007)
망막염				
급성 망막 괴사	Varicella – zoster, Herpes simplex	IV **acyclovir** 10 – 12 mg/kg IV q8h × 5 – 7일, 이어서 800 mg po 5x/일 × 6주		비정형 괴사성 헤르페스 망막염과 대상포진 바이러스와 강력한 관련
HIV + (AIDS) 흔히 CD4 < 100/mm^3	Cytomegalovirus	184쪽 〈표 14A〉 참조		AIDS 환자의 5 – 10%에서 발생
진행성 외망막 괴사	VZV, H. simplex, CMV(드묾)	**Acyclovir** 10 – 12 mg/kg IV q8h 1 – 2주간, 그 후(**valacyclovir** 1000 mg po tid, 혹은 **famciclovir** 500 mg po tid, 혹은 **acyclovir** 800 mg po tid). 안과 자문의뢰 필수: 항바이러스제(foscarnet, ganciclovir implant)를 유리체내 주사하는 접근도 포함. 드물게 CMV로 인한 경우에는 **ganciclovir/valganciclovir**(CMV 망막염, 〈표 14A〉 참조.)		대부분의 환자들은 면역이 상당히 손상되어 있음(낮은 CD4의 HIV 혹은 이식). 급성 망막 괴사와 달리 안구 내 염증이나 동맥염 없음. CD4이 자연 치유 기간을 거쳐 회복된다면 경구복용 항바이러스제의 복용 멈출 수 있음.
안와봉와직염 (55쪽의 erysipelas, facial 참조)	S. pneumoniae, H. influenzae, M. catarrhalis, S. aureus, 혐기균, A군 strep, 종종 그람음성간균 손상 – 후	**Vancomycin** 15 – 20 mg/kg IV q8 – 12h(목표 **vancomycin** 최저 혈청 농도 15 – 20 μg.mL) + ([**Ceftriaxone** 2 gm IV q24h + **Metronidazole** 1 gm IV q12h] 혹은 **Piperacillin-Tazobactam** 4.5 gm IV q8h)		**만약 penicillin/ceph 알레르기라면: Vanco + levo** 750 mg IV 1일 1회 + metro IV. 문제는 흔히 미생물학적 진단을 내릴 수 없는 것. 안와 영상(CT 또는 MRI) 촬영. 해면 정맥동 혈전증(cavernous sinus thrombosis)의 위험. 만약 vanco를 견디지 못하면, S. aureus에 대한 기타 선택으로 dapto 6 mg/kg IV q24h.
FOOT(발) **"당뇨발"** – 환자의 2/3은 신경병, 기영 및 압력 – 유도 손상의 3징후를 가지고 있음. IDSA Guidelines CID 54:e132, 2012.				
염증이 없는 궤양	집락화 피부 균총	항균요법 필요없음. 생물학적 피부 제제과 음압 상처 요법의 근거는 중등도. PDGF와 silver cream의 근거는 미약함(AnIM 159:532, 2013).		**일반적**: 1. 혈당 조절, 궤양에 대한 감압술. 2. **말초혈관 질환의 평가** 3. 당뇨 환자에게 TMP – SMX 사용 주의, 고칼륨혈증(e.g., 고령, 신기능 저하, 약물 병행)에 위험 요인 있는 경우 많음(Arch Intern Med 170:1045, 2010).
경증 감염	S. aureus(MRSA 추정), S. agalactiae(B군), S. pyogenes가 우세함	**경구요법**: Diclox 혹은 cephalexin 혹은 AM – CL(MRSA 아닐 경우) Doxy 혹은 TMP – SMX – DS(MRSA) CLINDA(MSSA, MRSA, strep에 유효) 각주5에 용량		

5) **TMP-SMX-DS** 1 – 2 tabs po bid, **minocycline** 100 mg po bid, **Pen VK** 500 mg po qid, (O Ceph 2, 3: **cefprozil** 500 mg po q12h, **cefuroxime axetil** 500 mg po q12h, **cefdinir** 300 mg po q12h 혹은 600 mg po q24h, **cefpodoxime** 200 mg po q12h), **CIP** 750 mg po bid, **Levo** 750 mg po q24h, **Diclox** 500 mg qid, **Cephalexin** 500 mg qid, **AM-CL** 875/125 bid, **Doxy** 100 mg bid, **CLINDA** 300 – 450 mg tid

약어는 2쪽 참조. *참고: 모든 용량은 성인용(특별한 지시가 없을 경우)이며 일반적인 신장 기능을 간주한다. § 대체 요법은 알러지, PK, 준수, 국소 저항과 비용을 고려한다.

〈표 1〉 초기 항균요법 선택

해부학적 부위/진단/조정	흔한 원인균	권장 요법*		보조적 진단 치료법 및 해설
		일차	대체§	
발 (계속)				
중등증 감염 **골수염** 해설 참조	위와 같이, 그리고 coliforms 가능성	**경구요법**: 위와 같이 **비경구요법**: [흔한 항생제 감수성에 따라: (**AM-SB** 또는 **TC-CL** 또는 **PIP-TZ** 또는 **ERTA** 또는 기타 carbapenem)] + [**Vanco**(또는 아래에 있는 대체 항-MRSA 약제), MRSA가 배제될 때까지]. 각주6, 7에 용량		**경험적 항균요법의 원칙:** 1. 배양 시행; 중등증, 중증 감염 시 배양 결과나 역학적 특성을 보기 전에 MRSA를 경험적으로 치료할 것 2. 중증 사지 및/또는 치명적인 감염은 초기에 그람양성구균, coliforms 및 기타 호기 그람양성간균, 그리고 혐기 그람양성간균에 효과가 있을 것으로 기대되는 주사 항생제 치료를 필요로 함. 3. **주의:** 개별 환자에 따라 적절한 것 선택 가능. 4. 골수염 동반? 위험증가 요인: 궤양면적 > 2 cm², 뼈에 대한 탐침 양성, ESR > 70 및 비정상 X-ray소견. MRI 음성소견은 골수염의 가능성 낮춤(JAMA 299:806, 2008). MRI가 가장 우수한 검사법(CID 47:519 & 528, 2008).
광범위 국소 염증 + 전신적 독성	위와 같이 + 혐기 세균. Enterococci의 역할은 불분명	**비경구요법**: (**Vanco** + **β-lactam/β-lactamase 억제제**) 또는 (**Vanco** + [**Dori**, **IMP**, 또는 **MER**]). 기타 대체약제: 1. Vanco 대신 **Dapto** 또는 **linezolid** 2. β-lactam/β-lactamase 억제제 대신(**CIP** 또는 **Levo** 또는 **Moxi** 또는 **aztreonam**) + **metronidazole** 각주7에 용량 **동맥혈 순환 부전에 대한 평가!**		
손발톱 진균증(Onychomycosis) 137쪽의 〈표 11〉 진균 감염 참조				
찔린 상처: **손발톱/이쑤시개**	P. aeruginosa(손발톱), S. aureus, Strept(이쑤시개)	청결. 파상풍 백신 추가 접종. 관찰.		참조 1쪽. 1-2%는 골수염으로 진행.
GALLBLADDER(담낭)				
담낭염, 담도염, 담도 패혈증, 또는 총담관 폐쇄(부분적: 종양, 결석, 협착에 2차적인). 담낭염 참고: NEJM 358:2804, 2008.	Enterobacteriaceae 68%, enterococci 14%, bacteroides 10%, Closridium sp. 7%, 드물게 candida	(**PIP-TZ** 혹은 **AM-SB** 혹은 **TC-CL**) 치명적인 경우: **IMP** 혹은 **MER** 혹은 **Dori** 용량은 13쪽의 각주7 참조 * 위의 요법에 그람양성균에 대하여 vanco를 추가	(**P Ceph 3*** + **metro**) 또는 (**Aztreonam*** + **metro**) 또는 (**CIP*** + **metro**) 또는 **Moxi**	중증 환자에서, 항생제 치료는 적절한 담도 배액에 보조요법임. 환자의 15-30%는 감압을 필요로 함: 외과, 경피 또는 ERCP-유도 스텐트. 40-60%는 담낭담즙 배양 양성(J Infect 51:128, 2005). 급성 결석성 담낭염으로 수술을 받은 환자에게 항생제 투여 지속하는 것은 효과 없음(JAMA 3312:145, 2014).
GASTROINTESTINAL(위장관) **위장염-경험요법(실험실 검사가 시행되지 않거나 또는 배양, 현미경 검사, 독소 결과가 없는 경우)**				
괴사성 소장결장염이 있는 **미숙아**	장내 세균총과 관련	요법은 연령과 지역적 감수성 양상에 적절한 약제를 사용하여 넓은 범위의 창자 세균을 겨냥해야 함. 19쪽의 게실염(diverticulitis)/복막염(peritonitis)와 같은 이론적 근거.		X-선 사진에서 창자벽 공기증(Pneumatosis intestinalis) 확진. 30-50%에서 균혈증-복막염. 만약, Staph. epidermidis가 분리되면, vanco(IV) 추가. 고찰과 전반적 관리는 NEJM 364:255, 2011 참고

6) **AM-CL-ER** 2000/125 po bid, **TMP-SMX-DS** 2 tabs po bid, **CIP** 750po bid, **Levo** 750 po q24h, **Moxi** 400 mg po q24h, **linezolid** 600 po bid.
7) **Vanco** 1 gm IV q12h, (**비경구 β-lactam/β-lactamase 억제제; AM-SB** 3 gm IV q6h, **PIP-TZ** 3.375 gm IV q6h 또는 4.5 gm IV q8h 혹은 3.375 gm 4시간 주사 q8h; **TC-CL** 3.1 gm IV q6h); **carbapenems: Doripenem** 500 mg(1시간 주사) q8h; **ERTA** 1 gm IV q24h, **IMP** 0.5 gm IV q6h, MER 1 gm IV q8h, **daptomycin** 6 mg/kg IV q24h, **linezoid** 600 mg IV q12h, **aztreonam** 2 gm IV q8h, **CIP** 400 mg IV q12h, **Levo** 750 mg IV q24h, **Moxi** 400 mg IV q24h, **metro** 1 gm IV 부하 용량, 그리고 이어서 0.5 gm IV q6h 또는 1 gm IV q12h.

약어는 2쪽 참조.　　*참고: 모든 용량은 성인용(특별한 지시가 없을 경우)이며 일반적인 신장 기능을 간주한다.　　§ 대체 요법은 알러지, PK, 준수, 국소 저항과 비용을 고려한다.

해부학적 부위/진단/조정	흔한 원인균	권장 요법* 일차	권장 요법* 대체§	보조적 진단 치료법 및 해설
위장관 (계속)				
경증 설사(≤3 무른 대변/일, 경한 관련 증상)	세균(참조 중증, 아래), 바이러스(노로바이러스), 기생충. 바이러스는 보통 경증 내지 중등도 질환 초래. 여행자 설사에 대해, 참조 18쪽.	수액 단독 + 무과당식이 그리고 카페인은 피할 것		**수분공급(Rehydration)**: 경구 수액 보충요법에 대해, 참조 콜레라, 17쪽. **장운동억제(Antimotility)**: (열, 혈변, 용혈성 요독증후군 의심에는 사용하지 말 것.) Loperamide(Imodium) 4 mg po, 이어서 묽은변을 본 후마다 2 mg, 최대 1일 16 mg까지. Bismuth subsalicylate(Pepto-Bismol) 2 tablets(262 mg) po qid. **용혈성 요독증후군(HUS)**: E. coli 0157:H7에 감염된 소아에서 위험은 8–10%. TMP-SMX 또는 FQs 조기치료는 HUS의 위험 증가 **Norovirus**: 비-세균 설사(± 오심/구토)의 90% 이상에서 원인균. 12–60시간 지속. 수분 공급. 효과적인 항바이러스제 없음. **기타 잠재적인 원인균**: Cryptosporidia-면역정상 환자에서 치료하지 않음. Cyclospora-흔한 만성설사, TMP-SMX 치료가 효과적(참조 〈표 13A〉). Klebsiella oxytoca가 항생제-관련 출혈성 결장염(세포독소 양성)의 원인으로 밝혀짐: NEJM 355:2418, 2006.
중등도 설사(≥4 무른 대변/일, 과/또는 전신 증상)		장운동 억제제(해설 참조) + 수액		
중증 설사(≥6 무른 대변/일, 과/또는 체온 ≥101°F, 뒤무직(tenesmus), 혈액, 또는 대변내 백혈구) **주의: 중증의 열이 없는 혈액성 설사는 shiga-toxic E. coli 0157:H7과 기타 바이러스의 감염 가능성 의심** (MMWR 58(RR-12):1, 2009)	Shigella, salmonella, C. jejuni, 시가 독성 양성 E. coli 0157:H7, 독소-양성 C. difficile, Klebsiella oxytoca, E. histolytica. 장티푸스에 대해 참조 63쪽.	**FQ(CIP** 500 mg po c12h 또는 **Levo** 500 mg q24h) × 3–5일	**TMP-SMX-DS** po bid × 3–5일. 열대에서 TMP-SMX 내성 Campylobacter가 흔함.	
		최근 항생제요법을 받았다면(C. difficile 독소 결장염 가능성), **추가**:		
		Metro 500 mg po tid × 10–14일	**Vanco** 125 mg po qid × 10–14일	
위장염 - 원인요법(배양 결과, 현미경 검사, 독소 검사법 가능) (참고: NEJM 370:1532, 2014)				
만약 배양 음성이면, 아마도 **Norovirus(Norwalk)** 다른 바이러스(EID 17:1381, 2011)-참조 Norovirus, 191쪽 **주의**: 입원 환자에게 WBC > 15,000은 C. difficile을 시사한다.	**Aeromonas/Plesiomonas**	**CIP** 500 mg po bid × 3일.	**TMP-SMX-DS** tab 1 po bid × 3일	확정적인 증거는 없으나, Plesiomonas가 설사 질환의 원인으로서 증거 증가.
	아메바증(Entamoeba histolytica, Cyclospora, Cryptosporidia 및 Giardia), 참조: 〈표 13A〉			
	Campylobacter jejuni 발열 53–83%, 보통의 환자에게 자가 한정 설사.	Azithro 500 mg po q24h × 3일	**Erythro stearate** 500 mg po qid × 5일 또는 **CIP** 500 mg po bid(CIP 내성 증가)	**Campylobacter-감염 후 Guillain-Barré**: 증례의 15%에서 연관(Ln 366:1653, 2005). 소장 림프증식 질환과 연관; 항균제에 호전될 수 있음(NEJM 350:239, 2004). **반응성 관절염**이 또 다른 잠재적인 후유증. 참조 여행자 설사, 18쪽.
	Campylobacter fetus 설사는 드묾. 쇠약한 환자에서 전신질환이 더 빈번.	**Gentamicin** (참조 〈표 10D〉)	**AMP** 100 mg/kg IV 분할 q6h 또는 **IMP** 500 mg IV q6h	혈액배양. C. fetus에 대해 erythro 사용하지말 것. 균혈증 환자에서, 32%가 FQs 내성(CID 47:790, 2008). 시험관 내 저농도에서 Meropenem이 C. fetus 억제. 임상 종설 CID 58:1579, 2014.
독소-생성 설사의 감별진단: • C. difficile • Klebsiella oxytoca • S. aureus • Shiga 독소 생성 E. coli(STEC) • 장내독소 생성 B. fragilis (CID 47:797, 2008) (Continued on next page)	**C. difficile** 독소 양성 항생제-관련 결장염. **프로바이오틱**: (probiotic; lactobacillus 또는 saccharomyces)의 역할은 불명확(AnIM 157:878, 2012; Lancet 382:1249, 2013).			
	경구 투약 가능; WBC < 15,000; 혈청 creatinine 증가 없음.	**Metro** 500 mg po tid 또는 250 mg qid × 10–14일	**Vanco** 125 mg po qid × 10–14일 **Teicoplanin**[NUS] 400 mg po bid × 10일	**가능하면 항생제 투여 중단; 장운동 억제제를 피할 것, 수분공급, 장격리.** 최근 고찰에 의하면, 치료를 받고 있는 일부 경증 환자에서 장운동 억제제를 주의하여 사용 가능(CID 48:598, 2009). **10–20%에서 재발**
	경구 투약 가능; 더욱 악화; WBC ≥ 15,000; 기저 creatinine에서 50% 이상 증가.	Vanco 125 mg po qid × 10–14일. IV Vanco 사용을 위해 114쪽의 〈표 10A〉 참조.	**Fidaxomicin** 200 mg po bid × 10일	**더욱 중증인 환자에서 vanco가 metro 보다 더 효과적. 10–20%에서 재발.** Fidaxomicin이 non-NAP1 균주 있는 설사에 대해 Vanco보다 재발률 낮다 (N Engl J Med 364:422, 2011)

약어는 2쪽 참조. *참고: 모든 용량은 성인용(특별한 지시가 없을 경우)이며 일반적인 신장 기능을 간주한다. § 대체 요법은 알러지, PK, 준수, 국소 저항과 비용을 고려한다.

〈표 1〉 초기 항균요법 선택

〈표 1〉 초기 항균요법 선택

해부학적 부위/진단/조정	흔한 원인균	권장 요법*		보조적 진단 치료법 및 해설
		일차	대체§	
위장관/위장염 – 원인요법 (계속)				
C. difficile에 대한 추가 자료: 치료 검토: CID 51:1306, 2010. SHEA/IDSA 치료 지침: ICHE 31:431, 2010; ESCMID 지침: Clin Microbial Infect 15:1067, 2009; AnIM 155:839, 2011.	치료 후 재발	**1차 재발** Metro 500 mg po tid × 10일	**2차 재발** **Vanco** 125 mg po qid × 10–14일, 이어서 즉각적으로 감량 시작(해설 참조)	**Vanco** 감량(모든 용량은 125 mg po): 첫 주 – bid; 둘째 주 – q24h, 셋째주 – qod; 이후 매 3일 마다 5용량(NEJM 359, 1932, 2008). 기타 선택: 초기 vanco 투여 이후 **rifaximin**[NAI] 1일 400–800 mg 분할 bid po tid × 2주. 재발성 C. difficile 감염 치료에는 **대변 이식**이 vancomycin 보다 효과적(15/16[93%] 대 7/26[27%]) (New Engl J Med 268:407, 2013)
	수술 후 장마비; 독성 거대 결장을 동반한 중증 질환(NEJM 359:1932, 2008)	**Metro** 500 mg IV q6h + 코위 영양관을 통한 **vanco**(또는 코–소장관) ± 맹장에 역행성 카테터. 용량에 대해 해설 참조. 중증의 치명적인 병에 대한 **Fidaxomicin**의 효과 자료 없음.		장내로 vanco를 주입하기 위해, 생리식염수 1L에 vanco 500 mg을 추가하여, 24시간 내 최대 2 gm까지 1–3 mL/분 속도로 주입(CID 35:690, 2002). **주의: IV vanco은 효과 없음.** 결장 절제술에 대한 지침은 ICHE 31:431, 2010 참조. 심각한 난치 C. diff 표준 치료에 tigecylineNAI 사용이 효과적이라는 보고(CID 48:1732, 2009)
	장출혈성 대장균(EHEC). Shiga 독소 생성 E. coli(STEC) 그리고 **용혈성 요독증후군(HUS)** 유발. 균주: 0157:H7, 0104:H4 그리고 그 외. 고전적으로 혈리와 무열	**수분공급**: 장운동 억제제는 TMP–SMX, beta lactam, metronidazole 혹은 azithronidazole 투여한 10세 미만 소아에게 HUS 위험 25% 증가시킴(CID 55:33, 2012). 비 대조군 연구에서, STEC 발생에 대한 항생 요법이 E. coli의 짧은 배설, 적은 발작, 낮은 사망률을 보임(BMJ 345:e4565, 2012). 경험적 항생제 사용 중 STEC 진단 있다면 항생제 사용 중지하는 것이 합리적. 출혈성 설사가 있는 10세 미만에게는 모든 종류의 항생제 자제. 항생제 사용한다면 azithromycin이 가장 안전(JAMA 307:1046, 2012)		• 소아에게는 HUS가 더 흔함. 10세 미만에게 15%, 전체 6–9%. • 진단: 대변에서 Shiga–독성 1&2에 대한 EIA 검사(MMWR 58(RR–12), 2009). • 치료: 시험관 내 및 생체 내에서 TMP–SMX와 CIP에 STEC 보이는 데 이터는 박테리아 죽을 때 HUS독성 생산을 급증시킴(JID 181:664, 2000). • HUS bad disease: 사망률 10%; 50% 어느 정도의 영구적인 신부전(CID 38:1298, 2004)
	Klebsiella oxytoca – 항생제 – 관련 설사	항생제 투여중단으로 호전		NSAIDs 투여 중단이 도움될 것으로 추정. 참고: NEJM 355:2418, 2006.
	Listeria monocytogenes	보통 자연 치유. 경구 항생제(예; ampicillin 또는 TMP–SMX)의 가치는 미상. 그러나 중증 listeria 감염의 고위험군에 대해서 항생제 사용은 합리적일 수 있음. 균혈증/수막염 환자는 주사 치료 필요: 참조 5 & 62쪽.		음식 관련 위장관염의 한 원인으로 알려짐. 표준 대변배양에서 검출되지 않음. 중증 전신 질환의 위험이 증가된 집단: 임신여성, 신생아, 노인, 및 면역손상환자(MMWR 57:1097, 2008).
	Salmonella, non-typhi – 장티푸스(장)열에 대해, 참조 63쪽 71–91%에서 발열, 34%에서 혈변의 병력	만약 환자가 무증상 또는 경증 질환이라면, 항균요법의 적응증은 되지 않음. **치료하는 경우**: < 1세 또는 > 50세, 면역손상, 혈관 이식 또는 인공 관절, 균혈증, 혈색소병증, 또는 발열과 중증 설사로 입원(참조 장티푸스, 63쪽).		
		(**CIP** 500 mg po bid) 혹은 (**Levo** 500 mg q24h) × 7–10일(면역손상환자는 14일)	**Azithro** 500 mg po 1회/일 × 7일(면역손상환자는 14일).	TMP–SMX 및 chloro. 내성 증가. Ceftriaxone, cefotaxime은 IV 요법이 필요한 경우 보통 효과적(용량은 21쪽의 각주[11] 참조) CLSI가 CIP감수성에 대해 새로운 기준 확립: 감수성 균주, MIC < 0.06 µg/mL(Clin Infect Dis 55:1107, 2012). **장염의 일차 치료는 수액 및 전해질 보충.**
(Continued on next page)	**Shigella** 58%에서 발열, 51%에서 혈변의 병력	**CIP** 750 mg 1회/일 × 3일. **소아용량: Azithro** 10 mg/kg/일 1회/일 po × 3일. 중증질환에 대하여, ceftriaxone 50–75 mg/kg/일 × 2–5일. CIP 현탁액 10 mg/kg bid × 5일	**Azithro** 500 mg po 1회/일 × 3일	최근의 전문 조사에 따르면 CIP의 성인용량은 하루 한 번 750 mg × 3일 권장(NEJM 361:1560, 2009). S. flexneri에 의한 감염으로 CIP, ceftriaxone, cefotaxime에 대한 내성 보고됨(MMWR 59:1619, 2010). 소아에서 CIP이 ceftriaxone 보다 우수한 효과(LnID 3:537, 2003). **면역손상 소아 및 성인: 7–10일 치료.** 소아 임상시험에서 azithro이 cefixime 보다 우수한 효과(PIDJ 22:374, 2003).

약어는 2쪽 참조.　　*참고: 모든 용량은 성인용(특별한 지시가 없을 경우)이며 일반적인 신장 기능을 간주한다.　　§ 대체 요법은 알러지, PK, 준수, 국소 저항과 비용을 고려한다.

해부학적 부위/진단/조정	흔한 원인균	권장 요법* 일차	권장 요법* 대체§	보조적 진단 치료법 및 해설
위장관/위장염 – 원인요법 (계속)				
	Spirochetosis (Brachyspira pilosicoli)	치료의 이득은 불명확. metro, ceftriaxone, 및 Moxi에 감수성		가축, 야생동물 및 사람의 대장에 집락하고 있는 혐기성 장내 spirochete. 불가사의한 질병이라 불림(Digest Dis & Sci 58:202, 2013)
	Vibrio cholerae 치료는 질환의 기간, 설사의 양과 기간을 감소시킴	**일차 치료는 수분공급.** 감수성과 국소적으로 흔한 분리주 등을 고려하여 항생제 선택. 선택: **Doxycycline** 300 mg po 1회 투여 **혹은 Azithromycin** 1 gm po 1회 혹은 tetracycline 500 mg po qid × 3일 **혹은 Eryhromycin** 500 mg po qid × 3일.	**임신 여성에게: Azithromycin** 1 gm po 1회 **혹은 Eryhromycin** 500 mg po qid × 3일 **소아에게: Azithromycin** 20 mg/kg po 1회; 기타 연령대별 대안에 대해서는 CDC 참조 웹사이트 http://www.cdc.gov/haiticholera/hcp_goingtohaiti.htm	**항균 치료는 경과를 단축시키지 못함, 수분 공급이 매우 중요.** IV 수분공급이 필요하다면 Ringer's lactate. 경구 섭취가능 시, 주사 대신 Oral Rehydration Salt(ORS) 사용. ORS는 시중에서 살 수 있으며 식용수로 복원 가능. 구하지 못할 경우 WHO는 대체물 다음과 같이 권장; 1리터의 식용수에 1/2 찻숟가락의 소금, 6 찻숟가락 가득한 설탕(http://www.who.int/cholera/technical/en/). Haiti outbreak 치료에 대한 CDC 권장 http://www.cdc.gov/haiticholera/hcp_goingtohaiti.htm 참고. outbreak로 부터 분리한 균주는 ciprofloxacin에 대한 감수성 저하와 sulfisoxazole, nalidixic acid 및 furazolidone에 대한 내성 증가를 보임.
	Vibrio parahaemolyticus	항균 치료는 임상경과를 단축시키지 못함. 수분공급.		어패류 노출이 빈번. 중증질환의 치료: **FQ, doxy, P Ceph 3**
	Vibrio vulnificus	흔한 임상상은 피부병변과 균혈증; 치명적인; 조기 치료: **ceftaz + doxy** – 참조 55쪽; levo 혹은 CIP + ceftaz 혹은 ceftriaxone. 참조: Epidemiol Infect. 142:878, 2014		
	Yersinia enterocolitica 68%에서 발열, 26%에서 혈액성 대변.	중증이 아니라면 치료하지 않음. 만약 중증이라면, **doxy** 100 mg IV bid + (**tobra** 또는 **gent** 5 mg/kg/일 1회 q24h) 병합치료. **TMP-SMX** 또는 **FQs**으로 대체.		장간막 림프절염의 통증이 급성 충수돌기염과 유사할 수 있음. 실험실 진단이 어려움: "cold enrichment" 및/또는 Yersinia selective agar가 필요. Desferrioxamine 치료가 중증도 증가시킴, 만약 환자가 치료중이라면 투약 중단. 철분 과부하가 yersinia의 선행요인
위장염 – 특수 위험군 – 경험요법				
항문수용적 성교 (Anoreceptive intercourse) 직장염(말단 15 cm에만)	Herpes viruses, gonococci, chlamydia, 매독. 참조 생식기, 19쪽			
결장염	Shigella, salmonella, campylobacter, E. histolytica(참조 〈표 13A〉).			개별 소화관 병원균, 위장염, 위 참조
HIV-1 감염(AIDS): > 10일 설사	G. lamblia 항산균: Cryptosporidium parvum, Cyclospora cayetanensis 기타: Isospora belli, microsporidia(Enterocytozoon bieneusi, Septata intestinalis)			〈표 13A〉 참조
호중구 감소 소장결장염 또는 "맹장염(typhlitis)" (CID 56:711, 2013)	**Clostridium septicum**에 의한 점막 침범. 종종 C. sordelli 또는 P. aeruginosa에 의함.	적절한 약제: PIP-TZ, IMP, MER, DORI 그리고 금식(bowel rest)		우하복부 압통이 단서가 될 수 있으나 면역력 저하된 경우 복부에 전반적으로 있거나 없을 수 있음. 외과 자문 필요. 외과적 절제는 이견이 있으나 필요할 수 있음. **주의:** Clostridia의 clindamycin 내성이 보고됨. PIP-TZ, IMP, MER, DORI가 대부분의 병원균에 효과.

약어는 2쪽 참조. *참고: 모든 용량은 성인용(특별한 지시가 없을 경우)이며 일반적인 신장 기능을 간주한다. § 대체 요법은 알러지, PK, 준수, 국소 저항과 비용을 고려한다.

〈표 1〉 초기 항균요법 선택

해부학적 부위/진단/조정	흔한 원인균	권장 요법*		보조적 진단 치료법 및 해설
		일차	대체§	
위장관 (계속)				
여행자 설사(Traveler's diarrhea). 자가 투약. 환자는 보통 열이 없음.	**급성**: 60%는 설사유발 E. coli에 의함; shigella, salmonella, 또는 cam ylobacter. C. difficile, amebiasis(〈표 13〉 참조). **만약 만성이면**: cyclospora, cryptosporidia, giardia, isospora	**CIP** 750 mg po bid 1 - 3일 **혹은** **Levo** 500 mg po q24h 1 - 3일 **혹은** **Oflox** 300 mg po bid 3일 **혹은** **Rifaximin** 200 mg po tid 3일 **혹은** **Azithro** 1000 mg po 1회 혹은 500 mg po q24h 3일 **소아**: Azithro 10 mg/kg/day 1회로 3일 혹은 Ceftriaxone 50 mg/kg/day 1회로 3일. FQ 피할 것. **임산부**: Azithro 사용. FQ 피할 것.		**장운동 억제제**: 열 없거나 혈변 있는 비임신 성인의 경우 loperamide 4 mg po x1, 이후 무른 대변시 마다 2 mg po씩, 최대 1일 16 mg까지 추가. **해설**: Rifaximin은 12세 이상에게만 허용. 비침습성 E. coli로 인한 설사에만 효과; 열이나 혈변에는 사용하지 말 것. **참고**: NEJM 361:1560, 2009; BMJ 337:a1746, 2008; http://wwwnc.cdc.gov/travel/yellowbook/2012/chapter-2-the-pre-travel-consultation/travelers-diarrhea.htm.
여행자 설사의 예방	보통 적응증이 되지 않음. 현행 권장지침은 첫 무른 대변이 있을 때 **FQ + Imodium** 복용.			
위장관/해부학적 부위에 따른 위장관 감염: 식도에서부터 직장까지				
식도염	Candida albicans, HSV, CMV	참조: Sanford Guide to HIV/AIDS Therapy 및 〈표 11A〉		
십이지장/위궤양: 위암, MALT 림프종(NSAIDs 2차성 아님) 참조: Gut 61:646, 2012; Med Lett 9:55, 2012	**Helicobacter pylori** 해설 참조 치료 전 내성의 유병율 증가.	**연속 치료**: (**Rabeprazole** 20 mg + **amox** 1 gm) bid × 5일, 이어서 (**rabeprazole** 200 mg + **clarithro** 500 mg + **tinidazole** 500 mg) bid × 또 다른 5일. 참조 각주8. Levo를 Clarithro로 대체 가능(JAMA 309:578, 2013; Ln 381:205, 2013) 100% 순응/94% 박멸률 보고됨: (**Pantoprazole** 40 mg + **Clarithro** 500 mg + **Amox** 1000 mg + **Metro** 500 mg) po bid × 7일(AAC 58:5936, 2014)	**10 - 14일 동안 경구용 치료:** **Bismuth**(참조 각주9), bismuth subsalicylate 2 tabs qid + **tetracycline** 500 mg qid + **metro** 500 mg tid + **omeprazole** 20 mg bid.	**해설**: 많은 부위에서 과거에 권장된 3제(**PPI + clarithro + amox**) 치료 실패율이 20% - 추천되지 않음. 10일 4제 요법[(**omeprazole** 20 mg po 1일 2회) + (**Bismuth subcitrate potassium** 140 mg + **Metro** 125 mg + **Tetracycline** 125 mg) × 3 캡슐], per protocol연구 집단에서 93%, intention - to - treat 연구 집단에서 80% 박멸. 둘 모두 3제(PPI + clarithro + amox) 치료 7일보다 나은 결과(Lancet 377:905, 2011). 다른 약물과의 상호작용, 임신으로 인한 사용 금지, 기타 특수 경우에 대한 주의. **진단: 대변 항원** - 단클론 EIA가 > 90% 이상 민감도와 특이도, 92% 원인균. 기타검사: 만약 내시경을 한다면, 신속 요소 분해효소 검사와/또는 조직소견과/또는 배양; 요소 호기검사(urease breath test), 그러나 일부 실험실 개발 검사법은 수행율이 낮음. 검사 참조: BMJ 344:44, 2012. **완치 확인검사**: 치료 후 8주 이후에 대변 항원 반복검사 및/또는 요소 호기검사. **치료**: clarithro 내성 때문에 3제 치료의 실패율 20%. 연속 치료의 완치율 90%

8) Omeprazole 또는 rabeprazole 대신 기타 proton pump 억제제 사용 가능 - 모두 bid: **esomeprazole** 20 mg(FDA - 승인), **lansoprazole** 30 mg(FDA - 승인), **pantoprazole** 40 mg(이 적응증에 FDA - 미승인).

9) **Bismuth 제제:** (1) 미국에서, **bismuth subsalicylate(Pepto-Bismol)** 262 mg tabs; Helicobacter에 대한 성인 용량은 2 tabs(524 mg) qid. (2) 미국이외 지역에서, colloidal bismuth subcitrate(De - Nol) 120 mg chewable tablets; 용량은 1 tablet qid. 미국에서, bismuth subcitrate는 오직 조합 캡슐로만 구할 수 있음(Pylera: 각각의 캡슐은 bismuth subcitrate 140 mg + Metro 125 mg + Tetracycline 125 mg을 함유하고 있음), 3캡슐 po 4 ×매일, 10일 동안 처방, 1일 2회 PPI와 **함께**.

약어는 2쪽 참조. *참고: 모든 용량은 성인용(특별한 지시가 없을 경우)이며 일반적인 신장 기능을 간주한다. § 대체 요법은 알러지, PK, 준수, 국소 저항과 비용을 고려한다.

해부학적 부위/진단/조정	흔한 원인균	권장 요법*		보조적 진단 치료법 및 해설
		일차	대체§	
위장관/해부학적 부위에 따른 위장관 감염: 식도에서부터 직장까지 (계속)				
소장: 휘플병(장성지방이영양증) (NEJM 356:55, 2007; LnID 8:179, 2008) 치료: JAC 69:219, 2014. 26쪽의 감염성심내막염, 배양-음성 참조.	Tropheryma whipplei	**Doxy** 100 mg po bid + **hydroxychloroquine** 200 mg pod gd. × 1년, 이후 평생 **Doxycycline** 100 mg po bid 면역 재구성 염증반응(IFIS) 일어남. IRIS 반응에는 steroid보다 Thalidomide 요법이 효과적일 수 있음(J Infect 60:79, 2010)		시험관 내 감수성 검사와 수집된 임상 경험(JAC 69:219, 2014). 시험관 내 TMP-SMX 내성 + 낮은 임상 실패 & 재발. carbapenems에 대한 잦은 시험관 내 감수성. Ceftriaxone에 대한 완전한 시험관 내 감수성.
게실염, 직장주위 농양, 복막염 또한 참조 복막염 47쪽	Enterobacteriaceae, 종종 P. aeruginosa, Bacteroides sp., enterococci	**외래 치료-경증 게실염, 배농된 직장주위 농양:**		그람 음성 호기균 및 그람 음성 혐기균 둘 다 겨냥하여 약제 투여. **혐기성 그람 음성 간균에만 효과적인 약제**: clinda, metro. **호기성 그람 음성 간균에만 효과적인 약제:** APAG 10, P ceph 2/3/4(참조 108쪽 〈표 10A〉), aztreonam, AP Pen, CIP, Levo. **호기성/혐기성 그람 음성 세균 모두에 효과적인 약제**: cefoxitin, cefotetan, TC-CL, PIP-TZ, AM-SB, ERTA, IMP, MER, Moxi, 및 tigecycline. **B. fragilis군의 약제 내성율(%)**:
		[(**TMP-SMX-DS bid**) 또는 (**CIP** 750 mg bid 또는 **Levo** 750 mg q24h)] + **metro** 500 mg q6h. 모두 po × 7-10일.	**AM-CL-ER** 1000/62.5 mg 2 tabs po bid × 7-10일 **또는 Moxi** 400 mg po q24h × 7-10일	Moxi 42-80 / Cefoxitin 34-45 / Cefotetan 48-60 / Clindamycin 19-35 참고: Anaerobe 17:147, 2011, AAC 56:1247, 2012: Surg Infect 10:111, 2009.
		경증-중등증 질환-입원환자-비경구 치료: (예; 국소 충수주위 복막염, 게실주위 농양, 자궁근내막염)		
		PIP-TZ 3.375 gm IV q6h **또는** 4.5 gm IV q8h **또는 TC-CL** 3.1 gm IV q6h **또는 ERTA** 1 gm IV q24h **또는 MOXI** 400 mg IV q24h	[(**CIP** 400 mg IV q12h) 또는 (**Levo** 750 mg IV q24h)] + (**metro** 500 mg IV q6h 또는 1 gm IV q12h) **또는 Moxi** 400 mg IV q24h	**내성(B. fragilis)**: Metro, PIP-TZ 드물게, 장내 세균으로 인한 FQ 내성 증가, 특히 최근에 FQ 사용했다면.
		중증 치명적인 질환, ICU 환자:		
		IMP 500 mg IV q6h **또는 MER** 1 gm IV q8h **또는 Dori** 500 mg q8h(1시간 주사)	**AMP + metro + (CIP** 400 mg IV q12h 또는 **Levo** 750 mg IV q24h) **또는** [**AMP** 2 gm IV q6h + **metro** 500 mg IV q6h + **aminoglycoside**[10] (참조 126쪽의 〈표 10D〉)]	**Ertapenem**은 P. aeruginosa/Acinetobacter sp.에 대해 효과가 매우 낮음. **항생제 치료와 함께 외과적 치료가 중요**. 특히 중등도-중증 질환의 경우. **Enterococci의 역할에 대해 아직 논란이 있음**. 담도 감염에서 병원균의 역할 추정. 아마도 판막성 심장질환 환자에서 Enterococci에 효과적인 약제가 필요.
		중증 penicillin/cephalosporin 알레르기: (aztreonam 2 gm IV q6h에서 q8h) + [**metro**(500 mg IV q6h) 또는 (1 gm IV q12h)] **또는** [(**CIP** 400 mg IV q12h) 또는 (**Levo** 750 mg IV q24h) + **metro**].		**Tigecycline: 복약 주의사항:** 메타 분석 임상 시험에서 비교군(1.8%) 보다 tigecycline(2.5%)로 치료받은 환자의 사망률이 높음. 0.6%의 사망률 차이 (95% CI 0.1 1.2) 원인은 확인되지 않음. Tigecycline은 다른 대체 요법이 불가능한 상황에서만 사용(FDA MedWatch Sep 27, 2013)

Moxi	Cefoxitin	Cefotetan	Clindamycin
42-80	34-45	48-60	19-35

10) **Aminoglycoside = anti-pseudomonal aminoglycosidic aminoglycoside, 예; amikacin, gentam cin, tobramycin**

약어는 2쪽 참조. *참고: 모든 용량은 성인용(특별한 지시가 없을 경우)이며 일반적인 신장 기능을 간주한다. § 대체 요법은 알러지, PK, 준수, 국소 저항과 비용을 고려한다.

해부학적 부위/진단/조정	흔한 원인균	권장 요법*		보조적 진단 치료법 및 해설
		일차	대체§	
GENITAL TRACT(생식기) : 경험 및 원인치료의 배합. 환자의 성에 따라 나뉨. 성폭행(강간)에 대해, 참조: 220쪽 〈표 15A〉, MMWR 59(RR-12), 2010. **참조: 성매개질환(STDs)의 진단지침**. MMWR 55(RR-12), 2010. www.cdc.gov/std/treatment.				
여자와 남자 모두:				
연성하감(Chancroid)	H. ducreyi	**Ceftriaxone** 250 mg IM 1회 투여 또는 azithro 1 gm po 1회 용량	**CIP** 500 mg bid po × 3일 또는 **erythro base** 500 mg qid po × 7일	HIV+ 환자에서, azithro 1회 투여로 실패가 보고됨(CID 21:409, 1995). 7일 후에 평가, 궤양은 객관적으로 호전되어야 함. 증상은 7일 이내에 호전됨. 모든 연성하감 치료 환자는 HIV와 매독 검사해야 함. 연성하감 환자의 모든 성상대자는 병의 증상 증후가 있거나 최초 환자와 최근 10일 이내에 성관계 가졌다면 검사, 치료해야 함.
클라미디아, 등. 비-임균성 또는 임균-후 요도염, 자궁경부염 **주의: 동시 발생 adenovirus, N. gonorrhoeae 추정** Chlamydia 결막염, 참조 9쪽.	Chlamydia 50%, Mycoplasma hominis(30%). 기타 알려진 원인균(10-15%): trichomonas, herpes simplex virus, 참고: JID 206:357, 2012..	(**Doxy** 100 mg bid po × 7일) 또는 (**azithro** 1 gm po 1회 투여). 성상대자를 진찰하고 치료 **임신중: azithromycin** 1 gm po × 1회 또는 **amox** 500 mg po tid × 7일.	(**Erythro base** 500 mg qid po × 7일) 또는 (**Oflox** 300 mg q12h po × 7일) 또는 (**Levo** 500 mg q24h × 7일) **임신중: erythro** base 500 mg po qid × 7일 **Doxy & FQ 사용금지**	소변 혹은 자궁경부 혹은 요도 견본에서 C. trachomatis와 N. gonorrhoeae의 **핵산증폭검사**(AnIM 142:914, 2005). 모든 요도염/자궁경부염 환자에게 HIV & syphilis 검사 실시. **직장항문염에: doxy** x7일 선호(Sex Trans Dis 41:79, 2014) **성상대자 진찰, 치료.** 임신 중 치료에는 재검사. M. genitalium 남성 요도염에 대하여 azithromycin 1 gm이 doxycycline 보다 우수한 효과(CID 48:1649, 2009). 그러나 내성을 유도하여 다회 투여 azithromycin 재치료법에 대한 실패율 증가(CID 48:1655, 2009).
재발/지속성 요도염	**C. trachomatis**(43%), **M. genitalium**(30%), **T. vaginalis**(13%) (CID 52:163, 2011)	**Metro** 2 gm po × 1회 + azithro 1 gm po × 1회	**Tinidazole** 2 gm po × 1회 + **Azithromycin** 1 gm po × 1회	M. genitalium 있을 경우 Azithro 실패율 높음(CID 56:934, 2013). Azithro 실패할 경우 Moxi 400 mg po 1회 × 10일 시도 가능(PLoS One 3:e3618, 2008). 일본에서 새로운 FQ내성(JAC 69:2376, 2014).
임질[MMWR 58(RR-12), 49, 2010]. **FQs은 임균감염의 치료에 더 이상 권장되지 않음**(MMWR 59(RR-12):49, 2010). **Cephalosporin 내성**: JAMA 309:163 & 185, 2013.				
결막염(성인)	N. gonorrhoeae	**Ceftriaxone** 1 gm IM 또는 IV × 1회 투여		눈의 생리식염수 세척 1회
파종성 임균감염(DGI, 피부염-관절염 증후군)	N. gonorrhoeae	**Ceftriaxone** 1 gm IV q24h-해설 참조	(**cefotaxime** 1 gm q8h IV) 또는 (**ceftizoxime** 1 gm q8h IV)-해설 참조. 감수성 균의 경우 FQ 효과 있을 수 있음.	증상 완화 이후 24시간 동안 IM 또는 IV 요법 계속; 지역 사회에서의 경구 cephalosporins와 fluoroquinolone에 대한 고도 내성으로 인해 "단계적 감소(Step-Down)" 요법은 cephalosporins 혹은 fluoroquinolone에 대한 감수성이나 완전 활성도가 알려질 때까지 피할 것. R/O 수막염/심장 내막염. **병발한 C. trachomatis을 추정하여 치료.**
심내막염	N. gonorrhoeae	**Ceftriaxone** 1-2 gm IV q24h × 4주		참조: JID 157:1281, 1988.
인두염 진단: NAAT	N. gonorrhoeae	**Ceftriaxone** 250 mg IM × 1 + (**Azithro** 1 gm po × 1) 혹은 (**doxy** 100 mg po bid × 7일)	내성을 고려하여 **FQs 투여를 피할 것.**	인두 GC는 박멸하기 더욱 어려움. 일부는 1주 후 치료 배양 권장. **Spectinomycin, cefixime, cefpodoxime 및 cefuroxime은 효과 없음.**

약어는 2쪽 참조. *참고: 모든 용량은 성인용(특별한 지시가 없을 경우)이며 일반적인 신장 기능을 간주한다. § 대체 요법은 알러지, PK, 준수, 국소 저항과 비용을 고려한다.

해부학적 부위/진단/조정	흔한 원인균	권장 요법*		보조적 진단 치료법 및 해설
		일차	대체§	
생식기/여자와 남자 모두 (계속)				
요도염, 자궁경부염, 직장염(단순) 전립선염에 대해, 참조 27쪽. **진단**: 질 면봉 채취물, 소변 혹은 요도 면봉 채취물의 핵산증폭검사(NAAT) MMWR 59(RR-12):49, 2010	N. gonorrhoeae(요도염 환자의 50%, 경부염은 C. trachomatis 동시감염 수반-**NAAT에서 단일 병원균으로 증명되지 않으면 둘 다 치료**). MSM에서 MDR gonorrhoeae의 위험 극대(MMWR 62:103, 2013; AnIM 158:321, 2013).	[(**Ceftriaxone** 250 mg IM × 1)+[(**Azithro** 1 gm po × 1) 또는 (**doxy** 100 mg po bid × 7일)]. chlamydia감염 배제되어도 **Azithro** 혹은 **Doxy** 추가. **대체: Azithro** 2 gm po × 1 **치료 실패: Ceftriaxone** 500 mg IM × 1 + **Azithro** 2 gm po × 1; 상대자 치료; 치료 이후 NAAT로 치료 검사 중증 Pen/Ceph 알레르기: (**Gent** 240 mg IM − **Azithro** 2 gm po) × 1회 혹은 (**Gemi** 320 mg + **Azithro** 2 gm) po × 1회(CID 59:1083, 2014) (> 20%에서 메스꺼움)		매독에 대한 검사 **GC에 대한 기타 대체치료제(다음의 모든 접근에 대해 치료 1주 후에 치료 시험 권장):** • **Cefixime** 400 mg po × 1 혹은 Cefpodoxime 400 mg po × 1(주의: 인두 질환에는 효과 없음); 경구 cphalosporin 사용은 내성 위험으로 인해 더 이상 최적 요법으로 권장되지 않음. MMWR 61:590, 2012. • 기타 1회 투여 cephalosporins: ceftizoxime 500 mg IM, cefotaxime 500 mg IM, cefoxitin 2 gm IM + probenecid 1 gm po. • **Azithro** 1 gm po × 1회 투여가 chlamydia에 대하여 효과적이나, 그러나 GC에 대하여 2 gm po가 필요; 위장관 부작용 및 비용과 빠른 내성 위험 때문에 GC에 대해 권장하지 않음.
샅고랑 육아종(Granuloma inguinale) (Donovanosis)	Klebsiella (이전의 Calymmatobacterium) granulomatis	**Doxy** 100 mg po bid × 3-4주	**TMP-SMX** 1 DS정 bid × 3주 **혹은 Erythro** 500 mg po qid × 3주 또는 **CIP** 750 mg po × 3주 또는 **azithro** 1 gm po q wk × 3주	임상 효과는 흔히 1주내에 나타남. **모든 병변이 치유될 때까지 치료,** 4주가 지 걸릴 수 있음. 치료 실패와 재발이 doxy과 TMP-SMX 치료시 발견됨. FQ 및 chloro.의 효능에 대한 보고. 참고: CID 25:24, 1997. 표면적으로 효과 있는 치료 6-18개월 후에 재발 가능. 첫 수일 이내에 효과의 증거가 없다면, 일부 전문가는 gentamicin 1 mg/kg IV q8h을 추가.
Herpes Simplex virus	185쪽 〈표 14A〉 참조			
Human papilloma virus(HPV)	185쪽 〈표 14A〉 참조			
성병림프육아종 (Lymphogranuloma venereum)	Chlamydia trachomatis, 혈청형 L1, L2, L3	**Doxy** 100 mg po bid × 21일	**Erythro** 0.5 gm po qid × 21일 혹은 **Azithro** 1 gm po qwk × 3주(임상 데이터 없음)	혈청검사에 의한 진단; 누관이 생기므로 생검은 금기. C. trachomatis에 대한 핵산증폭검사 양성. MSM에서 발열, 직장 궤양, 항문 분비물의 임상소견(CID 39:996, 2004; Dis Colon Rectum 52:507, 2009).
사면발이(**Phthirus pubis**)와 옴(scabies)	Phthirus pubis와 Sarcoptes scabiei	177쪽의 〈표 13A〉 참조		
매독 진단: JAMA 312:1922, 2014; 치료: JAMA 312:1905, 2014				
조기: 1차, 2차, 또는 잠복 < 1년. 매독균특이 항체 혹은 RPR/VDRL로 검사, JCM 50:2 & 148, 2012; CID 1116, 2014 참조	T. pallidum 주의: 모든 매독 환자에 대해 HIV 검사; 모든 HIV 환자에 대해 잠복 매독 여부 검사.	**Benzathine Pen G(Bicillin L-A)** 2.4million units IM × 1회 혹은 **Azithro** 2 gm po × 1회(해설 참조)	(**Doxy** 100 mg po bid × 14일) 또는 (**tetracycline** 500 mg po qid × 14일) 또는 (**ceftriaxone** 1 gm IM/IV q24h × 10-14일). 추적검사가 의무.	만약 조기 또는 선천 매독이라면, **치료 후** 0, 3, 6, 12 및 24개월에 정량적 **VDRL 검사**. 만약 1차 또는 2차 매독이라면, VDRL은 6개월에 2개 시험관, 2개월에 3개 시험관, 그리고 24개월에 4개 시험관에서 감소. 선천성 매독 최신지견(MMWR 59:413, 2010). 조기 잠복기: 12개월에 2개 시험관 감소. 1차 매독에서, 50%가 12개월에 RPR 혈청음성, 2-3년에 24%가 FTA/ABS 음성(AnIM 114:1005, 1991). 만약 역가가 떨어지지 않으면, CSF 검사; 만약 CSF(+), 신경매독에 준하여 치료; 만약 CSF 음성, 재치료 benzathine Pen G 2.4m.u. IM × 3주. (Continued on next page)

약어는 2쪽 참조. *참고: 모든 용량은 성인용(특별한 지시가 없을 경우)이며 일반적인 신장 기능을 간주한다. § 대체 요법은 알러지, PK, 준수, 국소 저항과 비용을 고려한다.

〈표 1〉 초기 항균요법 선택

해부학적 부위/진단/조정	흔한 원인균	권장 요법*		보조적 진단 치료법 및 해설
		일차	대체§	
생식기/여자와 남자 모두 (계속)				
				다른 옵션 없다면: **Azithro** 2 gm po x 1회(조기 매독의 **Benzathine Pen** 2.4 M × 1회와 동등(J Infect Dis 201:1729, 2010). 캘리포니아, 아일랜드, 및 기타 지역에서 **Azithro-내성 매독**이 보고됨(CID 44:S130, 2007; AAC 54:583, 2010). 주의: **Benzathine procaine penicillin**의 사용은 부적절!!
1년 이상 기간(불명확한 잠복기간, 심혈관, 후기 양성 고무종)	Penicillin 탈감작 방법에 대하여, 참조: 88쪽의 〈표 7〉 및 MMWR 59(RR-12): 26, 2010.	**Benzathine pen G(Bicillin L-A)** 2.4million units IM q 주 × 3회 = 총 7.2 million units	**Doxy** 100 mg po bid × 28일 또는 **tetracycline** 500 mg po qid × 28일; **Ceftriaxone** 1 gm IV 혹은 IM 매일 10-14일이 대안일 수 있음(임상 결과 없음; ID전문가에게 자문)	대체 약제의 효능에 대해 발표된 자료는 없음. **LP의 적응증(CDC): 신경증상, 치료 실패, 눈 혹은 귀 이상, 활동성 매독의 기타 증거(대동맥염, 고무종, 홍채염)**
신경매독-치료 매우 어려움. 안(눈뒤 신경염) 매독 포함. **모두 CSF 검사를 요함.**		**Pen G** 18-24million units 매일 지속주입 혹은 3-4million units IV q4h × 10-14일.	(**Procaine pen G** 2.4 million units IM q24h + **probenecid** 0.5 gm po qid) 병합 × 10-14일 해설 참조	**Ceftriaxone** 2 gm(IV 또는 IM) q24h × 14일. 23% 실패율 보고(AJM 93:481, 1992). Penicillin 알레르기에 대해: penicillin 탈감작 또는 감염병 전문의 자문의뢰. **치료 반응의 혈청학 기준: 6-12개월에 걸쳐 VDRL 역가가 4배 또는 그 이상 감소**[CID 28(Suppl.1):S21, 1999].
HIV 감염(AIDS) (CID 44:S130, 2007)		치료는 HIV 비 감염자와 동일하며, 면밀한 추적 진찰 필요. CD4 세포수와 무관하게 초기 신경매독에 대해 10-14일 치료: MMWR 56:625, 2007.		MMWR 59(RR-12), 2010의 매독 고찰 참조. CSF VDRL 음성이지만 > 20 CSF WBCs일 경우 신경매독 치료(STD 39:291, 2012).
임신과 매독		비-임신부와 동일, 일부는 첫 투여 후 1주에 2차 투여 권장(240만 단위의 **benzathine pen G**), 특히 임신 제3기 또는 2기 매독에서	Penicillin 알레르기에 대한 피부 검사. 만약 비경구 pen G가 효능이 확인된 유일한 요법이라면, 탈감작이 필요.	매월 정량적 **VDRL** 또는 동등한 검사. 만약 4배 이상 증가하면, 재치료. Doxy, tetracycline은 사용금기. Erythro은 태아를 완치하는 데 실패의 위험이 높기 때문에 권장되지 않음.
선천성 매독 (Update on Congenital Syphilis: MMWR 59 (RR-12): 36, 2010)	T. pallidum	**Aqueous crystalline pen G** 50,000 units/kg/용량 IV q12h × 7일, 이어서 q8h × 총 10일	**Procaine pen G** 50,000 units/kg IM q24h × 10일	대안: Ceftriaxone은 생후 30일 이하에서 75 mg/kg IV/IM q24h(황달 있는 신생아는 주의해서 사용) 또는 생후 30일 이상에서 100 mg/kg IV/IM q24h. 10-14일 치료. 만약 증상이 있으면, 안과 검진이 필요. 만약 1일 이상 치료가 빠진 경우, 전 치료 기간을 다시 시작. **추적 혈청검사 필요!**
사마귀, 항문 성기	133쪽의 〈표 14A〉 참조			
여자:				
양막염, 패혈성 유산	Bacteroides, 특히 Prevotella bivius; B, A군 streptococci; Enterobacteriaceae; C. trachomatis	[(**Cefoxitin** 또는 **TC-CL** 또는 **Dori**[NAI] 또는 **IMP** 또는 **MER** 또는 **AM-SB** 또는 **ERTA** 또는 **PIP-TZ**) + **doxy**] 또는 [**Clinda** + (**Aminoglycoside** 또는 **Ceftriaxone**)] 용량: 참조 각주11 **주의:** 미국과 유럽에서 B군 Strep의 1/3에서 clindamycin 내성		자궁에 경관확장자궁소파술(D&C). **패혈성 유산에서**, Clostridium perfringens가 파종성 혈관내 용혈을 초래 가능. **산후 환자**에서 불명열 및/또는 폐색전이 있으면 **패혈성 골반정맥 혈전정맥염을 의심**(참조 혈관, 패혈성 골반정맥 혈전정맥염, 69쪽). 퇴원 후: C. trachomatis에 대해 doxy 또는 clinda 계속 투여.

11) **P Ceph 2**(**cefoxitin** 2 gm IV q6-8h, **cefotetan** 2 gm IV q12h, **cefuroxime** 750 mg IV q8h); **TC-CL** 3.1 gm IV q4-6h; **AM-SB** 3 gm IV q6h; **PIP-TZ** 3.375 gm q6h 또는 병원 폐렴에 대해: 4.5 gm IV q6h 혹은 3.375 gm q8h로 4시간 주사; **doxy** 100 mg IV/po q12h; **clinda** 450-900 mg IV q8h; **aminoglycoside**(**gentamicin**, 참조 〈표 10D〉, 126쪽); **P Ceph 3**(**cefotaxime** 2 gm IV q8h, **ceftriaxone** 2 gm IV q24h); **doripenem** 500 mg IV q8h(1시간 주사); **ertapenem** 1 gm IV q24h; **IMP** 0.5 gm IV q6h; **MER** 1 gm IV q8h; **azithro** 500 mg IV q24h; **linezolid** 600 mg IV/po q12h; **vanco** 1 gm IV q12h.

약어는 2쪽 참조. *참고: 모든 용량은 성인용(특별한 지시가 없을 경우)이며 일반적인 신장 기능을 간주한다. § 대체 요법은 알러지, PK, 준수, 국소 저항과 비용을 고려한다.

해부학적 부위/진단/조정	흔한 원인균	권장 요법*		보조적 진단 치료법 및 해설
		일차	대체§	
생식기/여자 (계속)				
자궁경부염, 점액화농성 핵산증폭검사 결과에 따른 치료	N. gonorrhoeae	임질에 대한 치료, 21쪽.		진단 기준: 1) (점)화농성 자궁경부내 삼출물 및/혹은 2) 면봉 도말 후 자궁경부내의 지속적인 출혈. 질액 백혈구 > 10 WBC/hpf이면 의심. 세포 내 그람-음성 diplococci가 진단에 특이적이지만 민감도 낮음. 만약 의심스러우면, 도말 또는 소변을 배양, EIA 또는 핵산증폭검사 의뢰하고 둘 다 치료.
	Chlamydia trachomatis	비임균성 요도염에 대한 치료, 21쪽.		
자궁근내막염/패혈성 골반정맥염				
출산 후 조기(첫 48시간) (제왕절개 후 흔함)	Bacteroides, 특히 Prevotella bivius; 군 B, A streptococci; Enterobacteriaceae; C. trachomatis	**[(Cefoxitin 또는 TC-CL 또는 ERTA 또는 IMP 또는 MER 또는 AM-SB 또는 PIP-TZ) + doxy] 또는** **[Clinda + (aminoglycoside 혹은 ceftriaxone)]** 용량: 참조 각주11		해설 참조, 양막염, 패혈성 유산, 위에
출산 후 후기(48시간-6주) (흔히 질분만 후)	Chlamydia trachomatis, M. hominis	**Doxy** 100 mg IV 또는 pc q12h × 14일		수유부에서 tetracyclines은 권장되지 않음; 수유를 중단. M. hominis는 tetra, clinda에 대해 감수성이나, erythro에 대해 감수성이 아님
Fitzhugh-Curtis 증후군	C. trachomatis, N. gonorrhoeae	골반 염증성 질환에 대한 치료와 같이, 바로 아래.		간주위염(violin-string adhesions). 급작스러운 RUQ 통증 발생. 난관염과 관련. < 30%의 경우 아미노전이효소 올라감.
골반 방선균증; 주로 난관난소 농양	A. Israelii 가장 흔함	**AMP** 50 mg/kg/day IV 분복 3-4회 × 4-6주, 이후 **Pen VK** 2-4 gm/day po × 3-6개월.	**Doxy** 혹은 **ceftriaxone** 혹은 **clinda**	자궁 내 장치(IUD)로 인한 합병증. IUD 제거. **AMP** × 4-6주 대신 **Pen G** 10-20 million units/day IV 사용 가능.
골반 염증성질환(PID), 자궁관염, 자궁관-난소 농양				
외래치료 대상환자: 체온 < 38℃, WBC < 11,000/mm^3, 복막염의 최소 증거, 활발한 장음 그리고 경구 영양공급이 가능한 경우 CID 44:953 & 961, 2007; MMWR 59(RR-12):63, 2010 & www.cdc.gov/ std/treatment	N. gonorrhoeae, chlamydia, bacteroides, Enterobacteriaceae, streptococci 특히 S. agalactiae. 흔하지 않게: G. vaginalis, Haemophilus influenzae, cytomegalovirus(CMV), M. genitalium, U. urealyticum	**외래치료: [(ceftriaxone** 250 mg IM 또는 IV × 1) (± **metro** 500 mg po bid × 14일) + (**doxy** 100 mg po bid × 14일)]. **또는 (Cefoxitin** 2 gm IM 동시에 **probenecid** 1 gm po 둘 다 1회 투여 + (**doxy** 100 mg po bid 동시에 **metro** 500 mg po bid-둘 다 × 14일	**입원환자 요법:** [(**Cefotetan** 2 gm IV q12h 또는 **cefoxitin** 2 gm IV q6h) + (**doxy** 100 mg IV/po q12h)] (**Clinda** 900 mg IV q8h) + (**gentamicin** 2 mg/kg 부하 용량, 이후 1.5 mg/kg q8h 또는 4.5 mg/kg 1회/일), 이후 **doxy** 100 mg po bid × 14일	또 다른 대체 비경구요법: **AM-SB** 3 gm IV q6h + **doxy** 100 mg IV/po q12h 기억할 것: 성상대자를 진찰하고 치료. FQs은 내성 증가로 권장되지 않음 (MMWR 59(RR-12), 2010 & www.cdc.gov/std/treatment). 자궁관-난소 농양 환자에 대한 초기 입원환자 평가/치료에 대한 제안. 입원환자 치료법에 대하여 외래 치료법으로 전환하기 전 24시간 이상 동안 충분한 효과가 나타날 때까지 치료를 계속. 외래 환자의 chlamydia외 N. gonorrhea에 대한 상용 테스트의 개선이 입원기간 단축과 자궁 외 임신률 증가(J Adolescent Health 51:80, 2012)

11) **P Ceph 2(cefoxitin** 2 gm IV q6-8h, **cefotetan** 2 gm IV q12h, **cefuroxime** 750 mg IV q8h); **TC-CL** 3.1 gm IV q4-6h; **AM-SB** 3 gm IV q6h; **PIP-TZ** 3.375 gm q6h 또는 병원 폐렴에 대해: 4.5 gm IV q6h 혹은 3.375 gm q8h로 4시간 주사; **doxy** 100 mg IV/po q12h; **clinda** 450-900 mg IV q8h; **aminoglycoside**(**gentamicin**, 참조 〈표 10D〉, 126쪽); **F Ceph 3(cefotaxime** 2 gm IV q8h, **ceftriaxone** 2 gm IV q24h); **doripenem** 500 mg IV q8h(1시간 주사); **ertapenem** 1 gm IV q24h; **IMP** 0.5 gm IV q6h; **MER** 1 gm IV q8h; **azithro** 500 mg IV q24h; **linezolid** 600 mg IV/po q12h; **vanco** 1 gm IV q12h.

약어는 2쪽 참조. *참고: 모든 용량은 성인용(특별한 지시가 없을 경우)이며 일반적인 신장 기능을 간주한다. § 대체 요법은 알러지, PK, 준수, 국소 저항과 비용을 고려한다.

〈표 1〉 초기 항균요법 선택

〈표 1〉 초기 항균요법 선택

해부학적 부위/진단/조정	흔한 원인균	권장 요법*		보조적 진단 치료법 및 해설
		일차	대체§	
생식기/여자 (계속)				
질염 – MMWR 59(RR–12):63, 2010				
칸디다증 가렴움증, 끈적한 치즈양 분비물, pH < 4.5 참조 133쪽의 〈표 11A〉	Candida albicans 80–90%, C. glabrata, C. tropicalis가 증가 추세–이들은 azoles에 대한 감수성이 낮음.	**경구 azoles: Fluconazole** 150 mg po × 1회; **itraconazole** 200 mg po bid × 1일. 경미한 경우라면 일반의약품의 국소 치료도 효과적(e.g., clotrimazole, butoconazole, miconazole, 혹은 tioconazole) 크림 혹은 질 좌약으로.	**질내 azoles**: 다양한 약효–1회 투여부터 7–14일 까지. 가능한 약제(모두 끝이–azole): butocon, clotrim, micon, tiocon, tercon(용량 〈표 11A〉)	Nystatin 질정(vag. tabs) × 14일은 덜 효과적. Azole–내성균에 대한 기타치료제: gentian violet, boric acid. 만약 재발성 캔디다증이면(연 4회 이상 발생): 6개월 억제요법: fluconazole 150 mg po q week 또는 itraconazole 100 mg po q24h 또는 clotrimazole 질좌약 500 mg q week.
트리코모나스증 다량의 거품이 있는 분비물, pH > 4.5 성상대자 치료–해설 참조	Trichomonas vaginalis **진단:** NAAT & PCR 가능하다면; 도말 표본은 민감도는 낮지만 시도 가능.	**Metro** 2 gm 1회 투여 또는 500 mg po bid × 7일 또는 **Tinidazole** 2 gm po 1회 투여 **임신**: 해설 참조	**치료 실패**에 대하여: 재치료 metro 500 mg po bid × 7일; 만약 2차 치료 실패이면: metro 2 gm po q24h × 3–5일. 만약 여전히 치료 실패이면, **Tinidazole** 2 gm po q24h × 5일	**남성 성상대자를 치료(2 gm metronidazole 1회 투여).** NGU 감염 남자의 거의 20%는 trichomonas에 감염됨(JID 188:465, 2003). 난치의 경우 대안, CID 33:1341, 2001 참조. **임신**: Metro이 기형발생 또는 돌연변이 유발성이 있다는 자료는 없음. 임신중 문제를 포함한 트리코모나증 치료에 대한 논의를 위해, 참조 MMWR 59(RR–12), 2010.
세균 질증 악취나는 질분비물, pH > 4.5	원인균 불명: Gardnerella vaginalis, mobiluncus, Mycoplasma hominis, Prevotella sp., 및 Atopobium vaginae 등과 관련.	**Metro** 0.5 gm po bid × 7일 또는 **metro vaginal gel**[12](질내) 1회/일 × 5일 또는 **Tinidazole**(2 gm po 1일 1회 × 2일 또는 1 gm po 1일 1회 × 5일) 2% **clinda 질 크림** 5 gm 질 내로 취침 시 질내 도포 × 7일	**Clinda** 0.3 gm bid po × 7일 또는 clinda ovules 100 mg 취침시 질내 도포 × 3일.	성교를 중단 또는 콘돔을 사용한다면, 완치율이 50% 이상으로 보고됨: CID 44:213 & 220, 2007. 귀두염(balanitis)이 없다면, 남성 성상대자의 치료는 필요 없음. Metro 장기간 방출(ER) 알약 750 mg po q24h × 7일 치료 가능; 발표되지 않은 자료. **임신**: 경구 **metro** 또는 경구 **clinda** 7일 요법(참조 Canadian OB GYN 진료지침, JObstetGynCan 30:702, 2008). 세균 질증 재발할 경우 억제 요법에 **붕산** 추가 시도 가능: Metro 0.5 gm po bid × 7일, 이후 질 붕산 젤라틴 캡슐 600 mg hs × 21일, 뒤이어 Metro 질 젤 2x/주 × 16주(Sex Trans Dis 36:732, 2009).
남자:				
귀두염(Balanitis)	Candida 40%, B군 strep, gardnerella	**Metro** 2 gm po 1회로 혹은 **Fluc** 150 mg po × 1 혹은 itra 200 mg po bid × 1일.		Candida에 감염된 여자의 남성 성상대자 중 1/4에서 발생. 환상귀두염(Reiter's 증후군)을 배제. 형질세포 귀두염(비–감염성)은 hydrocortisone 크림에 반응.
부고환–고환염(Epididymo-orchitis)				
나이 < 35세	N. gonorrhoeae, Chlamydia trachomatis	(**Ceftriaxone** 250 mg IM × 1회 + **doxy** 100 mg po bid × 10일) + 침상 안정, 음낭을 높임, 진통제		종종 Enterobacteriaceae가 발견됨. 모든 환자 나이 < 35세에게 HIV와 매독 검사.

12) 1개의 약바르는 기구(applicator)는 metronidazole 37.5 mg을 포함한 5 gm 겔.

약어는 2쪽 참조. *참고: 모든 용량은 성인용(특별한 지시가 없을 경우)이며 일반적인 신장 기능을 간주한다. § 대체 요법은 알러지, PK, 준수, 국소 저항과 비용을 고려한다.

해부학적 부위/진단/조정	흔한 원인균	권장 요법*		보조적 진단 치료법 및 해설
		일차	대체§	
생식기/남자 (계속)				
나이 > 35세 또는 동성애 남자(항문 성교에서 삽입 파트너)	Enterobacteriaceae(대장균군)	[**Levo** 500 – 750 mg IV/po 1 × /일] 또는 [(**CIP** 500 mg po bid) 또는 (400 mg IV 2회/일)] × 10 – 14일. **AM-SB, P Ceph 3, TC-CL, PIP-TZ**(용량: 참조 각주 23쪽) 또한: 안정, 음낭을 높임, 및 진통제.		중간 농뇨 및 음낭 통증 및 부종. 참고: N. gonorrhoeae와 동반된 FQ – 내성 임질의 위험이 없다는 것을 또는 신뢰할만한 효과가 없는 약물을 사용한 경우 chlamydia가 없다는 것을 확인하기 위해 소변 NAAT(핵산증폭검사) 시행. 기타 원인: mumps, brucella, TB, 방광내 BCG, B. pseudomallei, coccidioides, Behcet's
비 – 임균성 요도염(NGU)	참조 Chlamydia 등, 비임균성 요도염, 〈표 1〉, 21쪽			
전립선염 – 고찰: CID 50:1641, 2010.				
급성 단순(STD 위험 있음; 나이 < 35세)	N. gonorrhoeae, C. trachomatis	(**Ceftriaxone** 250 mg IM × 1회 혹은 **cefixime** 400 mg po × 1회) 그리고 나서 **doxy** 100 mg bid × 10일.		FQs은 임균감염의 치료에 더 이상 권장되지 않음. HIV 검사. AIDS 환자에서, 전립선이 Cryptococcus neoformans의 원발병소일 수 있음.
단순, STD 위험 적음	Enterobacteriaceae(coliforms)	**FQ**(용량: 참조 부고환 – 고환염, > 35세, 위) 또는 **TMP-SMX** 1 DS tab(160 mg TMP) po bid × 10 – 14일(최소). 일부 전문가는 4주 요법 권장.		급성 요로감염과 동일하게 치료, 14일(1회 투여요법 아님). 일부 전문가는 3 – 4주 치료를 권장. 만약 확실하지 않다면, C. trachomatis와 N. gonorrhoeae에 대한 NAAT 검사 시행. enterobacteriaceae 내성 있다면 ERTA 1 gm IV qd 사용. pseudomonas에 내성 있다면 IMP 혹은 MER(500 mg IV q6 혹은 q8 각각)
만성 세균	Enterobacteriaceae 80%, enterococci 15%, P. aeruginosa	**FQ**(**CIP** 500 mg po bid × 4주, Levo 750 mg po q24h × 4주)	**TMP-SMX-DS** 1tab po bid × 1 – 3개월	**치료실패시** 감염된 전립선 결석을 의심. FDA는 levo 용량 500 mg을 승인; 저자는 더 높은 용량을 선호.
만성 전립선염/만성통증증후군	가장 흔한 전립선염 증후군. 원인균은 미상.	α – **교감신경계 수용체 차단제는 부정적**(AnIM 133:367, 2000).		환자는 전립선염의 증상이 있으나 배양 음성 및 전립선 분비액에서 세포 없음. 고찰: JAC 46:157, 2000. 무작위배정 이중맹검 연구에서, CIP 및 α – 차단제는 이득이 없음(AnIM 141:581 & 639, 2004).
HAND(손): 물림: 참조 피부 **손발톱주위염(Paronychia)**				
손발톱 물어뜯기, 매니큐어	Staph. aureus(아마도 MRSA)	절개와 배농; 배양 시행	배양결과를 기다리는 동안 **TMP-SMX-DS** 2 tabs po bid	대체 치료제에 대하여 참조 〈표 6〉. 종종 – candida, 그람음성간균.
구강점막과 접촉 – 치과의사, 마취과 의사, 레슬링 선수	Herpes simplex(손끝염, Whitlow)	**Acyclovir** 400 mg tid po × 10일	**Famciclovir** 또는 **valacy – clovir**, 해설 참조	그람염색 및 일반배양 음성. 일차 성기헤르페스의 치료에 사용되는 famciclovir/valacyclovir 용량이 효과를 나타냄. 참조: 〈표 14A〉, 186쪽
접시 닦기(장기간 물에 담금)	Candida sp.	**Clotrimazole**(국소)		가능한 물에 손을 담그는 것을 피할 것.

약어는 2쪽 참조. *참고: 모든 용량은 성인용(특별한 지시가 없을 경우)이며 일반적인 신장 기능을 간주한다. § 대체 요법은 알러지, PK, 준수, 국소 저항과 비용을 고려한다.

〈표 1〉 초기 항균요법 선택

해부학적 부위/진단/조정	흔한 원인균	권장 요법* 일차	권장 요법* 대체§	보조적 진단 치료법 및 해설
HEART(심장)				
감염성심내막염 – 자연판막 – 배양 결과를 기다리는 동안 경험적 치료 – 정맥내 불법마약 사용 아닌 경우 판막 또는 선천성 심장 질환 그러나 변경 상황 없음 참조: 〈표 15C〉, 226쪽, 예방에 대해	**주의: 진단 기준**은 계속적인 균혈증(복수의 혈액배양 양성)의 증거, 판막부전의 새로운 심잡음(오래된 잡음의 악화), 확실한 색전, 및 심초음파(경흉부 또는 경식도)에서 판막 증식의 증거를 포함. 참고: Circulation 111:3167, 2005; Eur Heart J 30:2369, 2009. 항균제 예방에 대해, 참조 〈표 15C〉, 226쪽.			
	Viridans strep 30–40%, "기타" strep 15–25%, enterococci 5–18%, staphylococci 20–35%(응고–음성 staphylococci–포함 CID 46:232, 2008).	[(**Pen G** 20 million units IV q24h, 계속주입 또는 분할 q4h) 또는 (**AMP** 12 gm IV q24h, 계속주입 또는 분할 q4h) + (**nafcillin** 또는 **oxacillin** 2 gm IV q4h) + **gentamicin** 1 mg/kg IM 또는 IV q8h(해설 참조)]	Vanco 30–60 mg/kg/d 2–3분할 용량으로, 목표 최저치 15–20 mcg/mL + **gentamicin** 1 mg/kg13 IM 또는 IV q8h) **또는 dapto** 6 mg/kg IV q24h	만약 환자가 급성병색이 아니고, 심장부전이 아니라면, 혈액배양 결과를 기다리도록 권장. 만약 24–48시간 이후 초기 3회 혈액배양이 음성이면, 경험적 치료가 시작되기 전 2–3회 이상의 혈액배양을 실시. **Nafcillin/oxacillin + gentamicin**은 enterococci에 대한 효과가 부적합할 수 있으며, 따라서 배양 결과를 기다리는 동안 penicillin G를 추가. 혈액배양 양성일 때, 원인 미생물, 시험관내 감수성 및 임상경험을 바탕으로 경험적 치료에서 원인적 치료로 변경. 상승작용을 위해 **Gentamicin** 사용; 최고 농도는 4 μg/mL을 넘을 필요 없음. **외과 수술의 적응증**: NEJM 368:1425, 2013 참조. 좌측 심내막염 & 커다란 증식증(large vegetation)이 있는 환자(NEJM 366:2466, 2012). 15년의 생존에는 생체인공판막과 기계 판막의 차이 없음(JAMA 312:1323, 2014).
감염성심내막염 – 자연판막 – 정맥내 불법마약 사용 없음 ± 우측 심내막염의 증거 – 경험적 치료	S. aureus(MSSA & MRSA). 모든 기타 원인균은 드묾	**Vanco** 15–20 mg/kg q8–12h 목표 최저 농도 15–20 mcg/mL 심각한 감염에 권장.	**Dapto** 6 mg/kg IV q24h이 우측 심내막염 치료에 승인됨.	
감염성심내막염 – 자연판막 – 배양 양성				
Viridans strep, S. bovis(S. gallolyticus), **penicillin G MIC ≤ 0.1 μg/mL**	**Viridans strep, S. bovis (S. gallolyticus subsp. gallolyticus)**	[(**Pen G** 12–18 million units/일 IV, 분할 q4h × **2주**) + (gentamicin IV 1 mg/kg q8h IV × 2주)] **혹은** (**Pen G** 12–18 million units/일 IV, 분할 q4h × **4주**) **또는** (**ceftriaxone** 2 gm IV q24h × **4주**)	(**Ceftriaxone** 2 gm IV q24h + **gentamicin** 1 mg/kg IV q8h both × **2주**). 만약 pen G 또는 ceftriax 알레르기라면 **vanco** 15 mg/kg IV q12h, 혈청 농도를 측정하지 않는 경우 최대 2 gm/일까지 × **4주**	목표 **gent 농도**: 최고 3 μg/mL, 최저 < 1 μg/mL. 만약 매우 비만한 환자라면, 권장용량 조정을 위해 자문의뢰. "Red man"증후군을 피하기 위해 1시간 이상에 걸쳐 vanco 주입. **S. bovis는 숨은 장관 병리를 시사(새로운 이름: S. gallolyticus).** 치료시작 전 3개월 이상 동안 병이 있었던 환자에서 재발율이 더 높을 수 있기 때문에 이 환자군에서 이론적으로 penicillin–gentamicin 상승작용이 유리할 수 있음.
Viridans strep, S. bovis(S. gallolyticus), **penicillin G MIC > 0.12부터 ≤0.5 μg/mL**	**Viridans strep, S. bovis, nutritionally variant streptococci(예; S. abiotrophia) tolerant strep**[13]	**Pen G** 18 million units/일 IV(분할 q4h) × **4주 + Gent** 1 mg/kg IV q8h × 2주 **주의: 저용량 Gent**	**Vanco** 15 mg/kg IV q12h, 혈청농도를 측정하지 않는 경우 최대 2 gm/일까지 × 4주	IgE–매개(예; 아나필락시스) 알레르기가 아닌 환자에서 pen G 대신 cefazolin 사용가능. 대체약제로 vanco 사용가능(Gent 및 vanco에 대한 위의 해설 참조) **주의: 만약 감염된 판막의 제거가 필요하고, 판막배양 음성이면, 수술 후 2주간 항생제 치료가 충분함**(CID 41:187, 2005).

13) Tolerant streptococci = MBC 32–fold greater than MIC.

약어는 2쪽 참조. *참고: 모든 용량은 성인용(특별한 지시가 없을 경우)이며 일반적인 신장 기능을 간주한다. § 대체 요법은 알러지, PK, 준수, 국소 저항과 비용을 고려한다.

해부학적 부위/진단/조정	흔한 원인균	권장 요법*		보조적 진단 치료법 및 해설
		일차	대체§	
심장/감염성심내막염 - 자연판막 - 배양 양성 (계속)				
Viridans strep 또는 S. bovis, **pen G MIC ≥ 0.5 μg/mL** 및 장구균은 AMP/ pen G, vanco, gentamicin에 대해 감수성(상승작용 양성) **주의:** 감염병전문의 자문의뢰 권장	**"감수성"enterococci, viridans strep, S. bovis, nutritionally variant strepto-cocci**(새로운 이름은: Abiotrophia sp. & Granulicatella sp.)	[(**Pen G** 18-30 million units/24h IV, 분할 q4h × **4-6주**) + (**gentamicin** 1 mg/kg q8h IV × **4-6주**)] **또는 (AMP** 12 gm/일 IV, 분할 q4h + **gent 위와 같이 × 4-6주)**	**Vanco** 15 mg/kg IV q12h, 혈청농도를 측정하지 않는 경우 최대 2 gm/일까지 + **gentamicin** 1 mg/kg q8h IV × **4-6주** **주의: 저용량 gent**	**증상이 3개월 미만이면, 4주 치료; 증상이 3개월 이상 이면, 6주 치료.** Pen-알레르기 환자에 Vanco: cephalosporin을 사용하지 말 것. 장구균 심내막염에 대하여 gent 1회-q24h을 투여하지말 것. 목표 gent 농도: 최고 3 μg/mL, 최저 < 1 μg/mL. Vanco 목표 혈청농도: 최고 20-50 μg/mL, 최저 5-12 μg/mL. **주의:** 내성의 빈도가 증가하기 때문에(참조 아래), 심내막염을 일으킨 모든 장구균은 penicillin, gentamicin 및 vancomycin에 대한 시험관내 감수성과 β-lactamase 생성 검사를 반드시 시행해야 됨.
장구균: MIC streptomycin > 2,000 μg/mL; MIC gentamicin > 500-2,000 μg/mL; penicillin 내성 없음	**Enterococci, 고도 aminoglycoside 내성**	**E. faecium: Pen G 또는 AMP** IV 위와 같이 × **8-12주**(약 50% 완치) 단일 환자에게 치료 성공: **AMP + Dapto**(AAC 56:6064, 2012; Eur J CLin Micro Inf Dis 30:807, 2011).	**E. faecalis: (Ceftriaxone** 2 gm IV q12h + **AMP** 2 gm IV q4h) × 7-8주 (CID 56:1261, 2013)	E. faecalis의 10-25% 및 E. faecium의 45-50%가 고도 gent 내성. 감염판막 제거 수술 고려해야 할 수 있음. Amp + Ceftriaxone의 병합 치료 이론: PBPs 4&5(Amp) 그리고 2&3(ceftriaxone)의 연속적 차단.
장구균: pen G MIC > 16 μg/mL; gentami-cin 내성 없음	**Enterococci, 내인성 pen G/AMP 내성** (E. faecium 혹은 E. faecalis)	**Vanco** 15 mg/kg IV q12h(> 2 gm/일 이면 농도 측정) + **gent** 1 mg/kg q8h × 4-6주(해설 참조) Vanco 대체: **AM-SB** 3 gm IV q6h		목표 vanco 혈청농도: 최저 5-12 μg/mL. 상승 작용을 위해 **gentamicin** 사용; 최고농도가 4 μg/mL을 넘을 필요는 없음.
장구균: Pen/AMP 내성 + 고도 gent/strep 내성 + vanco 내성; 흔히 VRE **자문의뢰 권장**	**Enterococci, vanco-내성, 흔히 E. faecium**	**E. faecium: Linezolid** 600 mg IV/po q12h × 8주 혹은 **Quinu-dalfo** 7.5 mg/kg IV(중심정맥) q8h × 최소 8주	E. faecalis: (IMP 500 mg IV q6h + AMP 2 gm IV q4h) 혹은 (Ceftriaxone 2 gm IV q12h + AMP 2 gm IV q4h) × 최소 8주	**Synercid**는 E. faecalis에 비 활성. Linezolid는 정균효과; 실패 발생. Dapto은 시험관내 살균효과; 임상 경험 결과 CID 41:1134, 2005. 단일 E. faecalis 환자에 대한 치료: AMP + Dapto(AAC:56:6064, 2012; Eur J CLin Micro Infect Dis 30:807, 2011). Teicoplanin은 일부 vanco-내성 장구균에 효과, 그러나 미국에서는 해당 사항 없음.
포도구균 심내막염 **대동맥 및/또는 승모판 판막 감염-MSSA** 외과수술 적응증: 26쪽의 해설 참조.	**Staph. aureus, methicillin-감수성**	**Nafcillin(oxacillin)** 2 gm IV q4h × **4-6주**	(Cefazolin 2 gm IV q8h × 4-6주) 또는 Vanco 30-60 mg/kg/day 2-3분할 용량으로, 목표 최저치 15-20 mcg/mL × 4-6주	만약 IgE-매개 penicillin 알레르기가 있으면, 10%에서 cephalosporins에 대해 교차 반응(AnIM 141:16, 2004). **Cefazolin 및 Nafcillin** 효과 면에서 비슷. Cefazolin이 더 내성 있음(AAC 55:5122, 2011).
대동맥 및/또는 승모판 판막-MRSA	**Staph. aureus, methicillin-내성**	**Vanco** 30-60 mg/kg/day 2-3분할 용량으로, 목표 최저치 15-20 mcg/mL, 심각한 감염에 권장	Dapto 8-10 mg/kg q24h IV(이 적응증 및 용량에 대해 FDA-미승인)	임상시험에 의하면(NEJM 355:653, 2006), 소규모의 환자에서 vanco 및 dapto 둘 다 높은 실패율. 기타 대체약제는, 참조: 87쪽의 〈표 6〉. Dapto-mycin 참조: JAC 68:936 & 2921, 2013. Telavancin에 대한 성공 사례[JAC 65:1315, 2010; AAC 54:5376, 2010; JAC(Jun 8), 2011] 그리고 ceftaroline(-JAC 67:1267, 2012; J Infect Chemo online 7/14/12).

약어는 2쪽 참조. *참고: 모든 용량은 성인용(특별한 지시가 없을 경우)이며 일반적인 신장 기능을 간주한다. § 대체 요법은 알러지, PK, 준수, 국소 저항과 비용을 고려한다.

〈표 1〉 초기 항균요법 선택

해부학적 부위/진단/조정	흔한 원인균	권장 요법*		보조적 진단 치료법 및 해설
		일차	대체§	
심장/감염성심내막염 – 자연판막 – 배양 양성 (계속)				
삼첨판 판막 감염(흔히는 정맥내 마약사용자, IVDUs): MSSA	Staph. aureus, methicillin – 내성	**Nafcillin(oxacillin)** 2 gm IV q4h + **gentamicin** 1 mg/kg IV q8h × **2주.** **주의: 저용량 gent**	만약 penicillin 알레르기: Vanco 30 – 60 mg/kg/day 2 – 3분할로, 최저치 15 – 20 mcg/mL × 4주 또는 Dapto 6 mg/kg IV q24h(만약 동시에 좌측심내막염이 있다면 피할 것). 일부 사례에서 8 – 12 mg/kg IV q24h 사용, 그러나 FDA 미승인.	만약 전이성 감염(예; 골수염) 또는 좌측 심내막염이면, **2주 요법은 권장되지 않음. Dapto**가 최소 4주 사용되었다면 처음부터, vanco 이후나 도중에 혹은 **dapto** 요법 이후/도중에 Dapto 내성 발생 가능. Cefazolin 2 gm q8h 또한 대안이 될 수 있음. nafcillin에 비해 더 적은 부작용과 중단율(Clin Infect Dis 59:369, 2014).
삼첨판 – MRSA	Staph. aureus, methicillin – 내성	**Vanco** 15 – 20 mg/kg/day q8 – 12h, 목표 최저치 15 – 20 mcg/mL, 심각한 감염에 권장 × **4 – 6주**	우측 심내막염에 대해 **Dapto** 6 mg/kg IV q24h × 4 – 6주 치료가 vanco과 동등; **vanco**과 dapto 둘 다 좌측 심내막염에 대해서 효과 불량(NEJM 355: 653, 2006) (87쪽의 해설 & 〈표 6〉 참조)	**Linezolid:** 선택치료제가 별로 없는 환자에서 제한적인 경험(참조 JAC 58:273, 2006); 64% 완치율; 21%에서 명백한 치료 실패; 31%에서 혈소판 감소증. Dapto 8 – 12 mg/kg 투여량이 일부 증례에서 효과, 그러나 FDA 승인되지 않음.
천천히 자라고 배양조건이 까다로운(fastidious) 그람음성간균 – 모든 판막	HACEK균(해설 참조).	**Ceftriaxone** 2 gm IV q24h × **4주** 혹은 **CIP** 400 mg IV q12h × 4주(Bartonella 내성 – 참조 아래).	**AM-SB** 3 gm IV q6h × 4주 혹은 **CIP**(400 mg IV q12h 혹은 500 mg po bid) × 4주	**HACEK[Haemophilus parainfluenzae, H(aphrophilus) aggregatibacter, Actinobacillus, Bartonella, Cardiobacterium, Eikenella, Kingella에 대한 두문자어].** Penicillinase – 양성 HACEK 미생물은 반드시 AM – SB + gentamicin에 대해 감수성 필수. 참조: Circulation 111:e394, 2005.
Bartonella species – 모든 판막	B. henselae, B. quintana	(**Doxy** 100 mg IV/po bid + **RIF** 300 mg IV/po bid) × 6 – 8주		**진단**: 면역형광항체역가 ≥1:800; 종종 혈액 배양에서만 양성, 또는 수술로부터 얻은 조직의 PCR. **수술:** ½ 이상의 환자가 판막수술을 요함; 완치와의 관계는 명확하지 않음. B. quintana는 집없는 사람들에서 몸이(body lice)에 의해 전파됨.
감염성심내막염 – “배양 음성”				
발열, 판막질환, 및 ECHO에서 증식증(vegetations) ± 색전 및 배양 음성		혈청검사, 배양, 조직병리 및 분자생물학 검출법으로 원인균이 밝혀진 348예에서: C. burnetii 48%, Bartonella sp. 28%, 및 드물게 [Abiotrophia elegans(nutritionally variant strep), Mycoplasma hominis, Legionella pneumophila, Tropheryma whipplei – 합쳐서 1%], 그리고 나머지는 원인균이 동정되지 않음(대부분이 항생제 치료중). 정밀 검사에 대한 접근 참고: CID 51:131, 2010		
감염성심내막염 – 인공판막 – 경험요법(배양결과 임박) S. aureus가 현재 가장 흔한 원인균(JAMA 297:1354, 2007).				
조기(수술 후 2개월 이내)	S. epidermidis, S. aureus, 드물게, Enterobacteriaceae, diphtheroids, 진균	**Vanco** 15 – 20 mg/kg IV q8 – 12h + **gentamicin** 1 mg/kg IV q8h + **RIF** 600 mg po q24h		특히 원인균이 S. aureus, 심부전의 증거, 당뇨병 및/또는 신부전의 존재, 또는 판막륜의 농양이 있는 경우, 조기 외과자문의뢰 권장(JAMA 297:1354, 2007; CID 44:364, 2007).
후기(수술 후 2개월 이후)	S. epidermidis, viridans strep, enterococci, S. aureus			

약어는 2쪽 참조. *참고: 모든 용량은 성인용(특별한 지시가 없을 경우)이며 일반적인 신장 기능을 간주한다. § 대체 요법은 알러지, PK, 준수, 국소 저항과 비용을 고려한다.

해부학적 부위/진단/조정	흔한 원인균	권장 요법*		보조적 진단 치료법 및 해설
		일차	대체§	
심장 (계속)				
감염성심내막염 – 인공판막 – 혈액배양양성 6주 치료, Viridans Strep 의심되어도, 외과 자문의뢰 권장: **외과수술 적응증**: 심각한 심부전, S. aureus 감염, 인공 판막 파열, 장기 내성, 증식증으로 인한 색전(JACC 48:e1, 2006). 또한 Eur J CLin Micro Infect Dis 38:528, 2010 참조.	Staph. epidermidis	(**Vanco** 15 mg/kg IV q12h + **RIF** 300 mg po q8h) × **6주** + **gentamicin** 1 mg IV q8h × **14일.**		만약 S. epidermidis가 nafcillin/oxacillin에 대해 시험관내 감수성이면(흔하지 않음), 이어서 vanco 대신 nafcillin(또는 oxacillin)으로 대체.
	Staph. aureus	Methicillin 감수성: (**Nafcillin** 2 gm IV q4h + **RIF** 300 mg po q8h) × **6주** + **gentamicin** 1 mg/kg IV q8h × **14일.** Methicillin 내성: (**Vanco** 15 – 20 mg/kg IV q8 – 12h(목표 최저치 15 – 20 mcg/mL) + **RIF** 300 mg po q8h) × 6주 + **gentamicin** 1 mg/kg IV q8h × **14일.**		
	Viridans strep, enterococci	참조 감염성심내막염, 자연판막, 배양 양성, 28쪽. 6주간 치료.		
	Enterobacteriaceae 또는 P. aeruginosa	**Aminoglycoside**(만약 P. aeruginosa이면, **tobra**) + (**AP Pen** 또는 P Ceph **3 AP** 또는 **P Ceph 4**)		이론적으로, APAG 대신 CIP 사용 가능, 그러나 임상자료 없음.
	Candida, Aspergillus	130쪽, 〈표 11〉		높은 사망율. 판막 대치술 + 항진균요법이 표준치료, 그러나 일부는 항진균요법 단독치료가 효과.
감염성심내막염 – Q열 LnID 10:527, 2010; NEJM 356:715, 2007.	Coxiella burnetii	**Doxy** 100 mg po bid + **hydroxychloroquine** 600 mg/일 × 적어도 18개월(Mayo Clin Proc 83:574, 2008). 임신: 장기간 **TMP-SMX** 투여 필요(참조 CID 45:548, 2007).		**진단**: Phase I IgG 항체가 > 800 + 심내막염의 임상적 증거. 치료 기간: 자연 판막에 18개월, 인공 판막에 24개월. 5년간 혈청학적 검사.
심박조율기/제세동기 감염	S. aureus(40%), S. epidermidis(40%), 그람음성간균(5%), 진균(5%).	**기구 제거 + vanco** 15 – 20 mg/kg IV q8 – 12h + **RIF** 300 mg po bid	**기구 제거 + dapto** 6 mg/kg IV q24h-NAI ± **RIF**(자료 없음) 300 mg po bid	**기구제거 이후 치료의 기간**: "포켓(pocket)" 또는 피하감염에 대해, 10 – 14일; 만약 lead – 관련 심내막염이면, 미생물에 따라 4 – 6주. 기구제거와 판막 증식 없음은 1년 이상의 생존에 관련도 높음(JAMA 307:1727, 2012).
심장막염, 화농성 – 경험적 치료 **고찰**: Medicine 88:52, 2009	Staph. aureus, Strep. pneumoniae, A군 strep, Enterobacteriaceae	**Vanco + CIP**(용량, 참조 각주14)	**Vanco + CFP**(참조 각주14)	심압전의 징후가 있으면, 배액(drainage)이 필요. MRSA의 높은 유병율 때문에 경험적으로 vanco을 사용하게 됨.
심장염 동반 류마티스열 참고: Ln 366:155, 2005.	A군 strep 감염(흔히 인두염)의 감염 후 후유증	ASA와 흔히 prednisone 2 mg/kg po q24h, 열, 관절염, 관절통의 증상 치료를 위해. 심장염에는 영향이 없을 수 있음.		임상특성: 심장염, 다발성 관절염, 무도병, 피하 결절, 경계 홍반. 예방: 64쪽 참조.
심실 보조기구 – 관련 감염 CID 57:1438, 2013	S. aureus, S. epidermidis, 호기 그람음성간균, Candida sp.	혈액, 상처, 전동선(drive line), 기구 포켓 및 아마도 펌프의 배양 후에: **Vanco** 15 – 20 mg/kg IV q8 – 12h + (**Cip** 400 mg IV q12h 또는 **levo** 750 mg IV q24h) + **fluconazole** 800 mg IV q24h.		**Vanco** 대신 **daptomycin** 10 mg/kg/일NAI로 대체 가능, FQ 대신 **cefepime** 2 gm IV q12h, 및 fluconazole 대신(**vori, caspo, micafungin 또는 anidulafungin**). 배양과 감수성 시험 결과에 따라 요법 변경. 내성에 대한 잠재적 위험 때문에 FDA 승인 용량보다 높은 Dapto 용량 사용.
JOINT(관절) : 또한 참조 Lyme병 60쪽 **반응성 관절염**				
Reiter's 증후군 (참조 정의에 대한 설명)	C. trachomatis, Campylobacter jejuni, Yersinia enterocolitica, Shigella/ Salmonella sp. 감염 1주 후에 발생	유일한 치료는 비스테로이드성 항염증성 약제(NSAID)		정의: 요도염, 결막염, 관절염 및 때때로 포도막염 및 발진. 관절염: 발목, 무릎, 발, 천골장골관절의 비대칭적 소수 관절염(oligoarthritis). 발진: 손바닥 및 발바닥 – 고름각질피부증(keratoderma blenno – rrhagia); 음경귀두의 환상귀두염(circinate balanitis). HLA – B27 양성은 Reiter 증후군의 선행요인

14) **Aminoglycosides**(참조: 표 10D, 125쪽), **IMP** 0.5 gm IV q6h, **MER** 1 gm IV q8h, **nafcillin** 또는 **oxacillin** 2 gm IV q4h, **TC-CL** 3.1 gm IV q6h, **PIP-TZ** 3.375 gm IV q6h 또는 4.5 gm q8h, **AM-SB** 3 gm IV q6h, **P Ceph** 1(cephalothin 2 gm IV q4h 또는 cefazolin 2 gm IV q8h), **CIP** 750 mg po bid 또는 400 mg IV bid, **vanco** 1 gm IV q12h, **RIF** 600 mg po q24h, **aztreonam** 2 gm IV q8h, **CFP** 2 gm IV q12h

약어는 2쪽 참조. *참고: 모든 용량은 성인용(특별한 지시가 없을 경우)이며 일반적인 신장 기능을 간주한다. § 대체 요법은 알러지, PK, 준수, 국소 저항과 비용을 고려한다.

〈표 1〉 초기 항균요법 선택

해부학적 부위/진단/조정	흔한 원인균	권장 요법* 일차	권장 요법* 대체§	보조적 진단 치료법 및 해설
관절 (계속)				
연쇄구균감염 후 반응성 관절염 (참조 류마티스열, 위 참조)	Strep 인두염 이후 면역학적 반응: (1) 10일 이내 관절염 발병 (2) 수개월 지속, (3) ASA에 대해 반응이 없음	Strep 인두염 치료 및 이어서 NSAIDs(일부 환자에서 prednisone 필요)		급성 류마티스열에 대한 Jones 기준을 충족하지 않는 상태에서 β-hemolytic strep 감염 후 반응성 관절염. 참고: Mayo Clin Proc 75:144, 2000.
화농성 관절염: 치료는 화농성 관절액의 적절한 배농, 수액 및 적절한 항균요법을 필요. 관절내로 항균제를 주사할 필요 없음. 배양을 위해 혈액 및 관절액을 채취한 후에 경험적 치료; 관절액의 그람염색 고찰.				
유아 < 3개월(신생아)	Staph. aureus, Enterobacteriaceae, B군 strep, N. gonorrhoeae	**만약 MRSA가 우려되지 않는다면: (Nafcillin 또는 oxacillin) + P Ceph 3**	**만약 MRSA가 우려된다면: Vanco + P Ceph 3**	혈액배양은 빈번하게 양성. 환자의 2/3에서 인접한 뼈 침범. B군 strep 및 임균이 가장 흔한 지역사회-획득 원인균.
소아(3개월-14세)	Staph. aureus 27%, S. pyogenes 및 S. pneumo 14%, H. influenzae 3%, 그람음성간균 6%, 기타(GC, N. meningitidis) 14%, 미상 36%	**Vanco + (Cefotaxime, ceftizoxime 혹은 ceftriaxone),** 배양결과가 나올때까지 steroid-해설 참조		Conjugate Vacuine 사용후 H. influenzae의 현저한 감소. **주의:** Salmonella 화농성 관절염은 salmonella 골수염과 달리 겸상적혈구 질환과 연관이 없음. 만약 임상적으로 호전되고 CRP치가 빠르게 정상화된다면 10일 치료도 30일 치료와 같이 효과적(CID 48:1201, 2009).
성인(고찰 그람염색): 참조 60쪽, Lyme병 그리고 임균성 관절염 **급성 단일관절**				
성매개 질환의 위험 있음	**N. gonorrhoeae**(참조 21쪽), S. aureus, streptococci, 드물게 호기 그람음성간균	**그람염색 음성: Ceftriaxone** 1 gm IV q24h 또는 **cefotaxime** 1 gm IV q8h 또는 **ceftizoxime** 1 gm IV q8h	만약 그람염색이 그람양성 구균 군집을 보이면: **vanco** 15-20 mg/kg IV q8-12h	치료 설명에 대하여, 참조 미만성 GC, 21쪽.
성매개 질환의 위험 없음	S. aureus, streptococci, 그람음성 간균	**모든 경험적 치료제 선택은 그람염색에 따름** **Vanco + P Ceph 3** 치료 기간에 대해, 참조 〈표 3〉, 76쪽. 용량에 대해, 참조 각주 33쪽.	**Vanco + (CIP 또는 Levo)**	감별진단에 통풍 및 연골석회화증(가성 통풍) 포함. **관절액에서 결정(crystal)을 검사.** **주의:** 참조 〈표 6〉, MRSA 치료.
만성 단일관절	Brucella, nocardia, mycobacteria, 진균	참조 〈표 2〉 & 〈표 12〉		
다발성 관절, 보통 급성	Gonococci, B. burgdorferi, 급성 류마티스열; 바이러스, 예: B형 간염, rubella vaccine, parvo B19	그람염색은 흔히 GC에 대해 음성. 만약 성생활이 활발하면, 요도, 자궁경부, 항문관, 인후, 혈액, 및 관절액의 배양 그리고 이어서: **ceftriaxone** 1 gm IV q24h		만약 GC면, 흔히 점상출혈 및/또는 농포성 피부병변 및 건초염과 연관됨. 만약 노출지역에 감염된 진드기가 서식한다면, Lyme병을 고려. 참조 60쪽. 확장된 감별진단에 통풍, 가성 통풍, 반응성 관절염(HLA-B27 양성) 포함.
화농성 관절염, 관절내 주사 후	MSSE/MRSE 40%, MSSA/MRSA 20%, P. aeruginosa, Propionibacteria	**경험요법 없음.** 배양/감수성을 위한 관절경, crystals, 세척		배양결과에 근거한 치료 x 14일(이물이 없다는 가정).

약어는 2쪽 참조. *참고: 모든 용량은 성인용(특별한 지시가 없을 경우)이며 일반적인 신장 기능을 간주한다. § 대체 요법은 알러지, PK, 준수, 국소 저항과 비용을 고려한다.

해부학적 부위/진단/조정	흔한 원인균	권장 요법*		보조적 진단 치료법 및 해설
		일차	대체§	
관절 (계속)				
인공 관절감염(PJI) • 동로 또는 상처배액으로 인한 감염 의심; 급성 통증이있는 인공관절; 만성 통증이 있는 인공관절; 또는 통증이 있는 인공관절과 동반된 높은 ESR/CRP수치 연관. • **경험적 치료는 권고되지 않음.** 배양과 감수성 결과에 따라 치료할 것. • 세가지 외과적 선택안: 1) 괴사조직제거술과 인공관절 유치(증상이 3주 미만이거나 이식 30일 미만인 경우) 2) 1단계, 즉각 교체 3) 2단계: 괴사조직제거술, 제거, 재이식 • **IDSA 가이드라인:** CID 56:e1, 2013 • 자료는 임시 관절 spacer 내 항균 시멘트 첨가에 대한 가치 평가와 무관(CID 55:474, 2012). • 항생제 혼합 spacer로부터 Tobra의 전신흡수에 대한 증거(CID 58:1783, 2014)	MSSA/MSSE	**괴사조직제거술/유지:** [**Nafcillin** 2 gm IV q4h 또는 **Oxacillin** 2 gm IV q4h IV) + **Rifampin** 300 mg po bid 또는 (**Cefazolin** 2 gm IV q8h + **Rifampin** 300 mg po bid)를 2-6주 투여 후[(**Ciprofloxacin** 750 mg po bid 또는 **Levofloxacin** 750 mg po q24h) + **Rifampin** 300 mg po bid]를 3-6개월 동안 투여(인공 고관절 치환술은 짧은 기간 투여) **1단계 교체:** 위 요법으로 3개월 동안 IV/PO로. **2단계 교체:** 위 요법으로 4-6주.	(**Daptomycin** 6-8 mg/kg IV q 24h 또는 **Linezolid** 600 mg po/IV bid) ± **Rifampin** 300 mg po bid	• **Fluoroquinolone과 rifampin에 대한 동정균주 감수성 확인:** fluoroquinolone 내성균주의 경우, 활성이 강한 가능한 다른 생물학적 약제 에 대해 고려해야함. e.g., TMP-SMX, Doxy, Minocyclne, Amoxicillin-Clavulanate, Clindamycin, Linezolid • 장구균군 감염: aminoglycoside계 추가. • P.aeruginosa 감염: 감수성 균주인 경우 aminoglycoside의 추가를 고려함(결과 개선이 불확실하지 않는한). • 인공삽입물 유지는 치료 실패의 가장 중요한 위험인자임(Clin Microbiol Infect 16:1789, 2010). (Linezolid 600 mg + Rifampin 300 mg)은 장치제거가 불가능할 시에 구제요법에 효과적일 수 있음(Antimicrob Agents Chemother 55:4308, 2011). • 인공 삽입물이 유지될 시 장기간의 억제적 요법, 특히 연쇄상구균군 감염에 대한 것을 고려하라: in vitro 감수성 옵션들 TMP-SMX, Doxycyline, Minocycle, Amoxicillin, ciprofloxacin, Cephalexin을 포함하는것에 따라. • 인공 관절의 초음파 처리 시 배양율 증가될 수 있음(N Engl J Med 357:654, 2007). • 다른 요법 고려사항: Rifampin은 바이오 필름 생성 균에 대한 살균 효과가 있음. 저항성의 빠른 진행 때문에 Rifampin을 단독으로 사용하는것은 절대 안됨. 다른 옵션으로 Rifampin 300 mg po/IV bid + Fusidic acid[NUS] 500 mg po/IV tid 투여 가능(Clin Micro Inf 12(S3):93, 2006). • Linezolid 2주 이상 치료하는 경우 독성 주의.
	MRSA/MRSE	**괴사조직제거술/유지:** (**Vancomycin** 15-20 mg/kg IV q8-12h + **Rifampin** 300 mg po bid)를 2-6 주간 투여 후 [(**Ciprofloxacin** 750 mg po bid 또는 **Levofloxacin** 750 mg po q24h) + **Rifampin** 300 mg po bid]를 3-6개월 동안 투여(인공 고관절 치환술은 짧은 기간 투여) **1단계 교체:** 위 요법으로 3개월 동안 IV/PO로. **2단계 교체:** 위 요법으로 4-6주.	(**Daptomycin** 6-8 mg/kg IV q 24h 또는 **Linezolid** 600 mg po/IV bid) ± **Rifampin** 300 mg po bid	
	연쇄상구균(그룹 A, B, C, D, viridans 등)	**괴사조직제거술/유지:** Penicillin G 20 million units IV로 연속 주입 q24h 또는 6회 용량으로 나누어 투여. 또는 **Ceftriaxone** 2 gm IV q24h 을 4-6주간 투여. **1단계 또는 2단계 교체:** 위 요법으로 4-6주.	**Vancomycin** 15 mg/kg IV q12h	
	Enterococci	**괴사조직제거술/유지: 페니실린 감수성: Ampicillin** 12 gm IV 또는 **Penicillin** G 20 million units IV 연속 주입 q24h 또는 6회 용량으로 나누어 4-6주간 투여. **페니실린 저항성: Vancomycin** 15 mg/kg IV q24h을 4-6주간 투여. **1단계 또는 2단계 교체:** 위 요법으로 4-6주.	**Daptomycin** 6-8 mg/kg IV q24h 또는 **Linezolid** 600 mg po/IV bid	
	Propionibacterium acnes	**괴사조직제거술/유지: Penicillin** G 20 million units IV 연속 주입 또는 6회 용량으로 나누어 투여 또는 **Ceftriaxone** 2 gm IV q24h 으로 4-6주간 투여. **1단계 또는 2단계 교체:** 위 요법으로 4-6주.	**Vancomycin** 15 mg/kg IV q12h 또는 **Clindamycin** 300-450 mg po qid	
	그람 음성 장내 간균	**변연절제술/유지: Ertapenem** 1 gm q24h IV 또는 다른 beta-lactam계(e.g., **Ceftriaxone** 2 gm IV q24h 또는 **Cefepime** 2 gm IV q12h, 감수성에 기반하여)으로 4-6주 투여. **1단계 또는 2단계 교체:** 위 요법으로 4-6주.	**Ciprofloxacin** 750 mg po bid	
	P. aeruginosa	**변연절제술/유지: Cefepime** 2 gm IV q12h 또는 **Meropenem** 1 gm IV q8h + **Tobramycin** 5.1 mg/kg once daily IV **1단계 또는 2단계 교체:** 위 요법으로 4-6주.	Ciprofloxaxin 750 mg po bid 또는 400 mg IV q8h	
류마티스 관절염	**TNF 억제제**(adalimumab, certolizumab, etanercept, golimumab,infliximab)과 항염증 생물학적 치료제(tofacitinib, rituximab, toclizumab, abatacept)은 결핵, 진균감염, 레지오넬라, 리스테리아증, 암의 발생 위험 증가 See Med Lett 55:1, 2013 for full listing.			

약어는 2쪽 참조.　　*참고: 모든 용량은 성인용(특별한 지시가 없을 경우)이며 일반적인 신장 기능을 간주한다.　　§ 대체 요법은 알러지, PK, 준수, 국소 저항과 비용을 고려한다.

〈표 1〉 초기 항균요법 선택

〈표 1〉 초기 항균요법 선택

해부학적 부위/진단/조정	흔한 원인균	권장 요법*		보조적 진단 치료법 및 해설
		일차	대체§	
관절 (계속)				
Septic bursitis(화농성 윤활낭염): Olecranon bursitis(팔꿈치머리 윤활낭염); prepatellar bursitis(전무릎 윤활낭염)	Staph.aureus > 80%, M. tuberculosis(드묾), M.marinum(드묾)	만약 MSSA면, **Nafcillin** 또는 **Oxacillin** 2 gm IV q24h 또는 **Cefazolin** 2 gm IV q8h투여. 이 외의 용량은 각주 33쪽 참조.	만약 **MRSA**면, **Vanco** 15 – 20 mg/kg IV q8 – 12h 또는 linezolid 600 mg po bid 투여.	경험적 MRSA 적용 범위는 위험인자가 있고 높은 유병률의 지역인 경우에 권고됨. 요법으로 인한 것 이외의 면역억제 환자는 높은 재발 위험인자를 갖음; 7일 동안의 요법은 면역적격 환자에게 1단계 윤활낭절제술이 충분할 수 있음(JAC 65:1008, 2010). MSSA인 경우 **Dicloxacillin** 500 mg po qid 단계별 감량하며 구강투여. MRSA인 경우 **Daptomycin** 6 mg/kg IV q24h.
KIDNEY, BLADDER, PROSTATE(신장, 방광, 전립선) **여성에서 급성 단순요로감염(방광염 – 요도염): NEJM 366:1028, 2012; CID 57:719, 2013; JAMA 312:1677, 2014**				
주의: E.coli의 TMP – SMX 내성은 약 15 – 20% 그리고 미생물학적/임상적 실패와 연관. **또한 최근 FQs내성 E.coli가 보고됨.**	중간뇨에서 발견되는 Enterobacteriaceae(E.coli), Staphylococcus saprophyticus, Enterococci 그리고/또는 Streptococcus agalactiae는 종종 위양성의 결과를 나타냄(NEJM 369:1883 & 1959, 2013).	**지역별 E.coli TMP-SMX 내성률 < 20% 그리고 알레르기가 없으면: TMP-SMX-DS** bid 3일간; sulfa 알레르기라면, **nitrofurantoin** 100 mg po bid 5일간 또는 **fosfomycin** 3 gm po 1회 투여. 위 모든 요법은 **Pyridium**과 함께 투여함.	**지역별 E.coli의 TMP-SMX내성 또는 sulfa 알레르기 > 20%:** 3일간 **CIP** 250 mg bid , **CIP-ER** 500 mg q24h, **Levo** 250 mg q24h, **Moxi** 400 mg q24h 또는 **prulifloxacin**NUS 600 mg q24h 또는 **Nitrofurantoin** 100 mg bid 또는 **fosfomycin** 3 gm 1회 투여. 위 모든 요법은 **Pyridium**과 함께 투여함.	임산부에게는 7일 치료 권고[핵황달의 위험이 증가할 수 있으므로 출산 예정일 2주 전에는 sulfonamides(TMP – SMX)는 중단 또는 사용하지 말것]. 3일 치료에 실패하면, 배양을 시행하고 2주 치료. E.coli에 대한 Fosfomycin 3 gm po 1회 투여는 수회 투여TMP – SMX 또는 FQ 보다 덜 효과적임. Fosfo는 E.faecalis에 효과; 기타 coliforms에는 낮은 효과를 보임. **Moxifloxacin:** UTIs(요로 감염)에 승인되지 않음. 발표되지 않은 임상시험에서 Moxi는 비교약제와 동등성 입증(Bayer의 내부자료). **ESBL생성 E.coli와 Klebsiella spp.**의 치료는 다약제 내성으로 어려움: ESBL생산균은 시험관내에서fosfomycin, ertapenem, 그리고 amox – clav와 cefdinir의 병합에 감수성을 보임(AAC 53:1278, 2009). Amox – Clav 또는 경구 cephalosporin은 선택가능하지만 일반적으로 효과가 낮음. **Phenazopyridine(Pyridium)** – 의사의 처방전 없이 구매 가능 – 배뇨통 해소 가능: 200 mg po tid × 2일 투여. G6PD 결핍환자에서 용혈발생.
STD의 위험요인, Dipstick: 백혈구 에스터라아제 또는 헤모글로빈 양성, 그람염색 음성	C. trachomatis	**Azithro** 1 gm po 1회 투여	**Doxy** 100 mg po bid × 7일	질염, Herpes simplex에 대한 골반검사, GC 및 C.trachomatis에 대한 뇨 LCR/PCR 검사.
젊은 여성의 재발성(3회 이상 발생/년) 요로감염	위에 기록된 모든 세균.	감염을 근절, 이어서 장기간 **TMP-SMX** single – strength 1 tablet po q24h 투여.		계속적인 예방요법을 대체하는 비용 – 효과적 방법으로 증상이 시작 되었을 때 자가로 1회 투약 치료(TMP – SMX DS, 2 tabs, 320/1600 mg) 하는 방법. 또 다른 대체요법: 성교 후 1DS tablet TMP – SMX
소아: ≤ 5살 & 3 – 4도 역류	coliforms	[**TMP-SMX**(TMP 성분으로) 8 – 12 mg/kg/day 분할 q12h 투여] 또는(**nitrofurantoin** 2 mg per kg po q 24h). 1 – 17세에서 대체 약제로 **CIP**승인.		
폐경 이후 여성에서 재발성 요로감염	E.coli 그리고 기타 Enterobacteriaceae, enterococci, S. saprophyticus	단순 요로 감염과 같은 치료. 잠재적으로 교정가능한 요로계 요인에 대한 평가 – 해설 참조. **Nitrofurantoin**은 질크림 보다 빈도를 줄이는데 더 효과적임. 하지만 저자는 장기간 NF 치료에 의한 폐섬유화에 대해서 우려.		정의: 3회 이상 배양과 1년내 증상이 있는 요로감염 또는 6개월 이내 2회의 요로감염. 비뇨기계 인자: (1) 방광탈출증, (2) 요실금, (3) 잔뇨량 증가(50 mL이상).

약어는 2쪽 참조. *참고: 모든 용량은 성인용(특별한 지시가 없을 경우)이며 일반적인 신장 기능을 간주한다. § 대체 요법은 알러지, PK, 준수, 국소 저항과 비용을 고려한다.

해부학적 부위/진단/조정	흔한 원인균	권장 요법*		보조적 진단 치료법 및 해설
		일차	대체§	
신장, 방광, 전립선 (계속)				
급성 단순 신우신염[18 - 40세 여성에서 빈번, 체온 > 102°F, 확실한 늑골척추(CVA)의 압통] (주의: 치료전 소변과 혈액의 배양 선행 필요). **만약 남성이면 폐쇄성 요로병증 또는 합병 질환을 조사.**				
중등도 질병(외래환자) **주의:** 오심 치료를 위해 한번의 정맥내 주사 투여가 필요 할 수 있음	Enterobacteriaceae(E.coli 가장 흔함), enterococci(원심분리하지 않은 소변의 그람염색으로 그람음성간균과 그람양성 구균을 구별)	**FQ** po × 5 - 7일: **CIP** 500 mg bid 또는 **CIP-ER** 1,000 mg q24h. **Levo** 750 mg q24h, **Oflox** 400 mg bid, **Moxi**[NAI] 400 mg q24h 효과 가능 - 해설 참조	**AM-CL, O ceph,** 또는 **TMP-SMX-DS** po. × 14일 치료. 각주[15] 용량 참조. Beta - lactam은 FQs만큼 효과적이지 않음.	여성에서 **Cipro** 500 mg bid 7일 요법은, 14일 요법의 효과와 동일(Lancet 380:484, 2012) **Levo** 750 mg × 5일 치료가 FDA 승인됨. ESBL 생성 균이 의심되는 경우에는 Ertapenem 1 gm IV q24h 또는 다른 carbapenem 투여. Ref: NEJM 366:1028, 2012. 가능한 경우 Prulifloxacin 600 mg po q24h 도 선택가능.
급성 신우신염 - 입원환자	E. coli 가장 빈번, enterococci는 2위로 빈번함.	**FQ**(IV) 또는 **(AMP + gentimicin)** 또는 **ceftriaxone** 또는 **PIP-TZ**. 14일 치료.	**TC-CL** 또는 **PIP-TZ** 또는 **ERTA** 또는 **DORI**. 14일 치료.	환자가 24 - 48시간 동안 열이 없을 때까지 정맥내 주사치료, 이어서 경구약제로 2주 요법(중등도 병증, 위와 같이). **DORI**는 10일 치료가 승인됨. ESBL 생성균이 의심되는 경우 Ertapenem 1 gm IV q24h 또는 다른 carbapenem 투여.
		33쪽 각주[15]의 용량 참조. 장구균 감염의 의심 또는 확정 환자에게는 cephalosporins 투여하지 말 것.		**만약 환자가 저혈압이면, 폐쇄성 요로병증을 배제하기 위해서 즉시 영상검사(Echo또는 CT)시행이 권장됨.** **주의: Cephalosporins와 ertapenem은 enterococci에 효과 없음.**
복잡 요로감염/카테터 폐쇄, 역류, 질소혈증, 이식, **Foley 카테터 - 관련, R/O 폐쇄; 다제내성 그람음성간균.** IDSA 가이드라인: CID 50:625, 2010.	Enterobacteriaceae, P.aeruginosa, enterococci, 드물게 S.aureus	**(AMP + gent)** 또는 **PIP-TZ** 또는 **TC-CL** 또는 **DORI** 또는 **IMP** 또는 **MER** × 2 - 3 주까지.	(IV **FQ: CIP, Gati, Levo**) 또는 (**Ceftaz** 또는 **CFP** 2 - 3주까지 투여) 또는 **Ceftolozane-tazobactam**을 7일간 투여.	모든 열거된 약제들이 enterococci 또는 P.aeruginosa에 대한 효과가 예측되지 않음. 소아(1 - 17세)에서 대체 약제로 **CIP** 승인. 관절 부작용의 증가 때문에 1차 약제가 아님. **소아용량:** 6 - 10 mg/kg(최대 400 mg) IV q8h 또는 10 - 20 mg/kg(최대 750 mg) **po** q12h.
		가능하다면 경구 FQ와 TMP - SMX로 전환. 용량은 33쪽 각주[15]참조.		카테터 관련 요로감염 에서 증상완화가 즉각적일 경우 7일 동안 치료, 지연될 경우 10 - 14일 동안 치료; < 65세 여성에서는 3일 요법이 고려될 수 있음(CID 50:625, 2010)
무증상 세균뇨. IDSA 지침: CID 40:643, 2005; U.S Preventive Services Task Force AnIM 149:43, 2008.				
취학전 소아		배양과 감수성에 따른 치료, 경험적 치료 안함.		진단은 3 - 7일 간격으로 채취한 2개의 소변에서 같은 균종의 세균이 ≥ 10^5 CFU per mL 배양됨.
임산부	호기성 그람음성간균 & Staph. hemolyticus	임신 첫 3개월 동안 검사. 만약 양성이면, **amox, nitrofurantoin, O ceph, TMP-SMX,** 또는 **TMP** 단독으로 3 - 7일 치료.		재발에 대해 매월 검사 실시. 일부전문가는 출산 때까지 계속 치료(출산예정일 2주 전에 TMP - SMX 중단). E.coli에서 TMP - SMX 내성 빈도 증가.
침습적 요로시술 전 · 후	호기성 그람 음성 간균	소변 배양채취 및 이어서 **TMP-SMX DS** bid 3일 치료. 요로감염의 예방을 위해: 72시간 이후에 카테터 제거 고려(CID 446:243 & 251, 2008)		항균제 도포 Foley 카테터의 임상적 이득은 불명확함(AnIM 144:116, 2006; CID 60:625, 2010).

15) **AM-CL** 875/125 mg po q12h 또는 500/125 mg po tid 또는 2,000/125 mg po bid; Antipseudomonal penicillins: **AM-SB** 3 gm IV q6h; **PIP** 3 gm IV q4 - 6h; **PIP-TZ** 3.375 gm IV q4 - 6h(녹농균 폐렴에는 4.5 gm IV q6h); **TC-CL** 3.1 gm IV q6h; Antipseudomonal cephalosporins: **ceftaz** 2 gm IV q8h; **CFP** 2 gm IV q12h; Ceftolozane - tazobactam 1.5 gm IV q8h **aztreonam** 2 gm IV q8h; Carbapenem: **DORI** 500 mg IV q8h(1시간 주입); **ERTA** 1 gm IV q24h; **IMP** 0.5 gm IV q12h(최대용량 4 gm/day); **MER** 1 gm IV q8h; Parenteral cephalosporins: **cefotax me** 1 gm IV q12h(중증 감염에 대해 2 gm IV q24h); **cefoxitin** 2 gm IV q8h; **ceftriaxone** 1 - 2 gm IV q24h; Oral cephalosporins - 112쪽 표 10A 참조; **dicloxacillin** 500 mg po q6h; FQs: **CIP** 400 mg IV q12h; **Gati**[NUS] 400 mg IV q24h; levo 750 mg IV q24h; **gentamicin** - 126쪽 표 10D 참조 ; **linezolid** 600 mg IV/po q12h; **metro** 500 mg po q6h 또는 15 mg/kg IV q12h(최대용량 4 gm/day); **nafcillin/oxacillin** 2 gm IV q24h; **TMP-SMX**(TMP 성분으로) 2 gm/kg IV q6h; **vanco** 1 gm IV q12h(체중 100 kg 이상일 때, 1.5 gm IV q12h)

약어는 2쪽 참조.　　*참고: 모든 용량은 성인용(특별한 지시가 없을 경우)이며 일반적인 신장 기능을 간주한다.　　§ 대체 요법은 알러지, PK, 준수, 국소 저항과 비용을 고려한다.

〈표 1〉 초기 항균요법 선택

〈표 1〉 초기 항균요법 선택

해부학적 부위/진단/조정	흔한 원인균	권장 요법*		보조적 진단 치료법 및 해설
		일차	대체§	
신장, 방광, 전립선/무증상 세균뇨 (계속)				
신경인성 방광 – "척수손상"아래 참조		무증상 환자는 치료하지 않음; 가능하다면 간헐적 카테터 배뇨		Ref.: AJM 113(1A):67S, 2002 – 척수손상 환자에서 세균뇨.
무증상, 고령자, 남성 또는 여성 Ref: JAMA 312:1687, 2014		증상이 없는 경우, 폐쇄성 요로병증 치료 수술과 관련된 것을 제외하고는 치료는 하지 않음; 여성에서 잔뇨량 측정; 남성에서 전립선 검사/PSA. 남성과 비임신 여성에게는 선별검사 권고하지 않음(CID 55:771, 2012).		
Malacoplakia(연화판증)	E. coli	**Bethanechol chloride + (CIP 또는 TMP-SMX)**		이상염증 반응을 수반한 만성 신우신염.
신장주위농양				
포도상구균 균혈증과 관련	Staph. aureus	만약 **MSSA: Nafcillin/oxacillin** 또는 **cefazolin**(용량은 33쪽 각주 참조)	만약 **MRSA: Vanco** 15 – 20 mg/kg q8 – 12h **또는 dapto** 6 mg/kg IV q24h	배액, 외과 또는 영상 유도 흡인
신우신염 연관	Enterobacteriaceae	신우신염, 합병 요로감염, 위 참조.		배액, 외과적 또는 영상 유도 흡인
신장 이식술 후 폐쇄성 요로증(CID 46:825, 2008)	Corynebacterium urealyticum	**Vanco** 또는 **Teicoplanin**[NUS]		균은 스트루비트(struvite) 결석을 합성할수 있음. 배양에서 균동정을 위해 48 – 72시간이 필요함.
전립선염		25쪽 전립샘염 참조.		
척수손상 환자에서 요로감염	E.coli, Klebsiella sp., enterococci	**CIP** 250 mg po bid ×14일		발열시, 신우신염 합병을 의심. 미생물학적 치료율은 CIP 14일 요법이 3일 요법보다 높음(CID 39:658 & 665, 2004); 무증상 세균뇨에 대해 AJM 113(1A):675, 2002 참조.
LIVER(간): 원발성 세균성 복막염은 **47**쪽을 참조				
담도염		14쪽 쓸개 참조.		
경변증 & 정맥류(varix) 출혈	식도 세균총	(**Norfloxacin** 400 mg po bid 또는 **CIP** 400 mg IV q 12h) × 최대 7일.	**Ceftriaxone** 1 gm IV once daily 최대 7일.	복수 유무와 상관 없이, 위장관 출혈 동반 간경변증에 단기간 예방적 항생제 투약은 세균 감염률을 낮추고, 생존률을 증가시킴(Hepatology 46:922, 2007)
간농양 Klebsiella 간농양 ref.: Ln ID 12:881, 2012	Enterobacteriaceae(특히 Klebsiella sp.), bacteroides, enterococci, Entamoeba histolytica, Yersinia enterocolitica(드묾), Fusobacterium necrophorum(Lemierre's). Echinococcus는 173쪽 〈표 13〉 참조. Cat scratch disease(묘소병)은 45 & 59쪽 참조	**Metro** + (**Ceftriaxone** 또는 **cefoxitin** 또는 **TC-CL** 또는 **PIP-TZ** 또는 **AM-SB** 또는 **CIP** 또는 **levo**(용량은 33쪽의 각주15 참조)	**Metro**(아메바에 대해) + **IMP, MER** 또는 **Dori** 중 하나(용량은 33쪽의 각주15참조)	**아메바증 진단 위한 혈청 검사는 모든 환자에게 반드시 시행하여야함;** 만약 음성이면, 외과적 배액 또는 경피적 흡인술. **화농성 농양**의 ½이 위장관 원발병소 또는 기저 담도 질환이 있음. 만약 아메바 혈청 검사 양성이면 외과적 처치없이 metro 단독 치료. 경험적 metro치료는 E. histolytica & bacteroides 모두 포함.

15) **AM-CL** 875/125 mg po q12h 또는 500/125 mg po tid 또는 2,000/125 mg po bid; Antipseudomonal penicillins: **AM-SB** 3 gm IV q6h; **PIP** 3 gm IV q4 – 6h; **PIP-TZ** 3.375 gm IV q4 – 6h(녹농균 폐렴에는 4.5 gm IV q6h); **TC-CL** 3.1 gm IV q6h; Antipseudomonal cephalosporins: **ceftaz** 2 gm IV q8h; **CFP** 2 gm IV q12h; Ceftolozane – tazobactam 1.5 gm IV q8h **aztreonam** 2 gm IV q8h; Carbapenem: **DORI** 500 mg IV q8h(1시간 주입); **ERTA** 1 gm IV q24h; **IMP** 0.5 gm IV q12h(최대용량 4 gm/day); **MER** 1 gm IV q8h; Parenteral cephalosporins: **cefotaxime** 1 gm IV q12h(중증 감염에 대해 2 gm IV q24h); **cefoxitin** 2 gm IV q8h; **ceftriaxone** 1 – 2 gm IV q24h; Oral cephalosporins – 112쪽 표 10A 참조; **dicloxacillin** 500 mg po q6h; FQs: **CIP** 400 mg IV q12h; **Gati**[NUS] 400 mg IV q24h; levo 750 mg IV q24h; **gentamicin** – 126쪽 표 10D 참조 ; **linezolid** 600 mg IV/po q12h; **metro** 500 mg po q6h 또는 15 mg/kg IV q12h(최대용량 4 gm/day); **nafcillin/oxacillin** 2 gm IV q24h; **TMP-SMX**(TMP 성분으로) 2 gm/kg IV q6h; **vanco** 1 gm IV q12h(체중 100 kg 이상일 때, 1.5 gm IV q12h)

약어는 2쪽 참조. *참고: 모든 용량은 성인용(특별한 지시가 없을 경우)이며 일반적인 신장 기능을 간주한다. § 대체 요법은 알러지, PK, 준수, 국소 저항과 비용을 고려한다.

해부학적 부위/진단/조정	흔한 원인균	권장 요법*		보조적 진단 치료법 및 해설
		일차	대체§	
간 (계속)				
간성 뇌병증	요소 분해효소 생성 장세균	**Rifaximin** 550 mg po bid(lactulose와 병용 투여)		Refs: NEJM 362:1071, 2010; Med Lett 52:87, 2010.
렙토스피라증	렙토스피라증, 62쪽 참조			
AIDS환자의 간자색반병(Peliosis hepatis)	Bartonella henselae 그리고 B. quintana	59쪽 참조.		
이식 후 감염된 "담즙종(biloma)"	Enterococci(VRE 포함), candida, 그람음성 간균(P.aeruginosa 8%), 혐기성균 5%	**Linezolid** 600 mg IV bid + **CIP** 400 mg IV q12h + **fluconazole** 400 mg IV q24h	**Capto** 6 mg/kg per day + **Levo** 750 mg IV q24h + **fluconazole** 400 mg IV q 24h	이식 후 발열 및 복부통증이 있으면 의심. 간 동맥 혈전증을 제외. candida 그리고/또는 VRE의 존재는 나쁜 예후인자.
바이러스성 간염	A, B, C, D, E, G형 간염	〈표 14F〉와 〈표 14G〉 참조		
LUNG/BRONCHI(폐/기관지)				
모세기관지염/ 천명 기관지염(호기성 천명음)				
유아/어린이(≤ 5세) 192쪽 〈표 14A〉의 RSV 참조. Ref: Ln 368:312, 2006	**Respiratory syncytial virus**(RSV) 50%, parainfluenza 25%, 사람 metapneumovirus	항생제는 유용하지 않음. 주치료는 산소 투여. 중증 질환에 대해 Rivavirin: 무균수에 있는 6 gm vial(20 mg/ml)을 SPAG-2 generator로 매일 18-20시간 동안 투여 × 3-5일.		RSV가 가장 중요. 항원 검출 검사로 신속 진단. 예방을 위해 인간화 쥐 단클론 항체 **palivizumab.** 참조 〈표 14A〉, 192쪽. RSV 면역글로불린은 사용 불가. American Academy of Pediatrics의 가이드에서는 오로지 29주 임신에서 태어난 신생아(또는 더 일찍) 그리고 특정 집단(e.g., 중대한 심장질환이 있는 신생아)에게만 Palivizumab의 사용 권고(Pediatrics 2014;134:415-420).
기관지염				
유아/어린이(≤ 5세)	< 2세: Adenovirus; 2-5세: Respiratory syncytial virus, parainfluenza 3 virus, 사람 metapneumovirus		항생제 사용은 관련된 부비동염 또는 인후 배양에서 S. pneumo, A군 strep, H. influenzae가 많이 자라는 경우 또는 1주내에 호전이 없는 경우에만 적응증. 그 외 치료은 증상이 있을시.	
급성 기관기관지염(급성 기관지염)이 있는 청소년과 어른 Ref.: JAMA 312:2678, 2014	흔한 바이러스성, M. pneumoniae 5%; C. pneumoniae 5%. 지속되는 기침(백일해) 참조.	**항생제는 적응증이 되지 않음.** 진해제 ± 흡입 기관지확장제. Mycoplasma 또는 chlamydia의 진단에 인후면봉법 PCR이 가능.		화농성 객담만 있는 경우는 항생제 치료의 적응증이 아님. 기침은 2주 지속될 것으로 예상. 만약 발열/경직시, 흉부 X-선 촬영. **Mycoplasma가 존재시엔 macrolide에 대한 내성 증가 때문에 macrolides에 doxy 추가하여 투여하는것을 선호(JAC 68:506, 2013).**
지속되는 기침(> 14일), 무열의 지역사회 발생: 백일해(백일 기침) 14일 이상 기침하는 성인의 10-20%가 백일해(고찰: Chest 146:205, 2014)	Bordetella pertussis & 때때로 Bordetella parapertussis. 또한 천식, 위식도 역류, 후비루(post-nasal drip), mycoplasma 그리고 또한 chlamydia를 고려.	**소아용량: Azithro/clarithro** 또는 **erythro estolate**[16] 또는 **erythro base**[16] 또는 **TMP-SMX**(용량은 각주[16]참조)	**성인용량: Azithro** po 500 mg 1일, 250 mg q24h 2-5일 투약 또는 **erythro estolate** 500 mg po qid 14일 동안 투약 또는 **TMP-SMX-DS** 1 tab po bid 14일 동안 투약 또는 (**clarithro** 500 mg po bid 또는 1 gm **ER** q24h 7일 동안 투약)	**질병의 3단계:** 카타르(1-2주), 발작성 기침(2-4주), 그리고 회복기(1-2주). 치료로 카타르기에 백일해를 중단 또는 제거할 수 있음, 그러나 발작기를 단축시키지 못함. **진단:** 비인두 분비물의 PCR 또는 ↑백일해 독소 항체. **처방은 비인두 보균의 근절을 목표로함.** 비발생시, 기침 후 구토 또는 흡기 후프(whoop)가 존재시 백일해의 가능성이 증가한다(JAMA 304:890, 2010).

16) **성인용량: AM-CL** 875/125 mg po bid 또는 500/125 mg po q8h 또는 2,000/125 mg po bid; **azithro** 500 mg po 초기 용량 이어서 250 mg q24h × 4일 투약 또는 500 mg po q24h × 3일 투약; 경구 세팔로스포린계: **cefaclor** 500 mg po q8h or 500 mg extended release q12h; cefdinir 300 mg po q12h 또는 600 mg po q24h; **cefditoren** 200 mg tabs—2 tabs bid; **cefixime** 400 mg po q24h; **cefpodoxime proxetil** 200 mg po q12h; **cefprozil** 500 mg po q12h; **ceftibuten** 400 mg po q24h; **cefuroxime axetil** 250 또는 500 mg q12h; **loracarbef** 400 mg po q12h; **clarithro** extended release 1,000 mg po q24h; **doxy** 100 mg po bid; **erythro base** 40 mg/kg/day po 분할 q6h; **erythro estolate** 40 mg/kg/day po 분할 qid; FQs: **CIP** 750 mg po q12h; **gemi** 320 mg po q24h; **levo** 500 mg po q24h; **moxi** 400 mg po q24h; **prulifloxacin** 600 mg po q24h(가능할 때); **TMP-SMX** 1DS tab po bid. **소아용량: azithro** 10 mg/kg/day po 1일 이어서 5 mg/kg po q24h × 4일; **clarithro** 7.5 mg/kg po q12h; **erythro base** 40 mg/kg/day 분할 q6h; **erythro estolate** 40 mg/kg/day 분할 q8-12h; **TMP-SMX**(> 6개월 나이) TMP 성분으로 8 mg/kg/day 분할 bid.

약어는 2쪽 참조. *참고: 모든 용량은 성인용(특별한 지시가 없을 경우)이며 일반적인 신장 기능을 간주한다. § 대체 요법은 알러지, PK, 준수, 국소 저항과 비용을 고려한다.

〈표 1〉 초기 항균요법 선택

해부학적 부위/진단/조정	흔한 원인균	권장 요법*		보조적 진단 치료법 및 해설
		일차	대체§	
폐/기관지/기관지염 (계속)				
백일해: 가정내 접촉자의 예방	치료의 약제와 용량은 바로 위에. 신생아 접촉 백신접종: CID 58:830, 2014.			가족구성원 또는 접촉자에 대한 Am. Acad. Ped. Red Book 2006 권고안: 지역사회 대상 예방적 화학요법은 권하지 않음.
만성 기관지염의 급성 세균성 악화(Acute bacterial exacerbation of chronic bronchitis; ABECB), 성인 (대부분 COPD를 앓고 있는 흡연자) Ref: NEJM 359:2355, 2008.	바이러스가 20–50%, C. pneumoniae 5%, M. pneumoniae < 1%; S. pneumo, H. influenzae & M. catarrhalis의 역할은 회의적. 담배 사용, 공기 오염 기여.	**중증 ABECB** = 호흡곤란↑, 가래 점도/화농↑, 객담 량↑. 중증 ABECB에 대해: (1) 흉부 X-선 촬영 고려, 특히 발열 과/또는 낮은 O_2포화도; (2) 항콜린성 기관지확장제 흡입; (3) 경구 corticosteroid 5일간만 투약(JAMA 309:2223, 2013); (4) 금연; (5) 비 침습적 양압 환기. **항균제 치료의 역할은 중증 질환에서 조차 논란. 하지만 최근의 > 80,000 명의 환자를 대상으로 한 연구에서 심각한 질병이 있는 입원환자의 항균 치료에서 가치를 보임(JAMA 303(20):2035, 2010). 경증 또는 중등도의 질병에서 항균제 치료하지 않음, 또는 amox, doxy, TMP-SMX 또는 O Ceph 사용. 중증 질환에 대해 AM-CL, azithro/clarithro 또는 O Ceph 또는 약제내성 S. pneumo에 대해 증가된 효력이 있는 FQs(Gemi, Levo, Moxi 또는 Pruliflox)** 약제 & 용량은 각주 참조. 기간은 약제마다 상이: 3–10 일. 발진의 위험을 줄이기 위해 **Gemi**는 5일 투약 제한. **Azithro** 250 mg daily × 1년 투약은 경증 질환 환자에게 점진적으로 급성 악화의 빈도를 줄여줌(NEJM 365:689, 2011).			
인플루엔자 계절동안 발열, 기침, 근육통 (NEJM 360:2605, 2009 regarding novel H1N1 influenza A 참조)	Influenza A & B	인플루엔자, 190쪽, 〈표 14A〉 참조.		**합병증: Influenza 폐렴, 이차 세균 폐렴.** 지역사회 획득 MRSA 와 MSSA, S. pneumoniae, H. influenzae.
기관지확장증 Thorax 65(suppl 1): i1, 2010; Am J Respir Crit Care Med 188:647, 2013. 급성 악화	H. influ., P. aeruginosa, 그리고 드물게 S. pneumo.	**Gemi, levo** 또는 **moxi** × 7–10 일. 용량은 각주[16] 참조.		다수의 가능성 있는 원인균: 폐쇄, 면역 글로불린↓, 낭성 섬유증, 운동이상 섬모, 담배, 중증 또는 재발성 괴사성기관지염의 과거력: 예; 백일해.
악화의 예방	적용 불가	**Erythro** 250 mg bid(JAMA 309: 1260, 2013) 또는 **Azithro** 250 mg qd(JAMA 309:1251, 2013) × 1년, 두개의 무작위 시험에서 급성악화의 현저한 감소, 나아진 폐 기능 보존, 그리고 비-낭성섬유증 기관지확장증을 가진 환자 플라시보군 대비 나아진 삶의 질을 보임.		**경고:** 입인두 세균총에서 macrolide의 높은 내성율을 보임; 다음의 위험증가의 가능성 a) macrolide 유발 QTc 연장으로 인한 심혈관계 사망 b) 간독성, 또는 c) 청력소실(see JAMA 309:1295, 2013). **치료전 선별검사:** 기저 간기능 검사, 심전도; 청력 평가; 항산균병 배제를 위한 가래 배양.
특정 미생물	Aspergillus 〈표 11〉 참조, MAI 〈표 12〉 그리고 P. aeruginosa 〈표 5A〉.			

16) **성인용량: AM-CL** 875/125 mg po bid 또는 500/125 mg po q8h 또는 2,000/125 mg po bid; **azithro** 500 mg po 초기 용량 이어서 250 mg q24h × 4일 투약 또는 500 mg po q24h × 3일 투약; 경구 세팔로스포린계: **cefaclor** 500 mg po q8h or 500 mg extended release q12h; cefdinir 300 mg po q12h 또는 600 mg po q24h; **cefditoren** 200 mg tabs—2 tabs bid; **cefixime** 400 mg po q24h; **cefpodoxime proxetil** 200 mg po q12h; **cefprozil** 500 mg po q12h; **ceftibuten** 400 mg po q24h; **cefuroxime axetil** 250 또는 500 mg q12h; **loracarbef** 400 mg po q12h; **clarithro** extended release 1,000 mg po q24h; **doxy** 100 mg po bid; **erythro base** 40 mg/kg/day po 분할 q6h; **erythro estolate** 40 mg/kg/day po 분할 qid; FQs: **CIP** 750 mg po q12h; **gemi** 320 mg po q24h; **levo** 500 mg po q24h; **moxi** 400 mg po q24h; **prulifloxacin** 600 mg po q24h(가능할 때); **TMP-SMX** 1DS tab po bid. **소아용량: azithro** 10 mg/kg/day po 1일 이어서 5 mg/kg po q24h × 4일; **clarithro** 7.5 mg/kg po q12h; **erythro base** 40 mg/kg/day 분할 q6h; **erythro estolate** 40 mg/kg/day 분할 q8–12h; **TMP-SMX**(> 6개월 나이) TMP 성분으로 8 mg/kg/day 분할 bid.

약어는 2쪽 참조. *참고: 모든 용량은 성인용(특별한 지시가 없을 경우)이며 일반적인 신장 기능을 간주한다. § 대체 요법은 알러지, PK, 준수, 국소 저항과 비용을 고려한다.

해부학적 부위/진단/조정	흔한 원인균	권장 요법*		보조적 진단 치료법 및 해설
		일차	대체§	
폐/기관지 (계속)				
폐렴: 모든환자에서 결핵 고려; 모든 의심 환자들을 격리				
신생아: 출생 1개월	**바이러스:** CMV, rubella, H. simplex **세균:** 그룹 B strep, listeria, coliforms, S.aureus, P.aeruginosa **기타:** Chlamydia trachomatis, syphilis	**AMP + gentamicin ± cefotaxime.** MRSA 연관시 **vanco**를 추가. Chlamydia 치료에는 **erythro** 12.5 mg per kg po 또는 IV qid × 14일.		혈액 배양의 실시. 만약 열이 없는 폐렴, staccato 기침, IgM > 1:8이라면 C. trachomatis을 고려; erythro 또는 sulfisoxazole로 치료. 만약 MRSA가 입증되면, **vanco, TMP-SMX** 및 **linezolid** 대체. 출생부터 11세 까지 **Linezolid** 용량은 **10 mg/kg q8h.**
나이 1-3개월 간질성 폐렴(pneumonitis) 증후군. 보통 열 없음	C. trachomatis, RSV, parainfluenza virus 3, human metapneumovirus, Bordetella, S. pneumoniae, S. aureus(드묾)	**외래환자: po erythro** 12.5 mg/kg q6h × 14일 또는 po azithro 10 mg/kg × 초기용량 이어서 5 mg/kg × 4일 **RSV**, 36쪽 세기관지염 참조	**입원환자: 무열일 때 erythro** 10 mg/kg IV q6h 또는 azithro 2.5 mg/kg IV q12h(해설 참조). **발열일 때 cefotaxime** 200 mg/kg per day 분할 q8h 추가	간질성 폐렴(pneumonitis) 증후군: 기침, 빈호흡, 호흡곤란, 미만성 침윤, 열이 없는. 흔히 입원치료를 필요. 나이 6주 이하에서 Erythro 사용 후 비대성 유문 협착증의 보고예; azithro에 대해서 확실하지 않음; bid azithro 투여법이 이론적으로 비대성 유문 협착증의 위험을 낮출수 있음. 만약 대엽성 폐렴이라면 S. pneumoniae에 대해 AMP 200–300 mg/kg / day. S.aureus는 드문 원인균이므로 경험적 치료 필요 없음.
유아 그리고 어린이, 연령 > 3개월 에서 18세(IDSA Treatment Guidelines: CID 53:617, 2011).				
외래 환자	RSV, human metapneumovirus, rhinovirus, influenza virus, adenovirus, parainfluenza virus, Mycoplasma, H. influenzae, S. pneumoniae, S. aureus (드묾)	**Amox** 90 mg/kg 2분할 용량 × 5일	**Azithro** 10 mg/kg × 1일(최대 500 mg) 이어서 5 mg/kg(최대 250 mg) × 4일 또는 **Amox-Clav** 90 mg/kg(Amox) 2분할 용량 × 5일	CAP의 대부분 감염은 바이러스 병인이므로, CAP을 앓고 있는 미취학아동에게는 일상적으로 항균 치료가 필요하지 않음.
입원 환자	위와 동일	완전한 예방 접종: **AMP** 50 mg/kg IV q6h 불충분한 예방 접종: **Cefotaxime** 150 mg/kg IV 분할 q8h	완전한 예방 접종: **Cefotaxime** 150 mg/kg IV 분할 8h	만약 비정형적인 감염이 의심되면, **Azithro** 10 mg/kg 초기용량(최대 500 mg), 이어서 5 mg/kg(최대 250 mg) × 4일. 만약 지역사회 MRSA 의심되면, **Vanco** 15–20 mg/kg q8–12h 또는 Clinda 40 mg/kg/day 분할 q6–8h 추가 투약. 치료 기간: 10–14일 임상적 반응에 따라 2–3일 경과 후 경구용약제로 교체가능.

약어는 2쪽 참조. *참고: 모든 용량은 성인용(특별한 지시가 없을 경우)이며 일반적인 신장 기능을 간주한다. § 대체 요법은 알러지, PK, 준수, 국소 저항과 비용을 고려한다.

〈표 1〉 초기 항균요법 선택

〈**표 1**〉 초기 항균요법 선택

해부학적 부위/진단/조정	흔한 원인균	권장 요법* 일차	권장 요법* 대체§	보조적 진단 치료법 및 해설
폐/기관지/폐렴 (계속)				
성인(18세 이상) – 성인에서 지역사회획득폐렴(CAP에 대한 IDSA/ATS지침: CID 44(suppl 2): S27-S72, 2007; NEJM 370:543, 2014; NEJM 371:1619, 2014.				
지역사회 획득, 비 입원 **예후 예측:** **CURB-65**(Thorax 58:377, 2003) C: Confusion = 1점 U: BUN > 19 mg/dl = 1점 R: RR > 30 min = 1점 B: BP < 90/60 = 1점 나이 ≥ 65 = 1점 **만약 점수가 1이면 외래치료 만약 점수가 > 1이라면 입원.** 점수가 높을수록 사망률 증가. 침습성 폐렴구균 질병의 검사실 진단: CID 57:e22, 2013. 항생제 치료는 10시간 후 양성 S.pneumo 객담 배양의 %를 감소시킴(CID 58:1782, 2014)	임상적상황에 따라 다양. **동반질병 없음:** 비정형적 – M. pneumoniae 등[17], S. pneumo, 바이러스 **동반질환:** 알코올중독: S. pneumo, 혐기균, coliforms 기관지확장증: 43쪽, 낭성섬유증 참조. COPD: H. influenzae, M. catarrhalis, S. pneumo IVDU: 혈행성 S. aureus CVA – 후 흡인: 구강내 세균총, S. pneumo포함 기관지 폐쇄 후: S. pneumo, anaerobes 인플루엔자 후: S. pneumo. 그리고 S. aureus	**동반질병 없음:** **Azithro** 0.5 gm po × 1회, 이어서 0.25 gm/day 또는 **azithro-ER** 2 gm × 1 또는 **clarithro** 500 mg po bid 또는 **clarithro-ER** 1 gm po q24h **또는 doxy** 100 mg po bid **또는 만약 이전 3개월내의 항생제 투약 이력이 있을시:** (**azithro** 또는 **clarithro**) + (**amox** 1 gm po tid 또는 고용량 **AM-CL 또는 호흡기 FQ**	**동반질병 있음:** **호흡기 FQ**(각주[18] 참조) 또는 [(**azithro** 또는 **clarithro**)] + (고용량 **amox**, 고용량 **AM-CL, cefdinir, cefpodoxime, cefprozil**)] 용량은 각주[19] 참조	**Azithro/clarithro:** 찬성: 적절한 항균범위; q24h 투여간격; erythro 보다 우수한 내약성. 반대: S. pneumo의 전체 시험관내 내성률은 20 – 30%, 만약 Pen G 내성이라면 더 높음. 후향적 연구에서 심혈관계 사건의 위험성이 약간 높아짐을 입증(BMJ 346:f1235, 2013); 심혈관계 질병이 있는 상황에서 대체 요법을 고려. **Amoxicillin:** 찬성: 3 – 4 gm/일 투여량에서 S. pnuemo에 대해 90 – 95%가 효과적. 반대: 비정형균 또는 β – lactamase 생성균에 효과 없음. **AM-CL:** 찬성: 항균 범위는 β – lactamase 생성균 포함. 반대: 비정형균에 효과 없음. **Cephalosporins-경구 제제:** Cefditoren, cefpodoxime, cefprozil, cefuro-zime 및 기타 – 참조 각주[19] 찬성: S. pneumo와 H. influenzae에 대해 75 – 85%가 효과적. S. pneumo가 내성일 때, cefuroxime은 가장 효과가 적으며, 더 높은 사망률 반대: 비정형균에 효과 없음. **Doxycycline:** 찬성: S. pneumo에 대해 효과 있으나 내성이 증가. H. influenzae, 비정형균, 및 생물테러 병원체(탄저병, 페스트, 야생토끼병)에 효과 있음. 반대: S. pneumo 내성율 18 – 20%.임상 자료는 매우 적음
		치료 기간: S. pneumo—균혈증 아님: 열이 3일 동안 없을 때 까지; 균혈증 상태: 10 – 14일이 합리적 C. pneumoniae—불명확. 일부는 21일을 제안. 일부 기관지염 환자는 5 – 6주 clarithro를 필요로 함(J Med Micro 52:265, 2003). Legionella—10 – 21일 Coliforms, S.aureus, 혐기균에 의한 괴사성 폐렴 ≥ 2주 **주의:** 1. **만약 지역에서 S. pneumoniae의 macrolide 내성이 25% 이상이면, 다른 경험적인 선택약제를 사용.** 2. **특히 인플루엔자 유행 계절 동안에는 S. aureus 조사.**		
지역사회 획득 입원 – 중환자실 아님 **경험적 치료** 최소 5일 치료, 48 – 72시간 무열, 안정적 BP, 적절한 경구섭취, 그리고 실내공기에서 O_2 포화도 > 90%(COID 30:177, 2007).	동반질병과 위험요인에 따른 원인균은 위와 같음. 객담과 혈액 배양. S. pneumo, 뇨 항원 검사가 유용함이 보고됨(CID 40:1608, 2005). Legionella 뇨 항원 검사의 적응증. 일반적으로, 환자가 더욱 중할수록, 배양 결과는가 더욱 가치가 높음. 만약 인플루엔자 또는 IVDU의 선례/동반이 있다면 S. aureus를 조사.	**Ceftriaxone** 1 mg IV q 24h + **azithro** 500 mg IV q24h 또는 **Ertapenem** 1 gm q24h + **azithro** 500 mg IV q24h	**Levo** 750 mg IV q24h 또는 **Moxi** 400 mg IV q24h **Gati** 400 mg IV q24h(gati는 미국에서 고 – 및 저 – 혈당 반응 때문에 더 이상 시판되고 있지 않음.)	**FQs-호흡기 FQs:** Moxi, levo 및 gemi. 찬성: Pen – 감수성 및 pen – 내성 S. pneumo에 대해 시험관내 및 임상적 효과. **주의: Levo의 투여용량은 750 mg q24h.** Q24H 투여간격. Gemi는 오직 경구용만 있음. 반대: 임상적 실패를 수반하는 내성 발생지역이 있음. 중요한 약제 – 약제 상호작용(참조 〈표 22A〉, 254쪽). 7일 이상 Gemi을 투여 받는 젊은 여성에서 가역적인 발진.
		6시간 이내의 항생제 적용은 폐렴과 심각한 패혈증에서의 생존률 향상과 관련(Eur Respir J 39:156, 2012); 만약 응급실에 있다면, 응급실에서 첫 투여. 만약 폐렴의 진단이 모호한 경우, "불확실(uncertain)"로 입원 진단(Chest 130:16, 2006).		

17) 비정형 병원균: Chlamydophila pneumoniae, C. psittaci, Legionella sp., M. pneumoniae, C. burnetii(Q열) (Ref: LnID 3:709, 2003).
18) Penicillin 고도내성 S. pneumo에 대해 증강된 효과를 나타내는 호흡기 FQs: **Gati**[NUS] 400 mg IV/po q24h(미국에서 고 – 및 저 – 혈당 반응 때문에 더 이상 시판되고 있지 않음), **Gemi** 320 mg po q24h, **Levo** 750 mg IV/po q24h, **Moxi** 400 mg IV/po q24h. Ketolide: **telithro** 800 mg po q24h(드물지만 간독성 사례에 대한 경고).
19) **O Ceph** 용량: **Cefdinir** 300 mg po q12h, **cefditoren pivoxil** 200 mg tabs po bid, **cefpodoxime proxetil** 200 mg po q12h, **cefprozil** 500 mg po q12h, **고용량 amox** 1 gm po tid; **고용량 AM-CL** – 사용 **AM-CL-ER** 1,000/62.5 mg tabs po bid.

약어는 2쪽 참조. *참고: 모든 용량은 성인용(특별한 지시가 없을 경우)이며 일반적인 신장 기능을 간주한다. § 대체 요법은 알러지, PK, 준수, 국소 저항과 비용을 고려한다.

해부학적 부위/진단/조정	흔한 원인균	권장 요법* 일차	권장 요법* 대체§	보조적 진단 치료법 및 해설
폐/기관지/폐렴/성인(18세 이상) (계속)				
지역사회획득, 입원-중환자실 경험적 치료 4가지 임상적 상황: • **중증의 COPD** • **인플루엔자 후** • **그람 음성 간균 의심** • **Pen G 내성 S.pneumo(PRSP) 위험**	**중증 COPD:** S. pneumoniae(8-38%), H.influenzae, Moraxella sp., S. aureus(0-5%) (드묾). 만약 중환자실 입원시: S. pneumo(15-23%), S.aureus(1.2-8.3%), GNB/P.aeruginosa(0.6-5.5%). Refs: Chest 133:610, 2008: Thorax 66:340, 2011; CID 50:202, 2010;Isr Med Assn 12:477, 2010; Int J Antimicrob Agts 31:107, 2008 **폐렴이 있는 중증 COPD 환자:** S. pneumoniae, H. influenazae, Moraxella sp., Legionella sp., 드물게 S. aureus 객담, 혈액 및 때때로 흉막액의 배양. 호흡기바이러스 검사. Legionella 및 S. pneumoniae에 대한 뇨항원 검사. Legionella에 대한 객담 PCR.	(**Levo** 750 mg IV q24h 또는 **Moxi** 400 mg IV q24h) (해설 참조) **Gati**는 미국에서 고-및 저-혈당 반응 때문에 더 이상 시판되지 않음. **Procalcitonin:** 다수의 김상 시험과 메타 분석에서 procalcitonin 수준의 정상화는 항생제 치료의 지침이 될수 있음을 언급: procalcitonin 수준이 0.1-0.2 mcg/mL까지 낮아졌을 시 항생제를 중단하여도 안전(CID 55:651, 2012; JAMA 309:717, 2013).	[**Ceftriaxone** 1 gm IV q24h + **azithro** 500 mg IV q24h] 또는 **ERTA** 1 gm q24h IV + **azithro** 500 mg IV q24h(해설 참조)	**Ceftriaxone/cefotaxime:** 찬성: Pen-감수성 S. pneumo에 대한 우선 권장 치료약제, H. influenzae, M. catarrhalis, 및 MSSA에 대해 효과적. 반대: 비정형균 또는 생물테러 병원체에 대한 폐렴에 효과 없음. 비정형균 및 아마도 항-염증 효과를 위해 macrolide 추가. **Ceftaroline:** (CAP 입원환자에게 5-7일의 600 mg q12h IV 투약 FDA 승인): 찬성: ceftaroline 그리고 ceftriaxone에 대해 치료 후 4일차 임상반응과 8-15일차 임상치료율 비슷(ceftaroline의 첨부 문서 참조). 반대: 고가 가격; MRSA에 대한 자료 없음. 경증 외 중등도 또는 중증의 입원 CAP환자에서 β-lactam 단독보다 β-lactam/macrolide 병용이 더 향상된 결과를 보임(fluoroquinolones로 치료한 환자는 제외) (Thorax 68:493, 2013). **Legionella:** 뇨항원 검사로 모든 Legionella 균종이 검출되지 않음; 만약 의심이 된다면 기도 분비물의 PCR(CID 57:1275, 2013). β-차단제를 투여받지 않은 정상 동성박동(sinus rhythm)인 환자에서, 상대적 서맥은 Legionella, psittacosis, Q열, 또는 장티푸스를 시사함
	인플루엔자 후 또는 동시 감염: S. aureus, S.pneumoniae	**Vanco** 15 mg/kg q8-12h + (**Levo** 750 mg IV q24h 또는 **moxi** 400 mg IV q24h)	**Linezolid** 600 mg IV bid + (**levo** 또는 **moxi**)	**MRSA PCR에 비강면봉 채취법은 유용; 99.2%의 음성 예측치; 만약 PCR 음성이면, 경험적 vanco 중단**(AAC 58:859, 2014). 객담 그람염색 또는 PCR이 도움될 수 있음. 인플루엔자 감염 후 S. aureus. 참고: EID 12:894, 2006. MRSA에 대한 경험적 치료가 사망률을 감소(CCM 34:2069, 2006).
	호기성 그람음성간균 의심: 위험요인(해설 참조), 저산소증과/또는 저혈압.S. pneumo. 및 GNB를 "겨냥"	Antipseudomonal beta-lactam[20] + (호흡기 **FQ 또는 aminoglycoside**). 만약 FQ가 없다면 **azithro** 추가 약물과 용량은 각주[20] 경험적 Vanco + PIP-TZ: S.aureus에 대해 활성이 있는 장점: GNB에 대해 활성이 있는 유일한 약제	만약 IgE-매개 beta-lactam 알레르기: **aztreonam + FQ 또는 (aztreonam + aminoglycoside + azithro).**	**위험요인:** 괴사성 폐렴이 있는 알코올중독, 기저 만성 기관지확장증(예; 낭성 섬유증), 만성 기관절개 및/또는 기계 환기, 호중구 감소성 발열과 폐침윤, 패혈성쇼크, 또는 기저 악성종양, 또는 장기부전. **P.aeruginosa: CIP**(400 mg IV q8h)의 고용량 치료 필요 및/또는 PIP-TZ 3.375 gm IV q4h.
	Pen G 내성 S. pneumoniae의 위험 요인: 지난 3개월 이내 항생제 사용.	고용량 IV **amp(또는 Pen. G) + azithro + 호흡기 FQ**	beta-lactam 알레르기: **vanco + 호흡기 FQ**	만약 Pen G MIC > 4 mg/mL이면, vanco. 매우 드묾.

20) Antipseudomonal beta-lactams: **Aztreonam** 2 gm IV q6h; **piperacillin** 3 gm IV q4h; **piperacillin/tazobactam** 3.375 gm IV q4h 또는 4.5 gm IV q6h 또는 3.375 gm q8h 로 4시간 주입(Pseudomonase에 대해 고용량); **cefepime** 2 gm IV q12h; **ceftazidime** 2 gm IV q8h; **doripenem**(폐렴치료에 사용하지 말 것); **imipenem/cilastatin** 500 mg IV q6h; **meropenem** 1 gm IV q8h; **gentamicin 또는 tobramycin**(126쪽, 표 10D 참조). P.aeruginosa에 대한 FQ 용량: **CIP** 400 mg IV q8h 또는 **levo** 750 mg IV once daily. **호흡기 FQs: levofloxacin** 750 mg IV q24h 또는 **moxifloxacin** 400 mg IV q24h; **고용량 ampicillin** 2 gm IV q6h; **azithromycin** 500 mg IV q24h; **vanco** 15-20 mg/kg(실제 체중 기준으로) IV q8-12h(목표 최저 농도 15-20 μg/mL 도달하기 위함).

약어는 2쪽 참조. *참고: 모든 용량은 성인용(특별한 지시가 없을 경우)이며 일반적인 신장 기능을 간주한다. § 대체 요법은 알러지, PK, 준수, 국소 저항과 비용을 고려한다.

〈표 1〉 초기 항균요법 선택

해부학적 부위/진단/조정	흔한 원인균	권장 요법*		보조적 진단 치료법 및 해설
		일차	대체§	
폐/기관지/폐렴/성인(18세 이상) (계속)				
요양기관 관련 폐렴(Health care-associated pneumonia, HCAP) 참고: CID 46(Suppl 4):S296, 2008.	HCAP는 양로원, 기타 장기요양기관에 거주하거나, 가정 정맥내 주사치료를 받거나 또는 혈액 투석중인 환자 등 다수의 병발질환을 갖고 있는 넓은 범위의 다양한 환자들을 지칭하는 데 사용됨. 이 환자들의 폐렴은 빈번히 병원획득 폐렴과 유사함(아래). CAP환자 보다 더 높은 내성균 빈도: MRSA(11.5%); MDR enterobacteriaceae(7.8%); P. aeruginosa(6.9%) (CID 57:1373, 2013).			
병원획득-보통 기계호흡과 연관(VAP) (경험적 치료) 진단적 접근 제안: CID 57: 1742, 2013.	임상상황에 따라 매우 다름: S. pneumo, S. aureus, Legionella, coliforms, P. aeruginosa, stenotrophomonas, acinetobacter sp(IMP/MER에 대한 감수성은 불일치 할수 있음) (CID 41:758, 2005), 혐기균 모두 가능함. 일부 현장에서, GNB는 ESBL 및/또는 carbapenmases를 생성 진단: 해설 참조	**(IMP** 0.5 gm IV q6h 또는 **MER** 1 gm IV q8h) + 만약 legionella 또는 생물 테러가 의심되면, **호흡기 FQ(Levo 또는 Moxi) + MRSA에 대해 Vanco** 투여용량: 39쪽 각주[20] 참조 치료기간은 각주[22] 참조 MRSA PCR에 비강면봉채취법은 유용. 만약 PCR 음성이면, 경험적 **vanco** 중단(AAC 58:859, 2014).	만약 P. aeruginosa가 의심되면, 적어도 1개는 효과를 낼 가능성을 높이기 위해 2개의 항-녹농균 약제를 경험적으로 투여 시작. **예; (IMP 또는 CFP 또는 PIP-TZ)[21] + (CIP + tobra).** 참고: CCM 35:1888, 2007	**인공호흡기관련 폐렴의 진단:** 발열 및 폐침윤이 종종 폐렴이 아님. 정량적 배양이 유용: 기관지폐포 세척(> 104/mL 양성) 또는 기관지 보호 솔질(protect. spec. brush) (> 103/mL 양성). 참고: AJRCCM 165:867, 2002; AnIM 132:621, 2000. **미생물 원인:** 모든 가능한 원인균에 듣는 경험적 항생제 치료는 없음. 열거된 치료제는 대부분의 **S. pneumo, legionella, 및 대부분의 coliforms에 대해 효과적.** **치료제는 MRSA, Stenotrophomonas 및 기타에 효과 없음;** 아래 참조: 배양결과가 밝혀지면 원인적 치료. 인공호흡기관련 폐렴-예방: 가능하면, 침대 머리 부분을 30° 이상 올림. 가능하면 비위관과 기관내관을 제거. 사용가능하면, 계속적인 성대문밑(sub-glottic) 흡인. Chlorhexidine 구강 케어. Silver 도포 기관내 삽관이 VAP 발생을 감소시키는 것으로 보고됨(JAMA 300:805 & 842, 2008). **Doripenem:** VAP에 사용하지 않음; Dori는 IMP의 전향적 무작위 이중 맹검연구 3기 시험에 대해 실패.
병원 또는 지역사회획득, 호중구감소증 환자 (< 500 neutrophils/mm³)	지역사회 및 병원획득 폐렴의 열거된 원인균 + 진균(aspergillus). 참조 〈표 11〉	바로 위의 병원획득 참조. Vanco은 감염된 IV access 또는 약제-내성 S. pneumo가 의심되지 않는 한 초기치료에 포함되지 않음. Ampho은 3일 치료 후에도 열이 계속되거나 또는 임상적으로 가능성이 높은 경우가 아니면 사용되지 않음. 해설 참조		IDSA 지침: Clin Infect Dis 52:e56, 2011.
폐렴-배양결과(객담, 혈액, 흉막액 등)가 있을 때 선택적인 원인균별 치료. 또한 참조 〈표 2〉, 71쪽				
Acinetobacter baumannii (또한 참조 〈표 5A〉) 참고: NEJM 358:1271, 2008.	VAP 환자	감수성이 있으면 **IMP,** 또는 **MER** 사용.	만약 **IMP** 내성: **colistin + (IMP 또는 MER)**. colistin 용량: 〈표 10A〉, 119쪽.	AM-SB의 sulbactam 부분이 종종 효과; 투여량: 3 gm IV q6h. 2차 선택약제: Pharmacother 30:1279, 2010; J Inten Care Med 25:343, 2010 참조.

20) Antipseudomonal beta-lactams: **Aztreonam** 2 gm IV q6h; **piperacillin** 3 gm IV q4h; **piperacillin/tazobactam** 3.375 gm IV q4h 또는 4.5 gm IV q6h 또는 3.375 gm q8h 로 4시간 주입(Pseudomonase에 대해 고용량); **cefepime** 2 gm IV q12h; **ceftazidime** 2 gm IV q8h; **doripenem**(폐렴 치료에 사용하지 말 것); **imipenem/cilastatin** 500 mg IV q6h; **meropenem** 1 gm IV q8h; **gentamicin 또는 tobramycin**(126쪽, 표 10D 참조). P.aeruginosa에 대한 FQ 용량: **CIP** 400 mg IV q8h 또는 **levo** 750 mg IV once daily. **호흡기 FQs: levofloxacin** 750 mg IV q24h 또는 **moxifloxacin** 400 mg IV q24h; **고용량 ampicillin** 2 gm IV q6h; **azithromycin** 500 mg IV q24h; **vanco** 15-20 mg/kg(실제 체중 기준으로) IV q8-12h(목표 최저 농도 15-20 μg/mL 도달하기 위함).

21) P. aeruginosa 폐렴에 대해 **PIP-TZ**: 3.375 gm IV 4시간 동안 및 q8h로 반복(CID 44:357, 2007) + **tobra.**

22) 많은 변수 때문에 치료기간의 정론은 가능치 않음. 예; 진단의 확실성, 영향 미생물, 감염의 중증도 및 동반질환의 수/중증도, 점감 & 짧은 코스의 노력에 대한 동의, 최소 7-8일 치료, 반응의 임상 증거 필요: 열 완화, 산소공급 향상, WBC수 감소. Refs: AJRCCM 171:338, 2005; CID 43:S75, 2006; COID 19:185, 2006.

약어는 2쪽 참조.   *참고: 모든 용량은 성인용(특별한 지시가 없을 경우)이며 일반적인 신장 기능을 간주한다.   § 대체 요법은 알러지, PK, 준수, 국소 저항과 비용을 고려한다.

해부학적 부위/진단/조정	흔한 원인균	권장 요법*		보조적 진단 치료법 및 해설
		일차	대체§	
폐/기관지/폐렴 – 배양결과(객담, 혈액, 흉막액 등)가 있을 때 선택적인 원인균별 치료 (계속)				
Actinomycosis(방선균증)	A. Israelii 및 드물게 기타균	**AMP** 50 mg/kg/day IV 분할 3–4용량 × 4–6주, 이어서 **Per VK** 2–4 gm/day po × 3–6wn.	**Doxy** 또는 **Ceftriaxone** 또는 **clinda**	AMP 대신 **Pen G** 사용가능: 10–20 million units/day IV × 4–6주.
탄저병 **흡입**(구인두 & 위장관 형에 적용): **치료**(피부: 51쪽 참조) Ref: www.bt.cdc.gov; CDC panel recommendation for adults: Emerg Infect Dis 20(2). doiL10.3201/eid2002.130687. American Academy of Pediatrics recommendations for children: Pediatrics 133:e1411, 2014.	Bacillus anthracis **생물테러사건의 가능성이 있으면 보고:** 770–488–7100 페스트, 야생토끼병: 42쪽 참조 흉부 X–선: 종격확장 & 흉막 삼출	**성인(임산부 포함): CIP** 400 mg IV q8h + (**Linezolid** 600 mg IV q12h 또는 **Clindamycin** 900 mg IV q8h) + **Meropenem** 2 gm IV q8h(해설 참조) + **raxibacumab** 40 mg/kg IV 2시간 동안. 만약 안정하다면 2주 후 경구투여로 전환: 60일 요법을 완수하기 위해 CIP 500 mg q12h 또는 Doxy 100 mg q12h.	**소아: CIP** 10 mg/kg IV q8h(최대 400 mg/회) + [**Linezolid** 10 mg/kg IV q8h(12세 이하) 또는 **Linezolid** 15 mg/kg q12h(12세 이상) (최대 600 mg/회)] + **Meropenem** 40 mg/kg IV q8h(최대 2 gm/회) (해설 참조) + **raxibacumab** 40–80 mg/kg IV 2시간동안. 만약 안정하다면 2주 후 경구투여로 전환: 경구 투여 60일 요법을 완수하기 위해 **CIP** 15 mg/kg q12h 또는 **Doxy** 2.2 mg/kg q12h(45 kg 미만) 또는 100 mg q12h(45 kg 이상).	1. 만약 수막염을 배제할 수 없다면 Meropenem; 수막염에 Linezolid가 Clinda보다 선호됨. 2. Pen G 4 million units IV(성인) 또는 67,000 units/kg(소아, 최대 4 million units/회) IV q4h는 Pen–감수성 균주에 대해 대체될 수 있음. 3. Doxy 60일 치료는 8세 이하의 소아의 치아 착색. 경구약제로의 전환은 Clinda 10 mg/kg q8h(최대용량 600 mg) 또는 50 kg 미만에게 Levo 8 mg/kg(최대용량 250 mg) q12h , 50 kg 이상에게 500 mg q24h 또는 pen–감수성 균주에게 Amox 25 mg/kg(최대 용량 1 gm) q8h 또는 Pen VK 25 mg/kg(최대 용량 1 gm) q8h. 4. Levo 및 Moxi는 CIP의 대체약제. 5. 전체 권고사항은 Emerg Infect Dis 20(2). doi:10.3201/eid2002. 130687(성인) and Pediatrics 133:e1411, 2014(소아) 참조.
탄저병, 예방: 참조: Emerg Infect Dis 20(2). doi: 10.3201/eid2002. 130687. 60일 예방 **항균치료** + 3회 연속 **Biothra Anthrax 흡착 백신**	정보: www.bt.cdc.gov	**성인(임산부 포함):** CIP 500 mg po q12h 또는 Doxy 100 mg po q12h × 60일 + 3회 연속 Biothrax Anthrax 흡착 백신.	**소아: CIP 또는 Doxy**(용량은 위 참조) × 60일 + 3회 연속 Biothrax(FDA 승인 되지 않음. 시험적 근거를 토대로 가능)	1. 임산부에 대해 Doxy의 대체약제 고려. 2. 대체약제는 Clinda, Levo, Moxi 그리고 pen–감수성 균주에 대해 Amox 또는 PenVK를 포함.
Burkholderia(Pseudomonas) pseudomallei(melioidosis의 원인균) 일차성 또는 이차성 피부 감염을 일으킬 수 있음. NEJM 367:1035, 2012 참조.	그람–음성	**초기 주사항생제 치료:** **Ceftazidime** 30–50 mg/kg IV q8h 또는 **IMP** 20 mg/kg IV q8h. 치료기간은 최소 10일 그리고 호전되면 경구항생제 치료 → 참조 선택약제 칸	**주사–후 경구항생제 치료:** **성인**(소아에 대한 해설 참조): **TMP–SMX** 5 mg/kg(TMP 성분) bid + **Doxy** 2 mg/kg bid × 3달	**8세 이하 소아와 임신**: 경구치료제로, **AM–CL–ER** 1000/ 62.5 mg, 2 tabs po bid × 20주 치료. 좋은 순응도에도 불구하고, 재발율은 10%. 최대 1일 ceftazidime 투여량: 6 gm. Tigecycline: 임상자료는 없으나 시험관내 효과(AAC 50:1555, 2006).
Haemophilus influenzae	β–lactamase 음성	**AMP** IV, **amox** po, **TMP–SMX, azithro/clarithro, doxy**		균주의 25–35%가 β–lactamase 양성. TMP–SMX과 doxy 둘 다에 대한 내성 증가. 참조 〈표 10A〉, 108쪽, 용량에 대해. 공생균주 H. hemolyticus의 높은 %가 H. influenzae로 잘못 동정됨(JID 195:81, 2007).
	β–lactamase 양성	**AM–CL, O Ceph 2/3, P Ceph 3, FQ** 용량: 〈표 10A〉		
Klebsiella sp. – ESBL 양성 및 기타 coliforms[22]	β–lactamase 양성	**IMP** 또는 **MER**; 만약 내성이면, **Colistin** + (**IMP 또는 MER**)		ESBL은 모든 cephalosporins을 불활성화, β–lactam/β–lactamase 억제제 약제의 효과는 예측 불가능; 모든 FQs과 종종 aminoglycosides에 대한 동시–내성.

22) 많은 변수 때문에 치료기간의 정론은 가능치 않음. 예: 진단의 확실성, 영향 미생물, 감염의 중증도 및 동반질환의 수/중증도, 점감 & 짧은 코스의 노력에 대한 동의. 최소 7–8일 치료. 반응의 임상 증거 필요: 열 완화, 산소공급 향상, WBC수 감소. Refs: AJRCCM 171:338, 2005; CID 43:S75, 2006; COID 19:185, 2006.

약어는 2쪽 참조. *참고: 모든 용량은 성인용(특별한 지시가 없을 경우)이며 일반적인 신장 기능을 간주한다. § 대체 요법은 알러지, PK, 준수, 국소 저항과 비용을 고려한다.

〈표 1〉 초기 항균요법 선택

해부학적 부위/진단/조정	흔한 원인균	권장 요법*		보조적 진단 치료법 및 해설
		일차	대체§	
폐/기관지/폐렴 – 배양결과(객담, 혈액, 흉막액 등)가 있을 때 선택적인 원인균별 치료 (계속)				
Legionella species 상대서맥(relative bradycardia)이 흔한 특징	**입원환자/면역저하**	**Azithro** 500 mg **IV** 또는 **Levo** 750 mg **IV** 또는 **Moxi** 400 mg **IV.** 〈표 10A〉, 113 & 115쪽 용량 참조. 7–14일 치료(CID 39:1734, 2004)		Legionella 웹사이트: www.legionella.org. 비록 FDA 승인 받지 않았지만, 2개의 연구가 macrolides에 비하여 **Levo**의 우수한 효과를 입증(CID 40:794 & 800, 2005). 메타–분석은 FQ를 선호(JAC 69:2354, 2014).
Moraxella catarrhalis	93% β–lactamase 양성	**AM–CL, O Ceph 2/3, P Ceph 2/3, macrolide**[23]**, FQ, TMP–SMX. Doxy**이 또 다른 선택약제. 참조 〈표 10A〉, 108쪽, 용량		
Norcadia 폐렴 전문가 조언: Wallace Lab(+1) 903–877–7680; CDC(+1) 404–639–3158 참고: Medicine 88:250, 2009.	N. asteroides, N. brasiliensis	**TMP–SMX** 15 mg/kg/day IV/po 2–4분할 용량으로+**imipenem** 500 mg IV q6h 으로 첫 3–4주 치료, 이어서 **TMP–SMX** 10 mg/kg/day 2–4분할 용량 × 3–6개월.	**IMP** 500 mg IV q6h+**amikacin** 7.5 mg/kg IV q12h × 3–4주 및 이어서 po **TMP–SMX**	**치료기간:** 만약 면역능이 있으면, 3달. 만약 면역력 저하, 6 개월 치료. **평균 sulfonamide level 최고치:** 목표는 경구 투여 2시간 후 100–150 mcg/mL. **Linezolid**는 시험관내 활성(Ann Pharmacother 41:1694, 2007). 시험관 내에서 TMP–SMX에 대한 내성은 증가 할 수 있음(Clin Infect Dis 51:1445, 2010). 그러나 이것이 결과 악화와 관련이 있는지는 알려진 바가 없음.
Pseudomonas aeruginosa 병합 치료는 회의적: 동물모델에서 우수함(AAC 57:2788, 2013). 그러나 관찰적 시험에서는 이점이 없음(AAC 57:1270, 2013; CID 57:208, 2013).	종종 인공호흡기–관련	(**PIP–TZ** 3.375 gm IV q4h 또는 3.375 gm q8h 4시간 주입 선호)+**tobra** 5 mg/kg IV 1회 q24h(〈표 10D〉, 125쪽 참조). 만약 환자의 균주가 감수성이 있다면, **PIP–TZ** 대신 항–녹농균 **cephalosporin** 또는 **carbapenem(IMP, MER)**로 대체 가능		선택약제: **CFP** 2 gm IV q8h; **CIP** 400 mg IV q8h+**PIP–TZ; IMP** 500 mg IV q6h+**CIP** 400 mg IV q8h; 만약 다제내성이면, **Colistin** IV+(**IMP 또는 MER**)+흡입 **Colistin** 80 mg bid(회의적, CID 52:1278, 2011). 또한 흡입 치료 가능: **tobra 및 aztreonam.**
Q열 급성 비정형 폐렴 MMWR 62(3):1,2013 참조.	Coxiella burnetii	판막성 심장병 없음: **Doxy** 100 mg po bid × 14일	판막성 심장병 있음: (**Doxy** 100 mg po bid+**hydroxychloroquine** 200 mg tid) × 12달(CID 57:836, 2013)	임신: 임신기간 동안 **TMP–SMX DS** 1 tab po bid
Staphylococcus aureus 치료기간: 만약 폐렴만이면 2–3주; 만약 동시에 심내막염 및/또는 골수염이 있으면 4–6주. IDSA 지침, CID 52(Feb 1):1, 2011.	Nafcillin/oxacillin 감수성	**Nafcillin/oxacillin** 2 gm IV q4h	**Vanco** 30–60 mg/kg 2–3분할 용량 또는 **linezolid** 600 mg IV q12h	Vancomycin 투여량 증가는 최대 목표 농도 15–20 mcg/mL에 도달시킴. 일부에서는 25–30 mg/kg 부하 투여(중증 질환 환자에서 실제 체중)를 권장함(CID 49:325, 2009). MRSA 폐렴에 대한 전향적 연구: Linezolid의 치료율(58%), Vanco(47%), p = 0.042; 사망률에는 변화 없음(CID 54:621, 2012). 다른 선택약제 **Telavancin** 10 mg/kg IV × 60분 q24h. 만약 CrCl < 50 mL/min이면, 아마도 낮은 효능(AAC 58:2030, 2014).
	MRSA	**Vanco** 15–20 mg/kg q8–12h IV 2–3분할 용량 또는 **Linezolid** 600 mg IV/po q12h	**Dapto**는 선택약제가 될 수 없음; dapto 치료 중 폐렴 발생(CID 49:1286, 2009). **ceftaroline** 600 mg IV q8h.	
Stenotrophomonas maltophilia		**TMP–SMX** 최대 20 mg/kg/day 분할 q8h	**TC–CL** 3.1 gm IV q4h 또는 **FQ**(AAC 58:176, 2014).	잠재적인 상승작용. **TMP–SMX+TC–CL**(JAC 62:889, 2008). Tigecycline이 또 다른 선택약제가 될 수 있음(J chemother 24:150, 2012).
Streptococcus pneumoniae	Penicillin–감수성	**AMP** 2 gm IV q6h, **amox** 1 gm po tid, **pen G IV**[24]**, doxy, O Ceph 2, P Ceph 2/3; Azithro** 500 mg IV/po qd가 추가 될 수 있음(JAC 69:1441, 2014). 〈표 10A〉, 108쪽 기타 용량 참조. 3–5일 동안 열이 없을 때 까지 치료(최소 5일).		

23) **Macrolide** = azithromycin, clarithromycin 및 erythromycin.
24) **IV Pen G 용량:** 수막염 없음, 2 million units IV q24h. 만약 수막염 동반, 4 million units IV q4h.

약어는 2쪽 참조. *참고: 모든 용량은 성인용(특별한 지시가 없을 경우)이며 일반적인 신장 기능을 간주한다. § 대체 요법은 알러지, PK, 준수, 국소 저항과 비용을 고려한다.

해부학적 부위/진단/조정	흔한 원인균	권장 요법*		보조적 진단 치료법 및 해설
		일차	대체§	
폐/기관지/폐렴 – 배양결과(객담, 혈액, 흉막액 등)가 있을 때 선택적인 원인균별 치료 (계속)				
	Penicillin – 내성, 고도	활성 증가 **FQs: Gemi, Levo, Moxi; P Ceph 3**(드물게 내성); 고용량 IV **AMP; vanco** IV – 참고 〈표 5A〉, 86쪽, 추가 자료. 만약 모든 선택 약제가 사용 불가능하면 (예; 알레르기), **linezolid**가 효과: 600 mg IV 또는 po q12h. 용량은 〈표 10A〉. 3 – 5일 동안 열이 없을 때 까지 치료(최소 5일). CAP 시험에서, Ceftaroline 600 mg IV q12h이 **Ceftriaxone** 보다 우수(CId 51:641, 2010).		
야생토병(Tularemia) **흡입 야토병** 참고: JAMA 285:2763, 2001 & www.bt.cdc.gov	Francisella tularemia에 대한: **치료**	(**Streptomycin** 15 mg/kg IV bid) 또는 (**gentamicin** 5 mg/kg IV qd) × 10일	**Doxy** 100 mg IV 또는 po bid × 14 – 21일 또는 **CIP** 400 mg IV (또는 750 mg po) bid × 14 – 21일	임신: 비 – 임신 성인과 동일. **Tobramycin**이 효과.
	노출 후 예방(PEP)	**Doxy** 100 mg po bid × 14일.	**CIP** 500 mg po bid × 14일.	임신: 비 – 임신 성인과 동일.
바이러스(간질성) 폐렴 의증 참조 인플루엔자, 〈표 14A〉, 190쪽. 참고: Chest 133:1221, 2008.	고려: **Influenza,** adenovirus, coronavirus(SARS), hantavirus, metapneumovirus, parainfluenza virus, respiratory syncytial virus	**Oeltamivir** 75 mg po bid 5일 동안 또는 **zanamivir** two 5 mg 흡입 하루에 2회 5일 동안.		Adenovirus, coronavirus(SARS), hantavirus, metapneumovirus, parainfluenza 또는 RSV에 대한 효과적인 약제 없음. 여행(SARS) 및 노출(Hanta) 병력 조사. RSV와 사람 metapneumovirus는 노인에서 influenza 만큼 중증임 (NEJM 352:1749 & 1810, 2005; CID 44:1152 & 1159, 2007)
Yersinia pestis(페스트) CID 49:736, 2009.	만약 에어로졸 Y. pestis라면 생물테러 의심.	**Gentamicin** 5 mg/kg IV q24h	**Doxy** 200 mg IV × 1회, 이어서 100 mg IV bid	**Cipro** 500 mg po bid 또는 400 mg IV q12h 또한 선택약제. **Chloramphenicol** 또한 효과적이지만 잠재적 독성.
폐 – 기타 특수 감염증				
흡인폐렴/혐기성 폐 감염/ 폐 농양	90명 환자에서 경흉부 배양 – 전체 분리주중 %: 혐기균 34%, 그람양성구균 26%, S. milleri 16%, Klebsiella pneumoniae 25%, nocardia 3%	**Clindamycin** 300 – 450 mg po tid 또는 **Ampicillin – sulbactam** 3 g IV q6h 또는 **A carbapenem**(예; ertapenem 1 g IV q24h)	**Ceftriaxone** 1 gm IV q24h + **metro** 500 mg IV q6h 또는 1 gm IV q12h	폐의 일반적인 혐기성 감염: 흡인성 폐렴, 괴사성 폐렴, 폐 농양 및 농흉 (REF: Anaerobe 18:235, 2012) 다른 선택약제: PIP – TZ 3.325 g IV q6h(그람음성호기성균 내성 복합 감염에 대해) 또는 Moxi 400 mg IV/po q24h(CID 41:764, 2005).
열, 야간 발한 및 체중감소가 있는 만성 폐렴	M. tuberculosis, coccidioidomycosis, histoplasmosis	참조 〈표 11〉, 〈표 12〉. TNF 억제제와 관련된 위험에 대하여, 참조 CID 41(Suppl.3):S187, 2005.		HIV+, 외국 태생, 알코올 중독, 결핵환자 접촉, 후진국 여행
낭성 섬유증 **폐증상의 급성악화** BMC Medicine 9:32, 2011	질환의 초기에 S. aureus 또는 H. influenzae; 질환의 후기에 P. aeruginosa Nontuberculous mycobacteria의 출현은 중요한 병원체임. (Semin Respir Crit Care Med 34:124, 2013)	**P. aeruginosa**에 대해: (소아용량) **Tobra** 3.3 mg/kg q8h 또는 12 mg/kg IV q24h. Tobra와 (**PIP** 또는 **ticarcillin** 100 mg/kg q6h)의 병합 **또는 ceftaz** 50 mg/kg IV q8h 최대 투여량 6 gm/일. 만약 위약제에 내성이며, P. aeruginosa가 감수성이면 **CIP/Levo** 사용. 참조 각주[25] 및 해설.	**S. aureus에 대해: (1) MSSA-oxacillin/nafcillin** 2 gm IV q4h. **(2) MRSA-vanco** 15 – 20 mg/kg(실제 무게) IV q8 – 12(최대 목표 혈청 농도 15 – 20 μg/mL)	낭성 섬유증 재단 진료지침: 1. P. aeruginosa 감염에 대해 병합치료. 2. Aminoglycoside 1일 1회 투여법. 3. beta – lactam 지속 투여 치료에 대해서 더 많은 자료가 필요함. 4. Steroid의 일상 치료는 권장되지 않음. 흡입형 선택약제(P. aeruginosa의 억제): 1) 분무 tobra 300 mg bid × 28일, 그 다음 28일 치료 쉬고, 이어서 주기적 반복(cycle therapy); 2) tobra 파우더 핸디 헤일러 흡입:4 – 28 mg cap bid × 28일, 이어서 28일 치료 쉬고, 이어서 주기적 반복; 기관지확장제 투여 후 분무 흡입형 aztreonam (cayston): 75 mg tid. Ref: Med Lett 56:51, 2014.

25) 기타선택: (Tobra + aztreonam 50 mg per kg IV q8h); (IMP 15 – 25 mg per kg IV q6h + tobra); CIP는 주로 소아에서 사용, e.g., CIP IV/po + ceftaz IV (LnID 3:537, 2003).

약어는 2쪽 참조. *참고: 모든 용량은 성인용(특별한 지시가 없을 경우)이며 일반적인 신장 기능을 간주한다. § 대체 요법은 알러지, PK, 준수, 국소 저항과 비용을 고려한다.

〈표 1〉 초기 항균요법 선택

해부학적 부위/진단/조정	흔한 원인균	권장 요법* 일차	권장 요법* 대체§	보조적 진단 치료법 및 해설
폐 - 기타 특수 감염증 (계속)				
	Burkholderia(Pseudomonas) cepacia	**TMP-SMX** 5 mg/kg(TMP) IV q6h 기타 대체약제에 대해, 참조 〈표 2〉	**Chloro** 15 - 20 mg/kg IV/po q6h	B. cepacia가 주요 병원균이 되었음. 환자는 점진적인 호흡부전 호소, 1세 사망률이 62%. **Aminoglycosides, piperacillin 및 ceftazidime에 치료 실패.** B. cepacia 환자는 기타 CF 환자로 부터 반드시 격리조치.
농흉. 소아를 위한 IDSA 치료 지침, CID 53:617, 2011; 흉막삼출 기준(JAMa 311:2422, 2014).				
신생아	Staph. aureus	참조 폐렴, 신생아, 37쪽		배액(drainage) 시킬 것.
유아/소아(1개월 - 5세)	Staph. aureus, Strep. pneumoniae, H. influenzae	참조 폐렴, 나이 1개월 - 5세, 37쪽		배액 시킬 것.
5세 넘는 소아에서 성인까지 - 진단적 흉강천자; 농흉에 대해 흉관 삽입.				
급성, 흔히 폐렴주위 용량에 대해, 참조 〈표 10B〉 또는 각주 23쪽	Strep. pneumoniae, A군 strep	**Cefotaxime** 또는 **ceftriaxone**(용량, 참조 각주[11], 23쪽)	**Vanco**	흉관을 통한 tissue Plasminogen Activator(10 mg) + DNase(5 mg) bid × 3일 투여: 향상된 결과(NEJM 365:518, 2011).
	Staph. aureus: MRSA 검사	만약 MSSA라면, **Nafcillin** 또는 **oxacillin**	만약 MRSA 라면, **Vanco**	흔한 합병증: S. aureus 폐렴 및/ 또는 균혈증.
	H. influenzae	**Ceftriaxone**	**TMP - SMX** 또는 **AM - SB**	다양한 형태의 그람음성간균. TMP - SMX 내성의 증가.
아급성/만성	혐기성 strep, Strep. milleri, Bacteroides sp., Enterobacteriaceae, M. tuberculosis	**Clinda** 450 - 900 mg IV q8h + **ceftriaxone**	**Cefoxitin** 또는 **IMP** 또는 **TC - CL** 또는 **PIP - TZ** 또는 **AM - SB**(용량, 참조 각주[11], 23쪽)	흉관을 통한 흉강내 tissue Plasminogen Activator(t - PA) 10 mg + DNase 5 mg 1일 2회 × 3일 은 배액 향상, 수술 빈도 감소 및 입원기간 감소를 보임; 어떤 약제도 단독으로는 효과 없음(N Engl J Med 365:518, 2011). 찬성/반대 논쟁: Chest 145:14, 17, 20, 2014. 만약 결핵이 의심되면 흉막 생검과 결핵균 배양 및 조직소견.
인면역결핍바이러스 감염(HIV+): 참조 SANFORD GUIDE TO HIV/AIDS THERAPY				
CD4 T - 림프구 < 200/mm³ 또는 임상적 AIDS 마른기침, 진행되는 호흡곤란, 및 미만성 침윤 **주폐포자충(Pneumocystis jiroveci)이 의심되면, 우선 prednisone** (해설 참조)	Pneumocystis jiroveci 가장 흔함; 또한 M. tuberculosis, 진균, Kaposi 육종 및 림프종. 주의: AIDS 환자에서 DRSP 또는 기타 병원균에 의한 폐렴 발생 가능 - 참조 다음 box 아래	여기 열거된 치료법은 **중증** 폐포자충에 대한 것; 참조 〈표 11A〉, 139쪽, 경증 질환에 대한 **경구요법.** 우선 **Prednisone** 투여(해설 참조), **이어서:** **TMP-SMX** [IV: 15 mg/kg/일 분할 q8h(TMP 성분) 또는 po: 2 DS tabs q8h], 총 21일	**(Clinda** 600 mg IV q8h + **primaquine** 30 mg po q24h) 또는 **(pentamidine isethionate** 4 mg /kg/일 IV) × 21일. 해설 참조	**진단(유도 객담 또는 기관지 세척액);** 조직학 또는 단클론항체 염색 또는 PCR. 혈청 beta - glucon(Fungitell) 농도에 대한 연구중(CID 46:1928 & 1930, 2008). **PJP(pO_2 < 70 mmHg)에 대해서 prednisone 40 mg bid po × 5일, 이어서 40 mg q24h po × 5일, 이어서 20 mg q24h po × 11일 치료하며, 항 - PJP 치료 시작과 함께 투여되어야 함;** 환자 상태가 악화될 때까지 기다리지 말 것. 만약 PJP 검사가 음성이면, 세균 폐렴, 결핵, 구균, histo, crypto, Kaposi's 육종 또는 림프종을 고려. **Pentamidine은 세균 병원균에 효과 없음.** **주의: 폐포자충의 TMP-SMX 내성, 드물지만 있음.**
CD4 T-림프구 정상 급성 발병, 화농성 객담 및 폐침윤 ± 흉막 통증. **결핵이 배제될 때까지 환자 격리: 성인**	Strep. pneumoniae, H. influenzae, 호기 그람음성간균(P. aeruginosa 포함), Legionella 드묾, M. tuberculosis	Ceftriaxone 1 gm IV q24h(65세 이상 1 gm IV q24h) + **azithro.** 대체약제로, **Levo**, 또는 **Moxi** IV 사용 가능(해설 참조)		만약 객담의 그람염색에서 그람음성간균이 보이면, 선택약제는 **P Ceph 3 AP, TC-CL, PIP-TZ, IMP, 또는 MER**을 포함. **FQs: Levo** 750 mg po/IV q24h; **Moxi** 400 mg po/IV q24h. Gati는 저 - 및 고 - 혈당 반응 때문에 미국에서 사용가능하지 않음.

약어는 2쪽 참조. *참고: 모든 용량은 성인용(특별한 지시가 없을 경우)이며 일반적인 신장 기능을 간주한다. § 대체 요법은 알러지, PK, 준수, 국소 저항과 비용을 고려한다.

해부학적 부위/진단/조정	흔한 원인균	권장 요법*		보조적 진단 치료법 및 해설
		일차	대체§	
폐 – 기타 특수 감염증 (계속)				
위와 같이: 소아	HIV + 림프성 간질 폐렴(LIP) 성인 환자에서와 동일	폐렴이 있는 HIV+ 성인과 동일. 진단이 LIP라면, steroid 치료.		AIDS 소아에서, 폐합병증의 1/3은 LIP, PJP가 1세 이하에서 발생하나 LIP는 흔히 1세 이상에서 발생. 임상적으로: 곤봉형 수지, 간비장종대, 침샘 종대(gallium 섭취), 림프구증가증.
LYMPH NODES(림프절): 명백한 원발병소가 없는 림프절염에 아래의 접근법 적용				
림프절염, 급성				
전신성	원인균: EBV, 초기 HIV 감염, 매독, 톡소포자충, 야토병, 라임병, sarcoid, 림프종, 전신성 홍반성 루푸스, 및 **Kikuchi-Fujimoto** 질환 및 기타. 발열의 감별진단과 림프절병에 대해 참조 NEJM 369:2333, 2013.			
국소				
경부 – 참조 **cat – scratch 질환(CSD), 아래**	CSD(B. henselae), A군 strep, Staph. aureus, 혐기성 균, M. tuberculosis(scrofula), M. avium, M. scrofulaceum, M. malmoense, toxo, tularemia		병력 및 이학적 검진으로 평가. 만약 림프절이 물렁거리면, 흡인하여 그람 및 항산균염색 결과에 따라 치료. **Kikuchi – Fujimoto** 질환이 발열 및 양성의 자연 – 해소되는 림프절병증을 초래; 원인균은 미상(CID 39:138, 2004).	
서혜부				
성매개	HSV, chancroid, 매독, LGV			
성매개 아닌 경우	GAS, SA, tularemia, CSD, Y. pestis(페스트)		bubonic plague와 선형 야토병을 고려.	
액와부	GAS, SA, CSD, tularemia, Y. pestis, sporotrichosis		bubonic plague와 선형 야토병을 고려.	
사지, 관련된 결절성 림프관염	Sporotrichosis, leishmania, Nocardia brasiliensis, Mycobacterium marinum, Mycobacterium chelonae, tularemia		원인균에 따라 치료는 달라짐.	림프관염의 특징적 양상은 염증성 림프계 통로를 따라서 발생한 피하부종. 피부 침범의 원발부위가 흔히 존재함; 국소적 림프절병증은 다양함.
Nocardia 림프절염 및 피부 농양	N. asteroides, N. brasiliensis	**TMP – SMX** 5 – 10 mg/kg/day(TMP 기준) IV/po 2 – 4 분할 투여.	**Sulfisoxazole** 2 gm po qid 또는 **minocycline** 100 – 200 mg po bid.	**기간:** 면역정상 환자 3개월; 면역결손 환자 6개월. **Linezolid:** 600 mg po bid가 효과적으로 보고(An Pharmacother 41:1694, 2007).
Cat-scratch 질환 – 면역정상환자 겨드랑/상연골륜(epitrochlear) 림프절 46%, 경부 26%, 서혜부 17%. Ref: Amer Fam Physician 83:152, 2011.	Bartonella henselae	**Azithro** 용량 – **성인**(> 45.5 kg): 500 mg po × 1회, 이어서 250 mg/일 × 4일. **소아**(< 45.5 kg): 액체 azithro 10 mg/kg × 1회, 이어서 5 mg/kg/일 × 4일. 치료는 회의적	치료 없음; 2 – 6개월 내에 치유. 주사침 흡인이 화농성 림프절에 의한 통증 완화. 절개 및 배농(I&D)을 피할 것.	**임상:** 약 10%의 림프절이 화농. 5% 미만 환자에서 비정형 임상상, 예; 폐결절, 간/비장병변, Parinaud's oculoglandular 증후군, 환자의 2%에서 CNS 증상(뇌염, 말초신경병증, 망막염), 불명열. **진단:** 고양이 노출. 양성 IFA 혈청검사. 드물게 생검이 필요.
MOUTH(입)				
아프타 구내염, 재발성	원인균 미상	국소 steroids(Kenalog in Orabase)가 통증 및 부종을 줄일 수 있음; 만약 AIDS면, 참조 SANFORD GUIDE TO HIV/AIDS THERAPY		
방선균증: "Lumpy jaw" 치과 치료 후 또는 턱 외상 후	Actinomyces israelii	**AMP** 50 mg/kg/day IV 분할 q6 – 8h × 4 – 6주, 이어서 **Pen VK** 2 – 4 gm/day × 3 – 6개월	(**Ceftriaxone** 2 gm IV q24h 또는 **Clinda** 600 – 900 mg IV q8h 또는 **Doxy** 100 mg IV/po bid) × 4 – 6주, 이어서 **Pen VK** 2 – 4 gm/day × 3 – 6개월	주의: 방선균증에 대해 Metro는 효과 없음. Ref: BMJ 343:d6099, 2011.

약어는 2쪽 참조. *참고: 모든 용량은 성인용(특별한 지시가 없을 경우)이며 일반적인 신장 기능을 간주한다. § 대체 요법은 알러지, PK, 준수, 국소 저항과 비용을 고려한다.

〈표 1〉 초기 항균요법 선택

해부학적 부위/진단/조정	흔한 원인균	권장 요법*		보조적 진단 치료법 및 해설
		일차	대체§	
입 (계속)				
볼(buccal) 연조직염 소아 < 5세	H. influenzae	**Cefuroxime 또는 ceftriaxone**	**AM-CL 또는 TMP-SMX**	Hib 예방접종으로, 침습적 H. influenzae 감염이 95% 감소. 현재 예방접종 받기 전 유아에서 발생.
칸디다 구내염	C. albicans	**Fluconazole**	Echinocandin	〈표 11〉, 130쪽.
헤르페스 구내염	Herpes simplex virus 1 & 2	참조 〈표 14〉		
아래턱밑공간 감염, 양측성(Ludwig's angina)	구강 혐기균, 조건 streptococci, S. aureus(드묾)	**(PIP-TZ** 또는 **TC-CL)** 또는 **(Pen G IV + Metro IV)**	**Clinda** 600 mg IV q6-8h(페니실린 알레르기 환자)	**충분한 기도 확보** 및 조기 외과적 괴사조직제거술. 만약 그람 염색에서 그람 양성 구균 검출 시 Vanco를 추가 투약.
궤양성 치은염(Vincent's angina 또는 참호성 구강염)	구강 혐기균 + 비타민 결핍	Pen G po/IV + Metro po/IV	**Clinda**	충분한 비타민 공급(A-D). 괴혈병 유사 반응 나타날 수 있음. 심각한 형태는 NOMA(Cancrumoris) (Ln 368:147, 2006)
MUSCLE(근육)				
"가스괴저(Gas gangrene)" 오염된 외상 상처 외상없이 자연발생 가능.	Cl. perfringens, 기타 조직 독성 Clostridium sp.	**(Clinda** 900 mg IV q8h) + **(pen G** 24 million units/일 분할 q4-6h IV)	**Ceftriaxone** 2 gm IV q12h 또는 **erythro** 1 gm q6h IV(단번에 주입하지말 것)	외과적 괴사 조직 제거술이 일차 치료. **고압산소**가 부가적 치료: 효능은 논란이 있으므로 권하지 않으며, 외과적 괴사조직술 지연 시킬 수 있음. Clinda는 독소 생산을 감소시킴(CID 59:1147, 2014).
화농근육염(Pyomyositis)	Staph. aureus, A군 strep(드물게 그람음성간균), 다양한 혐기 미생물	**(Nafcillin** 또는 **oxacillin** 2 gm IV q4h) 또는 만약 **MSSA**이면 **Cefazolin** 2 gm IV q8h	만약 **MRSA**면 **Vanco** 15-20 mg/kg q8-12h	열대에서 흔함; 온대지역에서 드물지만, 발생. 운동 또는 근육 손상 후에 발생. 참조 괴사성근막염. 현재 HIV/AIDS에서 발생. 만약 혐기균이 의심/입증되면, **metro** 추가.
PANCREAS(췌장): 고찰: NEJM 354:2142, 2006.				
급성 알코올(괴사 없이) (특발성) 췌장염	세균이 아님	없음 CT에서 괴사 없음	1-9%가 감염됨. 그러나 전향적 연구는 예방적 항균제의 이득이 없음을 보고. 치료를 필요로 하는 췌장 농양 또는 괴사에 대한 관찰.	
괴사 후 췌장염; 감염된 가성낭종; 췌장 농양	Enterobacteriaceae, enterococci, S. aureus, S. epidermidis, 혐기균, candida	치료 방침을 정하기 위해 농양/감염된 가성낭종의 배양이 필요; **PIP-TZ**는 경험적 치료로 합리적.		종종 세침 흡인에 의해 검체를 얻을 수 있음. **Moxi, MER, IMP, ERTA**는 선택약제(AAC 56:6434, 2012).
항균 예방, 괴사성 췌장염	위와 같이	만약 CT(조영제 사용)에서 30% 이상의 괴사성 췌장염이 보이면, 항생제 치료를 시작: **IMP** 0.5-1 gm IV q6h 또는 **MER** 1 gm IV q8h. 경험적 Fluconazole 치료는 필요 없음. 만약 환자가 악화되었을 시, 배양과 감수성에 대해 CT 유도 흡인. 회의적: Cochrane Database Sys Rev 2003: CD 002941; Gastroenterol 126:977, 2004; Ann Surg 245:674, 2007.		
PAROTID GLAND(이하선)				
"열성" 압통성 이하선 종창	S. aureus, S. pyogenes, 구강 세균총, 및 호기 그람음성간균(드묾), 볼거리, 드물게 enteroviruses/influenza: **Nafcillin 또는 oxacillin** 2 gm IV q4h 또는 만약 MSSA면, cefazolin 2 gm IV q8h ; 만약 MRSA면, **vanco**; 혐기균은 **metro** 또는 **clinda**			선행 요인: Stensen씨 관에 결석, 탈수. 치료는 원인균 동정에 따름.
"저온" 비-압통성 이하선 종창	육아종성 질환(예; 마이코박테리아, 진균, 사르코이드증, Sjögren's 증후군), 약제(요오드화물, 등.), 당뇨병, 간경변증, 종양			병력/실험실 결과로 감별해야 될 질환을 좁힘; 진단을 위해 생검 필요할 수 있음.

약어는 2쪽 참조. *참고: 모든 용량은 성인용(특별한 지시가 없을 경우)이며 일반적인 신장 기능을 간주한다. § 대체 요법은 알러지, PK, 준수, 국소 저항과 비용을 고려한다.

해부학적 부위/진단/조정	흔한 원인균	권장 요법* 일차	권장 요법* 대체§	보조적 진단 치료법 및 해설
PERITONEUM/PERITONITIS(복막/복막염) Reference – CID 50:133, 2010				
원발성(자발성 세균 복막염, SBP) Hepatology 49:2087, 2009. 진단: 양성 배양결과 및 복수에서 호중구 250개/μL이상	Enterobacteriaceae 63%, S. pneumo 9%, enterococci 6–10%, 혐기균 < 1%. Extended β–lactamase(ESBL) 양성 Klebsiella sp.	**Cefotaxime** 2 gm IV q8h(만약 치명적이면, q4h)] 또는 **[TC–CL 또는 PIP–TZ]** 또는 **[ceftriaxone** 2 gm IV q24h] 또는 **[ERTA** 1 gm IV q24h] **만약 내성 E. coli/Klebsiella sp(ESBL+) 이면, 이때는: (Dori, ERTA, IMP 또는 MER) 또는 (FQ: CIP, Levo, Moxi)** (각주26에 용량). 시험관내 감수성 검사.		복수가 있는 경변증 환자에서 1년 **SBP 발생율**은 최고 29%(Gastro 104:1133, 1993). SBP의 진단: 환자의 30–40%는 혈액 및 복수의 배양이 음성. 만약 환자의 복수 10 mL를 혈액배양병에 접종하면 배양 양성율이 증가(JAMA 299:1166, 2008). **치료기간은 불명확.** 최소 5일 치료, 만약, 환자가 균혈증이면 아마도 더 장기간 치료(Pharm & Therapeutics 34:204, 2009). **IV albumin**(진단시 1.5 gm/kg 및 3일째 1 gm/kg)이 신기능 부전의 빈도 감소(p 0.002) 및 입원 사망율(p 0.01)을 감소시킬 수 있음(NEJM 341:403, 1999).
SBP의 예방(Amer J Gastro 104:993, 2009):				
경변증 및 복수 상부위장관 출혈 이후 예방에 대해, 참조 간, 34쪽		**TMP–SMX–DS** 1 tab po 5 일/주 또는 **CIP** 750 mg po q 주		**TMP–SMX**이 복막염 또는 자발성 균혈증을 27%에서 3%로 감소시킴(AnIM 122:595, 1995). CIP에 대한 참고: Hepatology 22:1171, 1995.
이차성 **(장천공, 충수돌기 천공, 게실 천공)** Ref: CID 50:133, 2010 (IDSA 지침) **항진균 치료?** 만약 내장 천공으로 합병증 없는 성공적인 첫 번째 수술을 한 경우 필요 없음. 칸디다의 치료: 재발성 외과적 천공, 연결부 누출, 괴사성 췌장염, 간/췌장 이식, 순수 복막 배양, 칸디다혈증(Ln 2:1437, 1989; Am Surg 76:197, 2010). 혈청 beta–D–glucan 항원의 검출은 낮은 민감도/특이도 및 높은 위양성률을 보임(JCM 51:3478, 2013).	Enterobacteriaceae, Bacteriodes sp., enterococci, P.aeruginosa(3–15%). C. albicans(재발성 천공/다중수술에 기여할 수 있음) VRE 검출시, dapto가 효과 있을 수 있음(Int J Antimicrob Agents 32:369, 2008).	**경미–중등도 질환–입원환자–비경구적 치료:** (예; 국소 충수돌기 주위 복막염, 게실주위 농양). **대부분 근본치료를 위해 수술을 필요로 함.** **PIP–TZ** 3.375 gm IV q6h 또는 4.5 gm IV q8h 또는 3.375 gm q8h 4시간 주사 또는 **TC–CL** 3.1 gm IV q6h **또는 ERTA** 1 gm IV q24h **또는 MOXI** 400 mg IV q24h	[(**CIP** 400 mg IV q12h 또는 **Levo** 750 mg IV q24h) + (**metro** 1 gm IV q12h)] 또는 (**CFP** 2 gm q12h + **metro**) 주의: 다른 선택안이 없는 경우를 제외하고는 사망률증가의 위험성 때문에 tigecycline의 투약은 피할 것. (FDA 경고)	반드시 그람음성 호기균과 그람음성 혐기균 모두 적용 할수 있는 치료 해야함. MRSA, enterococci, 및 candida 의 경험적 적용범위는 배양에서 감염결과를 나타내지 않는 이상 필요하지 않음. 만약 판막성 심장병 이면 enterococci 치료. **오로지 혐기성 그람음성간균에 활성을 갖는 약제:** metro. **오로지 호기성 그람음성 간균에 활성을 갖는 약제:** aminoglycosides, P Ceph 2/3/4, aztreonam, AP Pen, CIP, Levo. **호기/혐기성 그람음성균 모두에 활성을 갖는 약제:** TC–CL, PIP–TZ, Dori, IMP, MER. Bacteroides의 항생제 내성 증가(Anaerobe 17:147, 2013; AAC 56:1247, 2012): Cefoxitin / Cefotetan / Clindamycin %R 5–30% / 17–87% / 19–35% Bacteroides의 내성이 없는 약제: **metro, PIP–TZ, TC–CL** **Carbapenems**, minocycline, tigecycline 및 linezolid를 제외한 모든 약제에 대한 B fagilis 내성의 연구 보고(MMWR 62:694, 2013). **Ertapenem**은 P. **Aeruginosa/Acinetobacter** sp.에 대해 효과 없음. 만약 현재 진행중인 대변 오염이 없다면, **복막 삼출물**/농양의 호기/혐기성 배양이 원인적 치료에 도움.
		중증–치명적인 질환– 중환자실 환자: 근본 치료를 위한 수술 + IMP 500 mg IV q6h 또는 MER 1 gm IV q8h 또는 DORI 500 mg IV q8h (1시간 주사) 또는 (Ceftolozone–tazobactam 1.5 gm IV q8h + Metro 500 mg q8h) **외과 치료 병행이 중요**	[AMP + metro + (CIP 400 mg IV q8h 또는 Levo 750 mg IV q24h)] **또는** [AMP 2 gm IV q6h + metro 500 mg IV q6h + aminoglycoside(표 10D, 127쪽 참조)]	

(Continued on next page)

26) 복막염의 비경구적 **IV치료: TC–CL** 3.1 gm q6h, **PIP–TZ** 3.375 gm q6h 또는 4.5 gm q8h 또는 3.375 gm q8h 4시간 주사(표 10 참조), **Dori** 500 mg IV q8h(1시간 주사), **IMP** 0.5 – 1 gm q6h, **MER** 1 gm q8h, **FQ**[**CIP** 400 mg q12h, **Oflox** 400 mg q12h, **Levo** 759 mg q24h, **Moxi** 400 mg q24h], **AMP** 1 gm q6h, **aminoglycoside**(표 10D, 125쪽 참조), **cefotetan** 2 gm q12h, **cefoxitin** 2 gm q8h, **P Ceph 3**(**cefotaxime** 2 gm q4 – 8h, **Ceftriaxone** 1 – 2 gm q24h, **ceftizoxime** 2 gm q4 – 8h), **P Ceph 4**(**CFP** 2 gm q12h, **cefpirome**NUS 2 gm q12h), **clinda** 600 – 900 mg q8h, **metronidazole** 1 gm(15 mg/kg) loading dose IV, 이어서 1 gm IV q12h(하루 한회 투여를 지지하는 몇몇의 자료, 표 10A, 108쪽 참조), **AP Pen**(**ticarcillin** 4 gm q6h, **PIP** 4 gm q6h, **aztreonam** 2 gm q8h)

약어는 2쪽 참조. *참고: 모든 용량은 성인용(특별한 지시가 없을 경우)이며 일반적인 신장 기능을 간주한다. § 대체 요법은 알러지, PK, 준수, 국소 저항과 비용을 고려한다.

해부학적 부위/진단/조정	흔한 원인균	권장 요법*		보조적 진단 치료법 및 해설
		일차	대체§	
복막/복막염 (계속)				
				Aminoglycosides에 대한 필요는 적음. **중증 pen 알레르기에서,** 그람음성 호기균은 **CIP 또는 aztreonam으로 치료 가능. DOR/IMP/MER이 β-lactams임을 기억할 것.** 만약 P. aeruginosa 의심 및 환자가 중증인 경우, IMP 용량을 1 gm q6h로 증량. Moxi에 대한 내성 증가. CID 59:698, 2014 참조(혐기균의 의심)
복부 방선균증	A. israelii 및 드물게 기타	**AMP** 50 mg/kg/일 IV 분할 3-4회 × 4-6주, 이어서 **Pen VK** 2-4 gm/일 po × 3-6개월	**Doxy** 또는 **ceftriaxone** 또는 **clinda**	예를 들어 충수돌기 천공과 같은 복강수술후 종물 +/- 누관 형성으로 나타남. AMP 대신 Pen G IV 사용 가능: 10-20 million units/일 × 4-6주.
만성 외래복막투석(CAPD)과 관련 (복부통증, 혼탁한 투석액, 투석액 > 100 WBC/μl, > 50% PMNs; 정상 = 8WBC/μL 미만. Ref: Perit Dial Int 30:393, 2010.)	그람 양성 45%, 그람 음성 15%, 다중 1%, 진균 2%, MTB 0.1%(Perit Dial Int 24:424, 2004).	**경험적 치료**: MRSA에 대한 활성(**Vanco**) & 호기성 그람음성 간균에 대한 활성(**Ceftaz, CFP, Carbapenem, CIP, Aztreonam, Gent**) 필요. 만약 그람염색에서 효모가 검출되면 **Fluconazole**을 추가. 균혈증(드묾)이 아닌 이상, 복강내 투여 사용. 균혈증이면 IV로 투여. 자세한 용량 〈표 19〉, 248쪽 참조.		**진단을 위해**: 제거된 투석액 수백 mL를 원심분리에 의해 농축. 농축액의 그람염색 및 이어서 호기/혐기성 혈액배양병에 접종. 그람염색의 양성 소견이 초기 치료제 선택에 도움. **만약 배양결과가 Staph. epidermidis이고 S. aureus를 나타내지 않으면, 투석 카테터를 "유지"할 수 있을 기회가 높음;** 만약 수 차례 그람음성간균이 배양되면, 장천공을 의심하고 및 카테터를 제거. Perit Dialysis Int 29:5, 2009 참조. 카테터 제거의 다른 적응증: 재발성/난치성 복막염, 진균 복막염, 카테터 터널 감염.
PHARYNX(인두) **인두염/편도염:** "Strept throat" **삼출성 또는 미만성 홍반**				
기침, 콧물, 쉰소리 및/또는 구강궤양은 바이러스 병인을 시사. A군 Strep의 IDSA 지침: CID 55:1279, 2012; CID 55:e86, 2012.	A, C, G군 Strep.; fusobacterium(연구중); EBV; EBV; 원발성 HIV; N. gonorrhea; 호흡기 바이러스	**Strep 인두염: (Pen V** po × 10일 또는 **Benzathine Pen** 1.2 million units IM (근주) × 1회 또는 **(Cefdinir 또는 Cefpodoxime)** × 5일. **Cephalosporin 용량은 각주**27(성인 및 소아) (기간은 FDA 승인 받음)	**Strep 인두염: 페니실린 알레르기: Clinda** 300-450 mg po q8h × 10일. **Azithro, Clarithro**는 대체약제. S. pyogenes의 Clinda 및 Azithro 내성 보고됨(EID 18:1658, 2012). Sulfonamides 및 Tetracyclines은 실패.	**진단: 신속 Strep 검사.** 만약 신속 검사에서 음성이면, 배양 실시(CID 59:643, 2014). 치료후의 신속 Strep 검사 또는 배양은 필요 없음. **Strep 인두염의 합병증:** 1) 급성 류마티스열 48-A군 S. pyogenes 감염 후, 드물게 C/G군 감염 후. 각주28 참조. 예방을 위해, 증상발현 9일 이내 치료 시작. 2) 7세 미만 소아는 streptococcal 사구체 신염후의 위험요인 있음. 3) 소아 자가면역 신경정신병학 장애는 A군 strep(PANDAS) 감염과 관련. 4) 편도주위 농양; 화농성 정맥염은 잠재 합병증.

27) **A, C & G군 strep의 치료: 승인된 첨부 문서의 치료 기간. 일련의 연구들에서 짧은 치료 요법의 효능이 보임. 언급되지 않은 이상 모두 경구투여. 소아용량; Benzathine penicillin** 25,000 units/kg IM(근주) 최대 1.2 million units; **Pen V** 25-50 mg/kg/day 분할 q6h × 10일; **amox** 1,000 mg po once daily × 10일; **AM-CL** 45 mg/kg/day 분할 q12h × 10일; **cephalexin** 20 mg/kg/회 bid(최대 500 mg/회) × 10일; **cefuroxime axetil** 20 mg/kg/일 분할 bid × 10일; **cefpodoxime proxetil** 10 mg/kg 분할 bid × 10일; **cefdinir** 7 mg/kg q12h × 5-10일 또는 14 mg/kg q24h × 10일; **cefprozil** 15 mg/kg/일 분할 bid × 10일; **cefadroxil** 30 mg/kg once daily(최대 1 gm/day) × 10일; **clarithro** 15 mg/kg/day 분할 bid × bid 또는 250 mg qid × 10일; **azithro** 12 mg/kg once daily × 5일; clinda 20-30 mg/kg/day 분할 q8h × 10일. **성인용량; Benzathine** penicillin 1.2 million units IM(근주) × 1; **Pen V** 500 mg bid 또는 250 mg qid × 10일; **cefditoren** 200 mg bid × 10일; **cefuroxime axetil** 250 mg bid × 4일; **cefpodoxime proxetil** 100 mg bid × 5일; **cefdinir** 300 mg q12h × 5-10일 또는 600 mg q24h × 10일; **cefditoren** 200 mg bid; **cefprozil** 500 mg q24h × 10일; **주의:** 모든 **O Ceph 2** 약제는 strep 인두염의 10일 치료에 승인됨; 4-6일 치료의 효능을 입증하는 연구들이 증가; clarithro 250 mg bid × 10일; azithro 500 mg × 1 그리고 이어서 250 mg q24h × 4일 또는 500 mg q24h × 3일.

28) 치료의 기본 이론적 근거는 A군 strep(GAS) 근절 및 급성 류마티스 열(ARF) 예방하는 것에 있음. Benzathine penicillin G은 임상시험에서 ARF을 2.8%에서 0.2%로 낮춤. 이는 인두 배양에서 GAS의 청소율과 관련(CID 19:1110, 1994). 일련의 연구들은 실제적 ARF의 예방이 아닌, 배양을 기초로 함. 치료는 증상의 기간을 단축함.

약어는 2쪽 참조. *참고: 모든 용량은 성인용(특별한 지시가 없을 경우)이며 일반적인 신장 기능을 간주한다. § 대체 요법은 알러지, PK, 준수, 국소 저항과 비용을 고려한다.

해부학적 부위/진단/조정	흔한 원인균	권장 요법*		보조적 진단 치료법 및 해설
		일차	대체§	
인두/인두염/편도염/삼출성 또는 미만성 홍반 (계속)				
	Gonococcal 인두염	**Ceftriaxone** 250 mg IM(근주) × 1회 + (**Azithro** 1 gm po × 1회) 또는 **Doxy** 100 mg po bid × 7일	FQs는 내성 때문에 권고 하지 않음	인두 GC 에 효과적이지 않음: spectinomycin, cefixime, cefpodoxime 및 cefuroxime. Red: MMWR 61:590, 2012.
	S .pyogenes 재발 확진	**Cefdinir 또는 Cefpodoxime**	**AM-CL 또는 Clinda**	
	A군 감염: 1년 이내 6번; 연속2년 내 4번	Strep 감염 감소를 위한 편도절제술은 권고하지 않음.		만성 A군 Strep 보균자로 부터의 진정한 A군 Strep 감염인지 또는 바이러스 감염의 재발인지 구분하기 어려움.
편도주위 농양- 때때로 중증의 삼출성 인두염의 합병증("Quinsy") (JAC 68:1941, 2013)	**F. necrophorum**(44%) A군 Strep(33%) C/G군 Strep(9%) Strep anginosus 군	외과적 배액 + **PIP-TZ** 3.375 gm IV q6h 또는 (**Metro** 500 mg IV/po q6-8h + **Ceftriaxone** 2 gm IV q24h)	페니실린 알레르기: **Clinda** 600-900 mg IV q6-8h	**Macrolides 피할 것: Fusobacterium 내성.** 구강 세균총에 의한 beta-lactamase 생성 보고(Anaerobe 9:105, 2003). 경정맥 화농성 정맥염, 50쪽 참조. JAC 68:1941, 2013. 원인균 ref: CID 49:1467, 2009.
기타 합병증	인두주위강 감염 및 경정맥 화농성 정맥염(다음 쪽 참조)			
막성 인두염: 디프테리아 호흡성 격리, 코 & 인두 배양(특수배지), 항독소 존재. **환자를 비말 호흡성 격리.**	C. diphtheriae(사람 간), C. ulcerans 및 C. pseudotuberculosis(동물 사람 간) (드묾)	**치료: 항생제 + 항독소** **항생제 치료: Erythro** 500 mg IV qid 또는 **Pen G** 50,000 units/kg(최대 1.2 million unts) IV q12h. 가능하다면 Pen VK 250 mg po qid로 전환가능. 14일간 치료.	**디프테리아 항독소:** 말혈청. 구입: CDC: +1 404-639-2889. IV 치료 이전에 scratch test 실시. 용량은 질병의 단계에 따름: 48시간 미만: 20,000-40,000 units; 만약 비인두막이면: 40,000-60,000 units; 3일 이상 및 짧고 굵은 목(bull neck): 80,000-120,000 units	**충분한 기도 확보.** EKG & 심장 효소. 치료 입증을 위해 치료2주 후 배양실시. 이어서, 디프테리아 변성독소 예방접종. 배양 접촉자; **Pen G IM**으로 접촉자 치료: 만약 6세 미만이면 600,000 units, 6세 이상이면 1.2 million units 투여. 만약 페니실린 알레르기이면, **Erythro** 500 mg po qid × 7-10일. 근접 접촉자의 면역상태 평가: 언급된 것과 같이 toxoid vaccine 사용. 시험관 내, C. diphtheriae 의심이면 clarithro, azithro, clinda, FQs, TMP/SMX.
소수포, 궤양성 인두염(바이러스성)	Coxsackie A9, B1-5, ECHO(다수의 형), Enterovirus 71, Herpes simplex 1, 2	항균제는 적응증이 되지 않음. HSV-1, 2에 대해: **acyclovir** 400 mg tid po × 10일.		인두 후방의 작은 수포들은 엔테로바이러스를 시사함. 바이러스는 급성 인두염의 가장흔한 원인임. 만약 결막염, 콧물, 기침, 피부발진, 목쉬이 동반되면 바이러스 감염을 의심함.
후두개염(성문 상부): 치명적 기도 폐쇄에 주의				
소아	H. influenzae(드묾), S. pyogenes, S. pneumoniae, S. aureus(MRSA 포함), 바이러스	**소아용량:** (Cefotaxime 50 mg/kg IV q8h 또는 ceftriaxone 50 mg/kg IV q24h) + Vanco	**소아용량:** Levo 10 mg/kg IV q24h + Clinda 7.5 mg/kg IV q6h	"침상 주위"에 기관절개기구를 준비해 둘 것. 소아에게 사용하는 **Levo** 중증의 beta-lactam 알레르기 환자에게 응급 경험적 치료로 정당함. Ref: Ped Clin No Amer 53:215, 2006. 스테로이드 사용은 회의적; 사용을 권고 하지 않음.
성인	A군 strep, H. influenzae(드묾) & 기타	소아와 같은 요법. **성인용량:** 각주29 참조.		

29) 인두위턱 공간 감염: **Ceftriaxone** 2 gm IV q24h; **cefotaxime** 2 gm IV q4-8h; **PIP-TZ** 3.375 gm IV q6h 또는 3.375 gm q8h 4시간 주사; **TC-CL** 3.1 gm IV q4-6h; **TMP-SMX** 8-10/mg/kg/day(TMP 성분 기준) 분할 q6h, q8h, 또는 q12h; **Clinda** 600-900 mg IV q6-8h; **Levo** 750 mg IV q24h; **Vanco** 15 mg/kg IV q12h.

약어는 2쪽 참조. *참고: 모든 용량은 성인용(특별한 지시가 없을 경우)이며 일반적인 신장 기능을 간주한다. § 대체 요법은 알러지, PK, 준수, 국소 저항과 비용을 고려한다.

〈표 1〉 초기 항균요법 선택

해부학적 부위/진단/조정	흔한 원인균	권장 요법*		보조적 진단 치료법 및 해설
		일차	대체§	
인두 (계속)				
인두위턱 공간(Parapharyngeal space) 감염 [공간은 다음을 포함: 설하, 하악하(Ludwig's angina), (46쪽 참조) 측부 인두, 인두뒤, 기관전]				
불량한 치아위생, 발치, 이물(예: 이쑤시개, 생선뼈) 참고: CID 49:1467, 2009.	복합균감염: Strep. sp., 혐기균, Eikenella corrodens. 혐기균이 호기균보다 우세(10:1)	(**Clinda** 600 – 900 mg IV q8h) 또는 (**Pen G** 24 million units/day 연속주입 또는 분할 q4 – 6h IV) + **metro** 1 gm 부하 투여 및 이어서 0.5 gm IV q6h.	**PIP – TZ** 3.375 gm IV q6h 또는 **AM – SB** 3 gm IV q6h	기도 확보를 주의 깊게 관찰. 1/3에서 기관지 삽관을 필요. 농양을 확인하기 위해 MRI 또는 CT: 만약 농양이 있으면, 외과적 **배액 처치. Metro**은 1 gm IV q12h로 투여 가능. 합병증: 경동맥 감염(파열가능) 및 경정맥 정맥염.
경정맥 화농성 정맥염(Lemierre 증후군) LnID 12:808, 2012.	거의 대부분 Fusobacterium necrophorum	**PIP – TZ** 4.5 gm IV q8h 또는 **IMP** 500 mg IV q6h 또는 (**Metro** 500 mg po/IV q8h + **ceftriaxone** 2 gm IV 하루에 한 번)	**Clinda** 600 – 900 mg IV q8h. **Macrolides는 피할 것: fusobacterium 내성 있음.**	색전증: 폐 및 전신성 흔함. 경동맥으로의 침식이 일어날 수 있음. Lemierre는 1936년에 F. necrophorum에 대해 설명: 다른 혐기균 및 그람양성구균은 인두염 후 화농성 정맥염의 덜 흔한 원인균임.
후두염(쉰소리)	바이러스성(90%)	적응증이 되지 않음.		
SINUSES, PARANASAL(부비동)				
부비동염, 급성(Ref: CID 54:e72, 2012). 지침: Pediatrics 132:e262 & 284, 2013(American Academy of Pediatrics)				
치료 목표: • 감염 해소 • 세균성 합병증 예방(해설 참조) • 만성 부비동염 예방 • 불필요한 항생제의 사용 방지	S. pneumoniae 33% H. influenzae 32% M. catarrhalis 9% Anaerobes 6% Grp A strep 2% 바이러스 15 – 18% S. aureus 10% (해설 참조)	가장 흔함: 바이러스 또는 알레르기로부터 감염으로 인한 부비강의 폐쇄. 치료: 식염수 세척 **세균성 부비동염의 항생제 치료 만약**: 1) 발열, 통증, 화농성 비 분비물; 2) 항생제 치료 없이 10일이 지나도 계속되는 증상; 3) 항생제 치료에도 불구하고 임상적 실패 페니실린 알레르기 없을 경우: **소아: Amox** 90 mg/kg/day 분할 q12h 또는 **Amox – Clav** 현탁액 90 mg/kg/day(amox 성분) 분할 q12h. 10 – 14일 치료 **성인: Amox – Clav** 1,000/62.5 – 2 tabs po bid × 5 – 7일	페니실린 알레르기 있을 경우: **소아(만약 아나필락시스 있는 경우):** Clinda 30 – 40 mg/kg/day 분할 tid 또는 qid × 10 – 14일(해설 참조) **소아(아나필락시스 없는 경우): Cefpodoxime** 10 mg/kg/day po 분할 q12h. **성인(만약 아나필락시스 있는 경우):** Levo 또는 doxy. 성인(아나필락시스 없는 경우): **cefpodoxime** 200 mg po bid	**치료:** • Clinda: Haemophilus & Moraxella sp는 내성; 두 번째 약제가 필요할 수 있음. • 치료 기간: 5 – 7일(IDSA 지침), 10 – 14일(Amer Acad Ped 지침) • 보조적 치료: 1) 국소 비충혈제거제 3일 이상 사용하지 말것; 2) 스테로이드 및 항히스타민제의 이점은 확실하지 않음; 3) 식염수 세척은 도움이 될 수 있음. • 내성 때문에 macrolides 및 TMP – SMX은 피할 것. • 경험적 치료는 S.aureus를 대상으로 하지 않음: 환자와 대조군간의 발생률이 같음(CID 45:e121, 2007) 잠재적 합병증: 일과성 후각저하증, 안구감염, 경막외 농양, 뇌 농양, 수막염, 해면정맥굴 색전증. 기타 성인 약제 및 용량은 각주30 참조
3일 이후 임상적 실패	위와 같이: 진단적 천자/흡인 고려	**경증/중등도 질환: AM – CL – ER 또는 (cefpodoxime, cefprozil, 또는 cefdinir)** 5 – 10일 치료. 성인용량은 각주30 참조.	**중증 질환:** Gati[NUS], Gemi, Levo, Moxi	

30) **부비동염의 성인용량(모두 경구투여): AM-CL-ER** 2,000/125 mg bid, amox **고용량** 1 gm tid, **clarithro** 500 mg bid 또는 **clarithro ext. release** 1 gm q24h, **doxy** 100 mg bid, **호흡기 FQs**(**Gati** 400 mg q24h NUS 저/고혈당증 때문에; **Gemi** 320 mg q24h(FDA 승인 적응증은 아니지만 작용 있음. **Levo** 750 mg q24h × 5일, **Moxi** 400 mg q24h); **O ceph**(**cefdinir** 300 mg q12h 또는 600 mg q24h, **cefpodoxime** 200 mg bid, **cefprozil** 250 – 500 mg bid, **cefuroxime** 250 mg bid), **TMP-SMX** 1 double – strength(TMP 160 mg) bid(3일 후 및 10일 후 치료 결과는 비슷함).

약어는 2쪽 참조. *참고: 모든 용량은 성인용(특별한 지시가 없을 경우)이며 일반적인 신장 기능을 간주한다. § 대체 요법은 알러지, PK, 준수, 국소 저항과 비용을 고려한다.

해부학적 부위/진단/조정	흔한 원인균	권장 요법*		보조적 진단 치료법 및 해설
		일차	대체§	
부비동 (계속)				
급성 케톤산혈증이 있는 당뇨병: 호중구감소증: deferoxamine 치료: Mucomycosis	Rhizopus sp.,(mucor), aspergillus	〈표 11〉, 129 & 139쪽 참조.		
입원 + 비기관 또는 비위 삽관	그람음성간균 47%(pseudomonas, Acinetobacter, E. coli 흔한), 그람양성(S. aureus) 35%, yeasts 18%. 80%에서 복합균	비기관 삽관 제거: 만약 열이 계속되고 이비인후과 가능하다면, 경험적 치료전에 배양/감수성 검사를 위한 부비동 흡인 권장 **IMP** 0.5 gm IV q6h 또는 **MER** 1 gm IV q8h. 만약 그람염색에서 MRSA를 시사하면 Vanco추가.	(**Ceftaz** 2 gm IV q8h + **vanco**) 또는 (**CFP** 2 gm IV q12h + **vanco**).	비기관 또는 위관 유지 7일경에 95%가 X-선 "부비동염"(부비동내 수액)이 있으며, 그러나 경비 천자는 오직 38% 배양양성(AJRCCM 150:776, 1994). 1주 이상 비기관을 이용한 인공호흡기 유지 환자에서, 10% 미만에서 세균 부비동염이 발생(CID 27:851, 1998). 부비동 흡인물의 그람염색에서 효모가 보이면 fluconazole이 필요할 수 있음.
부비동염, 만성 **성인:** (배액, 차단, 얼굴 통증, 후각 감소) + (내시경 검사에서 점액고름 또는 CT 검사에서 변화) (Rhinology 50:1, 2012)	4 카테고리(단독 또는 병합): 알레르기, 감염, 치과, 특발성	항생제의 이점에 대한 증거가 설득력이 없음. 그러나 amox-clav 또는 clinda가 종종 3-10주 사용됨(Curr Opin Otolaryngol Head Neck Surg 21:61, 2013).	이비인후과 의사 자문. 만약 급성 악화이면, 급성 부비동염과 같이 치료. 만약 알레르기성 이라면 스테로이드 흡입기가 도움이 됨, 있음. 부비동 세척은 도움이 될 수 있음.	병리기전은 불명확하며 다수의 요인이 개재: 급성 세균질환 중에 ostiomeatal complex의 손상, 알레르기 ± 용종, 숨은 면역결핍, 및/또는 치원성 질환(상악치아의 치주염). 만약 알레르기가 의심되면 혈청 IgE 농도(Allergy 68:1,2012). 만약 치원성 근원이 의심되면 치주골의 CT 검사.
SKIN(피부) IDSA 지침: CID 59:147, 2014 참조.				
보통 여드름(Acne vulgaris) (Med Lett Treatment Guidelines 11(Issue 125):1, 2013).				
면포 여드름, "블랙 헤드(black-heads)", "화이트 헤드(white heads)", 가장 초기의 임상형, 염증 없음	과도한 피지 생산과 분비선 폐쇄. Propionibacterium acnes 아님.	1회-q24h: 국소 **tretinoin**(0.025 또는 0.05% 크림) 또는 (0.01 또는 0.025% 겔)	도두 1회-q24h: 국소 0.1% **adapalene** 겔 또는 20% **azelaic acid** 크림 또는 0.1% **tazarotene** 크림	목적은 예방, 새로운 면포의 숫자 감소 및 P. acnes에 대해 불리한 환경 조성. Adapalene이 tretinoin에 비해 덜 자극적. Azelaic acid가 retinoids 보다 덜 강력하지만 덜 자극적. Tazarotene: **임산부에게 사용하지 말 것.**
경증 염증성 여드름: 소구진 또는 농포	P. acnes의 증식 + 비정상 난포세포의 상피탈락	국소 3% **erythro** + 5% **benzoyl peroxide, bid**	Erythro 대신1% **clinda** 겔 사용 가능.	무작위배정 대조시험에서, 국소 benzoyl peroxide + erythro은 경구 minocycline과 tetracycline 치료와 비교하여 동등한 효능을 나타내며, propioni-bacteria의 항생제 내성에 의하여 영향받지 않음(Ln 364:2188, 2004).
염증성 여드름: 면포(comedones), 구진과 농포. 덜 흔한: 심부 결절(낭종) Isotretinoin ref: JAMA 311:2121, 2133, 2014.	위 과정의 진행. 또한 약제 유도성, 예: glucocorticoids, phenytoin, lithium, INH & 기타.	국소 3% **erythro** + 5% **benzoyl peroxide bid**) ± 경구 항생제. 해설 참조, 경증 여드름	경구 약제: (**doxy** 100 mg bid) 또는 (**minocycline** 50 mg bid). 기타: **tetracycline, erythro, TMP-SMX, clinda.** 장기간 방출형 **1일 1회 투여 minocycline**(Solodyn) 1 mg/kg/일	전신적 **isotretinoin**은 경구항생제 치료에 실패한 중증의 광범위한 결절성 낭성 병변 환자에게만 사용할 것; 0.1-1 mg/kg/일 투여량으로 4-5개월 치료. 공격적인/난폭한 행동이 보고됨. 기형발생 위험(임신 카테고리 X). **Tetracyclines이 유치를 착색함. Doxy**이 광감수성을 초래 가능. Minocycline 부작용: 두드러기, 어지럼, 피부 또는 구강 점막에 색소 침착. 소아에서 드물게 유도되는 자가면역: 발열; 다발성 관절통, ANCA 양성(J Peds 153:314, 2008).
Acne rosacea(장미 여드름) 참고: NEJM 352:793, 2005.	피부 좀진드기: Demadex folliculorum(Arch Derm 146:896, 2010)	안면 홍반: 홍반있는 부분에 Brimonidine 겔(Mirvaso) bid(J Drugs Dermatol 12:650, 2013)	구진 농포의 장미 여드름: **Azelaic acid** 겔 bid, 국소 또는 **Metro** 국소 크림 1일 1회 또는 q24h	홍조를 유발하는 것 피하라. 예: 알코올, 매운 음식, 햇빛.

약어는 2쪽 참조. *참고: 모든 용량은 성인용(특별한 지시가 없을 경우)이며 일반적인 신장 기능을 간주한다. § 대체 요법은 알러지, PK, 준수, 국소 저항과 비용을 고려한다.

〈표 1〉 초기 항균요법 선택

해부학적 부위/진단/조정	흔한 원인균	권장 요법* 일차	권장 요법* 대체§	보조적 진단 치료법 및 해설
피부 (계속)				
탄저병, 피부 **생물테러사건의 신고: 770-488-7100;** **정보에 대해: www.bt.cdc.gov** 만약 전신적 질병에 대해서는 흡입형 탄저병처럼 치료. Refs: AJRCCM 184:1333, 2011(고찰); CID 59:147, 2014(Clinical Prac Guideline); pediatrics 133:e1411, 2014.	B. anthracis 포자는 감염된 동물/동물의 분비물에 접촉함으로써 피부의 내부/아래 침투.	**성인: CIP** 500 mg po q12h 또는 **Doxy** 10 mg po q12h. **소아: CIP** 15 mg/kg(최대 용량 500 mg) po q12h 또는 페니실린감수성 균주에 대해 **Amox** 25 mg/kg(최대 용량 1 gm) po q8h 생물테러 노출에 대해, Biothrax Anthrax Vaccine Adsorbed의 3회 투여의 적응증.		1. 치료기간은 생물테러사건에 대해서 잠재적인 흡입형 노출로 인한 60일 및 자연 획득 질병에 대해서 7-10일로 함. 2. 임산부에 대해 Doxy의 대체약제를 고려. 3. 성인 대체약제: Levo 750 mg q24h 또는 Moxi 400 mg q24h 또는 Clinda 600 mg q8h 또는 페니실린 감수성 균주에 대해서는 Amo × 1 gm q8h 또는 Pen VK 500 mg q6h. 4. 소아 대체약제: Doxy 2.2 mg/kg(최대 용량 100 mg) q12h(8세 미만 환자에서 60일 치료 요법은 치아 착색) 또는 Clindamycin 10 mg/kg(최대 용량 600 mg) q8h 또는 만약 50 kg 미만이면, Levo 8 mg/kg q12h(최대 용량 250 mg) 및 50 kg 이상이면 500 mg q24h
간균성 혈관종증(Bacillary angiomatosis): 기타 바르토넬라(Bartonella) 감염에 대해, 참조 Cat-scratch 질환 림프절염, 45쪽, 및 Bartonella 전신감염, 59쪽.				
면역손상(HIV-1, 골수이식) 환자에서 또한 참조 Sanford Guide to HIV/AIDS Therapy	Bartonella henselae 및 quintana	**Clarithro** 500 mg po bid 또는 ext. release 1 gm po q24h 또는 **azithro** 250 mg po q24h(해설 참조)	**Erythro** 500 mg po qid 또는 **doxy** 100 mg po bid 또는 (**doxy** 100 mg po bid + **RIF** 300 mg po bid)	AIDS 환자에게, HIV가 치료될 때 까지 증상억제 치료를 계속할 것. 6개월 동안 CD > 200 cells/μL
교상(bite): 파상풍 예방을 기억할 것-참조 〈표 20B〉, 250쪽 광견병 예방, 고찰: CMR 24:231, 2011. **일차 상처 봉합을 피할 것.**				
악어(미시시피 악어)	Aeromonas hydrophila, Clostridia sp.를 포함한그람 음성 균	중증의 상처: 외과적 괴사조직 제거술+(**CIP** 400 mg IV/750 mg po bid 또는 **Levo** 750 mg IV qd)	중증의 상처: 외과적 괴사조직 제거술+(**TMP-SMX** 8-10 mg/kg/day IV 분할 q6h 또는 q8h 또는 **Cefepime** 2 gm IV q8h)	미국 악어의 구강 세균 검출: Aeromonas hydrophilaand Clostridia sp. 포함 혐기성균(S Med J 82:262, 1989).
박쥐, 너구리, 스컹크	피부로 부터 Strep와 staph; 광견병	**AM-CL** 875/125 mg po bid 또는 500/125 mg po tid	**Doxy** 100 mg po bid	미국에서, **항-광견병 치료의 적응증:** 광견병 면역글로불린+백신(참고 〈표 20B〉, 250쪽).
낙타	S. aureus, P. aeruginosa, 기타 그람음성 간균	**Diclox** 250-500 mg po q6h + **CIP** 750 mg po bid	**Cephalexin** 500 mg po qid + **CIP** 750 mg po bid	EJCMID 18:918, 1999 참조.
고양이: 80%가 감염됨, 배양과 경험적으로 치료 Cat-scratch 질환: 45쪽	**Pasteurella multocida,** Streptococci, Staph. aureus, Neisseria, Moraxella	**AM-CL** 875/125 mg po bid 또는 500/125 mg po tid	**Cefuroxime axetil** 0.5 gm po q12h 또는 **doxy** 100 mg po bid. **Cephalexin은 사용하지 말 것.** FQs에 시험관내 감수성	**P. multocida는 dicloxacillin, cephalexin, clinda에 대해 내성; 많은 균주가 erythro 내성**(azithro에 대해 가장 감수성, 그러나 임상자료 없음). P. multocida 감염은 24시간 내에 발생. 골수염에 대해 관찰. 만약 배양에서 P. multocida 단독만 자란다면, pen G IV 또는 pen VK po로 전환 가능. 참조 개 교상(Dog Bite)
메기 쏘임(Catfish sting)	독소	해설 참조		즉각적인 통증, 홍반 및 부종으로 나타남. Strep 연조직염과 비슷. 2차 감염이 될 수 있음; AM-CL이 합리적인 예방 항생제.

약어는 2쪽 참조. *참고: 모든 용량은 성인용(특별한 지시가 없을 경우)이며 일반적인 신장 기능을 간주한다. § 대체 요법은 알러지, PK, 준수, 국소 저항과 비용을 고려한다.

해부학적 부위/진단/조정	흔한 원인균	권장 요법*		보조적 진단 치료법 및 해설
		일차	대체§	
피부/교상 (계속)				
개: 오직 5%만 감염됨; 심하게 물린 경우 또는 나쁜 병발질환이 있는 경우(예; 당뇨병)에만 치료	**Pasteurella canis**, S. aureus, sterptococci, Fusobacterium sp.,Capnocytophaga canimorsus	**AM-CL** 875/125 mg po bid 또는 500/125 mg po tid	**Clinda** 300 mg po qid + FQ(성인) 또는 **clinda + TMP-SMX**(소아)	Anti-rabies 예방을 고려; 광견병 면역글로불린 + 백신 〈표 20B〉. 비장절제 환자에서 Capnocytophaga는 국소 가피(eschar), DIC를 동반한 패혈증 초래 가능. **P. canis는 diclox, cephalexin, clinda 및 erythro에 내성;** ceftriaxone, cefuroxime, cefpodoxime 및 FQs에 감수성.
사람 세균학에 대하여, 참조 CID 37:1481, 2003.	Viridans strep 100%, Staph epidermidis 53%, corynebacterium 41%, **Staph. aureus 29%, eikenella 15%,** bacteroides 82%, peptostrep 26%	**초기**(아직 감염되지 않음): **AM-CL** 875/125 mg po bid × 5일. **후기:** 감염의 징후(흔히 3-24시간내): (**AM-SB** 1.5 gm IV q6h 또는 **cefoxitin** 2 gm IV q8h) 또는 (**TC-CL** 3.1 gm IV q6h) 또는 (**PIP-TZ** 3.375 gm IV q6h 또는 4.5 gm q8h 또는 3.375 gm q8h 4-시간 주사). Pen 알레르기: **Clinda-(CIP 또는 TMP-SMX** 둘 중 하나)		**세척, 관류 및 괴사조직제거술이 가장 중요.** 수부교상(clenched fist injuries)에 대해, 반드시 X-선 검사. 입원환자에 의해 물린 경우, 호기 그람음성간균을 고려. **Eikenella는 clinda, nafcillin/oxacillin, metro, P Ceph 1, 및 erythro 내성; FQs 및 TMP-SMX 감수성.**
거머리(약용) (Ln 381:1686, 2013)	Aeromonas hydrophila	**CIP**(400 mg IV 또는 750 mg po) bid	**TMP-SMX DS** 1 tab po bid	Aeromonas는 거머리의 위장관 통로에 존재. 거머리가 의료용으로 사용된 경우 몇몇은 예방 목적의 항생제 투약 하는 경우 있으나, 보편적으로 승인되거나 필요한 것은 아님.
돼지	복합균: 그람양성구균, 그람음성간균, 혐기균, Pasteurella sp.	**AM-CL** 875/125 mg po bid	**P Ceph 3** 또는 **TC-CL** 또는 **AM-SB** 또는 **IMP**	정보는 적으며, 그러나 감염은 흔하고 중증임(Ln 348:888, 1996).
프레이리 독(Prairie dog)	원숭이두창(monkeypox)	참조 〈표 14A〉, 191쪽. 치료 권장하지 않음.		CID 20:421, 1995
쥐	Spirillum minus와 Streptobacillus moniliformis	**AM-CL** 875/125 mg po bid	**Doxy**	광견병 치료는 필요하지 않음. 서교열(rat bite fever)의 원인(Streptobacillus moniliformis): Pen G 또는 doxy, 대체약제 erythro 또는 clinda.
바다표범	Marine mycoplasma	Tetracycline × 4주		물린 후에 나타나는데 수주가 경과될 수 있음(Ln 364:448, 2004).
뱀: 독사(pit viper) (참고: NEJM 347:347, 2002).	Pseudomonas sp., Enterobacteriaceae, Staph. epidermidis, Clostridium sp.		**일차요법은 항뱀독소**(antivenom). Penicillin이 일반적으로 사용되나, 분리된 미생물에 효과적이지 않을 수 있음. Ceftriaxone이 더 효과적. 파상풍 예방의 적응증. 참고: CID 43:1309, 2006.	
거미 교상: 거미에 의한 대부분의 괴사성 궤양은 아마도 다른 원인에 의한 것임, 예: 피부 탄저병(Ln 364:549, 2004) 또는 **MRSA 감염**(거미교상은 통증; 탄저병은 무통증.)				
Widow(Latrodectus)	감염성이 없음	없음	"급성 복증"과 혼동 가능. Diazepam 또는 calcium gluconate가 통증, 근육연축을 치료하는데 도움. 파상풍 예방.	
Brown recluse(Loxosceles) NEJM 352:700, 2005.	감염성이 없음. 과도한 진단! 거미의 분포는 미국 중남부와 남서부의 사막에 국한됨	교상은 흔히 자연회복 및 자연 치유됨. 효과가 입증된 치료법이 없음.	**Dapsone** 50 mg po q24h이 근거자료가 많지 않음에도 종종 사용됨.	Dapsone은 용혈의 원인(G6PD 결핍 검사). 간염 초래 가능; 기초 및 매주 간 기능검사 권장.

약어는 2쪽 참조. *참고: 모든 용량은 성인용(특별한 지시가 없을 경우)이며 일반적인 신장 기능을 간주한다. § 대체 요법은 알러지, PK, 준수, 국소 저항과 비용을 고려한다.

〈표 1〉 초기 항균요법 선택

해부학적 부위/진단/조정	흔한 원인균	권장 요법*		보조적 진단 치료법 및 해설
		일차	대체§	
피부 (계속)				
종기(Boils–종기증(Furunculosis)–약물 중독자에서 피하농양("피부 poppers"). 큰종기(Carbuncles) = 다수의 연결된 종기증(furuncles); Emergency Dept. Perspective(NEJM 370:1039, 2014)				
활동성 병변 〈표 6〉, 87쪽 참조	Staph. aureus, MSSA와 MRSA 둘 다 IDSA 지침: CID 59:147, 2014; CID 59147, 2014	**종기 및 농양** < 5 cm, 외래환자, 당뇨병 없음, 면역 억제, 대부분 절개 및 배농(I&D)으로 치료. 큰 또는 다발성 농영, I&D에 전신 감염 증후군에 항생제를 추가하는 것은 이점이 있을 수 있음: 선택약제는 **TMP/SMX** 1–2 DS bid(BMI > 40이면 고용량), **Clinda** 300–450 mg po tid (BMI > 40이면 고용량), 또는 **Doxy** 100 mg po bid 또는 **Mincocycline** 100 mg po bid 5–10일 치료. **절개 및 배농 치료의 핵심!**		기타 선택약제: **Linezolid** 600 mg po bid × 10일; **Tedizolid** 200 mg po qd × 6 d; **Fusidic acid**[NUS] 250–500 mg po q8–12h ± **RIF**(CID 42:394, 2006); **cephalexin** 500 mg po tid–qid 또는 dicloxacillin 500 mg po tid–qid. 오로지 MRSA에 낮은 유병율, 초음파 유용함(NEJM 370:1039, 2014). **주의: 바늘 흡인은 부적절.**
종기 재발의 횟수를 줄이기 위해–탈집락 치료(decolonization) 외과 예방을 위해, 참조 〈표 15B〉, 222쪽.	MSSA와 MRSA IDSA 지침, CID 59:e10, 2014.	7일 치료: **Chlorhexidine(2%)** 매일 세척; 2% **mupirocin 연고**를 전비강 1일 2회; (**Rifampin** 300 mg bid + **doxy** 100 mg bid).	**Mupirocin 연고**를 전비강 bid × 7일 + **chlorhexidine(2%)**로 세척 × 7일 + (**TMP–SMX DS** 1 tab po bid + **RIF** 300 mg po bid) × 7일	적절한 약제 선택은 불확실. chlorhexidine를 bleach bath(표백 목욕)으로 대체 가능(Inf Control Hosp Epidemiol 32:872, 2011). 그러나 단지 미미한 효과(CID 58:679, 2014). mupirocin 및 retapamulin의 시험관내 내성은 대략 10%(AAC 58:2878, 2014).
화농땀샘염(Hidradenitis suppurativa) 감염성 질병은 아니지만 세균성 표재감염 발생.	2차적으로 감염된 병변: S. aureus, Enterobacteriaceae, pseudomonas, 혐기균	Clinda 1% 국소 크림 **Adalimumab** 40 mg 매주 1회 투약이 효과(AnIM 157:846, 2012)	Tetracycline 500 mg po bid × 3개월	액와부, 서혜부, 항문주위, 회음부, 유방 하부의 아포크린샘이 케라틴에 의해 막혀서 발생. 기타 치료: 땀억제제, 헐렁한 의류 및 항안드로젠. Dermatol Clin 28:779, 2010.
화상. 전체적인 치료에 대하여: NEJM 350:810, 2004–단계적인 증례 요약 및 해설				
초기 화상 상처 치료 가능하면, 화상전문 치료센터 이용. 국소 치료 선택(NEJM 359:1037, 2008; Clin Plastic Surg 36:597, 2009)	**감염되지 않음** 잠재적 병원균 예방: 그람 양성 구균, 그람음성간균, 칸디다	조기절제 및 상처 봉합. 피부이식 수술/피부대치물 다양. 샤워수치료 요법. 국소 항균제.	1% **Silver sulfadiazine** 크림 1–2 × 매일. 통증 경감. 화상부위의 변연화로 인해 일시적이고 가역적인 호중구 감소증 발생. 골수독성은 아님.	Mafenide acetate 크림은 대체약제이지만 통증이 있음. 항파상풍 예방의 적응증.
화상 상처 패혈증 표준 정의: J Burn Care Res 28:776, 2007. 정량적 상처 배양 필요.	Strep. pyogenes, Enterobacter sp., S. aureus, S. epidermidis, E. faecalis, E. coli, P. aeruginosa. 드물게 진균. 드물게 Herpesvirus.	최저농도 15–20 μg/mL에 신속하게 도달하기 위해 **Vanco** 고용량 투여 + (**MER** 1 gm IV q8h 또는 **cefepimr** 2 gm IV q8h) + **Fluconazole** 6 mg/kg IV qd 대체약제 해설 참조.		Vanco 알레르기/불내성: **Dapto** 6–10 mg/kg IV qd beta lactam의 IgE 매개 알레르기: **Aztreonam** 2 gm IV q6h. ESBL 또는 carbapenemase 생성 MDR 그람 음성 간균: 오직 **Colistin + (MER 또는 IMP) 선택**

약어는 2쪽 참조. *참고: 모든 용량은 성인용(특별한 지시가 없을 경우)이며 일반적인 신장 기능을 간주한다. § 대체 요법은 알러지, PK, 준수, 국소 저항과 비용을 고려한다.

해부학적 부위/진단/조정	흔한 원인균	권장 요법*		보조적 진단 치료법 및 해설
		일차	대체§	
피부 (계속)				
Cellulitis(연조직염), erysipelas(단독): 주의: 연조직염으로 나타날 수 있는 질환을 고려(AnIM 143:47, 2005)				
당뇨병에 대해, 참조 아래 임상진료지침: CID 59:147, 2014.	Streptococcus sp., A, B, C, G군 Staph. aureus(MRSA 포함) (하지만 드묾). Strept sp: 화농성 아님. staph sp: 화농성	**입원 환자: 다리를 높이 올림. Pen G** 1-2 million units IV q6h 또는 **cefazolin** 1 gm IV q8h. 만약 페니실린 알레르기: **Vanco** 15 mg/kg IV q12h. 열이 없을 때: **Pen VK** 500 mg po qid 식전 및 취침시(ac&hs). 총 치료 기간: 10일	**외래 환자: 다리를 높이 올림. Pen VK** 500 mg po qid 식전 및 취침시(ac & hs) × 10일. 만약 페니실린 알레르기: **Azithro** 500 mg po once daily × 1일 이어서 250 mg po once daily × 4일(총 5일). 드물게, **Linezolid** 600 mg po bid(값이 비쌈) 또는 **Tedizolid** 200 mg po q24h.	• 단독(Erysipelas): 거상(elevation), IV 항생제, 만약 T. pedis 존재할시 치료, 만약 비화농성이면 배양 필요 하지 않음, TMP-SMX 는 실패할 수 있음. • 입원 또는 다용량 po 요법을 지키지 않는 환자에게는 지속성 dalbavancin 또는 oritavancin 투약 가능(둘다 IV) (값이 비쌈). • 만약 심부 농양에 관해서 확실하지 않으면, 병상초음파가 도움이 됨. 만약 존재시: 종기증(종기)
안면, 성인(단독)	Strep. sp(A, B, C ,G 군), Staph. aureus(MRSA 포함), S. pneumo	**Vanco** 15 mg/kg(실제 무게) IV q8-12h(최대 목표 농도 15-20 μg/ml 도달하기 위함)	**Dapto** 4 mg/kg IV q 24h **또는 Linezolid** 600 mg IV q 12h	**경험요법의 선택약제는 반드시 S. aureus에 대해 효과가 있어야함.** 얼굴의 S. aureus 단독은 사지의 Streptococcal 단독과 유사할 수 있음. 시험관내 감수성결과가 나올 때까지 MRSA에 대해 경험적으로 치료하게 됨.
당뇨병 및 단독 (각주, "당뇨병" 13쪽 참조)	Strep. sp(A, B, C & G군), Staph. aureus, Enterobacteriaceae; 혐기균	**초기 경증: TMP-SMX-DS** 1-2 tabs po bid + (**Pen VK** 500 mg po qid 또는 **cephalexin** 500 mg po qid). **중증 질환: IMP, MER, ERTA 또는 Dori** IV + (**linezolid** 600 mg IV/po bid 또는 **vanco** IV 또는 **dapto** 4 mg/kg IV q 24h). 용량, 참조 13쪽, 당뇨족		괴사성근막염을 배제하고 균배양을 하기위해 즉각적인 외과 괴사조직제거술 실시. 만약 패혈증이 의심되면, 가스를 확인하기 위해 사지의 X-선 검사. **예후는 혈류공급여부에 따름: 동맥을 평가.** 참조 당뇨족, 13쪽. 중증의 경우, 호기성 그람 음성 간균과 MRSA 둘다 치료 가능한 요법을 사용함.
림프부종에 2차 단독 **(선천성 = Milroy's 질환); 림프절 절제를 포함한 유방수술-후**	A, C, G군 Streptococcus sp.	**Benzathine pen G** 1.2 million units IM q4 wks 또는 **Pen VK** 500 mg bid 또는 **Azithro** 250 mg po qd		빈번한 연조직염이 발생하는 환자에서만 적응증. 관리화 임상 시험에서 효과를 보임(NEJM 368:1695, 2013).
비듬(지루성 피부염)	Malassezia species	2% **Ketoconazole 샴푸** 또는 2.5% **selenium sulfide**(참조 7쪽, 만성 외이도염)		
다형 홍반(Erythema multiforme)	H. simplex 1형, mycoplasma, Strep. pyogenes, 약제(sulfonamides, phenytoin, penicillins)			**치료: Acyclovir,** 만약 H. simplex에 의한 경우(Dermatology 207:349, 2003).
결절 홍반(Erythema nodosum)	Sarcoidosis, 염증성 장질환, MTB, coccidioidomycosis, yersinia, sulfonamides, Whipple's disease			**치료: NSAIDs; 난치성인 경우,** glucocorticoids. 가능한 경우 돌연적인 질환을 확인 및 치료.
홍색 음선(Erythrasma)	Corynebacterium minutissimum	국소부위 감염: **국소 Clinda** 2-3 × daily × 7-14일	전신 감염: (**Clarithro** 500 mg po bid 또는 **Erythro** 250 mg po bid) × 14일	Wood's lamp하에서 Coral red 형광. 만약 감염이 재발하면, benzyl peroxide가 포함된 항균 비누 또는 세척액으로 예방 목욕.
모낭염(Folliculitis)	S. aureus, candida, P. aeruginosa가 흔함	대부분 자연 치유, 치료 필요 않음. Staph에 국소 mupirocin 또는 Candida에 국소 항진균제 사용 가능.		
종기증(Furunculosis)	Staph. aureus	참조 종기 54쪽.		
출혈성 대수포 병변 해수에 오염된 찰과상 또는 경변증 환자의 날 해산물 섭취	**Vibrio vulnificus** (CID 52:788, 2011; JAC 67:488, 2012)	**Ceftriaxone** 2 gm IV q24h + (**Doxy** 또는 **Minocycline**) 100 mg po/IV bid	**CIP** 750 mg po bid 또는 400 mg IV bid	건강한 사람에서 상처 감염, 하지만 간경변환자에서 대부분 균혈증 나타남. 발병기전: 오염된 해수에 열린 상처 노출, 괴사성 근막염을 야기할 수 있음(JAC 67:488, 2012). 외과적 괴사조직 제거술(Am J Surg 206:32, 2013).

약어는 2쪽 참조.　　*참고: 모든 용량은 성인용(특별한 지시가 없을 경우)이며 일반적인 신장 기능을 간주한다.　　§ 대체 요법은 알러지, PK, 준수, 국소 저항과 비용을 고려한다.

〈표 1〉 초기 항균요법 선택

해부학적 부위/진단/조정	흔한 원인균	권장 요법* 일차	권장 요법* 대체§	보조적 진단 치료법 및 해설
피부 (계속)				
대상포진(shingles): 참조 〈표 14〉				
Impetigo(농가진) - 어린이, 군대				
"Honey - crust" 병변(비 - 수포성) Ecthyma(농창)은 면밀하게 연관됨. "Punched out"피부 병변을 일으킴.	**A군 strep 농가진**(드물게 B, C & G군 Strep. sp.); 딱지 병변은 Staph. aureus + streptococci 원인. Staph. aureus는 2차 집락균일 수 있음.	2% Mupirocin 연고 tid 또는 2% fusidic acid 크림NUS × 5일 또는 1% retapamulin 연고 bid × 5일	다수 및/또는 돌발발생 이외에는 경구투여 항생제 쓰지 않음. MSSA: **Diclox** 또는 **cephalexin**; MRSA: **Doxy, Clinda 또는 TMP - SMX**	Strep와 staph 농가진을 합한 메타분석에서, mupirocin이 위약보다 더욱 높은 완치율을 갖고 있음. Mupirocin이 경구 erythro.보다 우수한 효과. Penicillin은 erythro 보다 낮은 효과. 위약 - 대조시험이 거의 없음. 참고: Cochrane Database Systemic Reviewss, 2004(2): CD003261. USA - 300 CA - MRSA 분리주의 46%가 Mupirocin 내성 유전자를 보유(Ln 367: 731, 2006). **주의:** Mupirocin에 대한 내성이 계속 진전되는 동안, 일반의약품 3중 항생연고(Neomycin, polymycin B, Bacitracin)이 시험관내에서 활성을 보임(DMID 54: 63, 2006). **Ecthyma:** 농가진 보다 깊숙한 표피의 감염. 비경구 penicillin이 필요할 수 있음. 군대에서 발생 보고: CID 48: 1213 &1220, 2009.
		성인용량은 〈표 10A〉 참조.		
대수포성(만약 터지면, 얇은 "니스 - 모양의" 딱지)	**Staph. aureus** MSSA & MRSA: 표피박리독소 A를 생성하는 균주	**MSSA에 대해:** 경구요법 **dicloxacillin, oxacillin, cephalexin, AM - CL, Clinda, TMP - SMX - DS 또는 mupirocin** 연고 또는 **retapamulin** 연고	**MRSA에 대해: Mupirocin** 연고 또는 경구요법 **TMP - SMX - DS, minocycline, doxy, clinda**	
		용량 〈표 10A〉 참조.		
감염된 상처, 사지 - 외상 - 후(물림에 대해, 참조 53쪽; 수술 - 후에 대해, 아래 참조) - **그람염색 음성**				
경증 - 중등도; 합병증이 없음 필요하다면 괴사조직 제거.	복합균주: S. aureus(MSSA와 MRSA), 호기성 & 혐기성 strep, Enterobacteriaceae, C. perfringens, C. tetani; 만약 물에 노출되었다면, Pseudomonas sp., Aeromonas sp. 이라크에 있는 군인에서 Acinetobacter (참조 CID 47: 444, 2008)	**TMP - SMX - DS** 1 - 2 tabs po bid 또는 clinda 300 - 450 mg po tid(해설 참조)	**Minocycline** 100 mg po bid 또는 **linezolid** 600 mg po bid(해설 참조)	**배양 및 감수성, 그람염색 검사. 적응증이 되면 파상풍 톡소이드.** **경증 감염:** 권장 약제는 S. aureus와 Strep속을 겨냥. 만약 그람음성간균이 의심되면, 추가 **AM - CL - ER** 1000/62.5 mg 2tabs po bid. 만약 MRSA가 erythro 내성이면, clinda에 대한 유도내성을 갖고 있을 수 있음. **열 - 패혈증:** 또다른 대체약제는 **linezolid** 600 mg IV/po q12h. 만약 그람음성간균 및 중증 pen 알레르기라면, **CIP** 400 mg IV q12h(만약 p.aeruginosa면 q8h) 또는 **Levo** 750 mg IV q24h. 왜 1 - 2 **TMP/SMX - DS**를 투여하는가? 참조 〈표 6〉 (MRSA)의 각주1의 토의 **TMP/SMX**은 strep속 에 대한 효과가 예측 불가능.
패혈증 동반 발열 - 입원 환자 필요하다면 괴사조직 제거.		[**TC - CL 또는 PIP - TZ 또는 Dori**NAI **또는 IMP 또는 MER 또는 ERTA**(용량, 페이지25)] + **vanco** 15 - 20 mg/kg q8 - 12h	(**Vanco** 15 - 20 mg/kg IV q8 - 12h 또는 **dapto** 6 mg/kg IV q 24h 또는 **ceftaroline** 600 mg IV q12h 또는 telavancin 10 mg/kg IV q24h) + (CIP 또는 Levo IV - 용량 설명)	
감염된 상처, 수술 후 - 그람염색 음성; 그람염색 양성구균에 대해 - 참조 아래 위장관 또는 여성 생식기를 침범하지 않는 수술				
패혈증 없음(경증)	Staph. aureus, A, B, C 또는 G군 strep속	**TMP - SMX - DS** 1 tab po bid	**Clinda** 300 - 450 mg po tid	삼출물의 그람염색 검사. 만약 그람음성간균이면, β - lactam/β - lactamase 억제제를 추가: **AM - CL - ER po** 또는 **(ERTA 또는 PIP - TZ 또는 TC - CL)** IV. 용량, 23쪽. 왜 1 - 2 **TMP/SMX - DS**를 투여하는가? 참조 〈표 6〉 (MRSA)의 각주1의 토의 **TMP/SMX**은 strep속에 대한 효과가 예측 불가능.
패혈증 있음(중증)		**Vanco** 15 - 20 mg/kg(실제 무게) IV q8 - 12h(최대 목표 농도 15 - 20 μg/mL 도달하기 위해)	**Dapto** 6 mg/kg IV q24h 또는 **telavancin** 10 mg/kg IVq24h	

약어는 2쪽 참조.　*참고: 모든 용량은 성인용(특별한 지시가 없을 경우)이며 일반적인 신장 기능을 간주한다.　§ 대체 요법은 알러지, PK, 준수, 국소 저항과 비용을 고려한다.

해부학적 부위/진단/조정	흔한 원인균	권장 요법*		보조적 진단 치료법 및 해설
		일차	대체§	
피부/감염된 상처, 수술 후 - 그램염색 음성 (계속)				
위장관(구인두, 식도 포함) 또는 여성 생식기를 침범하는 수술 - 열, 호중구증가증	MSSA/MRSA, coliforms, bacteroides 및 기타 혐기균	만약 중증상태이면, [**PIP - TZ 또는 (P Ceph 3 + metro) 또는 Dori 또는 ERTA 또는 IMP 또는 MER**] + (vanco 1 gm IV q12h 또는 **dapto** 6 mg/kg IV q 24h) **경증 감염**: **AM - CL - ER** 1000/62.5 mg 2 tabs po bid 만약 그람 염색에서 그람양성구균이면 **TMP - SMX - DS** 1 - 2 tabs po bid 추가. 용량 〈표 10A〉 및 각주32, 10쪽.		모든 치료선택에 대해, 참조 복막염, 47쪽. 가장 중요: 상처 배농과 배양 실시. Vanco 대신 **linezolid**로 대체가능. β - lactams 대신 **CIP 또는 Levo**로 대체가능. 왜 2 **TMP/SMX - DS** 인가? 참조 〈표 6〉 (MRSA)의 각주1의 토의
Meleney's 상승 괴저(synergistic gangrene)	참조 괴사성근막염, 57쪽.			
감염된 상처, 수술 후, 발열 환자 - 그람염색 양성: 그람 양성 구균의 군집	S. aureus, MRSA 가능성	**배양과 감수성 시행; 상처 개방 및 배액** **경구**: **TMP - SMX - DS** 1 tab po bid 또는 **Clinda** 300 - 450 mg po tid(해설 참조)	**IV**: **Vanco** 15 - 20 mg/kg q8 - 12h 또는 **dapto** 4 - 6 mg/kg IV q24h 또는 **ceftaroline** 600 mg IV q12h 또는 **telavancin** 10 mg/kg IV q24h	MRSA 확인을 위해 배양과 감수성검사 필요. CA - MRSA에 다른 경구용 선택약제는 minocycline 100 mg po q12h 또는 **Doxy** 100 mg po bid(저가)과 linezolid 600 mg po q12h(고가)을 포함. 만약 MRSA가 clinda - 감수성이나 erythro - 내성이면, 유도형 clinda 내성을 주의. Dalbavancin과 oritavancin이 급성 세균성 피부와 피부구조 감염에 최근 FDA 승인됨.
괴사성근막염: "살을 먹는(flesh - eating) 세균"				
수술 후, 외상 또는 연쇄 구균 피부 감염 가스괴저 참조 46쪽, 및 독성 쇼크 67쪽. 참조: CID 59:147, 2014; NEJM 360:281, 2009	**다섯가지 형**: (1) A, C, G군 Strep sp., (2) 복합균: 호기 + 혐기(만약 S.aureus + 혐기성 Strep=Meleney's 상승괴저; (4) 지역사회획득 MRSA; (5) K. pneumoniae(CID 55:930 & 946, 2012)	Clostridia의 치료를 위해, 참조 근육, 가스고저, 46쪽. **복합균** 상처감염의 용어는 명확하지 않음: Meleney 상승괴저, Fournier 괴저, 괴사성근막염은 흔한 병태생리. **모두 즉각적인 외과적 괴사조직변연절제술** + 항생제 치료를 필요. 괴사성근막염의 진단은 절개와 탐침(probing)을 필요. 피하(근막 깊이)를 탐침으로 찔러 저항이 없으면, 진단 = 괴사성근막염. 원인균이 strep, clostridia, 복합균 감염, 또는 S. aureus 인지 결정하기 위해 **그람염색/배양이 필요.** **치료**: strep 또는 clostridia이면, **Pen G**; 복합균감염이면, **Dori**NAI, **IMP 또는 MER**, MRSA가 의심되면, **vanco 또는 dapto** 추가. **주의**: 만약 strep 괴사성근막염이면, penicillin과 clinda 치료가 합리적(SMJ 96:968, 2003); 만약 clostridia ± 가스괴저이면, penicillin에 clinda 추가(참조 46쪽). MRSA **참고: NEJM 352:1445, 2005. 독성 쇼크증후군, 연쇄구균성에 대하여, 참조** 67쪽.		
찔림 상처 - 손발톱, 이쑤시개	테니스화를 통해: P. aeruginosa	이물 제거를 위한 국소 죽은조직 제거술 그리고 파상풍 예방; 항생제 치료 없음		골수염은 발바닥 찔림 상처의 오직 1 - 2%에서만 발생. 만약 방사선 비투과 이물의 가능성일수 있으므로 x - ray 고려.
포도구균 화상피부증후군(Staphylococcal scalded skin syndrome) 참고: PIDJ 19:819, 2000	독소 - 생산 S. aureus	MSSA에 대해 **Nafcillin** 또는 **oxacillin** 2 gm IV q4h(소아: 150 mg/kg/일 분할 q6h) × 5 - 7일; MRSA에 대해 **vanco** 15 - 20 mg/kg q8 - 12h(소아 40 - 60 mg/kg/일 분할 q6h)		독소는 **상피내 분열** 및 양성 Nikolsky 증후의 원인. 생검 감별진단: 약제는 상피/피부 분열 야기, **독성표피괴사용해증(toxic epidermal necrolysis)이라 불림** - 더욱 중증.
궤양성 피부병변 감별진단	고려: 탄저병, 야토병, P. aeruginosa(괴저 농피증), 페스트, blastcmycosis, 거미(드물게), mucormycosis, 마이코박테리아, leishmania, YAWS, 동맥 기능부전, 정맥 울혈, 및 기타.			

약어는 2쪽 참조. *참고: 모든 용량은 성인용(특별한 지시가 없을 경우)이며 일반적인 신장 기능을 간주한다. § 대체 요법은 알러지, PK, 준수, 국소 저항과 비용을 고려한다.

〈표 1〉 초기 항균요법 선택

〈표 1〉 초기 항균요법 선택

해부학적 부위/진단/조정	흔한 원인균	권장 요법*		보조적 진단 치료법 및 해설
		일차	대체§	
피부/괴사성근막염: "살을 먹는(flesh-eating) 세균" (계속)				
궤양성 피부: 정맥/동맥 울혈; 이차 감염과 동반된 압력(감염된 욕창) 비치료, 비감염 궤양케어(AnIM 159:532, 2013).	복합균: Streptococcus sp(A, C, G군), enterococci, 혐기성 strep, Enterobacteriaceae, Pseudomonas sp., Bacteroides sp., Staph. aureus	중증의 지역 또는 가능한 균혈증: **IMP 또는 MER 또는 DORI** 또는 **TC-CL 또는 PIP-TZ 또는 ERTA.** 만약 그람염색에서 그람 양성 구균 검출시, **Vanco** 추가 용량은 각주5, 6, 7, 11, 14, 32 참조	**[(CIP 또는 Levo) + Metro]** 또는 **[(CFP 또는 Ceftaz) + Metro].** 만약 그람염색에서 그람 양성 구균 검출시, **Vanco** 추가.	만약 궤양이 임상적 염증성일 때, 국소 치료 없이 IV로 치료할 것. 만약 임상적으로 염증성이 아닐 때, 괴사조직 제거술, 이물제거(만약 동맥부전증이 아닌 경우) 팔과 다리의 상승에 무게부하를 주는 직접적인 압력 감소를 고려. 세균수 감소를 위한 국소치료: silver sulfadiazine 1% 또는 복합 항생제 연고. **Chlorhexidine과 povidone iodine은 육아조직에 해로울 수 있으므로-피할 것.** 만약 염증성이 아닐시, 공기 침상, 단백질 보충제, 방사열, 전기적자극에서 치료효과 향상(AnIM 159:39, 2013).
Whirlpool: 온수 욕조 모낭염	Pseudomonas aeruginosa	흔히 자연 치유됨, 치료는 필요하지 않음.		온수 욕조의 청소: 배액 및 염소 소독. 또한 탈락성 미용용품과 연관됨(루파 스폰지)
Whirlpool: 손톱미용실, 연조직감염	Mycobacterium(fortuitum 또는 chelonae)	**Minocycline, doxy** 또는 **CIP**		참고: CID 38:38, 2004.
비장(SPLEEN). 비장절제술 후 예방에 대하여, 참조 〈표 15A〉, 220-222쪽; 비장절제술 후 패혈성 쇼크에 대하여, 참조 〈표 1〉, 66쪽. 백신: CID 58:309, 2014. **비장농양**				
심내막염, 균혈증	Staph. aureus, streptococci	만약 MSSA라면, **Nafcillin** 또는 **oxacillin** 2 gm IV q4h 또는 **cefazolin** 2 gm IV q8h.	만약 MRSA라면, **Vanco** 15-20 mg/kg IV q8-12h(최대 목표 농도 15-20 μg/mL 도달 위해)	Burkholderia(Pseudomonas) pseudomallei는 동남아시아에서 비장농양의 흔한 원인. 발열 및 좌측상부 4분의 1(LUQ) 통증 나타남. 항균치료 및 비장절제술이 흔한 치료.
복부내 부위로부터 연속된	Polymicrobic	이차성복막염과 같이 치료, 47쪽.		
면역손상	Candida sp.	**Amphotericin B**(용량, 참조 〈표 11〉, 130쪽)	**Fluconazole, caspofungin**	
SYSTEMIC SYNDROMES(전신 증후군): 발열/무열 감염된 **진드기, 벼룩, 또는 이**에 의해 감염전파: 역학적 병력이 필수적. **바베스열원충증, Lyme병, 및 과립구(Ehrlichiosis)**는 동일한 병원소와 진드기 매개체를 가짐.				
바베스열원충증(Babesiosis): NEJM 366:2397, 2012참조. 만약 무증상, 젊은 사람, 비장이 존재, 및 면역기능정상인 경우 치료 하지 말 것; 림프종 환자에서 치명적일 수 있음	원인균: B. microti 등. 매개체: 흔히 Ixodes 진드기 숙주: 미국 흰발붉은쥐(White-footed mouse) 및 기타	[(**Atovaquone** 750 mg po q12h) + (**azithro** 600 mg po 첫날, 이어서 500-1000 mg/일) × 7-10일]. 만약 중증 감염이면 [**clinda** 1.2 gm IV bid 또는 600 mg po tid × 7일 + **quinine** 650 mg po tid × 7일. **소아용량: Clinda** 20-40 mg/kg/일 및 quinine 25 mg/kg/일] + **교환수혈**-해설 참조		말초혈액도말에서 병원균을 볼 수 있는 **7가지 질환:** 아프리카/아메리카 수면병; 바베시아증; 바토넬라증; 사상충증; 말라리아; 재귀열. **진단:** 혈액의 Giemsa-염색 도말; 항체검사 가능. 가능하다면 PCR. **치료: 교환수혈은 중증질환에서 초기에 부가적으로 사용되는 경우 성공적.** 면역 손상인 경우 6주 또는 그 이상의 치료가 필요 할 수 있음. Lyme병 및/또는 과립구 동시감염 감시
Bartonella 감염: 고찰 EID 12:389, 2006.				
무증상 균혈증	B. quintana, B. henselae	**Doxy** 100 mg po/IV × 15일		심내막염과/또는 참호열 초래 가능: 노숙자, 알콜중독자에서 발견, 특히 이(lice)/다리 통증이 있으면. 무증상이므로 자주 놓치기 쉬움.
Cat-scratch 질환	B. henselae	**Azithro** 500 mg po 1회, 이어서 250 mg/day po × 4일. **또는** 증상만 있을시-림프절염, 45쪽 참조.: 대부분 림프절염, 간염, 비장염, 원인불명열, 시신경망막염, 횡단척수염, 눈샘 증후군.		

약어는 2쪽 참조. *참고: 모든 용량은 성인용(특별한 지시가 없을 경우)이며 일반적인 신장 기능을 간주한다. § 대체 요법은 알러지, PK, 준수, 국소 저항과 비용을 고려한다.

해부학적 부위/진단/조정	흔한 원인균	권장 요법* 일차	권장 요법* 대체§	보조적 진단 치료법 및 해설
전신 증후군(발열/무열) (계속)				
간균성 혈관종증(Bacillary angiomatosis); 간자색반병(Peliosis hepatis)–AIDS 환자 MMWR 58(RR–4):39, 2009; AAc 48:1921, 2004.	B. henselae, B. quintana	**Erythro** 500 mg po qid 또는 **Doxy** 100 mg po bid × 3개월 또는 그이상. 만약 CNS 연관시: **Doxy** 100 mg IV/po bid + **RIF** 300 mg po bid	**Azithro** 250 mg po once daily × 3개월 또는 그 이상	**사용하지 말 것**: TMP–SMX, CIP, Pen, Ceph. Bartonella **감염의 임상양상:** **HIV/AIDS 환자:** 간균성 혈관종증, 간균성 자색반병, 균혈증/심내막염/불명열 **면역기능정상환자:** 균혈증/심내막염/불명열/ 뇌염, Cat scratch 질환, 척수 골수염, 참호열(trench fever), Parinaud's 눈샘 증후군
		CD4 수와 상관없이, 3–4달 후 DC 치료(수지상세포 치료) 및 관찰. 재발 않으면, 억제치료 않음. 만약 재발시, **doxy, azithro, 또는 erythro** × 3개월. CD4 > 200 × 6개월 이면 멈춤.		
심내막염(26쪽 참조) (Circ 111:3167, 2005; AAC 48:1921, 2004)	B. henselae, B. quintana	감염된 판막의 외과적 제거술		**Gentamicin 독성:** 만약 Gen 독성 있으면, Rifampin 300 mg IV/po bod ×14일로 대체. 외과적 판막 제거술의 치료 효과는 불명확함. 아급성 세균성 심내막염과 같은 증상. 진단: 심초음파검사(ECHO), 절제된 심장 판막의 혈청학 & PCR.
		만약 심내막염 의심: **Ceftriaxone** 2 gm IV once daily × 6주 + **Gent** 1 mg/kg IV q8h × 14일 + **Doxy** 100 mg IV/po bid × 6주	심내막염 확정시: **Doxy** 100 mg IV/po bid × 6주 + **Gent** 1 mg/kg IV q8h × 11일	
Oroya fevere(오로야열) (급성) & Verruga peruana(바르토넬라증) (만성) (AAC 48:1921, 2004)	B. bacilliformis	**오로야열**: (**CIP** 500 mg po bid 또는 **Doxy** 100 mg po bid) × 14일. 대체약제: **chloro** 500 mg IV/po q6h + (**beta lactam 또는 Doxy** 100 mg po bid) × 14일	**바르토넬라증**: **RIF** 10 mg/kg po once daily × 14일 또는 **Streptomycin** 15–20 mg/kg IM(근주)/IV once daily × 10일 또는 **Azithro** 500 mg po q24h × 7일	오로야열은 안데스산맥에서 모래파리(sandfly)에 의해 전염됨. 관련된 Bartonella(B. rochalimae)는 균혈증, 발열 및 비장비대증을 초래함(NEJM 356:2346 & 2381, 2007). **CIP 및 Chloro 살모넬라 이차감염의 예방에 선호**됨.
Trench fever(FUO) (참호열) (AAC 48:1921, 2004)	B. quintana	심내막염 없음: **Doxy** 100 mg po bid × 4주 만약 심내막염이면: **Doxy + Gentamicin** 3 mg/kg once daily 치료기간의 초기 2주 동안(AAC 48:1921, 2004).		매개체는 몸. 사용하지 말 것: TMP–SMX, FQs, Cefazolin 또는 Pen
Ehrlichiosis.[31] CDC 정의는 다음 중 한 가지: (1) IFA 항체 4배 이상 증가, (2) 혈액 또는 뇌척수액에서 PCR로 Ehrlichia DNA 검출, (3) WBC내 상실배아(morulae) 확인과 IFA ≥1:64. WI, MN의 새로운 종(NEJM 365:422, 2011).				
사람 단핵구 ehrlichiosis(HEM) (MMWR 55(RR–4), 2006; CID 43:1089, 2006)	Ehrlichia chaffeensis(Lone Star 진드기가 매개체)	**Doxy** 100 mg po/IV bid × 7–14일	**Tetracycline** 500 mg po qid × 7–14일. 소아 또는 임신에서 권장하지 않음.	30개 주: 대부분이 뉴저지, 일리노이, 미주리, 오클라호마, 텍사스를 잇는 선의 남동부. 야외 활동 및 진드기 노출의 병력. 4–9월. 열, 발진(36%), 백혈구감소증 및 혈소판감소증. 혈액도말은 도움되지 않음. 조기진단을 위해 PCR.
사람 Anaplasmosis(전에 사람 과립구 ehrlichiosis로 알려짐)	Anaplasma(Ehrlichia) phagocytophilum(Ixodes sp. 진드기가 매개체). 개의 변이주는 Ehrlichia ewingii (NEJM 341:148 & 195, 1999)	**Doxy** 100 mg bid po 또는 IV × 7–14일	**Tetracycline** 500 mg po qid × 7–14일. 소아 또는 임신에서 사용 불가. 해설 참조	중서부 북부, 북동부, 서부해안 및 유럽. 진드기 노출의 병력. 4월–9월. 야외 활동 후 발열. 독감–양 질환. 발진 없음. 흔히 백혈구감소증/혈소판감소증. **진단:** 80%까지에서 혈액도말 양성. 확진을 위해 항체검사. **치료:** RIF이 시험관내 효과(IDCNA 22:433, 2008), 그러나 내성 증가의 우려. 만약 Doxy가 가능하지 않다면 Minocycline이 효과 있을 수 있음.

31) 풍토병 지역(뉴욕)에서, 진드기 성충과 유충 모두 높은 빈도로 HGE와 B. burgdorferi 둘 다에 동시 감염되었음(NEJM 337:49, 1997).

약어는 2쪽 참조. *참고: 모든 용량은 성인용(특별한 지시가 없을 경우)이며 일반적인 신장 기능을 간주한다. § 대체 요법은 알러지, PK, 준수, 국소 저항과 비용을 고려한다.

〈표 1〉 초기 항균요법 선택

해부학적 부위/진단/조정	흔한 원인균	권장 요법* 일차	권장 요법* 대체§	보조적 진단 치료법 및 해설
전신 증후군(발열/무열) (계속)				
Lyme병 주의: 동반되는 진드기-매개질환에 대한 고찰-바베스열원충증(JAMA 275:1657, 1996) 또는 ehrlichiosis. **지침** CID 51:1, 2010; NEJM 370:1724, 2014.				
풍토지역에서 ixodes에 감염된 진드기에 의해 물림. **노출 후 예방**	**IDSA 지침:** CID 43:1089, 2006; CID 51:1, 2010 웨스턴 블롯 진단 기준: **IgM**-23, 39, 41 Kilodaltons(Kd)의 3가지 중 2가지 양성 필요 **IgG**-18, 21, 28, 30, 39, 41, 45, 58, 66, 93 10가지중 5가지 양성 필요 두층의 진단적 접근에 대한 관심: 1) 표준 lyme ELISA 및 만약 가능하다면; 2) C6 peptide ELISA. 나은 민감도/특이성. 유럽인 사례에 적용 가능(CID 57:333 & 341, 2013).	**풍토병 지역이라면**, 만약 약충(nymph)이 사슴 진드기를 부분적으로 충혈시키면: **doxy** 200 mg po × 1회 음식과 함께 투여	**풍토병 지역이 아니라면**, 충혈되지 않았고, 사슴 진드기가 아니면: 치료하지 않음	풍토지역에서 예방 연구: 이동 홍반이 대조군의 3% 및 doxy군의 0.4%에서 발생(NEJM 345:79 & 133, 2001).
조기(이동 홍반) 해설 참조		**Doxy** 100 mg po bid. 또는 **amoxicillin** 500 mg po tid 또는 **cefuroxime axetil** 500 mg po bid 또는 **erythro** 250 mg po qid. 모든 요법은 14-21일 투여(10일 치료는 20일 치료만큼 효과적: AnIM 138:697, 2003). 소아용량에 대해 해설 참조		Azithro과 erythro으로 높은 임상실패율(Drug 57:157, 1999) **소아**(모두 경구용 × 14-21일): **Amox** 50 mg/kg/일 3회 분할 투여 또는 **cefuroxime axetil** 30 mg/kg/일 2회 분할 투여 또는 **erythro** 30mg/kg/일 3회 분할 투여 병변은 흔히 동질성-표적(target)-모양이 아님(AnIM 136:423, 2002).
심장염 해설 참조		(**Ceftriaxone** 2 gm IV q24h) 또는 (**cefotaxime** 2 gm IV q4h) 또는 (**Pen G** 3 million units IV q24h) × 14-21일	**Doxy**(해설 참조) 100 mg po bid × 14-21일 또는 **amoxicillin** 500 mg po tid × 14-21일.	1도 AV 차단: 경구 요법. 일반적으로 자연 치유. 고도 AV 차단(PR > 0.3 sec): IV 요법-영구적 심장박동기는 필요하지 않음. 그러나 일시적으로 39% 조율(pacing) (CID 59:996,2014).
안면신경마비 (단독 소견, 초기)		(**Doxy** 100 mg po bid) 또는 (**amoxicillin** 500 mg po) tid × 14-21일	**Ceftriaxone** 2 gm IV q24h × 14-21일	신경 질환을 배제하기 위해 LP 권장. 만약 LP 음성이면, 경구 요법 OK. 만약 비정상이거나 또는 시행되지 않았다면, 비경구 Ceftriaxone 권장.
수막염, 뇌염 뇌병증에 대해, 해설 참조		**Ceftriaxone** 2 gm IV q24h × 14-28일	(**Pen G** 20 million units IV q24h 분할 투여) 또는 (**cefotaxime** 2 gm IV q8h) × 14-28일	뇌병증: 기억력 장애, 우울증, 졸림, 또는 두통, 비정상 뇌척수액 소견. 89%에서 객관적인 비정상 뇌척수액 소견을 갖고 있음. 18명 환자중 18명이 ceftriaxone 2 gm/일 × 30일 치료로 호전(JID 180:377, 1999). 장기간 치료가 post-Lyme 증후군에 어떠한 이득이 있다는 확실한 증거는 없음(Neurology 69:1, 2007).
관절염		(**Doxy** 100 mg po bid) 또는 (**amoxicillin** 500 mg po qid), 둘 다 × 30-60일	(**Ceftriaxone** 2 gm IV q24h) 또는 (**pen G** 20-24 million units/일 IV) × 14-28일	1달 치료로 시작; 만약 오직 부분적 효과만 있다면, 1달 더 치료.
임신부		**Amoxicillin** 500 mg po tid × 21일	**만약 페니실린 알레르기면:** (**Azithro** 500 mg po q24h × 7-10일) 또는 (**erythro** 500 mg po qid × 14-21일). 선택약제에 doxy는 포함되지 않음.	
Lyme 질환 후 증후군		적응증 없음		치료의 효과가 없음(AJM 126:665, 2013; CID 51:1, 2010; AAC 58:6701, 2014; NEJM 345:85, 2001). 보강 고찰: CID 58:1267, 2014.

약어는 2쪽 참조. *참고: 모든 용량은 성인용(특별한 지시가 없을 경우)이며 일반적인 신장 기능을 간주한다. § 대체 요법은 알러지, PK, 준수, 국소 저항과 비용을 고려한다.

해부학적 부위/진단/조정	흔한 원인균	권장 오법*		보조적 진단 치료법 및 해설
		일차	대체§	
전신 증후군(발열/무열)/감염된 진드기, 벼룩 또는 이에 의해 전파 (계속)				
재귀열(relapsing fever)				
이매개열(louse-borne) (LBRF)	Borrelia recurrentis 병원소: 사람 매개체: Louse pediculus humanus	**Tetracycline** 500 mg IV/po × 1용량	**Erythro** 500 mg IV/po × 1용량	대부분 환자에서 Jarisch-Herxheimer 반응(열, 빈맥, 빈호흡, 저혈압)이 발생(2시간 이내). 사전 steroids 투여로 예방되지 않음. **진단: 열이 있는 동안 말초혈액도말에서 spirochetes 확인**. 최대 10배까지 재발 가능. 노출-후 **doxy** 선제(pre-emptive) 요법이 매우 효과(NEJM 355:148, 2006). B. miyamoto 참조: EIN 17:816, 2011. 림프종 환자에서 수막뇌염(NEJM 368:240, 2013; AnIM 159:21, 2013).
진드기매개(tick-borne) (TBRF)	미국 없음: B. hermsii, B. turicata; 아프리카: B. hispanica, B. crocidurae, B. duttonii; 러시아: B. miyamoto	**Doxy** 100 mg po bid × 7-10일	**Erythro** 500 mg IV/po × 7-10일	
리켓치아 질환. 고찰-여행자에서 질환(CID 39:1493, 2004) **홍반열[주의: 리케치아두(rickettsial pox)는 포함되지 않음]**				
록키산 홍반열(RMSF) (LnID 8:143, 2008 및 MMWR 55(RR-4), 2007)	R. rickettsii(Dermacentor 진드기 매개체)	**Doxy** 100 mg po/IV bid × 7일 또는 체온이 정상화된 후 2일. 임신중 사용하지 말 것. 몇몇은 200 mg 단일 투여 용량 제안.	**Chloro** 50 mg/kg/day 4분할 용량. 임산부 사용.	열, 발진(95%), 점상출혈 40-50%. **발진은 사지말단으로 부터 몸통으로 파급.** 발생 72시간이내 50%이하의 환자에서 발진. 진단: 피부 생검의 면역조직학 검사; 항체 역가로 확진. 중부-대서양 주들에서 가장 높은 발생율; 또한 오클라호마, 사우스다코타, 몬태나주에서도 발생. 미국 42개 주에서 사례 보고. **주의: 오직 환자의 3-18%만이 열, 발진 및 진드기 노출의 병력이 있음; 소아에서 다수의 초기 사망예 및 경험적 doxy 사용이 합리적**(MMWR 49:885, 2000).
주의: Ehrlichiosis와 유사. 발진의 양상이 중요-해설 참조				
기타 홍반열, 예: 리케치아두(Rickettsial pox), 아프리카 진드기 열(African tick bite fever)	6대륙의 최소 8종(CID 45(Suppl 1)S39, 2007).	**Doxy** 100 mg po bid × 7일	**Chloro** 500 mg po/IV qid × 7 일 8세 미만 어린이: **azithro** 또는 **clarithro** (경증인 경우)	임상적 진단: 1) 발열, 강한 근육통, 두통; 2) 좀진드기(mite) 또는 진드기(tick)에 노출; 3) 국소(localized) 가피(tache noire) 또는 발진 정의적 진단: 혈액 PCR, 피부 생검 또는 순차적 항체 검사.
티푸스(Typhus) 군-귀국 여행자에서 열이 있는 경우 고려				
발진티푸스(louse-borne): 유행 티푸스 참고: LnID 8:417, 2008.	R. prowazekii(매개체는 몸 또는 머리이)	**Doxy** 100 mg IV/po bid × 7일; 200 mg 단일 용량은 95% 효과.	**Chloro** 500 mg IV/po qid × 5일	**Brill-Zinsser병**(Ln 357:1198, 2001)은 WWII 동안 획득한 티푸스의 재발. 중심성(몸통) 발진(64%)이 원심성으로 파급- RMSF의 반대. 발진티푸스는 겨울철 질환. 혈청학에 의해 진단. R. prowazekii는 북동부 미국의 날다람쥐에서 발견. 감염된 환자의 옷에서 이를 제거.
발진열(cat flea typhus): EID 14:1019, 2008.	R. typhi(쥐 병원소 및 벼룩매개체): CID 46:913, 2008	**Doxy** 100 mg IV/po bid × 7일	**Chloro** 500 mg IV/po qid × 5일	20-54%에서 발진, 진단적 아님. 치료 없이 대부분 환자에서 2주안에 회복. 치료하면 빠른 회복. 의심을 기반으로 진단; 혈청학적으로 확진.
쯔쯔가무시병(Scrub typhus)	O. tsutsugamushi [설치류 병원소; 매개체는 좀진드기(chiggers)의 유충기]	**Doxy** 100 mg po/IV bid × 7일. 임산부: **Azithro** 500 mg po × 1 용량	**Chloro** 500 mg po/IV qid × 7 일	아시아 환태평양. 혈청학으로 확인. 만약 Doxy 내성이 의심되면, 대체약제로 **Doxy + RIF** 900 또는 600 mg once daily(Ln 356:1057, 2000) 또는 **Azithro** 500 mg q24h(AAC 58:1488, 2014).

약어는 2쪽 참조. *참고: 모든 용량은 성인용(특별한 지시가 없을 경우)이며 일반적인 신장 기능을 간주한다. § 대체 요법은 알러지, PK, 준수, 국소 저항과 비용을 고려한다.

〈표 1〉 초기 항균요법 선택

해부학적 부위/진단/조정	흔한 원인균	권장 요법*		보조적 진단 치료법 및 해설
		일차	대체§	
전신 증후군(발열/무열) (계속)				
야생토끼병(tularemia), 장티푸스형(typhoidal type) 참고 생물테러: 참조 JAMA 285: 2763, 2001.; ID Clin No Amer 22:489, 2008; MMWR 58:744, 2009.	Francisella tularensis(매개체는 지역에 따라 다름: 진드기, 흡혈 파리, 모기가 알려짐)	중등/중증: [(**Gentamicin** 또는 **tobra** 5 mg/kg/day 분할 q8h IV) 또는 (**Streptomycin** 10 mg/kg IV/IM q12h)] × 10일	경증: [**CIP** 400 mg IV (또는 750 mg po) bid 또는 **Doxy** 100 mg IV/po bid] × 14–21일	진단: 시스테인이 풍부한 배양액에서 배양 및 혈청학. 실험실에서 위험. 혈행성 수막염이 합병증: 치료는 **Streptomycin + Chloro** 50–100 mg/kg/day IV 4분할 용량(Arch Neurol 66:523, 2009).
기타 인수공통 전신세균발열질환: 주의 깊게 역학적 병력 청취				
브루셀라증 고찰: NEJM 352:2325, 2005.; CID 46:426, 2008; MMWR 57:603, 2008; BMJ 336:701, 2008; PLoS One 7:e32090, 2012.	B. abortus–소 B. suis–돼지 B. melitensis–염소	**국소 질환 아님:** [**Doxy** 100 mg po bid × 6주 + **Gent** 5 mg/kg once daily 첫 7일 동안]	(**Doxy** 100 mg po bid + **RIF** 600–900 mg po once daily) × 6주. 덜 최적: **CIP** 500 mg po bid + (**Doxy 또는 RIF**) × 6주	골 연관, 특히 천장골염에서 20–30% **신경브루셀라증:** 대부분 수막염. 1%의 환자가 브루셀라증. 코르티코스테로이드의 역할은 불명확; 권장되지 않음. **심내막염**: 드물지만 대부분 사망의 원인. 수술 필요 + 항균제 투약. **임신**: 만약 TMP–SMX을 임신의 마지막주에 투약할시 핵황달 야기할 수 있음.
		척추염, 천장골염: [**Doxy + Gent**(위와 같음) + **RIF**] × 최소 3달	(**CIP** 750 mg po bid + **RIF** 600–900 mg po once daily) × 최소 3개월	
		신경브루셀라증(Neurobrucellosis): [**Doxy + RIF**(위와 같음) + **Ceftriaxone** 2 gm IV q12h CSF 정상이 될 때까지] (AAC 56:1523, 2012)		
		심내막염: 수술 + [**RIF + Doxy + TMP-SMX**] × 1–1/2에서 6개월 + **Gent** 2–4주(CID 56:1407, 2013)		
		임산부: 자료 충분치 않음. **RIF** 900 mg po once daily × 6주	**RIF** 900 mg po once daily + **TMP–SMX** 5 mg/kg(TMP성분) po bid × 4주	
렙토스피라증 (CID 36:1507 & 1514, 2003; LnID 3:757, 2003).	Leptospira–가축, 개, 소 설치류의 소변에서	중증의 병증: **Pen G** 1.5 million units IV q6h 또는 **ceftriaxone** 2 gm q24h. 기간: 7일.	경미한 병증: (**Doxy** 100 mg IV/po q12h **Amoxicillin** 500 mg po tid × 7일	**중증도는 다양.** 경증 무황달 질환으로부터 신부전 및 심근염을 수반한 중증 황달질환(Weil's 질환). AST/ALT은 정상의 5배를 넘지 않음. **치료**: Azithro 1 gm 1회, 그리고 500 mg 매일 × 2일; 표준용량의 doxy에 비하여 열등하지 않으며, 부작용은 적음(AAC 51:3259, 2007). Jarisch–Hexheimer 반응은 Pen 치료 후 나타남.

약어는 2쪽 참조. *참고: 모든 용량은 성인용(특별한 지시가 없을 경우)이며 일반적인 신장 기능을 간주한다. § 대체 요법은 알러지, PK, 준수, 국소 저항과 비용을 고려한다.

해부학적 부위/진단/조정	흔한 원인균	권장 요법*		보조적 진단 치료법 및 해설
		일차	대체§	
전신 증후군(발열/무열) (계속)				
살모넬라균혈증 (가장 흔히 S. typhi에 의함 – 비장티푸스성)	Salmonella enteritidis – 동물로 부터의 다양한 종류의 혈청형	만약 아시아에서 획득한 것이 아니면: (**CIP** 400 mg IV q12h 또는 **Levo** 750 mg po once daily) × 14일 (해설 참조)	만약 아시아에서 획득: **Ceftriaxone** 2 gm IV q24h 또는 **Azithro** 1 gm po × 1회, 이어서 500 m po once daily × 5 – 7일. 감수성 결정되기 전에 FQs를 사용하지 말 것(해설 참조)	시험관내 nalidixic acid에 대한 내성은 상대적인 FQs에 대한 내성을 나타냄. 균혈증은 어떤 장기/조직이라도 감염시킬 수 있음: 죽상경화 대동맥의 감염, 겸상적혈구 환자에서 골수염을 살필 것. 치료기간은(면역정상환자)14일부터 만약 진균성동맥류 또는 심내막염이면 ≥ 6주. 대체약제, 만약 감수성이면: **TMP – SMX** 8 – 10 mg/kg/day(TMP성분) 분할 q8h. CLSI이 Ciprofloxacin의 감수성에 대한 새로운 해석 중지점 설정: 감수성 균주, MIC < 0.06 μg/mL(CID 55:1107, 2012).
기타 전신발열 증후군				
귀국 여행자에서 발열 지리적 노출에 의한 병인 및 임상 증상(AnIM 158:456, 2013).	뎅기	Flavivirus	보조 치료; 참조 〈표 14A〉, 182쪽.	평균잠복기 4일; 혈청진단.
	말라리아	Plasmodia sp.	진단: 말초혈액도말	참조 〈표 13A〉, 166쪽.
	장티푸스	Salmonella sp.	참조 〈표 1〉, 63쪽.	평균잠복기 7 – 14일; 45%에서 설사.
Kawasaki 증후군 6주 – 12세, 1세에 가장 많이 발생; 85%가 5세 이하. 참고: Pediatrics 114:1708, 2004 & 124:1, 2009.	급성 자연치유 혈관염으로 발열, 발진, 결막염, 구내염, 경부 림프절염, 손/발의 발적 및 관상동맥 동맥류(치료하지 않으면 25%)	**IVIG** 2 gm/kg 8 – 12시간에 걸쳐 + **ASA** 20 – 25 mg/kg qid, 이어서 **ASA** 3 – 5 mg/kg/일 po q24h × 6 – 8주	만약 IVIG 첫 투여 후에도 열이 계속되면, 일부는 2차 투여. 일본에서: **IVIG** + prednisone 2 mg/kg/dau. 15일 동안 CRP 정상일 때까지 스테로이드 계속(Lancet 379:1571, 2012).	발병 후 10일내 IV gamma globulin(10시간에 걸쳐 2 gm/kg) 치료는 관상동맥병변의 위험을 감소시킴. 참조 〈표 14A〉 192쪽, IVIG의 부작용. 소아에서 생백신을 투여하기 전에 IVIG 투여 후 11개월 이상까지 기다림.
류마티스열, 급성 참고: Ln 366:155, 2005.	A군 strep 인두염 – 후 (B, C, 또는 G군 아님)	(1) 증상 해소: **ASA** 소아에서 80 – 100 mg/kg/일; 성인에서 4 – 8 gm/일. (2) A군 strep 제거: **Pen** × 10일(참조 "인두염", 48쪽) (3) 예방 시작: 참조 아래.		
예방				
일차 예방: S.pyogenes 인두염 치료	**Benzathine pen G** 1.2 million units IM (참조 인두염, 48쪽)		**Penicillin** 10일간, 질환 발병 후 7 – 9일에 시작했을 때에도 류마티스열을 예방(48쪽 참조) **대체: Penicillin V** 250 mg po bid 또는 **sulfadiazine(sulfisoxazole)** 1 gm po q24h 또는 erythro 250 mg po bid.	
이차 예방(과거 확진된 류마티스열)	**Benzathine pen G** 1.2 million units IM q3 – 4wks(AAC 58:6735, 2014).		**기간?** 심장염 없음: 5년 또는 21세, 더 길어질 수 있음; 심장질환의 후유증이 없는 심장염: 마지막 심장발작 이후 10년; 판막질환의 후유증이 있는 심장염: 마지막 발병이후 10년 그리고 적어도 40세(Peds 96:758, 1995).	
티푸스 증후군(장티푸스, 장열) 세계 감수성 결과: CID 50:241, 2010. 치료: BMJ 338:b1159 & b1865, 2009.	Salmonella typhi, S. paratyphi A, B, C & S. cholerasuis. **주의: 시험관내 nalidixic acid 내성이 CIP(FQs).** 치료의 임상적 실패를 예측. 만약 아시아 획득 감염이라면 경험적 FQs사용하지 말 것. 감수성 결과 필요.	**만약 아시아에서 획득한 것이 아니면:** (**CIP** 400 mg IV q12h 또는 Levo 750 mg po/IV q24h) × 7 – 10일 (해설 참조) 소아에서, azithro 10 mg/kg once daily × 7일. (AAC 51:819, 2007).	**만약 아시아에서 획득:** (**Ceftriaxone** 2 gm IV daily × 7 – 14일) 또는 (**Azithro** 1 gm po × 1회용량, 이어서 500 mg po daily × 5 – 7일) 또는 (**Chloro** 500 mg po/IV q6h × 14일) (해설 참조)	**Dexamethasone: 중증 병증의 환자에서 사용: 초기 투여는 항생제 직전, 3 mg/kg IV, 이어서 1 mg/kg q6h × 8 회 용량.** **합병증:** 말단 회장 및/또는 맹장의 천공, 골수염, 패혈성 관절염, 진균 동맥류, 수막염, 혈행성 폐렴. 만약 감수성 분리되면 Gati를 포함한 FQs가 최선의 치료(BMJ 338:b1159 & 1865, 2009; LnD 11:445, 2011). CLSI이 Ciprofloxacin의 감수성에 대한 새로운 해석 중지점 설정: 감수성 균주, MIC < 0.06 μg/mL(CID 55:1107, 2012).

약어는 2쪽 참조.　*참고: 모든 용량은 성인용(특별한 지시가 없을 경우)이며 일반적인 신장 기능을 간주한다.　§ 대체 요법은 알러지, PK, 준수, 국소 저항과 비용을 고려한다.

〈표 1〉 초기 항균요법 선택

해부학적 부위/진단/조정	흔한 원인균	권장 요법* 일차	권장 요법* 대체§	보조적 진단 치료법 및 해설
전신 증후군(발열/무열) (계속)				
패혈증: 다음은 환자가 균혈증이라는 추정하에 **경험적** 치료를 권장; 바이러스, 진균, 리케치아 감염 및 췌장염에 의해 유사(Intensive Care Medicine 34:17, 2008; IDC No Amer 22:1, 2008)				
신생아-조기 발생 < 1주	B군 strep, E. coli, klebsiella, enterobacter, Staph. aureus(흔하지 않음), listeria(미국에서 드묾)	**AMP** 25 mg/kg IV q8h + **cefotaxime** 50 mg/kg q12h	(**AMP** + **gent** 2.5 mg/kg IV/IM q12h) 또는 (**AMP** + **ceftriaxone** 50 mg/kg IV/IM q24h)	혈액배양이 진단의 핵심. 그러나 오직 5-10%에서 양성. 배양과 임상경과가 진단을 뒷받침하지 못하면 72시간 이후 항생제 투여 중단. 스페인에서, listeria가 주요 원인; 남아메리카에서, salmonella. 만약 B군 Strep 감염 및 심한 beta-lactam 알레르기이면, 대체약제는 다음을 포함: erythro & clinda; clinda 내성 38% 및 erythro 내성 51% 보고(AAC 56:739, 2012).
신생아-후기 발생 1-4주	위와 같이 + H. influenzae와 S. epidermidis	(**AMP** 25 mg/kg IV q6h + **cefotaxime** 50 mg/kg q8h) 또는 (**AMP** + **ceftriaxone** 75 mg/kg IV q24h)	**AMP** + **gent** 2.5 mg/kg q8h IV 또는 IM	**만약 MSSA/MRSA가 우려되면, vanco 추가.**
소아; 중성구감소증 아님	Sterp. pneumoniae, meningococci, Staph. aureus(MSSA & MRSA), H. influenzae는 현재 드묾	(**Cefotaxime** 50 mg/kg IV q8h 또는 **ceftriaxone** 100 mg/kg IV q24h) + **vanco** 15 mg/kg IV q6h	**Aztreonam** 7.5 mg/kg IV q6h + **linezolid**	주요 관심은 S. pneumoniae와 지역사회-획득 MRSA. 그람음성간균에 효과적인 항생제 포함. 그러나 현재 H. influenzae 감염은 드묾. Meningococcemia의 사망률은 아직 높음(Ln 356:961, 2000).
성인; 중성구감소증 아님; 저혈압은 없으나 치명적인 경우!-패혈성 쇼크에 대해, 참조 66쪽				
원인불명-일차성 균혈증, 복강내 또는 피부 병원소 고려. **치명적일 수 있음.** 빠르고, 효과적인 경험적 항생제 치료가 생존율을 크게 높임 (CCM 38:1045 & 1211, 2010).	호기 그람음성간균; S. aureus; streptococci; 기타	[(**IMP** 또는 **MER**) + **vanco**] 또는 (**PIP-TZ** + **vanco**) 만약 ESBL 및/또는 carbapenemase 생산 그람음성간균이면, 경험적 항생제는 임상 증상/배양 결과가 임박한 상황에서: **낮은 유병율: vanco + PIP-TZ** **높은 유병율: Colistin + (MER 또는 IMP)** 〈표 5B〉 참조, 86쪽) 용량 각주[32] **Colistin 병용투여,** 〈표 10A〉, 119쪽 참조.	(**Dapto** 6 mg/kg IV q24h) + (**cefepime** 또는 **PIP-TZ** 또는 **TC-CL**)	전신 염증성 반응증후군(**SIRS**): 다음 중 2가지 이상: 1. 체온 > 38℃ 또는 < 36℃. 2. 심장맥박 > 90회/분. 3. 호흡수 > 20회/분. 4. WBC > 12,000/μg 또는 > 10% bands. **패혈증**: SIRS + 증명된 감염(+ 배양) **중증 패혈증**: 패혈증 + 장기 기능이상: 저혈압 또는 저관류 이상(젖산혈증, 핍뇨, 정신상태 저하) **패혈성 쇼크:** 500 mL 수액의 정맥주사에도 반응하지 않는 패혈증-유도 저혈압(수축기 BP < 90 mmHg) + 말초성 저혈압.
담도 원발병소가 의심되는 경우 (참조 쓸개, 14쪽)	Enterococci + 호기 그람음성간균	**PIP-TZ 또는 TC-CL**	**Ceftriaxone** + **metro** 또는 (**CIP** 또는 **Levo**) + **metro** 용량-각주[32]	만약 enterococci가 우려되면, metro 요법에 ampicillin 또는 vanco를 추가.
지역사회획득폐렴(CAP) (참조 38쪽과 다음 쪽)	S. pneumoniae; MRSA, Legionella, **그람음성간균, 기타**	(**Levo** 또는 **moxi**) + (**PIP-TZ**) + **Vanco**	**Aztreonam** + (**Levo 또는 moxi**) + **linezolid**	CAP의 여러 가지 구분, 참조 38쪽의 앞부분 자료. 권장안은 가장 중증 CAP, 예; 인플루엔자후 MRSA 또는 알콜중독에서 Klebsiella 폐렴에 근거함.

32) **P Ceph 3**(**cefotaxime** 2 gm IV q8h, 만약 치명적 감염이면 q4h 투여; **ceftizoxime** 2 gm IV q4h; **ceftriaxone** 2 gm IV q12h), **AP Pen**(**piperacillin** 3 gm IV q4h, **ticarcillin** 3 gm IV q4h), **TC-CL** 3.1 gm IV q4h, **PIP-TZ** 3.375 gm IV q4h 또는 3.375 gm q8h 4-시간 주사, **Aminoglycoside**(표 10D, 125쪽 참조) **AMP** 200 mg/kg IV 분할 q6h, **clinda** 900 mg IV q8h, **IMP** 0.5 gm IV q6h, **MER** 1 gm IV q8h, **ERTA** 1 gm q24h, **DORI** 500 mg IV q8h(1-시간주사), **Nafcillin** 또는 **oxacillin** 2 gm IV q4h, **aztreonam** 2 gm IV q8h, **metro** 1 gm 부하 투여, 이어서 0.5 gm q6h 또는 1 gm IV q12h, **vanco** 부하용량 25-30 mg/kg IV, 이어서 15-20 mg/kg IV q8-12h(비만환자 용량, 〈표 17C〉 246쪽 참조), **ceftazidime** 2 gm IV q8h, [**Cefepime** 2 gm IV q12h(만약 호중구 감소증이면 q8h), **cefpirome**[NUS] 2 gm IV q12h], **CIP** 400 mg IV q12h, **levo** 750 mg IV q24h, **linezolid** 600 mg IV q12h.

약어는 2쪽 참조. *참고: 모든 용량은 성인용(특별한 지시가 없을 경우)이며 일반적인 신장 기능을 간주한다. § 대체 요법은 알러지, PK, 준수, 국소 저항과 비용을 고려한다.

해부학적 부위/진단/조정	흔한 원인균	권장 요법*: 일차	권장 요법*: 대체§	보조적 진단 치료법 및 해설
전신 증후군(발열/무열)/패혈증 (계속)				
불법적 정맥(IV)내 마약 사용	S. aureus	**만약 MRSA의 유병율이 높으면 Vanco. 균주 동정이 임박한 상황에서 경험적으로 vanco + oxacillin을 사용하지말 것.** 시험관내 nafcillin은 CA-MRSA에 의한 독소 생성을 증가시킴(JID 195:202, 2007). 용량 각주[32] 10쪽		
만약 복강내 원발병소가 의심된다면	호기 및 혐기 그람음성간균의 혼합	참조 이차성 복막염, 47쪽.		
점출혈성 발진이면	Meningococcemia	**Ceftriaxone** 2 gm IV q12h(수막염이 아닌 것이 확실할 때까지); 록키산 홍반열 고려 - 참조 61쪽		
요로 원발병소가 의심되는 경우 예: 신우신염	호기 그람음성간균 및 enterococci	참조 신우신염, 33쪽.		
호중구 감소증: 암 및 장기이식환자인 소아 또는 성인(절대 PMN 수 < 500/mm³). 지침: CID 52:427, 2011(입원환자); J CLin Oncol 31:794, 2013(외래환자)				
예방(J Clin Oncol 31:794, 2013)				
항암화학 요법 후 - 호중구 감소증이 임박	Pneumocystis(PCP), Viridans strep	7일 이상 PMN < 100 수치를 기대하는 환자에게 Levo 500 - 750 mg po q24h를 고려. 집중 유도중인 급성 백혈병은 Fluc 400 mg q24h추가를 고려. 장기간 호중구 감소증이면서 AML또는 MDS인 환자는 200 mg TID 대신에 Posa를 고려(N Engl J Med 356:348, 2007).		
동종 줄기세포 이식 후	호기성 그람음성 간균, pneumocystis의 위험 증가, herpes viruses, candida, aspergillus	**TMP-SMX**(PCP에 대해) + **Acyclovir**(HSV/VZV에 대해) + **CMV** 선제 모니터링 + **Posa**(곰팡이에 대해)		자가 HCT에서, 예방 또는 CMV 선별검사 권고하지 않음. Fluc은 TMP-SMX 및 acyclovir와 병용 가능.
경험적 요법 - 발열성 호중구 감소증(≥ 38.3℃ 1시간 이상 또는 지속적으로 > 38℃ 및 절대 호중구수 < 500 cells/μL) (IDSA 지침: CID 52:427, 2012) (외래환자: J CLin Oncol 31:794, 2013).				
저 - 위험 성인 7일 미만 예측, 호중구감소증, 합병증 없음, 경구 약제 투여 가능.	호기성 그람 음성 간균, Viridans strep	**CIP** 750 mg po bid + **AM-CL** 875/125 mg po bid. 절대 호중구수 > 1,000 cells/μL이 될 때까지 치료.	환자가 다음과 같은 경우는 외래에서 경구항생제로 치료(언제든지 입원치료 가능하도록): 국소 소견 없음, 저혈압 없음, COPD 없음, 진균감염 없음, 탈수 없음, 나이 16-60세 범위; 동기있는 또는 불평의 환자 및 가족들. 만약 페니실린 알레르기: AM-CL을 clinda 300 mg po qid로 대체.	
고 - 위험 성인 및 소아 7일이상 예측, 심한 호중구감소증, 합병증 있음.	**호기 그람음성간균; P. aeruginosa 포함; cephalosporin 내성 viridans strep; MRSA**	**경험적 치료:** **CFP, IMP, MERO, DORI 또는 PIP-TAZO.** 아래와 같이 Vanco 추가 고려. 용량: 각주[32] 및 〈표 10B〉 참조 **경험적 vanco 포함.** 만약: 정맥내 주사기구의 감염 의심, 중증의 점막염, 피부연조직 감염, PNA 또는 저혈압 환자.	**병용투여 요법:** 단약 환자가 중증의 패혈증/쇼크이면, **Tobra** 그리고 **vanco 및 Echinocandin** 고려.	Penicillins, cephalosporins 및 FQs에 대한 viridans streptococci의 내성 증가(CID 34:1469 & 1524, 2002). **만약 중증 IgE-매개 β-lactam 알레르기가 있으면?** Aztreonam + Tobra. 신체검사는 증상을 기반으로한 추가 검사를 동반하여 혈액, 소변, 흉부 X-ray를 포함하여야 함. CT 검사는 낮은 역치. 만약 배양결과 음성이면서 환자가 열이 없으면, 절대 호중구수 ≥ 500 cells/μL될 때 까지 치료.
5일간 경험적 항균요법 이후 지속적 발열 및 호중구 감소증 - 참조 CID 52:427, 2011.				
	Candida species, aspergillus, VRE, 저항성 그람음성 간균	다음 중 하나를 추가(**Caspofungin** 70 mg IV 첫 날, 이어서 50 mg IV q24h 또는 **Anidulafungin** 200 mg IV × 1회, 이어서 100 mg IV q24h) 또는 **voriconazole** 6 mg/kg IV q12h × 2회 투여, 이어서 4 mg/kg IV q12h		Conventional **ampho B**가 lipid-기반 ampho B 보다 발열과 신독성을 더욱 초래하고, 효능은 낮음; **caspofungin**과 **voriconazole** 둘 다 lipid-기반 ampho B 보다 내약성이 우수하고 아마도 더욱 효능이 있음(NEJM 346:225, 2002 & 351:1391 & 1445, 2005).

약어는 2쪽 참조. *참고: 모든 용량은 성인용(특별한 지시가 없을 경우)이며 일반적인 신장 기능을 간주한다. § 대체 요법은 알러지, PK, 준수, 국소 저항과 비용을 고려한다.

〈표 1〉 초기 항균요법 선택

〈표 1〉 초기 항균요법 선택

해부학적 부위/진단/조정	흔한 원인균	권장 요법*		보조적 진단 치료법 및 해설
		일차	대체[§]	
전신 증후군(발열/무열) (계속)				
쇼크증후군				
패혈성 쇼크: 열과 저혈압 **균혈증 쇼크, 내독소 쇼크** 목표: 1. 효과적인 항생제 2. 수액 소생 3. 필요한 경우, 혈관작용약제 4. 원천 통제 참고: Chest 145:1407, 2014; NEJM 369:840, 2013; CCM 188:77, 2013	호기 그람음성세균 또는 그람양성구균에 의한 균혈증	**Sepsis treatment "bundle"**에 의해 낮은 사망률(AJRCCM 188:77, 2013) • 혈액배양 & 혈청 lactate • 효과적인 항생제 요법 시작: – 불확실한 원인& 다제내성 그람음성 간균은 드묾: **PIP-TZ + Vanco** – 불확실한 원인, 하지만 높은 다제내성 그람음성간균의 높은 유병율: **Colistin + (MER 또는 IMP)** • IV crystalloid: 저혈압 또는 상승된 락트산 치료 위해 20-40 mL/kg; lactated Ringers 선호(AnIM 161:347 & 372, 2014) • 만약 수액, 노르에피네프린 후 저혈압. • 균혈증의 원인 동정 및 정정 시도. • 젖산, CVP(목표 ≥ 8 cm H_2O) & 중심정맥산소 포화도(목표 ≥ 70%) • 낮은 일회 호흡량(6 mL/kg) 기계적 환기(NEJM 369:2126, 2013) • 만약 hematocrit < 30% 면 수혈(NEJM 371:1381, 2014) • 참조 해설에 계속		• Hydrocortisone 스트레스 용량: 만약 수액 및 한번의 혈압상승제 후에도 여전히 낮은 수치면, 100 mg IV q8h(ARJCCM 185:135, 2012). 중증 쇼크 환자에서 효과(CCM 42:333, 2014). • 인슐린 치료: 최근 목표 혈당 140-180 mg/dL. 엄격한 관리(80-110 mg/dL)는 과도한 저혈당증을 초래(NEJM 363:2540, 2010). • 초기 효과적 항생제 치료의 영향(CCM 38:1045 & 1211, 2010) • Carbapenemase 생성 K. pneumoniae로 인한 균혈증: 병용 치료에서 가장 낮은 사망률: Carbapenem + polymyxin(AAC 58:2322, 2014). • 한 사람의 죽음을 예방하기 위해서 치료해야 하는 환자의 숫자가 4가 되기 위한 적절한 항생제 요법에 대한 보고(CCM 42:2342 & 2444, 2014)
패혈성 쇼크: 비장절제술 후 또는 기능적 무비증 **무비증 환자 관리**: NEJM 371:349, 2014	S. pneumoniae, N. meningitidis, H. influenzae, Capnocytophaga(DF-2)	견교상(dog bite) 없음: **Ceftriaxone** 2 gm IV q24h(만약 수막염이면, 최대 2 gm q12h까지 증량) 견교상 후: **(PIP-Tazo** 3.375 gm IV q6h 또는 **MER** 1 gm IV q8h) + **Clinda** 900 mg Iv q8h	견교상 없음: (**Levo** 750 mg 또는 **Moxi** 400 mg) 1회 IV q24h	말초혈액 도말에서 Howell-Jolly bodies는 비장기능의 부재를 의미. 종종 중증 DIC에 의한 **말단 수지의 대칭적 말초괴저(symmetrical peripheral gangrene)를 초래.** 예방에 대해, 참조 〈표 15A〉, 220쪽. 백신: CID 58:309, 2014.
독성쇼크증후군(Toxic Shock Syndrome), Clostridium sordellii				
임상 특징: 충격, 모세혈관 누출, 혈액 농축, 백혈병양 반응, 비발열성 참조: CID 43:1436&1447, 2006.	Clostridium sordellii-출혈성의 치명적인 독소	수액, aq. **Penicillin G** 18-20 million unit per day div. q4-6h + **clindamycin** 900 mg IV q8h. **외과적 괴사조직제거가 중요 요소임.**	혐기성 조직을 생산하는 여러 가지 환경에서 발생함. 예; 불법 약물 사용, 산후 등. 낙태용 Mifepristone(RU486) & misoprostol 사용 후 사망 예가 있음(NEJM 363:2540, 2010). 2001-2006년 치료를 위한 표준 유산법: po mifepristone 후 vaginal misoprostol. 2006년 부터 vaginal misoprostol 대신 buccal로 변경, 추가로 예방 Doxy가 독성쇼크증후군을 급격히 감소시킴(NEJM 361:145, 2009). WBC > 50,000/uL일 경우 치사율 거의 100%.	
독성쇼크증후군, staphylococcal. 검토: LnID 9:281, 1009				
독소를 생성하는 Staph. aureus(질 내 tampon), 수술상처/외상, 자궁 내막, 화상)로 인한 집락 형성	Staph. aureus(독성쇼크 독소 매개)	(**Nafcillin** 또는 **oxacillin** 2 gm IV q4h) 또는 (MRSA라면 **vanco** 15-20 mg/kg q8-12h) + **Clinda** 600-900 mg IV q8h + **IVIG**(해설란에 투여량 기재됨)	(**Cefazolin** 1-2 gm IV q8h) 또는 (MRSA라면 **vanco** 15-20 mg/kg q8-12h 또는 **dapto** 6 mg/kg IV q24h) **Clinda** 600-900 mg IV q8h + **IVIG**(투여량 언급)	**IVIG의 타당성**(Streptococcal TSS 참조)-첫째 날 1 gm per kg 투여, 2-3일 차 0.5 gm per kg 투여-항독소 항체 존재. TSS의심 시 clinda로 독소 생성을 중지; **linezolid**로 인해 성공한 사례(JID 195:202, 2007). Exposure of MRSA to nafcillin increased toxin production in vitro: JID 195:202, 2007.

약어는 2쪽 참조. *참고: 모든 용량은 성인용(특별한 지시가 없을 경우)이며 일반적인 신장 기능을 간주한다. § 대체 요법은 알러지, PK, 준수, 국소 저항과 비용을 고려한다.

해부학적 부위/진단/조정	흔한 원인균	권장 요법* 일차	권장 요법* 대체§	보조적 진단 치료법 및 해설
전신 증후군(발열/무열)/독성쇼크증후군 (계속)				
독성쇼크증후군, streptococcal. NOTE: 독소 충격이 없는 괴사성 근막염은 57쪽 참조. Ref: LnID 9:281, 2009.				
침습성 질병과 연관. 즉, 단독(丹毒), 괴사성 근막염; 수두의 이차적인 연쇄구균감염. TSS의 이차적 가정 접촉 사례(NEJM 335:547 & 590, 1996; CID 27:150, 1998).	Group A, B, C, & G Strep. Pyogenes, Group B strep Ref: EID 15:233, 2009.	(**Pen G** 24 million units per day IV in div. doses) + (**clinda** 900 mg IV q8h)	**Ceftriaxone** 2 gm IV q24h + **clinda** 900 mg IV q8h	**정의:** Group A strep 동정, 저혈압, 다음 중 두 개 이상: 신장 손상, 응고장애, 간 연관, ARDS, 전신 발진, 연조직 괴사. 침습성 질병과 연관됨. 보통 수술이 필요. **치사율:** 근막염 30–50%, 근염 80%(조기 처방이라도) (CID 14:2, 1992). Clinda: 치사율 감소시킴. NSAID의 사용은 TSS에 취약하게 만들 수 있음. Pen G가 전격성의 S. pyogenes 감염에 실패할 수 있는 이유: 참조(JID 167:1401, 1993).
		전향적 관찰 연구(CID 59:358, 366 & 851, 2014)에 따르면: Clinda: 치사율을 감소시킴. IVIG(효과 있을 것으로 보임): 1 gm/kg day 1, then 0.5 gm/kg days 2, 3 가정 접촉 사례는 높은 발생률 야기		
독소매개 증후군(Toxin-Mediated Syndrome) – 합병증이 없으면 비발열성 **보툴리눔독소증**(CID 41:1167, 2005. **'생물 무기'**: JAMA 285:1059, 2001; www.bt.cdc.gov)				
	Clostridium botulinum	모든 종류: 폐활량을 따르며; 다른 지지적 치료를 따름		**Equine antitoxin:** hepatavalent의 항독소로 현재 유일하게 유아를 제외한 보툴리눔독소증에 효과적(U.S): CDC(+1 404-639-2206 M-F OR +1 404-639-2888 저녁/주말). 유아용 Baby BIG(human botulism immune globulin)사용: California Infant Botulism Treat & Prevent Program. **항균제:** 유아 보툴리눔을 악화시킬 수 있음. 상처로 인한 보툴리눔에는 검증되지 않음. 사용 시 Pen G 10-20 million units per day 보통 투여량. 만약 합병증(폐렴, UTI) 수반 시, 신경근 차단제(즉, aminoglycosides, tetracycline, polymyxins)와 동시 사용을 금함. **감별진단:** 길랑 바레 증후군, 중증 근무력증, 진드기 마비증, 유기인산화합물 유독성, West Nile virus.
오염된 음식을 통해 발병: 진단 당시 호흡곤란 있으면 나쁜 증후(CID 43:1247, 2006)		장 마비가 없으면, 위장관계는 무균임.	Heptavalent equine serum antitoxin–CDC(해설 참조)	
유아 (성인 창자 보툴리눔독소증의 변이형은 흔귀: EIN 18:1, 2012).		Human botulinum immunoglobulin(BIG) IV(일회량). Call(+1) 510-540-2646. Equine antitoxin 사용 금지.	**항생제 사용 안 함;** 내장의 C. botulinum을 융해 시켜서 독소 양을 높일 수 있음	
상처		괴사조직제거 & 혐기성균 배양. 국소 항독소 투여에 대한 가치는은 아직 증명 안 됨. 항생제의 역할 검증되지 않음.	Trivalent equine antitoxin(해설 참조)	상처로 인한 보툴리눔독소증은 tar heroin의 포자 오염으로 인해 일어날 수 있다. Ref: CID 31:1018, 2000. 1/3의 환자에서 mouse bioassay를 했을 때 독소를 찾지 못함(CID 48:1669, 2009).
파상풍: 입벌림장애(trismus), 전신 근경직, 근경련 Ref: AnIM 154:329, 2011.	C. tetani – tetanospasmin toxin 생산	**6단계 치료 과정:** 1 – 기도 확보를 위한 긴급 기관내삽관. 흔히 후두경련. 조기 기관 절개. 2 – 반사성 경련을 제거, diazepam, 20 mg/kg/day IV 또는 midazolam이용. Diazepam을 magnesium sulfate와 섞어 사용했을 때 효과적(Ln 368:1436, 2006). 최악의 경우: vecuronium으로 신경근 차단 필요. 3 – 독소 중화: Human hyperimmune globulin IM; 파상풍 면역 시작 – 임상 연구 시 면역력 없음. 4 – 외과적으로 감염된 주요 조직 제거. 항생제 시작(**Pen G** 3 million units IV q4h 또는 **Doxy** 100 mg IV q 12h 또는 **Metro** 100 mg IV q 12h) × 7–10일. 5 – 근경련 촉발시킬 수 있는 빛은 피함. 6 – 베타 차단제 사용. 예: 교감신경 과활성 통제를 위한 short acting esmolol		

약어는 2쪽 참조. *참고: 모든 용량은 성인용(특별한 지시가 없을 경우)이며 일반적인 신장 기능을 간주한다. § 대체 요법은 알러지, PK, 준수, 국소 저항과 비용을 고려한다.

〈표 1〉 초기 항균요법 선택

〈표 1〉 초기 항균요법 선택

해부학적 부위/진단/조정	흔한 원인균	권장 요법*		보조적 진단 치료법 및 해설
		일차	대체§	
VASCULAR(혈관) **정맥주사 감염**(IDSA Guidelines CID 49:1, 2009 참조).				
Heparin lock, midline 카테터, **non-tunneled** 중심정맥카테터(subclavian, internal jugular), peripherally inserted central catheter(PICC) 2008년 연구에서 대퇴정맥 사용 시, 특히 BMI > 28.4일 시 감염 위험/혈전증 증가됨이 증명됨(JAMA 299:2413, 2008). 해설 참조	Staph. epidermidis, Staph. aureus(MSSA/MRSA). **진단:** 열& line이나 말초정맥에서 혈액 배양 양성 **또는** line tip 배양 > 15 집락 **또는** 말초 배양 하기 전 두시간 먼저 카테터 배양 했을 때 양성	**Vanco** 15 – 20 mg/kg q8 – 12h. **다른 대체 해설 참조.** 다른 처방과 기간: (1) **S.aureus일 경우:** 카테터 제거. TEE결과를 보고 2주 또는 4주 치료 선택(JAC 57:1172, 2006). (2) **S.epidermidis일 경우:** 카테터 "유지"해 볼 수 있음. 7 – 10일의 치료 후 80% 치유. 전신 투여 항생제만 사용할 경우, 재발 가능성 더 높음(CID 49:1187, 2009). **Leuconostoc**이나 **lactobacillus**가 **vanco**에 내성일 경우: **Pen G, Amp** 또는 **Clinda** 필요.		문서로 기록된 MSSA **nafcillin** 또는 **oxacillin** 2 gm IV q4h 또는 **cefazolin** 2 gm IV q8h, 반응이 없거나 과민증이 있을 시 vanco: **daptomycin** 6 mg per kg IV q24h로 변경. 배양 후 제거된 카테터, 'Roll 기법'을 이용, 15 colonies 초과일 경우 감염 암시(312:1142, 1985). 정맥이 감염되지 않았을 경우 규칙적인 교환 필요치 않음. 감염 시 새로운 카테터를 정맥 위에 새로 삽입하지 말 것. 항균제를 주입한 카테터: 감염 위험을 감소시킬 수 있음; 여전히 논란(CID 37:65, 2003 & 38:1287, 2004 & 38:1829, 2004). 대퇴부의 정맥이 쇄골하 동맥이나 내경정맥보다 감염에 치명적인가? 메타 분석에서 차이가 없다고 판명됨(CCM 40:2479, 2012). 그러나 많은 교란 변수가 있을 경우 이런 결과에 영향을 줄 수 있음(AnIM 157(10):JC5 – 8, 2012).
터널형 유치 정맥 도뇨관과 포트(Broviac, Hickman, Groshong, Quinton), 이중의 루멘 혈액 투석 카테터(Permacath). '예방'에 대해 아래 참조.	Staph. Epidermidis, Staph. Aureus,(–Candida sp.). 드물게: leuconostoc or lactobacillus – 둘 다 vanco 내성			피하 터널 감염 시, 치유율이 매우 낮음; 카테터 제거 필요. 응고된 혈액 투석 카테터 안의 무증상감염에 유의. 인듐 스캔 탐지(Am J Kid Dis 40:832, 2002).
면역 장벽이 손상된 경우(화상, 호중성 백혈구 감소증)	위와 같음 + Pseudomonas sp., Enterobacteriaceae, Corynebacterium jeikeium, aspergillus, rhizopus	[**Vanco** + (**Cefepime** or **Ceftaz**) or (**Vanco** + **Pip** – **Tazo**) or **IMP** or [(**Cefepime** or **Ceftaz**) + **Aminoglycoside**]. (투여량 각주[26, 32] 참조, 47쪽, 10쪽)		보통 패혈성 혈전성 정맥염과 연관: 곰팡이 제거를 위한 정맥 검사. 진균성 이라면 수술로 삭제 + amphotericin B. 외과적 배액관, 결찰, 또는 제거가 종종 권고됨.
영양 과다 공급	터널형과 같음, 흔히 Candida sp(〈표 11〉 참조, Candida에 저항적인 종)	Candida일 경우, **voriconazole** 또는 **an echinocandin(anidulafungin, micafungin, caspofungin)** 임상적으로 안정적일 경우. 투여량: 〈표 11B〉 143쪽 참조.		정맥 카테터 제거, 가능하다면 항미생물제 중지. 안과의사 상담 권고. **모든 환자 처방 + 혈액 배양.** 〈표 11A〉, Candidiasis, 130쪽 참조.
정맥내 지질 유제 (lipid emulsion)	Staph. epidermidis	**Vanco** 1 gm IV q 12h		Intralipid 중지
	Malassezia furfur	**Fluconazole** 400 mg IV q24h		
장기 정맥 감염 예방 CID 52:1087, 2011	감염 위험을 최소화하기 위해: **손소독**, 그리고 1. 카테터 삽입 시 최대한의 살균 장벽 예방 조치 2. 0.5% 초과하는 chlorhexidine prep과 피부 방부를 위해 알코올 사용 3. 1&2에도 불구하고 감염률이 높다면, chlorhexidine/silver sulfadiazine 또는 minocycline/rifampin 사용 – impregnated 카테터 또는 "lock"해결책 사용(해설 참조) 4. 가능할 시 쇄골하 정맥 사용, 대퇴부 혈관 사용 피할 것. BMI > 28.4 일 경우, 대퇴부 정맥에 비해 내경정맥 카테터 삽입이 더 낮은 감염률(JAMA 299:2413, 2008).			**IV line "lock" solution은 연구중.** FDA 승인 받은 제품은 없음. TMP, EDTA & ethanol 의 병합에 관한 연구(AAC 55:4430, 2011). 유럽에서 임상시험 시작. 다른 보고: sodicum citrate, methylene blue, methylparabens의 lock solution(CCM 39:613, 2011). 최근 회의 논문은 70%의 에탄올 권유.

약어는 2쪽 참조. *참고: 모든 용량은 성인용(특별한 지시가 없을 경우)이며 일반적인 신장 기능을 간주한다. § 대체 요법은 알러지, PK, 준수, 국소 저항과 비용을 고려한다.

해부학적 부위/진단/조정	흔한 원인균	권장 요법*		보조적 진단 치료법 및 해설
		일차	대체§	
혈관/정맥 주사감염 (계속)				
진균성 동맥류 (Mycotic aneurysm)	S. aureus(28–71%), S. epidermidis, Salmonella sp(15–24%), M. TBc, S. pneumonia, 기타	**Vanco**(15–20 ㎍/mL의 혈중 농도를 달성하는 데 충분한 양)+(**ceftriaxone** 또는 **PIP-TZ** 또는 **CIP**) **치료: 항생제 및 혈관 재형성 외과 수술 병합**	**Dapto**–Vanco 대체 가능. GNB: **cefepime** 또는 **carbapenems.** MDR–GNB: 병용 요법 시**colistin** 포함	Ceftaroline이나 telavancin에 관한 데이터 없음. 최선의 진단 영상 기법: CT 혈관 조영술 혈액 배양 50–85%사이 양성. 배양 **결과가 나왔을 때 특정 요법으로 단계적으로 감소시킬 것.** 치료 기간은 다양하나 보통 최종 수술일로 부터 6주.
화농성(패혈성) 혈전정맥염 **두개골 경막 정맥동:**				
해면정맥동(cavernous sinus)	S. aureus(70%) Streptococcus sp. Anaerobes(드물게) Mucormycosis(당뇨병)	[**Vanco**(dose for trough conc of 15–20 μg/mL)+**Ceftriaxone** 2 gm IV q12h], dental/sinus source라면 추가로 **Metro** 500 mg IV q8h	(**Dapto** 8–12 mg/kg IV q24h 또는 **Linezolid** 600 mg IV q12h), dental/sinus source라면 추가로 **Metro** 500 mg IV q8h	• 진단: CT or MRI • 치료: 1) 배양을 위한 검체 채취 2) 경험적 항생제 3) 보조적 수술 필요할 수 있음 4) 열이 없어질 때까지 heparin사용, 이후 몇 주 동안은 Coumadin 사용
측정맥동(lateral sinus): 중이염/유양 돌기염의 합병증	Polymicrobial(종종) Aerobes Anaerobes S. aureus P. aeruginosa B. fragilis 기타 GNB	**Cefepime** 2 gm IV q8h+**Metro** 500 mg IV q8h+**Vanco**(dose for trough conc of 15–20 mcg/mL)	**Meropenem** 1–2 gm IV q8h+**Linezolid** 600 mg IV q12h	• 진단: CT or MRI • 치료: 1) 유양돌기근치수술 고려 2) 배양 3) 항생제 4) 항응고(논란이 있음) • 예후: 호전적
상시상 정맥동(superior sagittal sinus): 박테리아 수막염 또는 박테리아 정면 정맥두염의 합병증	S. pneumoniae N. meningitides H. influenzae(드물게) S. aureus(매우 드묾)	수막염: **Ceftriaxone** 2 gm IV q12h +**Vanco** (dose for trough conc of 15–20 μg/mL)+**dexamethasone**	수막염: **Meropenem** 1–2 gm IV q8h +**Vanco**(dose for trough conc of 15–20 μg/mL)+**dexamethasone**	• 진단: MRI • 예후: 나쁨; 겉질정맥혈전증(cortical vein thrombosis), 출혈성 뇌경색(hemorrhagic infarcts), 뇌간 탈출(brainstem herniation) 유발 • 혈액응고 방지제 권고되지 않음
경정맥, Lemierre 증후군: 인두염, 편도염, 치아 감염, EBV의 합병증	Fusobacterium Necrophorum(anaerobe) 더 드물게: 다른 Fusobacterium S. pyogenes Bacteroides sp.	(**Pip-Tazo** 3.375 gm IV q6h 또는 **Amp-Sulb** 3 gm IV q6h) × 4주	[**Imipenem** 500 mg IV q6h 또는 (**Metro** 500 mg IV q8h+**Ceftriaxone** 2 gm IV 하루에 한번)] × 4주. 다른 대체: **Clinda** 600–900 mg IV q8h	• 진단: 인두염과 항생제 치료 전 지속되는 열과 폐색전 • 영상 촬영: HRCT • 항응고제의 역할 불명확
골반 정맥: 난소정맥과 깊은 골반 정맥의 정맥염 포함	Aerobic gram–neg bacilli Streptococcus sp. Anaerobes	항생제+항응고(heparin, 그 후 Coumadin) MDR GNB 낮은 발병률: **Pip-Tazo** 3.375 gm IV q6h 또는 4.5 gm IV q8h 또는 (**Ceftriaxone** 2 gm IV 하루에 한번+**Metro** 500 mg IV q8h)	MDR GNB 높은 발병률: **Meropenem** 1 gm IV q8h. beta–lactam 알레르기가 심각할 시: (**CIP** 400 mg IV q12h+**Metro** 500 mg IV q8h)	• 진단: 산후 1주 후 난소정맥 감염–열과 국소 통증 동반; 분만 3–5일 후 깊은 골반 정맥 감염–열은 있으나 국소 통증은 없음. CT나 MRI 가 도움이 될 수도 있음. • 48시간 동안 열이 나지 않을 때까지 & WBC가 정상 될 때까지 치료 • 6주 동안 Coumadin 사용

약어는 2쪽 참조. *참고: 모든 용량은 성인용(특별한 지시가 없을 경우)이며 일반적인 신장 기능을 간주한다. § 대체 요법은 알러지, PK, 준수, 국소 저항과 비용을 고려한다.

〈표 1〉 초기 항균요법 선택

〈표 1〉 초기 항균요법 선택

해부학적 부위/진단/조정	흔한 원인균	권장 요법*		보조적 진단 치료법 및 해설
		일차	대체§	
혈관/화농성(패혈성) 혈전 정맥염 (계속)				
간문맥[문맥염; Pylephlebitis)]: 게실염, 맹장염, (드물게) 다른 복강 내 감염의 합병증	Aerobic gram-neg bacilli: E. coli, Klebsiella & Proteus 가장 흔함. 기타: aerobic/anaerobic streptococci, B. fragilis, Clostridia	MDR GNB 낮은 발병률(< 20%): **Pip-Tazo** 4.5 gm IV q8h 또는 (**CIP** 400 mg IV q12h + **Metro** 500 mg IV q8h)	MDR GNB 높은 발병률(20% 이상): ESBL(+) 일 경우: **Meropenem** 1 gm IV q8h. carbapenemase(+) 경우: **Colistin** + **Meropenem**(투여량 〈표 10A〉 참조)	• 진단: 복강내 감염 환자에서 통증, 발열, 호중구 증가증. 복부 CT스캔. • 합병증으로 화농성 간농양 • 응고 항진 질병(종양)이 아니면 항응고제 사용하지 않음. • 정맥 수술은 권고되지 않음.

약어는 2쪽 참조. *참고: 모든 용량은 성인용(특별한 지시가 없을 경우)이며 일반적인 신장 기능을 간주한다. § 대체 요법은 알러지, PK, 준수, 국소 저항과 비용을 고려한다.

〈표 2〉 세균별 추천 항생제

균종	항균약제 (약어 2쪽 참조)		
	권장	대체	기타 유효 약제(해설)[1]
Achromobacter xylosoxidans spp xylosoxidans (이전 Alcaligenes)	IMP, MER, DORI(폐렴에는 DORI 사용하지 않음)	TMP-SMX. Some strains susc. to ceftaz, PIP-TZ	Aminoglycosides에 저항성 있음, 대부분 cephalosporins & FQs.
Acinetobacter calcoaceticus-baumannii complex	감수성생물(suscept): IMP or MER or DORI. MDR 종류: Colistin+(IMP or MER) (폐렴에는 DORI 사용하지 않음)	sulbactam활동을 위해 AM-SB사용(CID 51:79, 2010). Minocycline IV 가능.	Aminoglycosides, FQs에 저항성 있음. Minocycline- 여러 종류에 대해 효과적임 (CID 51:79, 2010) (85쪽 표 5A 참조)
Actinomyces israelii	AMP or Pen G	Doxy, ceftriaxone	Clindamycin, erythro
Aeromonas hydrophila & other sp.	CIP or Levo	TMP-SMX or (P Ceph 3, 4)	참조 AAC 56:1110, 2012.
Arcanobacterium(C.) haemolyticum	Erythro; azithro	Benzathine Pen G, Clinda	대부분의 약품에 감수성, TMP-SMX에 저항성 (AAC 38:142, 1994)
Bacillus anthracis(anthrax): inhalation(흡입제)	40쪽 표 1 참조		
Bacillus cereus, B. subtilis	Vancomycin, clinda	FQ, IMP	
Bacteroides sp., B. fragilis & others	Metronidazole 또는 PIP-TZ	Dori, ERTA, IMP, MER, AM-CL	Clinda, cefoxitin, cefotetan, moxi에 증가하는 저항성 (Ref: CID 59:698, 2014.)
Bartonella henselae, quintana 〈표 1〉 참조 28, 45, 52, 57쪽	질병 단위와 면역 상태에 따라 다양함. 활동성: Azithro, clarithro, erythro, doxy & 결합하여: RIF, gent, ceftriaxone. 비활동성: CIP, TMP-SMX, Pen, 거의 cephalosporins, aztreonam		
Bordetella pertussis	Azithro 또는 clarithro	TMP-SMX	PIDJ 31:78, 2012 참조.
Borrelia burgdorferi, B. afzelii, B. garinii (라임병 & 회귀열)	특이질환 질병단위(specific disease entity)참조		
Brucella sp.	약품과 기간은 국소적/비국소적임에 따라 다양. 특이질환 질병 단위(specific disease entity)참조. PLoS One 7:e32090, 2012.		
Burkholderia(Pseudomonas) cepacia	TMP-SMX 또는 MER 또는 CIP	Minocycline 또는 chloramphenicol	(보통 aminoglycosides, polymyxins에 저항성 있음) (AAC 37:123, 1993 & 43:213, 1999; Inf Med 18:49, 2001) (몇몇은 carbapenems에 저항적). 여러 종류의 처방이 필요할 수 있음 (AJRCCM 161:1206, 2000).
Burkholderia(Pseudomonas) pseudomallei Curr Opin Infect Dis 23:554, 2010; CID 41:1105, 2005	먼저 IV ceftax 또는 IMP 또는 MER, 그 후 po (TMP-SMX+Doxy × 3개월) ± Chloro (AAC 49:4010, 2005).		Thai의 12-80% 종류는 TMP-SMX에 저항성 있음. 체외 FQ active. MER도 효과적임 (AAC 48:1763, 2004).
Campylobacter jejuni	Azithro	Erythro or CIP	TMP-SMX, Pen & cephalosporins 비활동적.
Campylobacter fetus	Gentamicin	IMP or ceftriaxone	AMP, chloramphenicol
Capnocytophaga ochracea(DF-1)	개에 물린 상처: Clinda or AM-CL	패혈성 쇼크, 비장절제술 이후: PIP-TZ, Clinda, IMP, DORI, MER	FQ 활동성 다양; aminoglycosides, TMP-SMX & Polymyxins 활동성 제한적. LN ID 9:439, 2009.
Capnocytophaga canimorsus(DF-2)	개에 물린 상처: AM-CL		
Chlamydophila pneumoniae	Doxy	Erythro, FQ	Azithro, clarithro

〈표 2〉 세균별 추천 항생제

균종	항균약제 (약어 2쪽 참조)		
	권장	대체	기타 유효 약제(해설)[1]
Chlamydia trachomatis	Doxy or azithro	Erythro	
Citrobacter diversus(koseri), C. freundii	생명을 위협하는 질환: IMP, MER, DORI	생명에 지장 없는 질환: CIP or Gent	저항성 발생: AAC 52:995, 2007.
Clostridium difficile	경도의 가벼운 질환: IMP, MER, DORI	중등으/중병: Vancomycin(po) or Fidaxomicin(CID 51:1306, 2010).	질병의 격렬함과 관련, 15쪽 표 1 참조.
Clostridium perfringens	Pen G ± clindamycin	Doxy	Erythro, chloramphenicol, cefazolin, cefoxitin, AP Pen, carbapenems
Clostridium tetani	Metronidazole or Pen G	Doxy	항생제 역할 모호함.
Corynebacterium diphtheriae	Erythro + antitoxin	Pen G + antitoxin	RIF가 효과적이라는 보고(CID 27:845, 1998)
Corynebacterium jeikeium	Vancomycin + aminoglycoside	Pen G + aminoglycoside	많은 종류가 Pen에 저항성(EJCMID 25:349, 2006).
Corynebacterium minutissimum	Clinda 1% lotion	Clarithro or Erythro	홍색음선(erythrasma) 유발
Coxiella burnetii(Q fever) 급성병 (CID 52:1431, 2011).	Doxy, FQ (29쪽 표1 참조)	Erythro, Azithro, Clarithro	심장 내막염: doxy + hydroxychloroquine(JID 188:1322, 2003; LnID 3:709, 2003; LnID 10:527, 2010).
만성병(예: 심장 내막염)	Doxy + hydroxy chloroquine	TMP-SMX, Chloro	
Ehrlichia chaffeensis, Ehrlichia ewubguum Anaplasma(Ehrlichia) phagocytophillium	Doxy	RIF(CID 27:213, 1998), Levo(AAC 47:413, 2003).	CIP, oflox, chloramphenicol 체외 활동적. Clinda, TMP-SMX, IMP, AMP, erythro, & azithro에 저항성(AAC 41:76, 1997).
Eikenella corrodens	AM-CL, IV Pen G	TMP-SMX, FQ	Clinda, cephalexin, erythro, metro, diclox에 저항성
Elizabethkingae meningosepticum(이전 Chryseo-bacterium)	Levo or TMP-SMX	CIP, Minocycline	Pen, cephalosporins, carbapenems, aminoglycosides, vancomycin에 저항성 (JCM 44:1181, 2006)
Enterobacter species	임상 현장과 저항 정도나 방법에 따라 권장 약품이 다양		
Enterococcus faecalis	강한 저항성. 85쪽 표 5A 참조		
Enterococcus faecium	강한 저항성. 85쪽 표 5A 참조		
Erysipelothrix rhusiopathiae	Penicillin G or amox	P Ceph 3, FQ	IMP, AP Pen(vancomycin, APAG, TMP-SMX 저항성)
Escherichia coli	강한 저항성. 저항 정도나 방법에 따라 치료 방법이 다양. 표 5B 참조		
Francisella tularensis(tularemia) 43쪽 〈표 1〉 참조	Gentamicin, tobramycin, or streptomycin	약한 감염: Doxy or CIP	Chloramphenicol, RIF. Doxy/chloro bacteriostatic → 재발 CID 53:e133, 2011.
Gardnerella vaginalis(bacterial vaginosis)	Metronidazole or Tinidazole	Clindamycin	투여량 24쪽 표 1 참조.
Helicobacter pylori	18쪽 〈표 1〉 참조		체외에서 효과적인 약품이 종종 체내에서는 그렇지 않음
Haemophilus aphrophilus (Aggregatibacter aphrophilus)	[(Penicillin or AMP) + gentamicin] 또는 [AM-SB ± gentamicin]	(Ceftriaxone + Gent) or CIP or Levo	Vancomycin, clindamycin, methicillin에 저항성
Haemophilus ducreyi(chancroid)	Azithro or ceftriaxone	Erythro, CIP	대부분의 종류가 tetracycline, amox, TMP-SMX에 저항성

균종	항균약제 (약어 2쪽 참조)		
	권장	대체	기타 유효 약제(해설)[1]
Haemophilus influenzae 수막염, 후두개염 & 기타 생명을 위협하는 질환	Cefotaxime, ceftriaxone	감수성이라면 AMP, and β-lactamase neg, FQs	Chloramphenicol (혈독성으로 인해 첫 번째 선택에서 등급 강등)
생명에 지장 없는 질환	AM-CL, O Ceph 2/3		Azithro, clarithro, telithro
Klebsiella ozaenae/rhinoscleromatis	CIP	Levo	Acta Otolaryngol 131:440, 2010.
Klebsiella species	저항 정도, 저항 방법이나 구조에 따라 치료 요법이 다양. 〈표 5B〉 참조		
Lactobacillus species	Pen G or AMP	Clindamycin	**Vancomycin에 저항성 있을 수 있음**
Legionella sp.	Levo or Moxi	Azithro	Telithro 체외 활동적
Leptospira interrogans	약한: Doxy or amox	극심함: Pen G or ceftriaxone	
Leuconostoc	Pen G or AMP	Clinda	**참고: vancomycin에 저항성 있음**
Listeria monocytogenes	AMP + Gent(공동적임)	TMP-SMX	Erythro, penicillin G(높은 투여량), APAG는 β-lactams와 공동성일 수 있음. Meropenem 체외 활동적. **Cephalosporin-저항성 있음**
Moraxella(Branhamella) catarrhalis	AM-CL or O Ceph 2/3, TMP-SMX	Azithro, clarithro, dirithromycin, telithro	Erythro, doxy, FQs
Mycoplasma penumoniae	Doxy	Azithro	Clindamycin & β-lactams 효과 없음. Macrolide 저항성 증가(JAC 68:506, 2013; AAC 58:1034, 2014).
Neisseria gonorrhoeae(gonococcus)	Ceftriaxone	Azithro(높은 투여량)	FQs와 oral cephalosporins 더 이상 권고되지 않음: 높은 저항성
Neisseria meningitides(meningococcus)	Ceftriaxone	Chloro, MER	동남아시아 Chloro-저항적인 종류 (NEJM 339:868, 1998) (Prophylaxis: 7쪽)
Nocardia asteroids or Nocardia brasiliensis	TMP-SMX + IMP	Linezolid	Amikacin + (IMP or ceftriaxone or cefotaxime) (AAC 58:795, 2014).
Pasteurella multocida	Pen G, AMP, amox, cefuroxime, cefpodoxime	Doxy, Levo, Moxi TMP-SMX	Cephalexin, oxacillin, clindamycin, erythro, vanco에 저항성 있음
Plesiomonas shigelloides	CIP	TMP-SMX	AM-CL, Ceftriaxone & Chloro 활동적. Amp, Tetra, aminoglycosides에 저항성 있음.
Propionibacterium acnes(not acne)	Penicillin, Ceftriaxone	Vanco, Dapto, Linezolid	Metro에 저항력 있을 수 있음
Proteus sp, **Providencia sp**, Morganella sp(시험관 감염성에 필요)	CIP, PIP-TZ; cephalosporins는 피할 것	병이 심각할 경우 carbapenem이 필요할 수 있음	참고: Proteus sp. & Providencia sp.는 Polymyxins에 내제적인 저항성 있음
Pseudomonas aeruginosa (ID Clin No Amer 23:277, 2009). Combination therapy결합 요법 참조: Clin Micro Rev 25:450, 2012	체외 저항성 없음: AP Pen, AP Ceph 3, Dori, IMP, MER, tobramycin, CIP, aztreonam. 심각한 inf.: AP β-lactam + (tobramycin or CIP)	UTI 체외 저항성 없을 때-효과적 단독 약물: AP Pen, AP Ceph 3, cefepime, IMP, MER, aminoglycoside, CIP, aztreonam	모든 beta lactams에 저항성 있을 시 FQs, aminoglycosides: Colistin + MER or IMP. 폐렴에는 DORI 사용하지 않음
Rhodococcus(C. equi)	2종류 약품: Azithro, Levo or RIF	(Vanco or IMP) + (Azithro, Levo or RIF)	Vancomycin 체외 활동적: 세포 간 위치가 효능을 손상시킬 수 있음(CID 34:1379, 2002). Pen, cephalosporins, clinda, tetra, TMP-SMX는 피할 것.
Rickettsia species(반점열 포함)	Doxy	Chloramphenicol(임산부), azithro(8세 미만)	특정 감염(specific infections) 참조 〈표 1〉

〈표 2〉 세균별 추천 항생제

균종	항균약제 (약어 2쪽 참조)		
	권장	대체	기타 유효 약제(해설)[1]
Salmonella typhi(CID 50:241, 2010; AAC 54:5201, 2010; BMC ID 51:37, 2005)	FQ & nalidixic acid에 감수성일 경우: CIP	Ceftriaxone, cefixime, azithro, chloro	중병에 수반되는 스테로이드. 재발(1−6%) & 회장 구멍을 기다림. 치료 실패와 함께 보고된 FQ저항력(AAC 52:1278, 2008).
Serratia marcescens	체외 저항력 없다면: PIP−TZ, CIP, LEVO, Gent	체외 저항력: Carbapenem	확장된 스펙트럼 Ceph는 가능한 피할 것.
Shigella sp.	FQ or azithro	Ceftriaxone은 대체적임; TMP−SMX는 감수성에 따라 다름.	
Staph. aureus, Methicillin에 감수성 있는	Oxacillin/nafcillin	P Ceph 1, vanco, *teicoplanin*[NUS] clinda ceftaroline	ERTA, IMP, MER, BL/BLI, FQ, Pip−Tazo, linezolid, dapto, telavancin.
Staph. aureus, Methicillin에 저항력 있는(보건 관련) IDSA Guidelines: CID 52(Feb 1): 1, 2011.	Vancomycin	*teicoplanin*[NUS], TMP−SMX(몇 종류는 저항력 있음), linezolid, daptomycin, telavancin, ceftaroline	Fusidic *aicd*[NUS], > 60% CIP−저항적임(미국에서) (Fosfomycin + RIF). 부분적으로 vancomycin−저항적인 종류(GISA, VISA) & 강한 저항력있는 종류 해설−87쪽 〈표 6〉 참조.
Staph. aureus, methicillin에 저항력 있는 [지역 사회 관련(CA−MRSA)]			CA−MRSA 보통 복합적인 저항력없음. 종종 erythro에 저항적, FQ에 일정치 않게 저항적. Vanco, *teico*[NUS], telavancin, daptomycin, ceftaroline 입원이 필요한 환자에 사용 가능 (87쪽 표 6 참조). Ceftaroline도 마찬가지.
경도/중등도 감염	(TMP−SMX or doxy or mino)	Clinda (D−test음성일 시: 표 5A & 6 참조)	
심각한 전염병	Vanco or teico	Linezolid or daptomycin	
Staph. epidermidis	Vancomycin ± RIF	RIF + (TMP−SMX or FQ), daptomycin(AAC 51:3420, 2007)	Cephalothin or nafcillin/oxacillin−nafcillin/oxacillin에 감수성, 하지만 75%는 저항력 있다면. FQs(표 5A 참조)
Staph. haemolyticus	TMP−SMX, FQ, nitrofurantoin	Oral cephalosporin	권고는 UTI에만 적용 됨.
Staph. lugdunensis	Oxacillin/nafcillin or penicillin G(β−lactamase 음성 시)	P Ceph 1 or vancomycin or *teico*[NUS]	거의 75%가 penicillin에 감수성.
Staph. saprophyticus(UTI)	Oral cephalosporin or AM−CL	FQ	거의 항상 methicillin에 감수성.
Stenotrophomonas(Xanthomonas, Pseudomonas) maltophilia	TMP−SMX	TC−CL or FQ(AAC 58:176, 2014)	Minocycline, tigecycline, CIP, Ceftriaxone, moxifloxacin, ceftaz(LnID 9:312, 2009; JAC 62:889, 2008). [체외 synergy(TC−CL + TMP−SMX) & (TC−CL + CIP), JAC 62:889, 2008].
Streptobacillus moniliformis	Penicillin G	Doxy	Erythro, clinda, ceftriaxone(maybe)
Streptococcus, anaerobic(Peptostreptococcus)	Penicillin G	Clindamycin	Doxy, vancomycin, linezolid, ERTA(AAC 51:2205, 2007).
Streptococcus anginosus group	Penicillin	Vanco or Ceftriaxone	FQs 피할 것; macrolide 저항력 나타남
Streptococcus penumoniae Penicillin에 감수성 있는	Penicillin G, Amox	여러 약품 효과적 예: Ceph2/3, Clinda	수막염이라면 높은 투여량, 6쪽 표 1 참조.
Penicillin에 저항적인(MIC ≥ 2.0)	Vancomycin, Levo, ceftriaxone, Amox(HD), Linezolid		
Streptococcus pyogenes(Grp A), **Streptococcus sp.**(Grp B, C, G). Erysipelas, bacteremia Index: Streptococcus sp(Grp A, B, C, G)	Penicillin G + Clinda	Pen(단독) or Clinda(단독)	JCM 49:439, 2011. Pockets of macrolide 저항력

균종	항균약제 (약어 2쪽 참조)		
	권장	대체	기타 유효 약제(해설)[1]
Tropheryma whipplei	Doxy + Hydroxychloroquine	없음	TMP-SMX의 임상 실패
Vibrio cholera	Doxy, FQ	Azithro, erythro	CIP나 Levo 가능; 몇몇 저항력.
Vibrio parahaemolyticus	Doxy	Azithro, CIP	균혈증 일 시, V. vulnificus(비브리오패혈증) 처럼 다룰 것.
Vibrio vulnificus, alginolyticus, damsela	Doxy + ceftriaxone	Levo	CID 52:788, 2011
Yersinia enterocolitica	CIP or ceftriaxone	TMP-SMX; CIP(균혈증일 때)	CIP 저항력(JAC 53:1058, 2004), 또한 Pen, AMP, erythro에 저항력 있음.
Yersinia pestis(전염병)	Streptomycin or Gent	Doxy or CIP	Chloro가능, 그러나 유독성일 가능성 있음.

1) 효과에 있어 항균약은 권장이나 대체 약품보다 더 다양함. 대체 약품이나 추가적으로 유효한 약품은 체외 감수성 테스트, 약물 동력학, 청각 기능, 신장 기능, 간 기능 등의 개체요인, 그리고 비용에 기초함.

〈표 3〉 면역능이 정상인 환자들의 항생제 치료 권장 기간[1,2]

임상학적 상황		치료 기간(일 수)
위치	임상학적 진단	
균혈증	제거가능한 병변이 있는 균혈증(심내막염 없이)	10 – 14(〈표 1〉 참조)
뼈	골수염, 성인; 급성 성인; 만성 소아; 급성; staph. and enterobacteriaceae[3] 소아; 급성; strep, meningococci, haemophilus[3]	42 ESR 정상범위 까지(보통 3개월 이상) 21 14
귀	유출물이 있는 중이염	2년 미만: 10; 2년 이상: 5 – 7
심장 내막	감염성심내막염, native valve Viridans strep Enterococci Staph. aureus	 14 또는 28(26쪽 〈표 1〉 참조) 28 또는 42(27쪽 〈표 1〉 참조) 14(오른쪽만) or 28(27쪽 〈표 1〉 참조)
위장 〈표 1〉 참조	세균성적리(bacillary dysentery) (shigellosis)/여행자 설사	3
	장티푸스(S. typhi): Azithro Ceftriaxone FQ Chloramphenicol	5(소아/청소년) 14 [짧은 치료기간이 더 효과적] (AAC 44:450, 2000) 5 – 7 14
	Helicobacter pylori	10 – 14, 삼중 약제 요법은 7일.
	위막성장염(C. difficile)	10
생식기	비 – 임균성 요도염 또는 점액 농즙성 자궁 경관염 골반내 염증 질환	Doxy 7일 또는 azithro 일회량 14
심장	심낭염(화농성)	28
관절	화농성 관절염(비임균성) 성인 유아/소아	14 – 28 위의 골수염과 같은 처방전 10 – 14일 치료면 충분(CID 48:1201, 2009), 그러나 이에 대해 모두 동의하지는 않음(CID 48:1211, 2009).
	임균성관절염/ 파종성 GC 감염	7(20쪽 〈표 1〉 참조)
신장	방광염(방광 세균뇨)	3(cipro 일회량 확대 방출도 효과적임) (AAC 49:4137, 2005)
	신우신염	12(CIP 사용 시 7일; levo 750 mg 일때 5일)
폐	폐렴, 폐렴구균성의(pneumococcal) 지역사회 획득 폐렴 폐렴, enterobacteriaceae or pseudomonal 폐렴, staphylococcal	3 – 5일 동안 열이 없을 때 까지(최소 5일) 최소 5일, 열 없을 때 2 – 3일 (CID 44:S55, 2007; AJM 120:783, 2007). 21, 종종 42일 까지 21 – 28
	Pneumocystis 폐렴(PCP) (in AIDS); 다른 면역력 약화	21 14
	Legionella, mycoplasma, chlamydia	7 – 14
	폐농양	보통 28 – 42[4]
뇌막[5]	N. meningitides H. influenzae S. pneumonia Listeria meningoencephalitis, gp B strep, coliforms	7 7 10 – 14 21(면역력 약화 시 더 길게)

1) IV 에서 po 투약 방식으로의 조기전환(약 72시간)은 많은 감염에 비용 효율이 높은 방법이다(예: 복강 내 감염) 혈청 procalcitonin수준의 정상화에 부수적으로 따르는 Dc 항생제 처방이 폐렴과 복막염의 치료 기간을 줄여준다는 증거들이 등장하고 있다(JAMA 309:717, 2013).
2) 권장 기간은 최소 또는 평균 시간이며 절대적인 수치로 해석되어서는 안 된다.
3) 이 기간들의 조건: 증상 및 증후 7일 내 해결, ESR은 정상화됨.
4) 환자의 열이 내린 상태로 4 – 5일 후 구강 치료로 전환.
5) 처방전 종류 후 3일이나 그 후까지 아동 재발은 거의 일어나지 않는다. 소아의 수막염: 4쪽 〈표 1〉 참조

〈표 3〉 면역능이 정상인 환자들의 항생제 치료 권장 기간

임상학적 상황		치료 기간(일 수)
위치	임상학적 진단	
다계통	브루셀라병(62쪽 〈표 1〉 참조)	42(첫 7-14일은 SM or gent 추가) (PLoS One 7:e32090, 2012)
	야토병(45, 62쪽 〈표 1〉 참조)	7-14(MMWR 58:744, 2009)
근육	가스괴저(clostridial)	10
인두	Group A strep 인두염 인두염 48쪽 〈표 1〉 참조	10 O Ceph 2/3, azithromycin 5일 동안 효과적 (CID 55:1279, 2012)
	Diphtheria(막을 형성하는) 보균자	7-14 7
전립선	만성 전립선염(TMP-SMX) (FQ)	30-90 28-42
부비강	급성부비강염	5-14[6]
피부	봉와직염	급성염증 없어진 후 3일 까지
전신의	라임병	60쪽 〈표 1〉 참조
	로키산 홍반열(61쪽 〈표 1〉 참조)	2일 동안 열 없을 때 까지

6) 치료 기간은 사용된 약과 감염의 정도에 따라 달라진다. 더 긴 기간(10-14일)은 beta-lactams와 중병의 환자에 최적이다. 경통증에서 중통증의 부비강염은 더 짧은 코스의 치료(5-7일)는 "호흡기계 FQ"에 효과적이다(gemifloxacin, levofloxacin 750 mg포함), azithromycin. 3일 정도의 짧은 기간은 TMP-SMX, azithro에 효과적이며. 한 연구는 azithro의 확장된 일회량의 효과를 보고했다. 저자들은 그러한 매우 짧은 기간의 치료는 경-중병의 환자에게는 제한적이어야 한다고 말한다(Otolaryngol-Head Neck Surg 134:10, 2006).

〈표 4〉 항균 스펙트럼 비교

편집 노트: 이 표는 치료 결정을 내리는 데 필요한 근거 자료가 아니다. 항균약의 선택은 유기체 감수성과 약물 저항성의 신체일부/기관의 양상, 그리고 약품의 모든 감염위치에 유효 농도 도달 가능성을 고려하여 결정되어야 한다. 양식은 지역적, 일시적 변화에 매우 다양하게 계속 변화한다. 이 자료는 감수성과 내성에 대해 일반화된 이미지를 전달하기 위한 의도이다. 이 자료는 체외 감수성, 자료집, 그리고/또는 간행된 문헌을 반영했다. 체외 감수성은 체내 효험의 예측변수는 아니다. **체외에서 활성있지만 임상적으로 사용되지 않는 약품은 ↕ 으로 표시했다. Specific organism, syndrome or drug for treatment recommendations(치료 권고를 위한 특정균, 증후군 또는 약품) 참조.**

	Penicillins		Antistaphylo-coccal Penicillins			Amino-Penicillins			Anti-Pseudomonal Penicillins				Carbapenems					Fluoroquinolones						
균	Penicillin G	Penicillin V	Methicillin	Nafcillin/Oxacillin	Cloxacillin[NUS]/Diclox.	AMP/Amox	Amox/Clav	AMP-Sulb	Ticarcillin	Ticar-Clav	Pip-Tazo	Piperacillin	Doripenem	Ertapenem	Imipenem	Meropenem	Aztreonam	Ciprofloxacin	Ofloxacin	Peflox/Pruliflox	Levofloxacin	Moxifloxacin	Gemifloxacin	Gatifloxacin
그람양성의:																								
Strep. Group A, B, C, G	+	+	+	+	+	+	+	+	+	+	+	+	+	+	+	+	0	±	±	0	+	+	+	+
Strep. Pneumoniae	+	+	+	+	+	+	+	+	+	+	+	+	+	+	+	+	0	±	±	0	+	+	+	+
Viridans strep	±	±	±	±	±	±	±	±	±	±	±	±	+	+	+	+	0	0	0		+	+	+	+
Strep. Anginosus gp	+	+	+	+	+	+	+	+	+	+	+	+	+	+	+	+	0	0	0		+	+	+	+
Enterococcus faecalis	+	+	0	0	0	+	+	+	±	±	+	+	±	0	+	±	0	**	**	0	+	+	+	+
Enterococcus faecium	±	±	0	0	0	±	+	+	±	±	±	±	0	0	±	0	0	0	0	0	0	±	±	±
Enterococci, vanco-resistant	0	0	0	0	0	0	0	0	0	0	0	0	0	0	0	0	0	0	0	0	0	0	0	0
Staph. aureus(MSSA)	0	0	+	+	+	0	+	+	0	+	+	0	+	+	+	+	0	+	+	+	+	+	+	+
Staph. aureus(MRSA)	0	0	0	0	0	0	0	0	0	0	0	0	0	0	0	0	0	0	0	0	0	±	±	±
Staph. aureus(CA-MRSA)	0	0	0	0	0	0	0	0	0	0	0	0	0	0	0	0	0	±			±	±	±	±
Staph. epidermidis	0	0	+	+	+	0	0	0	±	±	+	0	+	+	+	+	0	+	+	+	+	+	+	+
Corynebacterium jeikeium	0	0	0	0	0	0	0	0	0	0		0		0	0		0	0	0					
Listeria monocytogenes	+	0	0	0	0	+	↕	+	+	↕	↕	+	+	±	+	+	0	+	0	0	+	+	+	+

+ = **보통 감수성 있는**; ± = **감수성/내성 일정치 않음**; 0 = **보통 내성**; 빈칸 = **지표 없음**; ↕ = **체외에서 활성있으나 임상적으로 사용되지 않음.**

** 거의 모든 종류가 ±, UTI에 사용될 수 있음, 전신 감염에는 사용될 수 없음.

균	Penicillins		Antistaphylo-coccal Penicillins			Amino-Penicillins			Anti-Pseudomonal Penicillins				Carbapenems					Fluoroquinolones						
	Penicillin G	Penicillin V	Methicillin	Nafcillin/Oxacillin	Cloxacillin^{NUS}/Diclox.	AMP/Amox	Amox/Clav	AMP-Sulb	Ticarcillin	Ticar-Clav	Pip-Tazo	Piperacillin	Doripenem	Ertapenem	Imipenem	Meropenem	Aztreonam	Ciprofloxacin	Ofloxacin	Peflox/Pruliflox	Levofloxacin	Moxifloxacin	Gemifloxacin	Gatifloxacin
그람음성의:																								
Neisseria gonorrhoeae	0	0	0	0	0	0	+	+	↕	↕	↕	↕	↕	↕	↕	↕	+	±	±	±	±	±	±	±
Neisseria meningitides	+	0	0	0	0	+	+	+	+	+	+	+	+	+	+	+	+	+	+	+	+	+		+
Moraxella catarrhalis	0	0	0	0	0	0	+	+	0	+	+	±	+	+	+	+	+	+	+	+	+	+	+	+
Haemophilus influenzae	0	0	0	0	0	±	+	+	±	+	+	±	+	+	+	+	+	+	+	+	+	+	+	+
Escherichia coli	0	0	0	0	0	±	+	+	±	+	+	+	+	+	+	+	+	+	+	+	+	+	+	+
Klebsiella sp.	0	0	0	0	0	0	+	+	0	+	+	+	+	+	+	+	+	+	+	+	+	+	+	+
E. coli/ Klebsiella sp. ESBL +	0	0	0	0	0	0	0	0	0	0	0	0	+	+	+	+	0	+	+	+	+	+	+	+
E. coli/ Klebsiella sp. KPC +	0	0	0	0	0	0	0	0	0	0	0	0	0	0	0	0	0	0	0	0	0	0	0	0
Enterobacter sp.	0	0	0	0	0	0	0	0	+	+	+	+	+	+	+	+	+	+	+	+	+	+		+
Serratia sp.	0	0	0	0	0	0	0	0	0	+	+	+	+	+	+	+	+	+	+	+	+	+		+
Salmonella sp.	0	0	0	0	0	±	+	+	+	+	+	+	+	+	+	+		+	+	+	+	+		+
Shigella sp.	0	0	0	0	0	±	+	+	+	+	+	+	+	+	+	+	+	+	+	+	+	+		+
Proteus mirabilis	0	0	0	0	0	+	+	+	+	+	+	+	+	+	+	+	+	+	+	+	+	+		+
Proteus vulgaris	0	0	0	0	0	0	+	+	+	+	+	+	+	+	+	+	+	+	+	+	+	+	+	+
Providencia sp.	0	0	0	0	0	0	+	+	+	+	+	+	+	+	+	+	+	+	+	+	+	+		+
Morganella sp.	0	0	0	0	0	0	±	+	+	+	+	+	+	+	+	+	+	+	+	+	+	+		+
Citrobacter sp.	0	0	0	0	0	0	0	C	+	+	+	+	+	+	+	+	+	+	+	+	+	+		+
Aeromonas sp.	0	0	0	0	0	0	+	+	+	+	+	+	+	+	+	+	+	+	+		+	+		+
Acinetobacter sp.	0	0	0	0	0	0	0	+	0	±	±	0	±	0	±	±	0	±	±		±	±	±	±
Pseudomonas aeruginosa	0	0	0	0	0	0	0	C	+	+	+	+	+	0	+	+	+	+	±		±	±		±
Burkholderia cepacia	0	0	0	0	0	0	0	C	0				±	0	0	+	0	0	0			0		0
Stenotrophomonas maltophilia	0	0	0	0	0	0	0	C		+	±	±	0	0	0	0	0	0	0	0	±	±		±
Yersinia enterocolitica	0	0	0	0	0	0	±	±	±	+		+	+		+		+	+	+	+	+	+	+	+

+ = 보통 감수성 있는; ± = 감수성/내성 일정치 않음; 0 = 보통 내성; 빈칸 = 지표 없음; ↕ = 체외에서 활성있으나 일상적으로 사용되지 않음.

〈표 4〉 항균 스펙트럼 비교

〈표 4〉 항균 스펙트럼 비교

균	Penicillins		Antistaphylo-coccal Penicillins			Amino-Penicillins			Anti-Pseudomonal Penicillins				Carbapenems					Fluoroquinolones						
	Penicillin G	Penicillin V	Methicillin	Nafcillin/Oxacillin	Cloxacillin[NUS]/Diclox.	AMP/Amox	Amox/Clav	AMP-Sulb	Ticarcillin	Ticar-Clav	Pip-Tazo	Piperacillin	Doripenem	Ertapenem	Imipenem	Meropenem	Aztreonam	Ciprofloxacin	Ofloxacin	Peflox/Pruliflox	Levofloxacin	Moxifloxacin	Gemifloxacin	Gatifloxacin
Legionella sp.	0	0	0	0	0	0	0	0	0	0	0	0	0	0	0	0	0	+	+	+	+	+		+
Pasteurella multocida	+	+	0	0	0	+	+	+	+	+		+	+	+	+		+	+	+	+	+	+		+
Haemophilus ducreyi	+	+				0	+	+																
MISC.:																								
Chlamydophila sp	0	0	0	0	0	0	0	0	0	0	0	0	0	0	0	0	0	+	+	+	+	+	+	+
M. pneumoniae	0	0	0	0	0	0	0	0	0	0	0	0	0	0	0	0	0	+	+	+	+	+	+	+
혐기성생물:																								
Actinomyces	+	±	0	0	0	+	+	+				+		+	+		0	0	±			+		+
Bacteroides fragilis	0	±	0	0	0	0	+	+	0	+	+	0	+	+	+	+	0	0	0	0	0	±	0	±
Prevotella melaninogenica	+	0	0	0	0	+	+	+	+	+	+	+	+	+	+	+	0	0	±		+	+		+
Clostridium difficile	↕							↕				↕	↕	↕	↕	↕	0	0			0	0		0
Clostridium(difficile이 아닌)	+	+				+	+	+	+	+	+	+	+	+	+	+	0	±	±		+	±		+
Fusobacterium necrophorum	±	±				+	+	+		+	+		+	+	+	+						±		
Peptostreptococcus sp.	+	+	+	+	+	+	+	+	+	+	+	+	+	+	+	+	0	±	±		±	+		+

\+ = 보통 감수성 있는; ± = 감수성/내성 일정치 않음; 0 = 보통 내성; 빈칸 = 지표 없음; ↕ = 체외에서 활성있으나 임상적으로 사용되지 않음.

균	cephalosporins																		
											경구 약제								
	1세대	2세대			3/ㄴ세대(anti-MRSA 포함)						1세대		2세대			3세대			
	Cefazolin	Cefotetan	Cefoxitin	Cefuroxime	Cefotaxime	Ceftizoxime	Ceftriaxone	Ceftaroline	Ceftazidime	Cefepime	Cefadroxil	Cephalexin	Cefaclor/ Loracarbef	Cefprozil	Cefuroxime axetil	Cefixime	Ceftibuten	Cefpodox/Cefdinir/ Cefditoren
그람양성의:																			
Strep. Group A, B, C, G	+	+	+	+	+	+	+	+	+	+	+	+	+	+	+	+	+	+
Strep. Pneumoniae	+	+	+	+	+	+	+	+	+	+	+	+	+	+	+	+	±	+
Viridans strep	+	+	+	+	+	+	+	+	±	+	+	+	+	0	+	+	0	+
Enterococcus faecalis	0	0	0	0	0	0	0	+	0	0	0	0	0	0	0	0	0	0
Staph. aureus(MSSA)	+	+	+	+	+	+	+	+	±	+	+	+	+	+	+	0	0	+
Staph. aureus(MRSA)	0	0	0	0	0	0	0	+	0	0	0	0	0	0	0	0	0	0
Staph. aureus(CA-MRSA)	0	0	0	0	0	0	0	+	0	0	0	0	0	0	0	0	0	0
Staph. epidermidis	±	±	±	±	±	±	±		±	±	±	±	±	±	±	0	0	±
Corynebacterium jeikeium	0	0	0	0	0	0	0		0		0	0	0	0	0	0	0	
Listeria monocytogenes	0	0	0	0	0	0	0		0	0	0	0	0	0	0	0	0	0
그람음성의:																			
Neisseria gonorrhoeae	+	±	±	±	±	±	±	±	±	±	0	0	±	±	±	+	±	+
Neisseria meningitides	0	±	±	+	+	±	+	+	±	+	0	0	±	±	±	±	±	
Moraxella catarrhalis	±	+	+	+	+	+	+	+	+	+	0	0	±	+	+	+	+	+
Haemophilus influenzae	+	+	+	+	+	+	+	+	+	+		0	+	+	+	+	+	+
Escherichia coli	+	+	+	+	+	+	+	+	+	+	+	+	+	+	+	+	+	+
Klebsiella sp.	+	+	+	+	+	+	+	+	+	+	+	+	+	+	+	+	+	+
E. coli/ Klebsiella sp, ESBL +	0	0	0	0	0	0	0	0	0	0	0	0	0	0	0	0	0	0
E. coli/ Klebsiella sp, KPC +	0	0	0	0	0	0	0	0	0	0	0	0	0	0	0	0	0	0
Enterobacter sp., AmpC neg	0	±	0	±	+	+	+	+	+	+	0	0	0	0	0	0	±	0
Enterobacter sp., AmpC pos	0	0	0	0	0	0	0	0	0	0	0	0	0	0	0	0	0	0
Serratia sp.	0	+	0	0	+	+	+	+	+	+	0	0	0	0	0	±	±	0
Salmonella sp.					+	+	+	+	+	+	0	0				+	+	+
Shigella sp.					+	+	+		+	+	0	0				+	+	+
Proteus mirabilis	+	+	+	+	+	+	+	+	+	+	+	+	+	+	+	+	+	+
Proteus vulgaris	0	+	+	+	+	+	+	+	+	+	0	0	0	0	0	+	+	±
Providencia sp.	0	+	+	0	+	+	+	+	+	+	0	0	0	0	+	+	+	
Morganella sp.	0	+	+	±	+	+	+	+	+	+	0	0	0	0	±	0	0	0
Citrobacter freundii	0	0	0	0	+	0	+		0	+	0	0	0	0	0	0	0	0
Citrobacter diversus	0	±	±	±	+	+	+	+	+	+	0	0	0	0			+	
Citrobacter sp.	0	±	±	±	+	+	+	+	+	+		0	±	0	±	+	+	+
Aeromonas hydrophila	0	+	±	+	+	+	+	+	+	+						+	+	

+ = 보통 감수성 있는; ± = 감수성/내성 일정치 않음; 0 = 보통 내성; 빈칸 = 지표 없음; ↕ = 체외에서 활성있으나 임상적으로 사용되지 않음

〈표 4〉 항균 스펙트럼 비교

〈표 4〉 항균 스펙트럼 비교

균	cephalosporins																	
											경구 약제							
	1세대	2세대			3/4세대(anti-MRSA 포함)						1세대		2세대			3세대		
	Cefazolin	Cefotetan	Cefoxitin	Cefuroxime	Cefotaxime	Ceftizoxime	Ceftriaxone	Ceftaroline	Ceftazidime	Cefepime	Cefadroxil	Cephalexin	Cefaclor/ Loracarbef	Cefprozil	Cefuroxime axetil	Cefixime	Ceftibuten	Cefpodox/Cefdinir/ Cefditoren
Acinetobacter sp.	0	0	0	0	0	0	0		±	±	0	0	0	0	0	0	0	
Pseudomonas aeruginosa	**0**	**0**	**0**	**0**	**0**	**0**	**0**	**0**	**+**	**+**	**0**	**0**	**0**	**0**	**0**	**0**	**0**	**0**
Burkholderia cepacia	0	0	0	0	±	±	±	0	+	±	0	0	0	0	0	0	+	
Stenotrophomonas maltophilia	0	0	0	0	0	0	0	0	±	0	0	0	0	0	0	0	0	
Yersinia enterocolitica	0	±	±	±	+	+	+		±	+						+	+	
Legionella sp.	**0**	**0**	**0**	**0**	**0**	**0**	**0**	0	**0**	**0**	**0**	**0**	**0**	**0**	**0**	**0**	**0**	**0**
Pasteurella multocida		+		+	+	+	+			+		0				+		+
Haemophilus ducreyi			+		+	+	+		+							+		
ANAEROBES:																		
Actinomyces						+	+											
Bacteroides fragilis	**0**	±[1]	±	**0**	**0**	±	**0**	0	**0**	**0**		**0**	**0**	**0**	**0**	**0**	**0**	
P. melaninogenica		+	+	+	+	+	±		+	0			+	+	+	+		
Clostridium difficile			**0**		**0**	**0**				**0**								
Clostridium(not difficile)		**+**	**+**	**+**	**+**	**+**	**+**		**+**					**+**	**+**	**0**		
Fusobacterium necrophorum			**+**															
Peptostreptococcus sp.		+	+	+	+	+	+		+			+	+	+	+	+		

1) Cefotetan is less active against B. ovatus, B. distasonis, B. thetaiotaomicron.

+ = 보통 감수성 있는; ± = 감수성/내성 일정치 않음; 0 = 보통 내성; 빈칸 = 지표 없음; ↕ = 체외에서 활성있으나 임상적으로 사용되지 않음.

균	Aminoglycosides: Gentamicin	Aminoglycosides: Tobramycin	Aminoglycosides: Amikacin	Chloramphenicol	Clindamycin	Macrolides: Erythro	Macrolides: Azithromycin	Macrolides: Clarithromycin	Ketolide: Telithromycin
그람양성의:									
Strep, Group A, B, C, G	0	0	0	+	+	±	±	±	+
Strep. Pneumoniae	0	0	0	+	+	±	±	±	+
Enterococcus faecalis	S	S	S	±	0	0	0	0	±
Enterococcus faecium	S	0	0	±	0	0	0	0	0
Enterococci, vanco－resistant	0	0	0	0	0	0	0	0	0
Staph. aureus(MSSA)	+	+	+	±	+	±	±	±	+
Staph. aureus(MRSA)	0	0	0	0	0	0	0	0	0
Staph. aureus(CA-MRSA)					±	±	±	±	±
Staph. epidermidis	±	±	±	0	0	±	±	0	0
C. jeikeium	0	0	0	0	0	0	0	0	0
L. monocytogenes	S	S	S	+		+	+	+	+
그람음성의:									
Neisseria gonorrhoeae	0	0	0	+	0	±	±	±	↕
Neisseria meningitides	0	0	0	+	0	↕	↕		↕
Moraxella catarrhalis	+	+	+	+	0	+	+	+	+
Haemophilus influenza	+	+	+	+	0	±	+	+	+
Aeromonas hydrophila	0			+					
Escherichia coli	+	+	+	+	0	0	0	0	0
Klebsiella sp.	+	+	+	±	0	0	0	0	0
E. coli/ Klebsiella sp. ESBL +	+	+	+	±	0	0	0	0	0
E. coli/ Klebsiella sp. KPC +	0	0	0	0	0	0	0	0	0
Enterobacter sp	+	+	+	0	0	0	0	0	0
Salmonella sp.				+	0	0	±	0	0

균	Tetracyclines: Doxycycline	Tetracyclines: Minocycline	Glycly-cycline: Tigecycline	Glyco-/Lipoglyco-/Lipo-peptides: Daptomycin	Vancomycin	Teicoplanin[NUS]	Telavancin	Fusidic AcidNUS	Trimethoprim	TMP-SMX
그람양성의:										
Strep, Group A, B, C, G	±	+	+	+	+	+	+	±	+	↕[2]
Strep. Pneumoniae	+	+	+	+[3]	+	+	+	±	±	+
Enterococcus faecalis	0	0	+	+	+	+	+	+	+	↕[2]
Enterococcus faecium	0	0	+	+	±	±	+		0	0
Enterococci, vanco－resistant	0	0	0	+	0	0	0	0	0	0
Staph. aureus(MSSA)	±	+	+	+	+	+	+	+	±	+
Staph. aureus(MRSA)	±	±	+	+	+	+	+	+	±	+
Staph. aureus(CA-MRSA)	+	+	+	+	+	+	+	+	+	+
Staph. epidermidis	0	0	+	+	+	±	+	+	+	±
C. jeikeium	0	0	+	+	+	+	+	+	0	0
L. monocytogenes	+	+	+	±	+	+	+		+	+
그람음성의:										
Neisseria gonorrhoeae	±	±	↕	0	0	0	0	+	0	±
Neisseria meningitides	+	+		0	0	0	0	+	±	↕
Moraxella catarrhalis	+	+	+	0						+
Haemophilus influenza	+	+	+	0					±	±
Aeromonas hydrophila	+	+	+	0	0	0	0			+
Escherichia coli	+	+	+	0	0	0	0	0	+	±
Klebsiella sp.	±	±	+	0	0	0	0	0	±	±
E. coli/ Klebsiella sp. ESBL +	±	±	+	0	0	0	0	0	±	±
E. coli/ Klebsiella sp. KPC +	0	0	+	0	0	0	0	0	0	0
Enterobacter sp	0	0	+	0	0	0	0	0	±	
Salmonella sp.	±	±	+	0	0	0	0	0	±	±

균	Miscellaneous: Nitrofurantoin	Fosfomycin	Rifampin	Metronidazole	Quinupristin-dalfopristin	Linezolid	Colistimethate(Colistin)
그람양성의:							
Strep, Group A, B, C, G	+		+	0	+	+	0
Strep. Pneumoniae	+	+	+	0	+	+	0
Enterococcus faecalis	+	+	±	0	0	+	0
Enterococcus faecium	+		0	0	+	+	0
Enterococci, vanco－resistant	0	0	0	0	↕	+	0
Staph. aureus(MSSA)	+	+	+	0	+	+	0
Staph. aureus(MRSA)	+	+	+	0	+	+	0
Staph. aureus(CA-MRSA)	+	+	+	0	+	+	0
Staph. epidermidis			+	0	+	+	0
C. jeikeium	0		+	0	+	+	0
L. monocytogenes		0	+	0	+	+	0
그람음성의:							
Neisseria gonorrhoeae	+		↕	0	↕		0
Neisseria meningitides			+	0	0	0	0
Moraxella catarrhalis			+	0	+	±	
Haemophilus influenza			+	0	±	±	
Aeromonas hydrophila			0	0			
Escherichia coli	+	+	0	0	0	0	+
Klebsiella sp.	±	+	0	0	0	0	+
E. coli/ Klebsiella sp. ESBL +		+	0	0	0	0	+
E. coli/ Klebsiella sp. KPC +	0	+	±	0	0	0	+
Enterobacter sp	±	+	0	0	0	0	+
Salmonella sp.	+	+	0	0	0	0	

2) 체외에서 활성 있으나, TMP－SMX는 Group A strep pharyngitis나 E. faecalis에 의한 감염에 임상적으로 효과적이지 않음.
3) 체외에서 활성 있으나, daptomycin은 strep pneumonia에 의한 폐렴에 임상적으로 효과적이지 않든.

＋ = **보통 감수성 있는;** ± = **감수성/내성 일정치 않음;** 0 = **보통 내성;** 빈칸 = **지표 없음;** ↕ = **체외에서 활성있으나 임상적으로 사용되지 않음.**
Azithromycin 같은 항균제는 높은 조직 침투성이 있음 & clarithromycin 같은 항균제는 더 활동적인 화합물로 대사 작용이 됨. 따라서 체내 활성이 체외 활성을 초과할 수 있음.
** Vancomycin, metronidazole given po active vs. C. difficile; IV vancomycin 효과 없음. S = **세포막 활성 항생제와 공동성의**

〈**표 4**〉 항균 스펙트럼 비교

〈표 4〉 항균 스펙트럼 비교

균	Amino-glycosides					Macrolides			Ketolide	Tetra-cyclines		Glycyl-cycline	Glyco-/Lipoglyco-/Lipo-peptides							Miscellaneous						
	Gentamicin	Tobramycin	Amikacin	Chloramphenicol	Clindamycin	Erythro	Azithromycin	Clarithromycin	Telithromycin	Doxycycline	Minocycline	Tigecycline	Daptomycin	Vancomycin	TeicoplaninNUS	Telavancin	Fusidic Acid[NUS]	Trimethoprim	TMP-SMX	Nitrofurantoin	Fosfomycin	Rifampin	Metronidazole	Quinupristin-dalfopristin	Linezolid	Colistimethate (Colistin)
Shigella sp.	+	+	+	+	0	0	±	0	0	±	±	+		0	0	0	0	±	±	+		0	0	0	0	
Serratia marcescens	+	+	+	0	0		0	0	0	0	0	+	0	0	0	0	0	0	±	0	+	0	0		0	0
Proteus vulgaris	+	+	+	±	0		0	0	0	0	0	±	0	0	0	0	0	0	0	0	+	0	0		0	0
Acinetobacter sp.	0	0	±	0	0	0	0	0	0	0	+	±	0	0	0	0	0	0	±		0	0	0		0	+
Pseudomonas aeruginosa	**+**	**+**	**+**	**0**	**0**	**0**	**0**	**0**	**0**	**0**	**0**	**0**	**0**	**0**	**0**	**0**	**0**	**0**	**0**	**0**	**0**	**0**	**0**	**0**	**0**	+
Burkholderia cepacia	0	0	0	+	0	0	0	0	0	0	±	±	0	0	0	0	0	+	+	0		0	0		0	**0**
Stenotrophomonas maltophilia	0	0	0	+	0	0	0	0	0	↕	0	+	0	0	0	0	0	0	+	0			0		0	±
Yersinia enterocolitica	+	+	+	+	0	0	0	0	0	0	0		0				0		+				0		0	
Francisella tularensis	+	+	+	+						+			0						+			+	0		0	
Brucella sp.	**S**	**S**	**S**	**+**	**0**	**0**	**0**	**0**	**0**	**+**	**+**		**0**	**0**	**0**	**0**		↕	↕			**S**	**0**		**0**	
Legionella sp.						**+**	**+**	**+**	↕	↕	↕	↕	**0**				±	**+**	**+**				**0**			
Haemophilus ducreyi				↕	↕	+	+			0	0		0	0				0	±				0			
Vibrio vulnificus	±	±	±	↕						S	S		0				0						0			
MISC.:																										
Chlamydophila sp.	0	0	0	+	±	+	+	+	+	+	+	+					0	0		0		↕	0	↕	↕	
Mycoplasm pneumoniae	**0**	**0**	**0**	**+**	**0**	**+**	**+**	**+**	**+**	**+**	**+**	**+**					**0**						**0**	+	**0**	
Rickettsia sp.	0	0	0	+		±			+	+	+			0	0	0	0						0			
Mycobacterium avium			+				+	+		0	0	0											0	0	0	
혐기성미생물:																										
Actinomyces	0	0	0	↕	+	+	+	+		+	+			+		+	+						0			
Bacteroides fragilis	**0**	**0**	**0**	↕	±	**0**	**0**	**0**		±	±	**+**		**0**		**0**		↕	**0**				**+**		±	
Prevotella melaninogenica	0	0	0	+	+		+	+		+	+	+		0		0	+						+	+		
Clostridium difficile	**0**	**0**	**0**	±										**+**	**+**	**+**							**+**	±	±	
Clostridium(not difficile)**				**+**	±	±	**+**	**+**		**+**	**+**	**+**		**+**	**+**	**+**	**+**						**S**	↕	↕	
Fusobacterium necrophorum	0	0	0	+	+	**0**	**0**	**0**				+											+			
Peptostreptococcus sp.	0	0	0	+	+	±	+	±	+	+	+	+		+	+	+	+						±		+	

+ = **보통 감수성 있는;** ± = **감수성/내성 일정치 않음;** 0 = **보통 내성;** 빈칸 = **지표 없음;** ↕ = **체외에서 활성있으나 임상적으로 사용되지 않음.**
Azithromycin 같은 항균제는 높은 조직 침투성이 있음 & clarithromycin 같은 항균제는 더 활동적인 화합물로 대사 작용이 됨, 따라서 체내 활성이 체외 활성을 초과할 수 있음.
** Vancomycin, metronidazole given po active vs. C. difficile; IV vancomycin 효과 없음. S = 세포막 활성 항생제와 공동성의

〈표 5A〉 다제내성 그람양성 세균으로 인한 전신 감염에 대한 치료

균	내성항생제	일차 치료법 선택안	대체 치료법 선택안	해설
Enterococcus sp.	Vancomycin, Ampicillin, Penicillin, Gentamicin	E. faecium: **Linezolid** 600 mg IV/po q12h × 최소 3주 또는 **Quinu-dalfo** 7.5 mg/kg IV(중심정맥관) × 최소 8주. 확실하게 효과적인 요법이 없음. **Daptomycin** 8-12 mg/kg IV q24h 시도 가능하나 내성발현에 주의(NEJM 365:892, 2011; AAC 57:5013, 2013).	E. faecalis: (**Imipenem** 500 mg IV q6h + **Ampicillin** 2 gm IV q4h) × 최소 8주 또는 (**Ceftriaxone** 2 gm IV q12h + **Ampicillin** 2 gm IV q4h) × 최소 8주(CID 56:1261, 2013)	Daptomycin은 1명의 환자에게서 보고(AAC 56:6064, 2012); E. faecalis에 대해 효과 없음. Linezolid는 심내막염 40% 재발률에 정균작용(AnIM 138:133, 2003). 메타분석: 30일 감염-관련된 치사율은 Dapto 보다는 Linezolid에 더 높았음(AAC 58:734, 2014). telavancin의 효과 불분명함.
Staphylococcus aureus (〈표 6〉에 세부 사항 참조)	Vancomycin(VISA or VRSA) 그리고 모든 beta lactams(Ceftaroline 제외)	**Daptomycin** 6-12 mg/kg IV q24h 또는(**Daptomycin** 6-12 mg/kg IV q24h + **Ceftaroline** 600 mg IV q8h) (AAC 56:5196, 2012).	**Telavancin** 10 mg/kg IV q24h 또는 **Linezolid** 600 mg IV/po q12h	VISA strains이 내성일 수 있으므로 Dapto 감수성 확인. Vanco전의 치료법이라면(또는 vanco의 지속감염 이라면) Dapto에 대한 내성을 증가시킬 수 있는 확실한 가능성이 있음(JAC 66:1696, 2011). Anti-staphylococcal beta-lactam(nafcillin or oxacillin)의 첨가는 Dapto내성의 MRRSA에 대한 감수성을 회복시킬 수 있음(AAC 54:3161, 2010). Dapto + oxacillin의 결합이 난치성 MRSA 균혈증 치료에 성공적이었음(CID 53:158, 2011); Dapto + ceftaroline도 효과적일 수 있음.
Streptococcus pneumoniae	Penicillin G(MIC ≥ 4ug/mL)	수막염 없을 때: **Ceftriaxone** 2 gm IV 매일 한 번 또는 **Ceftaroline** 600 mg IV q12h 또는 **Linezolid** 600 mg IV/po q12h	수막염: **Vancomycin** 15 mg/kg IV q8h 또는 **Meropenem** 2 gm IV q8h	Ceftriaxone 2 gm IV q12h도 수막염에 효과적일 수 있음.

〈표 5B〉 다제내성 그람음성 세균으로 인한 전신 감염증 치료

이 표의 치료법들은 보통 FDA - 승인을 받은 것이 아니며, In vitro자료, 동물 연구, 그리고/또는 제한적인 임상 실험에 근거한 제안임.

균	내성약제	일차 치료	대체 치료	해설
Acinetobacter baumannii	모든 Penicillins, 모든 Cephalosporins, Aztreonam, Carbapenems, Aminoglycosides and Fluoroquinolones	병합 요법: **Polymyxin E(Colistin) + (Imipenem 또는 Meropenem)** Colistin 투여량: 119쪽 〈표 10A〉 참조	**Minocycline**(IDCP 20:184, 2012) (minocycline과 imipenem 간 체외 상승효과)	참고: Int J Antimicrob Agts 37:244, 2011; BMC Inf Dis 11:109, 2011. Colistin의 detergent 효과가 carbapenems와 다른 약물의 항생제 효과를 재구성함. Colistin을 단독 치료법으로 사용하지 말 것. Colistin + Rifampin 요법의 감염 관련 치사율에 영향을 주지 못함(CID 57:349, 2013).
ESBL 생성 E. coli, Klebsiella pneumoniae 또는 기타 Enterobacteriaceae	모든 Cephalosporins, TMP - SMX, Fluoroquinolones, Aminoglycosides	**Imipenem** 500 mg IV q6h 또는 **Meropenem** 1 gm IV q8h 또는 **Doripenem** 500 mg IV q8h(CID 39:31, 2004) (주의: **폐렴치료에 있어 FDA 승인을 받지 못함**).	고용량 **Cefepime** 2 gm IV q12h(해설 참조). **Polymyxin E(Colistin) + (MER 또는 IMP).** 투여량 119쪽 〈표 10A〉 참조.	요로계 감염: Fosfomycin, nitrofurantoin(AAC 53:1278, 2009). invitro 감수성있더라도 PIP - TZ는 피할 것(AAC 57:3402, 2013). Cefepime: 결과가 MIC와 상관관계 있음. MIC ≤ 1 ug/mL라면 좋은 결과. MIC 1 - 8 ug/mL 이라면 나쁜 결과임(CID 56:488, 2013).
Carbapenemase를 생성하는 호기성 그람음성간균 또는 P.aeruginosa	모든 Penicillins, Cephalosporins, Aztreonam, Carbapenems, Aminoglycosides and Fluoroquinolones	병합 요법: **Polymyxin E(Colistin) + (MER 또는 IMP)**. Colistin 투여량: 119쪽 〈표 10A〉 참조, 해설 참조.	폐렴: 분무기로 3 - 4 mL 식염수에 넣은 흡입용 **Colistin[NAI]** 50 - 75 mg + **Colistin+ (MER 또는 IMP)**	**Colistin** 투여량: 119쪽 〈표 10A〉 참조. 흡입 투여량: 〈표 10F〉 참조. MER + ERTA 이중 carbapenem 치료법이 성공적이었다는 보고들이 있음(예비 보고). (JAC: 69:1718, 2014)
Stenotrophomonas maltophilia	Ticar - Clav 를 제외한 모든 beta - lactams, Aminoglycosides, Fluoroquinolones	**TMP - SMX** 8 - 10 mg/kg/day IV divided q6h/q8h/q12h(TMP base에 기반)	**Ticar - Clav** 3.1 gm IV q4 - 6h	

〈표 6〉 지역사회획득 메치실린 내성 황석 포도상 알균의 감염이 의심되거나 배양양성인 경우의 치료법

(투여량 주석[1] 참조)

IDSA Guidelines: CID 52(Feb 1):1, 2011. 임상적 문제와 새로운 약제의 숫적인 크기를 본다면 치료법의 빈번한 개선과 새로운 근거자료가 요구됨.
주의: 지역사회. 병원간 MRSA균주의 구분이 모호해지고 있음.

임상 질환	종기, 면역 억제 없는 외래환자 치료	폐렴	균혈증 또는 가능한 심장 내막염 또는 패혈증 쇼크	치료 실패(주석[2] 참조)
치료 약물 투여량 주석 참조	부스럼이나 작은 종기는 I&D 만으로 충분할 수 있음(예 < 5 cm). 큰 종기, 다발성 병소, 전신성 염증 반응 증후군: I&D Plus **TMP-SMX** 1 DS(2 DS if BMI > 40) po bid 또는 **Clinda** 300-450 mg po tid(450 mg dose if BMI > 40) 또는 **Doxy** 100 mg po bid 또는 **Minocycline** 100 mg po bid	**Vanco** IV or **linezolid** IV	**Vanco** 15-20 mg/kg IV q8-12h. 15-20 ug/mL의 vanco 최저치 확보 만일 **vanco** MIC > 2 μg/mL이라면 대체 요법으로 전환. **vanco** MIC = 2 μg/mL일 때 실패한 사례가 있으나, 이것이 **vancomycin** 자체에 대한 내성에 영향을 받은 것인지 다른 요인에 의한 것인지 명확치 않음(JID 204:340, 2011). 환자가 vancomycin에 느린 반응을 보이고, 동정균의 MIC가 2 μg/mL이 라면, 대체 요법을 고려함. **Dapto** 6 mg/kg IV q24h(FDA 승인된 투여량이나 어떤 전문가는 MRSA 균혈증에 대해 8-12 mg/kg 용량을 제안).	**Dapto** 8-12 mg/kg IV q24h; vanco 치료가 Daptomycin에 내성을 유발할 수 있고(MIC > 1 μg/mL)을 선택했을 수 있기 때문 & 어떤 VISA strains이 daptomycin에 비감수성이 잇으니 체외 감수성을 확인할것. 균혈증이나 심장내막염에는 병합 치료를 사용: dapto + beta-lactam 병합 치료 [dapto 8-12 mg/kg IV q24h + (Nafcillin 2 gm IV q4h 또는 Oxacillin 2 gm IV q4h 또는 Ceftaroline 600 mg IV q8h): dapto에 감수성이 없더라도 구제요법으로서 MRSA strains에 효과적임 (Int J Antimicrob Agents, 42:450, 2013, AAC 54:3161, 2010, AAC 56:6192, 2013). **Ceftaroline** 600 mg IV q8h(J Antimicrob Chemother 67:1267, 2012, J Infect Chemother 19:42, 2013, Int J Antimicrob Agents 42:450, 2013, AAC 58:2541, 2014.) **Linezolid** 600 mg IV/PO q12h(Linezolid는 정균 작용을 하며 의심되는 혈관 내 감염에는 단일 항생제로 사용될 수 없음). **Telavancin** 10 mg/kg q24h IV(CID 52:31, 2011; AAC 58:2030, 2014).
해설	**Fusidic acid** 500 mg tid(미국에서는 불가능) + rifampin도 옵션이 될 수 있음; 내성이 급격히 일어나므로 **rifampin**을 단독 사용하지 말 것. 환자가 2-3일 후 반응이 없으면 합병증이 있는 감염으로 평가하며 **vancomycin**으로 전환.	**Linezolid**와 **Vanco**에 관한 전향적 연구에서 linezolid가 약간 높은 완치율을 나타냈으며 치사율은 동일함(CID 54:621, 2012).		

1) **Clindamycin:** 300 mg po tid. **Daptomycin:** 6 mg/kg IV q24h가 균혈증과 심장내막염에 대한 표준이며 FDA승인을 받은 투여량이나, 몇몇 전문가들은 8-12 mg/kg q24h을 권장한다. **Doxycycline or minocycline:** 100 mg po bid. **Linezolid:** 600 mg po/IV bid. **Quinupristin-dalfopristin(Q-D):** 7.5 mg per/kg/IV q8h 중심정맥관을 통하여(via central line). **Rifampin:** 혈청의 반감기가 길기 때문에: 600 mg po q24h; 그러나 300 mg po bid 이하일 때 오심의 빈도수가 적음. **TMP-SMX-DS:** 표준 투여량 8-10 mg per kg per day. 70 kg인 사람일 때 = 하루에 700 mg TMP 성분. **TMP-SMX**는 160 mg TMP와 800 mg SMX로 구성됨. CA-MRSA 피부/연조직 감염(SSTI) 치료를 위한 투여량은 1 DS tablet/하루에 두 번. **Vancomycin:** 1 gm IV q12h; 45-60 mg/kg/day를 나누어 투여하는 방법은 중증감염시 목표최저농도 15-20 μg/mL에 도달하기 위해 필요할 수 있다.

2) 보통 vancomycin으로 치료한 환자의 심내막염의 균혈증 지속기간은 7-9일임(AnIM 115:672, 1991). 균혈증 지속 7 간이 길수록 심내막염의 가능성이 더 높아짐(JID 190:1140, 2004). 실패의 정의는 분명하지 않음. 임상적 반응을 고려해야 함. **특히 혈액 배양이 4일 이후에도 여전히 양성이라면 임상적 반응이 충분하지 않은 것임.**

〈표 7〉 약물 탈감작 방법

Penicillin. 구강 경로(Pen VK)가 선호됨. 1/3의 환자가 일시적 경증 반응. **ICU setting 에서 실시할 것. 베타 차단제 중지. IV line, epinephrine, ECG, 폐활량계 준비.** 탈감각은 환자가 페니실린을 받을 때 일어남; 중지 후에 알레르기 돌아옴. Seteven-Johnson의 과거력, 박리성피부염, 홍색피부증은 탈감작의 금기증임. Pen 알레르기 피부 테스트: major determinant(P″)er minor determinants는 97-99%의 음성예측치를 보임. 피부 테스트의 전신 반응 위험률은 <1%(Ann Allergy Asth Immunol 106:1, 2011). 일반적 참조: CID 35:26, 2002; Am J Med 121:572, 2008; Curr Clin Topics ID 13:131, 1993.

- **방법:** 250 mg/5 mL의 **Pen-VK** 구강 용액의 희석액 준비. 각 투여량을 30 mL의 물 음료에 섞어 15분 간격으로 투여. 14단계 후 환자를 30분 동안 관찰, 선택된 경로로 전체 치료 투여량을 준다. 참조: Allergy, Prin & Prac, Mosby, 1993, pg. 1726.

단계	희석 (mg/mL)	투여 (mL)	투여량/단계		누적 투여량	
			mg	units	mg	units
1	0.5	0.1	0.05	80	0.05	80
2	0.5	0.2	0.1	160	0.15	240
3	0.5	0.4	0.2	320	0.35	560
4	0.5	0.8	0.4	640	0.75	1,200
5	0.5	1.6	0.8	1,280	1.55	2,480
6	0.5	3.2	1.6	2,560	3.15	5,040
7	0.5	6.4	3.2	5,120	6.35	10,160
8	5	1.2	6	9,600	12.35	19,760
9	5	2.4	12	19,200	24.35	38,960
10	5	4.8	24	38,400	48.35	77,360
11	50	1	50	80,000	98.35	157,360
12	50	2	100	160,000	198.35	317,360
13	50	4	200	320,000	398.35	637,360
14	50	8	400	640,000	798.35	1,277,360

TMP-SMX. 병원/병동에서 실시. 참조: CID 20:849, 1995; AIDS 5:311, 1991.

- **방법: TMP-SMX** oral susp, (40 mg TMP/200 mg SMX)/ 5 mL 사용. 매 투여 후 6 oz의 물을 함께 복용. Corticosteroids, antihistaminics 사용하지 않음.

시간	투여량(TMP/SMX) (mg)
0	0.004/0.02
1	0.04/0.2
2	0.4/2
3	4/20
4	40/200
5	160/800

Penicillin. 비경구(Pen G) 경로. 구강 경로(Pen-VK)의 절차/기록을 따른다. 참조: Allergy, Prin & Prac, Mosby, 1993, pg. 1726.

- **방법: Pen G** IM, IV 또는 sc를 다음과 같이 투여:

단계	희석 (units/mL)	투여 mL	투여량/단계 (Units)	누적 투여량 (Units)
1	100	0.2	20	20
2		0.4	40	60
3		0.8	80	140
4	1,000	0.2	200	340
5		0.4	400	740
6		0.8	800	1,540
7	10,000	0.2	2,000	3,540
8		0.4	4,000	7,540
9		0.8	8,000	15,540

단계	희석 (units/mL)	투여 mL	투여량/단계 (Units)	누적 투여량 (Units)
10	100,000	0.2	20,000	35,540
11		0.4	40,000	75,540
12		0.8	80,000	155,540
13	1,000,000	0.2	200,000	355,540
14		0.4	400,000	755,540
15		0.8	800,000	1,555,540

Ceftriaxone. 참조: Allergol Immunopathol(Madr) 37:105, 2009.

- **방법: Ceftriaxone** IV를 다음과 같이 20분 간격으로 주입:

일	투여량(mg)
1	0.001, 그 후에 0.01, 후 0.1, 후 1
2	1, 그 후에 5, 후 10, 후 50
3	100, 그 후에 250, 그 후 500
4	1000

다른 약물들의 탈감작 방법(참조)

- **Imipenem – Cilastatin**. Ann Pharmacother 37:513, 2003.
- **Meropenem**. Ann Pharmacother 37:1424, 2003.
- **Metronidazole**. Allergy Phinol 5:1, 2014.
- **Daptomycin**. Ann All Asthma Immun 100:87, 2008.
- **Ceftazidime**. Curr Opin All Clin Immunol 6(6): 476, 2006.
- **Vancomycin**. Intern Med 45:317, 2006.
- Amp, CFP, CIP, Clarithro, Clinda, Dapto, Linezold, Tobra 등을 탈감작 계획을 포함한 통합적 보고서(CID 58:1140, 2014).

〈표 8〉 임신 중 항균제의 위험 범주

위험	항균제	항마이코박테리아 약제	항진균약제	항기생충약제	항바이러스성/항레트로바이러스약제
B	Azithromycin, Aztreonam, Cephalosporins, Clindamycin, Daptomycin, Doripenem, Ertapenem, Erythromycin, Fidaxomicin, Fosfomycin, Meropenem, Metronidazole, Nitrofurantoin, Penicillins, Oritavancin, Polymyxin B, Quinu-Dalfo, Tinidazole	Rifabutin	Amphotericin B, Terbinafine	Mefloquine, Nitazoxanide, Praziquantel	**Antivirals**(항바이러스성): Acyclovir, Famciclovir, Sofosbuvir, Telbivudine, Valacyclovir **ARVs**: Atazanavir, Didanosine, Dolutegravir, Emtricitabine, Enfuvirtide, Etravirine, Maraviroc, Nelfinavir, Nevirapine, Ritonavir, Saquinavir, Tenofovir
C	Chloramphenicol, Ciprofloxacin, Clarithromycin, Colistin, Dalbavancin, Gatifloxacin, Gemifloxacin, Imipenem, Levofloxacin, Linezolid, Moxifloxacin, Ofloxacin, Oritavancin, Polymyxin B, Rifaximin, Tedizolid, Telavancin, Telithromycin, Tedizolid, TMP-SMX, Vancomycin	Capreomycin, Dapsone Isoniazid, Pyrazinamide Rifampin	Anidulafungin, Caspofungin Fluconazole(단독 투여), Flucytosine, Itraconazole, Ketoconazole, Micafungin, Posaconazole	Albendazole, Artemether/Lumefantrine, Atovaquone, Atovaquone/Proguanil, Chloroquine, Dapsone, Eflornithine, Ivermectin Mebendazole, Pentamidine Proguanil, Pyrimethamine/Sulfadoxine, Quinidine	**Antivirals**: Adefovir, Amantadine, Cidofovir, Entecavir, Foscarmet, Ganciclovir, Interferons, Oseltamivir, Rimantadine, Simeprevir, Valganciclovir, Zanamivir **ARVs**: Abacavir, Darunavir, Delavirdine, Fosamprenavir, Indinavir, Lamivudine, Lopinavir/r, Raltegravir, Stavudine, Tipranavir, Zalcitabine, Zidovudine
D	Amikacin, Gentamicin, Isepamicin, Minocycline, Netilmicin, Streptomycin, Tetracycline, Tigecycline, Tobramycin		Voriconazole, Fluconazole(다른 요법)	Miltefosine	
X		Thalidomide		Quinine	Ribavirin
기타	Fusidic acid(보고되지 않음)	Clofazimine(피할 것), Ethambutol(피할 것), Ethionamide(사용하지 않을 것)			

FDA 임신 범주: **A** = 임산부에 대한 충분한 연구, 위험 없음; **B** = 동물 번식 연구, 태아 위험 없음; 임산부에 대해 통제된 연구 없음; **C** = 동물 번식 연구에서 태아에 부작용이 나타남; 임산부에 대해 통제된 연구 없음; 잠재적 위험에도 불구하고 잠재적인 효용성이 있을 수 있음; **D** = 태아 위험의 근거; 잠재적 위험에도 불구하고 잠재적인 효용성이 있을 수 있음; **X** = 동물과 인체 연구가 태아 기형을 입증함; 임산부에 가해질 위험이 잠재적 효용성을 넘어섬.

〈표 9A〉 항균제의 약리학적 특성(표 아래 주석 참조) (95쪽)

약역학 – 〈표 9B〉 참조; Cytochrome – 상호 작용, 〈표 9C〉 참조; 각 쪽 밑에 전문용어 해설 참조. 각주 103쪽 〈표 9A〉의 끝부분 참조.

약물	참고용량 (단일 또는 복합)	임신시 위험성	식이권장 (경구약물)[1]	경구 흡수율(%)	혈중 최고농도 (μg/mL)	단백질 결합율(%)	분포 용적(Vd)[3]	평균 혈청반감기 T ½(hr)[4]	담도배설(%)[5]	뇌척수액/ 혈액비율[6]	뇌척수액 침투[7]	AUC[8] (μg*hr/mL)	Tmax (hr)
AMINOGLYCOSIDES													
Amik, Gent, Kana, Tobra	〈표 10D〉 참조	D			〈표 10D〉 참조	0 – 10	0.26 L/kg	2.5	10 – 60	0 – 30	없음		
Neomycin	Po	D	Tab/soln ± food	< 3	0								
BETA – LACTAMS													
Carbapenems													
Doripenem	500 mg IV	B			23(SD)	8.1	16.8 L Vss	1	117(0 – 611)	ND	ND	36.3	
Ertaoenem	1 gm IV	B			154(SD)	95	0.12 L/kg Vss	4	10	ND	ND	572. 1	
Impenem	500 mg IV	C			40(SD)	15 – 25	0.27 L/kg		최소의	8.5	가능함[9]	42. 2	
Meropenem	1 gm IV	B			49(SD)	2	0.29 L/kg	1	3 – 300	≈ 2	가능함[9]	72. 5	
Cephalosporins, IV, 1st gen													
Celazolin	1 gm IV	B			188(SD)	73 – 87	0.19 L/kg	1. 9	29 – 300	1 – 4	없음	236	
Cephalosporins, IV, 2nd gen													
Celotelan	1 gm IV	B			158(SD)	78 – 91	10.3 L	4.2	2 – 21			504	
Celoxlin	1 gm IV	B			110(SD)	65 – 79	16.1 L Vss	0.8	280	3	없음		
Cefluroxime	1.5 gm IV	B			100(SD)	33 – 50	0.19 L/kg Vss	1.5	35 – 80	17 – 88	미미한	150	
Cephalosporins, IV, 3rd gen													
Cefotaxime	1 gm IV	B			100(SD)	30 – 51	0.28 L/kg	1.5	15 – 75	10	있음	70	
Ceflazidime	1 gm IV	B			69(SD)	< 10	0.24 L/kg Vss	1.9	13 – 54	20 – 40	있음	127	
Ceflzoxime	1 gm IV	B			60(SD)	30	0.34 L/kg	1.7	34 – 82			85	
Ceflriaxone	1 gm IV	B			150(SD)	85 – 95	5.8 – 13.5 L	8	200 – 500	8 – 16	있음	1006	

FDA 임신 범주: A = 충분한 인체 연구에서 위험 없음, **B** = 동물 연구 시 태아 위험은 없으나, 충분한 인체 연구 없음, **C** = 동물 연구 시 태아에 부작용이 나타났으나, 충분한 연구는 아님, 잠재적 위험에도 불구하고 잠재적인 이익이 있을 수 있음, **D** = 인체에 발생할 위험에 대한 증거가 있었으나, 잠재적 위험에도 불구하고 잠재적인 이익이 있을 수 있음 **X** = 인체에 발생할 위험이 잠재적 이익을 넘어섬.

Food Effect(PO dosing): + food = 음식과 같이, **no food** = 음식 없이, **± food** = 음식과 함께 또는 음식 없이; Oral % AB = 흡수 %; **Peak Serum Level: SD** = 단일 투여 후, **SS** = 다중 투여 후 안정적 상태, **Volume of Distribution (분포 용적) (Vd): V/F** = Vd/경구의 생물학적 이용 가능성, **Vss** = Vd 안정적 상태, **Vss/F** = Vd가 안정적 상태와/경구 생물학적 이용 가능성의 상태; **CSF 침투**: 투여량에 따른 치료 효능 설명, 보통의 감수성이나 표적 생물 & CSF로의 침투; **AUC** = 약물농도 반응곡선의 아래 범위; **24hr** = AUC 0 – 24; **Tmax** = 최고 혈장농도의 시간

〈표 9A〉 항균제의 약리학적 특성

약물	참고용량 (단일 또는 복합)	임신시 위험성	식이권장 (경구약물)[1]	경구 흡수율(%)	혈중 최고농도 (μg/mL)	단백질 결합율(%)	분포 용적(Vd)[3]	평균 혈청반감기 T ½(hr)[4]	담도배설(%)[5]	뇌척수액/혈액비율[6]	뇌척수액 침투[7]	AUC[8] (μg*hr/mL)	Tmax (hr)
Beta-lactams (계속)													
Cephalosporins, IV, 4th gen/anti-MRSA													
Cefepime	2 gm IV	B			164(SD)	20	18 L Vss	2	10-20	10	있음	284.8	
Celtaroline	600 mg IV q12h	B			21.3(SS)	20	20.3 L Vss	2.7		ND	ND	56.3(12hr)	
Ctobiprole[NUS]	500 mg IV	B			33-34.2(SD)	16	18 L Vss	2.9-3.3				116	
Cephalosporina, 경구, 1st gen													
Cefadroxil	500 mg po	B	Cap/ta/susp ± food	90	16(SD)	20	0.31 L/kg V/F	1.5	22			47.4	ND
Cephalexin	500 mg po	B	Cap/tab/susp ± food	90	18(SD)	5-15	0.38 L/kg V/F	1	216			29	1
Cephalosporins, 경구, 2nd gen													
Cefaclor	500 mg po	B	Cap/susp ± food	93	13(SD)	22-25	0.33 L/kg V/F	0.8	≥60			20.5	0.5-1.0
Cefaclor ER	500 mg po	B	Tab + food		8.4(SD)	22-25		0.8	≥60			18.1	2.5
Cefprozil	500 mg po	B	Tab/susp ± food	95	10.5(SD)	36	0.23 L/kg Vss/F	1.5				25.7	1.5
Cefuroxime axetil	250 mg tab po	B	Susp + food, Tab ± food	52	4.1(SD)	50	0.66 L/kg V/F	1.5				12.9	2.5
Cephalosporins, 경구, 3rd gen													
Cefdinir	300 mg po	B	Cap/susp ± food	25	1.6(SD)	60-70	0.35 L/kg V/F	1.7				7.1	2.9
Cefditoren pivoxil	400 mg po	B	Tab + food	16	4(SD)	88	9.3 L Vss/F	1.6				20	1.5-3.0
Cefixime	400 mg po	B	Tab/susp ± food	50	3-5(SD)	65	0.93 L/kg V/F	3.1	800			25.8	4
Cefpodoxime proxetil	200 mg po	B	Tab + food, Susp ± food	46	2.3(SD)	40	0.7 L/kg V/F	2.3	115			14.5	2-3

FDA 임신 범주: **A** = 충분한 인체 연구에서 위험 없음, **B** = 동물 연구 시 태아 위험은 없으나, 충분한 인체 연구 없음, **C** = 동물 연구 시 태아에 부작용이 나타났으나, 충분한 연구는 아님, 잠재적 위험에도 불구하고 잠재적인 이익이 있을 수 있음, **D** = 인체에 발생할 위험에 대한 증거가 있었으나, 잠재적 위험에도 불구하고 잠재적인 이익이 있을 수 있음, **X** = 인체에 발생할 위험이 잠재적 이익을 넘어섬.

Food Effect(PO dosing): + food = 음식과 같이, **no food** = 음식 없이, **± food** = 음식과 함께 또는 음식 없이; Oral % AB = 흡수 %; **Peak Serum Level: SD** = 단일 투여 후, **SS** = 다중 투여 후 안정적 상태, **Volume of Distribution (분포 용적) (Vd): V/F** = Vd/경구의 생물학적 이용 가능성, **Vss** = Vd 안정적 상태, **Vss/F** = Vd가 안정적 상태와/경구 생물학적 이용 가능성의 상태; **CSF 침투**: 투여량에 따른 치료 효능 설명, 보통의 감수성이나 표적 생물 & CSF로의 침투; **AUC** = 약물농도 반응곡선의 아래 범위; **24hr** = AUC 0-24; **Tmax** = 최고 혈장농도의 시간

약물	참고용량 (단일 또는 복합)	임신시 위험성	식이권장 (경구약물)[1]	경구 흡수율(%)	혈중 최고농도 (μg/mL)	단백질 결합율(%)	분고 용적(Vd)[3]	평균 혈청반감기 T ½(hr)[4]	담도배설(%)[5]	뇌척수액/ 혈액비율[6]	뇌척수액 침투[7]	AUC[8] (μg*hr/mL)	Tmax (hr)
Beta-lactams, Cephalosporins, 경구의, 3rd gen (계속)													
Ceftibuten	400 mg po	B	Cap/susp no food	80	15(SD)	65	0.21 L/kg V/F	2.4				73.7	2.6
Monobactams													
Aztreonam	1 gm IV	B			90(SD)	56	12.6 L Vss	2	115-405	3-52	ND	271	
Penicillins(natural)													
Benzathine Penicillin G	1.2 million units IM	B			0.15(SD)								
Penicillin G	2 million units IV	B			20(SD)	65	0.35 L/kg	0.5	500	5-10	있음: Pen-sens S pneumo		
Penicillin V	500 mg po	B	Tab/soln no food	60-73	5-6(SD)	65		0.5					
Penicillins(amino)													
Amoxicillin	500 mg po	B	Cap/tab/susp ± food	80	5.5-7.5(SD)	17	0.36 L/kg	1.2	100-3000	13-14	있음 (IV만 해당)	22	1-2
Amoxicillin ER	775 mg po	B	Tab + food		6.6(SD)	20		1.2-1.5				29.8	3.1
Amox/Clav	875/125 mg po	B	Cap/tab/susp ± food	80/30-98	11.6/2.2(SD)	18/25	0.36/0.21 (both L/kg)	1.4/1.1	100-3000			26.8/5.1	
Amox/Clav ER	2 tabs [총 2000/125 mg]	B	Tab + food		17/2.1(SD)	18/25		1.3/1.0				71.6/5.3	1.5/1.03
Ampicillin	2 gm IV	B			100(SD)	18-22	0.29 L/kg	1.2	100-3000	13-14	있음		
Amp/Sulb	3 gm IV	B			109-150/ 48-88(SD)	28/38	0.29/0.3 (both L/kg)	1.2		ND	ND	120/71	
Penicillins(penicillinase-resistant)													
Cloxacillin[NUS]	500 mg po	B	Cap no food	50	7.5-14(SD)	95	0.1 L/kg	0.5					1-1.5
Dicloxacillin	500 mg po	B	Cap no food	37	10-17(SD)	98	0.1 L/kg	0.7	5-8				1-1.5

FDA 임신 범주: **A** = 충분한 인체 연구에서 위험 없음, **B** = 동물 연구 시 태아 위험은 없으나, 충분한 인체 연구 없음, **C** = 동물 연구 시 태아에 부작용이 나타났으나, 충분한 연구는 아님, 잠재적 위험에도 불구하고 잠재적인 이익이 있을 수 있음, **D** = 인체에 발생할 위험에 대한 증거가 있었으나, 잠재적 위험에도 불구하고 잠재적인 이익이 있을 수 있음 **X** = 인체에 발생할 위험이 잠재적 이익을 넘어섬.

Food Effect(PO dosing): + food = 음식과 같이, **no food** = 음식 없이, **± food** = 음식과 함께 또는 음식 없이; Oral % AB = 흡수 %; **Peak Serum Level: SD** = 단일 투여 후, **SS** = 다중 투여 후 안정적 상태, **Volume of Distribution (분포 용적) (Vd): V/F** = Vd/경구의 생물학적 이용 가능성, **Vss** = Vd 안정적 상태, **Vss/F** = Vd가 안정적 상태와/경구 생물학적 이용 가능성의 상태; **CSF 침투**: 투여량에 따른 치료 효능 설명, 보통의 감수성이나 표적 생물 & CSF로의 침투; **AUC** = 약물농도 반응곡선의 아래 범위; **24hr** = AUC 0-24; **Tmax** = 최고 혈장농도의 시간

〈표 9A〉 항균제의 약리학적 특성

약물	참고용량 (단일 또는 복합)	임신시 위험성	식이권장 (경구약물)[1]	경구 흡수율(%)	혈중 최고농도 (μg/mL)	단백질 결합율(%)	분포 용적(Vd)[3]	평균 혈청반감기 T½(hr)[4]	담도배설(%)[5]	뇌척수액/혈액비율[6]	뇌척수액 침투[7]	AUC[8] (μg*hr/mL)	Tmax (hr)
Beta-lactams, Penicillins(penicillinase-resistant) (계속)													
Nafcillin	500 mg IV	B			30(SD)	90-94	27.1 L Vss	0.5-1	> 100	9-20	있음	18.1	
Oxacillin	500 mg IV	B	Cap no food	50	43(SD)	90-94	0.4 L/kg	0.5-0.7	25	10-15	있음		1-1.5
Penicillins(antipseudomonal)													
Pip/Tazo	3.375 gm IV	B			242/24(SD)	16/48	0.24/0.4(both L/kg)	1/1	> 100	ND	ND	242/25	
Ticar/Clav	3.1 gm IV	B			330/8(SD)	44/25	0.16/0.21(both L/kg)	1.1/1.1	높음	ND	ND	485/8.2	
Fluoroquinolones[10]													
Ciprofloxacin	750 mg po q12h	C	Tab/susp ± food		70	3.6(SS)	20-40	2.4 L/kg	4	2800-4500			31.6(24hr)
Ciprofloxacin	400 mg IV q12h	C			4.6(SS)	20-40	2.4 L/kg	4	2800-4500	26	Strep에는 불충분	25.4(24 hr)	
Ciprofloxacin	500 mg ER po q24h	C	Tab ± food		1.6(SS)	20-40	2.4 L/kg	6.6				8(24 hr)	1-4
Gemifloxacin	320 mg po q24h	C	Tab ± food	71	1.6(SS)	55-73	2-12 L/kg Vss/F	7				9.9(24 hr)	0.5-2.0
Levofloxacin	750 mg po/IV q24h	C	Tab ± food, soln no food	99	Po 8.6, IV 12.1 (SS)	24-38	244 L Vss	7				Po 90.7, IV 108(24 hr)	Po 1.6
Moxifloxacin	400 mg po/IV q24h	C	Tab ± food	89	4.2-4.6(SS)	30-50	2.2 L/kg	10-14		> 50	있음(CID 29:1080, 2009)	Po 48, IV 38(24 hr)	Po 1-3
Norfloxacin	400 mg po q12h	C	Tab no food	30-40	1.5(400 mg SD)	10-15	1.7 L/kg	3-4	700	ND	없음	6.2(400 mg)	1
Ofloxacin	400 mg po q12h	C	Tab ± food	98	4.6-6.2(SS)	32	1-2.5 L/kg	7				82.4(24 hr)	1-2
Prulifloxacin[NUS]	600 mg po	C	Tab ± food	ND	1.6(SD)	45	1231 L	10.6-12.1	ND	미량		7.3	1
Glycopeptides, Lipoglycopeptides, Lipopeptides													
Dalbavancin	1 gm IV	C			280-300(SD)	93-98	0.11 L/kg	147-258	ND	ND	ND	23.443	

FDA 임신 범주: **A** = 충분한 인체 연구에서 위험 없음, **B** = 동물 연구 시 태아 위험은 없으나, 충분한 인체 연구 없음, **C** = 동물 연구 시 태아에 부작용이 나타났으나, 충분한 연구는 아님, 잠재적 위험에도 불구하고 잠재적인 이익이 있을 수 있음, **D** = 인체에 발생할 위험에 대한 증거가 있었으나, 잠재적 위험에도 불구하고 잠재적인 이익이 있을 수 있음, **X** = 인체에 발생할 위험이 잠재적 이익을 넘어섬.

Food Effect(PO dosing): + food = 음식과 같이, **no food** = 음식 없이, **± food** = 음식과 함께 또는 음식 없이; Oral % AB = 흡수 %; **Peak Serum Level: SD** = 단일 투여 후, **SS** = 다중 투여 후 안정적 상태, **Volume of Distribution (분포 용적) (Vd): V/F** = Vd/경구의 생물학적 이용 가능성, **Vss** = Vd 안정적 상태, **Vss/F** = Vd가 안정적 상태와/경구 생물학적 이용 가능성의 상태; **CSF 침투**: 투여량에 따른 치료 효능 설명, 보통의 감수성이나 표적 생물 & CSF로의 침투; **AUC** = 약물농도 반응곡선의 아래 범위; **24hr** = AUC 0-24; **Tmax** = 최고 혈장농도의 시간

약물	참고용량 (단일 또는 복합)	임신시 위험성	식이권장 (경구약물)[1]	경구 흡수율(%)	혈중 최고농도 (μg/mL)	단백질 결합율(%)	분포 용적(Vd)[3]	평균 혈청반감기 T½(hr)[4]	담도배설(%)[5]	뇌척수액/혈액비율[6]	뇌척수액 침투[7]	AUC[8] (μg*hr/mL)	Tmax (hr)
Glycopeptides, Lipoglycopeptides, Lipopeptides (계속)													
Daptomycin	4–6 mg/kg IV q24h	B			58–99(SS)	92	0.1 L/kg Vss	8–9		0–8		494–632 (24hr)	
Oritavancin	1200 mg IV	C			138(SD)	85	87.6 L	245(불치의)	ND	ND	ND	2800(0–∞)	
Telavancin	10 mg/kg IV q24h	C			108(SS)	90	0.13 L/kg	8.1	낮음			780(24hr)	
Vancomycin	1 gm IV q12h	C			20–50(SS)	< 10–55	0.7 L/kg	4–6		7–14		300	
Macrolides, Azalides, Lincosamides, Ketolides													
Azithromycin	500 mg po	B	Tab/susp ± food	37	0.4(SD)	7–51	31.1 L/kg	68	높음			4.3	
Azithromycin	500 mg IV	B			3.6(SD)	7–51	33.3 L/kg	68	높음			9.6 (24hr, pre SS)	
Azithromycin ER	2 gm po	B	Susp no food	≈ 30	0.8(SD)	7–51	31.1 L/kg	59	높음			20	
Clarithromycin	500 mg po q12h	C	Tab/susp ± food	50	3–4(SS)	65–70	4 L/kg	5–7	7000			20(24hr)	
Clarithromycin ER	1 gm ER po q24h	C	Tab + food	≈ 50	2–3(SS)	65–70							
Clindamycin	150 mg po	B	Cap ± food	90	2.5(SD)	85–94	1.1 L/kg	2.4	250–300		없음	ND	
Clindamycin	900 mg IV q8h	B			14.1(SS)	85–94	1.1 L/kg	2.4	250–300		없음	ND	
Erythromycin base, esters	500 mg po	B	Tab/susp no food, DR caps ± food	18–45	0.1–2(SD)	70–74	0.6 L/kg	2–4		2–13	없음		
Erythromycin lactobionate	500 mg IV	B			3–4(SD)	70–74	0.6 L/kg	2–4					
Telithromycin	800 mg po q24h	C	Tab ± food	57	2.3(SS)	60–70	2.9 L/kg	10	7			12.5(24hr)	
기타 항균제													
Chloramphenicol	1 gm po q6h	C	Cap ± food	높음	18(SS)	25–50	0.8 L/kg	4.1		45–89	있음	ND	

FDA 임신 범주: **A** = 충분한 인체 연구에서 위험 없음, **B** = 동물 연구 시 태아 위험은 없으나, 충분한 인체 연구 없음, **C** = 동물 연구 시 태아에 부작용이 나타났으나, 충분한 연구는 아님, 잠재적 위험에도 불구하고 잠재적인 이익이 있을 수 있음, **D** = 인체에 발생할 위험에 대한 증거가 있었으나, 잠재적 위험에도 불구하고 잠재적인 이익이 깄을 수 있음 **X** = 인체에 발생할 위험이 잠재적 이익을 넘어섬.

Food Effect(PO dosing): + food = 음식과 같이, **no food** = 음식 없이, **± food** = 음식과 함께 또는 음식 없이; Oral % AB = 흡수 %; **Peak Serum Level: SD** = 단일 투여 후, **SS** = 다중 투여 후 안정적 상태, **Volume of Distribution (분포 용적) (Vd): V/F** = Vd/경구의 생물학적 이용 가능성, **Vss** = Vd 안정적 상태, **Vss/F** = Vd가 안정적 상태와/경구 생물학적 이용 가능성의 상태; **CSF 침투**: 투여량에 따른 치료 효능 설명, 보통의 감수성이나 표적 생물 & CSF로의 침투; **AUC** = 약물농도 반응곡선의 아래 범위; **24hr** = AUC 0–24; **Tmax** = 최고 혈장농도의 시간

〈표 9A〉 항균제의 약리학적 특성

약물	참고용량 (단일 또는 복합)	임신시 위험성	식이권장 (경구약물)[1]	경구 흡수율(%)	혈중 최고농도 (μg/mL)	단백질 결합율(%)	분포 용적(Vd)[3]	평균 혈청반감기 T½(hr)[4]	담도배설(%)[5]	뇌척수액/혈액비율[6]	뇌척수액 침투[7]	AUC[8] (μg*hr/mL)	Tmax (hr)
기타 항균제 (계속)													
Fosfomycin	3 gm po	B	Sachet ± food		26(SD)	< 10	136.1 L Vss/F	5.7				150	
Fusidic acid[NUS]	500 mg po	C	Tab + food	91	30(SD)	95 – 99	0.3 L/kg	5 – 15	100 – 200			315	
Metronidazole	500 mg IV/po q6h	B	ER tab no food, tab/cap ± food	100	20 – 25(SS)	20	0.6 – 0.85 L/kg	6 – 14	100	45 – 89		560(24 hr)	
Quinupristin – dalfopristin	7.5 mg/kg IV q8h	B			3.2/8(SS)	ND	0.45/0.24(both L/kg) Vss	1.5				21.6/31.8 (24 hr)	
Rifampin	600 mg po	C	Cap no food	70 – 90	4 – 32(SD)	80	0.65 L/kg Vss	2 – 5	10,000	7 – 56	있음	58	1.5 – 2
Rifaximin	200 mg po	C	Tab ± food	< 0.4	0.004 – 0.01(SD)	67.5		2 – 5			없음	0.008	1
Trimethoprim	100 mg po	C	Tab ± food	80	1(SD)	44	100 – 120 L V/F	8 – 15					1 – 4
TMP/SMX	160/800 mg po q12h	C	Tab/susp ± food	85	1 – 2/40 – 60 (SS)	44/70	100 – 120 L/ 12 – 18 L	11/9	100 – 200	50/40		ND	1 – 4
TMP/SMX	160/800 mg IV q8h	C			9/105(SS)	44/70	100 – 120 L/ 12 – 18 L	11/9	40 – 70			ND	
Oxazolidinones													
Linezolid	600 mg po/IV q12h	C	Tab/susp ± food	100	15 – 20(SS)	31	40 – 50 L Vss	5		60 – 70	있음(AAC 50:3971, 2006)	Po 276, IV 179(24 hr)	Po 1.3
Tedizolid	200 mg po/IV q24h	C	Tab ± food	91	Po 2.2, IV 3.0 (SS)	70 – 90	67 – 80 L Vss	12	ND	ND	ND	Po 25.6, IV 29.2(24 hr)	3
Polymyxins													
Colistin (Polymyxin E)	150 mg IV	C			5 – 7.5(SD)	50	0.34 L/kg	Colistimeth ate 1.5 – 2, colistin > 4	0		없음		
Polymyxin B	0.45 – 3.4 mg/kg/ day IV	C			2.8(avg conc at SS)	60	ND	4.5 – 6 (오래된 데이터)			없음	66.9(24 hr)	

FDA 임신 범주: **A** = 충분한 인체 연구에서 위험 없음, **B** = 동물 연구 시 태아 위험은 없으나, 충분한 인체 연구 없음, **C** = 동물 연구 시 태아에 부작용이 나타났으나, 충분한 연구는 아님, 잠재적 위험에도 불구하고 잠재적인 이익이 있을 수 있음, **D** = 인체에 발생할 위험에 대한 증거가 있었으나, 잠재적 위험에도 불구하고 잠재적인 이익이 있을 수 있음 **X** = 인체에 발생할 위험이 잠재적 이익을 넘어섬.

Food Effect(PO dosing): + food = 음식과 같이, **no food** = 음식 없이, **± food** = 음식과 함께 또는 음식 없이; Oral % AB = 흡수 %; **Peak Serum Level: SD** = 단일 투여 후, **SS** = 다중 투여 후 안정적 상태, **Volume of Distribution (분포 용적) (Vd): V/F** = Vd/경구의 생물학적 이용 가능성, **Vss** = Vd 안정적 상태, **Vss/F** = Vd가 안정적 상태와/경구 생물학적 이용 가능성의 상태; **CSF 침투**: 투여량에 따른 치료 효능 설명, 보통의 감수성이나 표적 생물 & CSF로의 침투; **AUC** = 약물농도 반응곡선의 아래 범위; **24hr** = AUC 0 – 24; **Tmax** = 최고 혈장농도의 시간

약물	참고용량 (단일 또는 복합)	임신시 위험성	식이권장 (경구약물)[1]	경구 흡수율(%)	혈중 최고농도 (μg/mL)	단백질 결합율(%)	분포 용적(Vd)[3]	평균 혈청반감기 T½(hr)[4]	담도배설(%)[5]	뇌척수액/ 혈액비율[6]	뇌척수액 침투[7]	AUC[8] (μg*hr/mL)	Tmax (hr)
Tetracyclines, Glycylcyclines													
Doxycycline	100 mg po	D	Tab/cap/ susp + food		1.5 – 2.1(SD)	93	53 – 134 L Vss	18	200 – 3200	26	없음	31.7	2
Minocycline	200 mg po	D	Cap/tab ± food	ND	2.0 – 3.5(SD)	76	80 – 114 L Vss	16	200 – 3200			48.3	2.1
Tetracycline	250 mg po	D	Cap no food	ND	1.5 – 2.2(SD)	ND	1.3 L/kg	6 – 12	200 – 3200	7	없음	30	2 – 4
Tigecycline	50 mg IV q12h	D			0.63(SS)	71 – 89	7 – 9 L/kg	42	138	5.9 – 10.6	없음	4.7(24hr)	
Antifungal(polyenes)													
Ampho B deoxycholate	0.4 – 0.7 mg/kg IV q24h	B			0.5 – 3.5(SS)		4 L/kg	24		0		17(24hr)	
Ampho B lipid complex(ABLC)	5 mg/kg IV q24h	B			1 – 2.5(SS)		131 L/kg	173				14(24hr)	
Ampho B liposomal	5 mg/kg IV q24h	B			83(SS)		0.1 – 0.4 L/kg Vss	6.8				555(24hr)	
항진균제(항대사성물질)													
Flucytosine	2.5 gm po	C	Cap ± food	78 – 90	30 – 40(SD)	ND	0.6 L/kg	3 – 5		60 – 100	있음	ND	2
항진균제(azoles)													
Fluconazole	400 – 800 mg po/IV	D	Tab/susp ± food	90	6.7 – 14(SD)	10	50 L V/F	20 – 50		50 – 94	있음		Po:1 – 2
Itraconazole	200 mg oral soln po q24h	C	Cap/tab + food, soln no food	55+	Itra 2.0, OH – Itra 2.0(SS)	99.8	796 L	35		0		Itra 29.3, OH – Itra 25.2 (24hr)	Itra 2.5, OH – Itra 5.3
Ketoconazole	200 mg po	C	Tab ± food	75	1 – 4(SD)	99	1.2 L/kg	6 – 9	ND	< 10	없음	12	1 – 2
Posaconazole	200 mg po susp	C	Susp ± food		0.2 – 1.0(SD)	98 – 99	226 – 295 L	20 – 66			있음(JAC 56:745, 2005)	15.1	3 – 5
Posaconazole	300 mg tab po q24h	C	Tab + food	54	2.1 – 2.9(SS)	98 – 99	226 – 295 L	20 – 66				37.9 – 51.6	3 – 5

FDA 임신 범주: **A** = 충분한 인체 연구에서 위험 없음, **B** = 동물 연구 시 태아 위험은 없으나, 충분한 인체 연구 없음, **C** = 동물 연구 시 태아에 부작용이 나타났으나, 충분한 연구는 아님, 잠재적 위험에도 불구하고 잠재적인 이익이 있을 수 있음, **D** = 인체에 발생할 위험에 대한 증거가 있었으나, 잠재적 위험에도 불구하고 잠재적인 이익이 있을 수 있음 **X** = 인체에 발생할 위험이 잠재적 이익을 넘어섬.

Food Effect(PO dosing): + food = 음식과 같이, **no food** = 음식 없이, **± food** = 음식과 함께 또는 음식 없이; Oral % AB = 흡수 %; **Peak Serum Level: SD** = 단일 투여 후, **SS** = 다중 투여 후 안정적 상태, **Volume of Distribution (분포 용적) (Vd): V/F** = Vd/경구의 생물학적 이용 가능성, **Vss** = Vd 안정적 상태, **Vss/F** = Vd가 안정적 상태와/경구 생물학적 이용 가능성의 상태; **CSF 침투**: 투여량에 따른 치료 효능 설명, 보통의 감수성이나 표적 생물 & CSF로의 침투; **AUC** = 약물농도 반응곡선의 아래 범위; **24hr** = AUC 0 – 24; **Tmax** = 최고 혈장농도의 시간

〈표 9A〉 항균제의 약리학적 특성

약물	참고용량 (단일 또는 복합)	임신시 위험성	식이권장 (경구약물)[1]	경구 흡수율(%)	혈중 최고농도 (μg/mL)	단백질 결합율(%)	분포 용적(Vd)[3]	평균 혈청반감기 T ½(hr)[4]	담도배설(%)[5]	뇌척수액/혈액비율[6]	뇌척수액 침투[7]	AUC[8] (μg*hr/mL)	Tmax (hr)
항진균제(azoles) (계속)													
Posaconazole	300 mg IV q24h	C			3.3(SS)	98 – 99	226 – 295 L	20 – 66				36.1	1.5
Voriconazole	200 mg po q12h	D	Tab/susp no food	96	3(SS)	58	4.6 L/kg Vss	가변적		22 – 100	있음(CID 37:728, 2003)	39.8(24 hr)	1 – 2
항진균제(echinocandins)													
Anidulafungin	100 mg IV q24h	C			7.2(SS)	> 99	30 – 50 L	26.5			없음	112(24 hr)	
Caspofungin	50 mg IV q24h	C			9.9(SD)	97	9.7 L Vss	9 – 11			없음	87.3(24 hr)	
Micafungin	150 mg IV q24h	C			16.4(SS)	> 99	0.39 L/kg	15 – 17			없음	167(24 hr)	
항마이코박테리아													
일차약, 폐결핵													
Ethambutol	25 mg/kg po	C	Tab + food	80	2 – 6(SD)	10 – 30	6 L/kg Vss/F	4		10 – 50	없음	29.6	2 – 4
Isoniazid(INH)	300 mg po	C	Tab/syrup no food	100	3 – 5(SD)	< 10	0.6 – 1.2 L/kg	0.7 – 4		90까지	있음	20.1	1 – 2
Pyrazinamide	20 – 25 mg/kg po	C	Tab ± food	95	30 – 50(SD)	5 – 10		10 – 16		100	있음	500	2
Rifabutin	300 mg po	B	Cap + food	20	0.2 – 0.6(SD)	85	9.3 L/kg Vss	32 – 67	300 – 500	30 – 70	ND	8.6	2.5 – 4.0
Rifampin	600 mg po	C	Cap no food	70 – 90	4 – 32(SD)	80	0.65 L/kg Vss	2 – 5	10,000	7 – 56	있음	58	1.5 – 2
Rifapentine	600 mg po q72h	C	Tab + food	ND	15(SS)	98	70 L	13 – 14	ND	ND	ND	320(72 hr)	4.8
Streptomycin	15 mg/kg IM	D			25 – 50(SD)	0 – 10	0.26 L/kg	2.5	10 – 60	0 – 30	No		
Second line, 폐결핵													
Amikacin	15 mg/kg IM	D			25 – 50(SD)	0 – 10	0.26 L/kg	2.5	10 – 60	0 – 30	없음		
Bedaquiline	400 mg po qd	B	Tab + food	ND	3.3(2주차)	> 99	≈ 60 × 총체 수분 Vss	24 – 30 (불치 4 – 5 mo)	ND	ND	ND	22(24 hr) 8주 후	5
Capreomycin	15 mg/kg IM	C			25 – 35(SD)	ND	0.4 L/kg	2 – 5	ND	< 10	없음	ND	1 – 2
Cycloserine	250 mg po	C	Cap no food	70 – 90	4 – 8(SD)	< 20	0.47 L/kg	10	ND	54 – 79	있음	110	1 – 2
Ethionamide	500 mg po	C	Tab ± food	90	2.2(SD)	10 – 30	80 L	1.9	ND	≈ 100	있음	10.3	1.5

FDA 임신 범주: **A** = 충분한 인체 연구에서 위험 없음, **B** = 동물 연구 시 태아 위험은 없으나, 충분한 인체 연구 없음, **C** = 동물 연구 시 태아에 부작용이 나타났으나, 충분한 연구는 아님, 잠재적 위험에도 불구하고 잠재적인 이익이 있을 수 있음, **D** = 인체에 발생할 위험에 대한 증거가 있었으나, 잠재적 위험에도 불구하고 잠재적인 이익이 있을 수 있음 **X** = 인체에 발생할 위험이 잠재적 이익을 넘어섬.

Food Effect(PO dosing): + food = 음식과 같이, **no food** = 음식 없이, **± food** = 음식과 함께 또는 음식 없이; Oral % AB = 흡수 %; **Peak Serum Level: SD** = 단일 투여 후, **SS** = 다중 투여 후 안정적 상태, **Volume of Distribution (분포 용적) (Vd): V/F** = Vd/경구의 생물학적 이용 가능성, **Vss** = Vd 안정적 상태, **Vss/F** = Vd가 안정적 상태와/경구 생물학적 이용 가능성의 상태; **CSF 침투**: 투여량에 따른 치료 효능 설명, 보통의 감수성이나 표적 생물 & CSF로의 침투; **AUC** = 약물농도 반응곡선의 아래 범위; **24hr** = AUC 0 – 24; **Tmax** = 최고 혈장농도의 시간

약물	참고용량 (단일 또는 복합)	임신시 위험성	식이권장 (경구약물)[1]	경구 흡수율(%)	혈중 최고농도 (μg/mL)	단백질 결합율(%)	분포 용적(Vd)[3]	평균 혈청반감기 T½(hr)[4]	담도배설(%)[5]	뇌척수액/혈액비율[6]	뇌척수액 침투[7]	AUC[8] (μg*hr/mL)	Tmax (hr)
Second line, 폐결핵 (계속)													
Kanamycin	15 mg/kg IM	D			25–50(SD)	0–10	0.26 L/kg	2.5	10–60	0–30	없음		
Para-aminosalicylic acid(PAS)	4 g po	C	Granules + food	ND	20(SD)	50–73	0.9–1.4 L/kg V/F	0.75–1.0	ND	10–50	미미한	108	8
구충제(항말라리아제)													
Artemether/lumefantrine	4 tabs (80 mg/480 mg)	C	Tab +food	ND	Art 0.06–0.08, DHA 0.09–0.1, Lum 7.4–9.8 (SD)	Art 95.4, DHA 47–76, Lum 99.7	ND	Art 1.6–2.2, DHA 1.6–2.2, Lum 101–119				Art 0.15–0.26, DHA 0.29, Lum 158–243	Art 1.5–2, Lum 6–8
Atovaquone	750 po bid	C	Susp + food	47	24(SS)	99.9	0.6 L/kg Vss	67		< 1	없음	801 (750 mg × 1)	
Mefloquine	1.25 gm po	B	Tab + food		0.5–1.2(SD)	98	20 L/kg	13–24일					17
Proguanil[11]	100 mg po	C	Tab + food		ND	75	1[illegible]00–2600 L V/F	12–21					
Quinine	648 mg po	C	Cap + food	76–88	3.2(SD)	65–92	2.5–7.1 L/kg V/F	9.7–12.5	ND	2–7	없음	28(12 hr)	2.8
구충제(기타)													
Albendazole	400 mg po	C	Tab + food		0.5–1.6 (sulfoxide)	70	ND	8–12					2–5 (sulfoxide)
Dapsone	100 mg po q24h	C	Tab ± food	70–100	1.1(SS)	70	1.5 L/kg	10–50					2–6
Ivermectin	12 mg po	C	Tab no food	60	0.05–0.08(SD)	93	3–3.5 L/kg	20	ND	ND	없음	ND	4
Miltefosine	50 mg po tid	D	Cap + food	ND	76(23일 후)	95	ND	7–31일	ND	ND	ND	486	2–8
Nitazoxanide	500 mg po	B	Tab/susp + food		9–10(SD)	99	ND					41.9(Tizox)	1–4 (Tizox)
Praziquantel	20 mg/kg po	B	Tab +food	80	0.2–2.0(SD)		8000 L V/F	0.8–1.5				1.51	1–3

FDA 임신 범주: A = 충분한 인체 연구에서 위험 없음, **B** = 동물 연구 시 태아 위험은 없으나, 충분한 인체 연구 없음, **C** = 동물 연구 시 태아에 부작용이 나타났으나, 충분한 연구는 아님, 잠재적 위험에도 불구하고 잠재적인 이익이 있을 수 있음, **D** = 인체에 발생할 위험에 대한 증거가 있었으나, 잠재적 위험에도 불구하고 잠재적인 이익이 있을 수 있음 **X** = 인체에 발생할 위험이 잠재적 이익을 넘어섬.

Food Effect(PO dosing): + food = 음식과 같이, **no food** = 음식 없이, **± food** = 음식과 함께 또는 음식 없이; Oral % AB = 흡수 %; **Peak Serum Level: SD** = 단일 투여 후, **SS** = 다중 투여 후 안정적 상태, **Volume of Distribution (분포 용적) (Vd): V/F** = Vd/경구의 생물학적 이용 가능성, **Vss** = Vd 안정적 상태, **Vss/F** = Vd가 안정적 상태와/경구 생물학적 이용 가능성의 상태; **CSF 침투**: 투여량에 따른 치료 효능 설명, 보통의 감수성이나 표적 생물 & CSF로의 침투; **AUC** = 약물농도 반응곡선의 아래 범위; **24hr** = AUC 0–24; **Tmax** = 최고 혈장농도의 시간

〈표 9A〉 항균제의 약리학적 특성

약물	참고용량 (단일 또는 복합)	임신시 위험성	식이권장 (경구약물)[1]	경구 흡수율(%)	혈중 최고농도 (μg/mL)	단백질 결합율(%)	분포 용적(Vd)[3]	평균 혈청반감기 T ½(hr)[4]	담도배설(%)[5]	뇌척수액/ 혈액비율[6]	뇌척수액 침투[7]	AUC[8] (μg*hr/mL)	Tmax (hr)
항바이러스제(B형, C형 간염)													
Adefovir	10 mg po	C	Tab ± food	59	0.02(SD)	≤4	0.37 L/kg Vss	7.5				0.22	1.75
Dasabuvir	250 mg po q12h	?	Tab + food	ND	0.03 – 3.1(10 – 1200 mg SD)	ND	ND	5 – 8	ND	ND	ND	ND	3
Entecavir	0.5 mg po q24h	C	Tab/soln no food	100	4.2 ng/mL(SS)	13	> 0.6 L/kg V/F	128 – 149				0.14	0.5 – 1.5
Ledipasvir + Sofosbuvir	(90 mg + 400 mg) po q24h	B	Tab ± food	ND	0.3(SS)	> 99.8	ND	47	ND	ND	ND	7.3(24 hr)	4 – 4.5
Ombitasvir (Paritaprevir/RTV 와 함께)	25 mg po q24h	?	Tab + food	ND	0.56(SS)	ND	ND	28 – 34	ND	ND	ND	0.53(24 hr)	4 – 5
Paritaprevir/ RTV(Ombitasvir 와 함께)	150 mg(+RTV 100 mg) po q24h	?	Tab + food	ND	ND	ND	ND	5.8	ND	ND	ND	ND	4.3
Ribavirin	600 mg po	X	Tab/cap/ soln + food	64	0.8(SD)	최소의	2825L V/F	44				25.4	2
Simeprevir	150 mg po	C	Cap + food	ND	ND	> 99.9	ND	41	ND	ND	ND	57.5(24 hr)	4 – 6
Sofosbuvir	400 mg po q24h	B	Tab ± food	ND	0.6(SS)	61 – 65	ND	0.5 – 0.75	ND	ND	ND	0.9(24 hr)	0.5 – 2
Telbivudine	600 mg po q24h	B	Tab/soln ± food		3.7(SS)	3.3	> 0.6L/kg V/F	40 – 49				26.1(24 hr)	2
항바이러스제 [헤르페스바이러스(herpesvirus)]													
Acyclovir	400 mg po bid	B	Tab/cap/susp ± food	10 – 20	1.21(SS)	9 – 33	0.7 L/kg	2.5 – 3.5				7.4(24 hr)	1.5 – 2
Cidofovir (w/probenecid)	5 mg/kg IV	C	Probenecid: ± food		19.6(SD)	< 6	0.41 L/kg Vss	2.2	ND	0	없음	40.8	1.1
Famciclovir	500 mg po	B	Tab ± food	77	3 – 4(SD)	< 20	1.1 L/kg (Penciclovir)	2 – 3(Penciclovir)				8.9 (Penciclovir)	0.9(Penci- clovir)

FDA 임신 범주: **A** = 충분한 인체 연구에서 위험 없음, **B** = 동물 연구 시 태아 위험은 없으나, 충분한 인체 연구 없음, **C** = 동물 연구 시 태아에 부작용이 나타났으나, 충분한 연구는 아님, 잠재적 위험에도 불구하고 잠재적인 이익이 있을 수 있음, **D** = 인체에 발생할 위험에 대한 증거가 있었으나, 잠재적 위험에도 불구하고 잠재적인 이익이 있을 수 있음 **X** = 인체에 발생할 위험이 잠재적 이익을 넘어섬.

Food Effect(PO dosing): **+ food** = 음식과 같이, **no food** = 음식 없이, **± food** = 음식과 함께 또는 음식 없이; Oral % AB = 흡수 %; **Peak Serum Level**: **SD** = 단일 투여 후, **SS** = 다중 투여 후 안정적 상태, **Volume of Distribution (분포 용적) (Vd)**: **V/F** = Vd/경구의 생물학적 이용 가능성, **Vss** = Vd 안정적 상태, **Vss/F** = Vd가 안정적 상태와/경구 생물학적 이용 가능성의 상태; **CSF 침투**: 투여량에 따른 치료 효능 설명, 보통의 감수성이나 표적 생물 & CSF로의 침투; **AUC** = 약물농도 반응곡선의 아래 범위; **24hr** = AUC 0 – 24; **Tmax** = 최고 혈장농도의 시간

약물	참고용량 (단일 또는 복합)	임신시 위험성	식이권장 (경구약물)[1]	경구 흡수율(%)	혈중 최고농도 (μg/mL)	단백질 결합율(%)	분포 용적(Vd)[3]	평균 혈청반감기 T½(hr)[4]	담도배설(%)[5]	뇌척수액/혈액비율[6]	뇌척수액 침투[7]	AUC[8] (μg*hr/mL)	Tmax (hr)
항바이러스제[헤르페스바이러스(herpesvirus)] (계속)													
Foscarnet	60 mg/kg IV	C			155(SD)	4	0.46 L/kg	< 1	없음			2195 μM*hr	
Ganciclovir	5 mg/kg IV	C			8.3(SD)	1 – 2	0.7 L/kg Vss	3.5				24.5	
Valacyclovir	1 gm po	B	Tab ± food	55	5.6(SD)	13 – 18	0.7 L/kg	3				19.5(Acyclovir)	
Valganciclovir	900 mg po q24h	C	Tab/ soln + food	59	5.6(SS)	1 – 2	0.7 L/kg	4				29.1(Ganciclo)	1 – 3 (Ganciclo)
항바이러스제(인플루엔자)													
Oseltamivir	75 mg po bid	C	Cap/susp ± food	75	Carboxylate 0.35(SS)	3	Carboxylate 23 – 26 L	Carboxylate 6 – 10				Carboxylate 5.4(24 hr)	
Peramivir	600 mg IV				35 – 45(SD)	< 30	ND	7.7 – 20.8	ND	ND	ND	90 – 95	
Rimantadine	100 mg po q12h	C	Tab ± food	75 – 93	0.4 – 0.5(SS)	40	17 – 19 L/kg	25				3.5	6

약물	참고용량 (단일 또는 복합)	임신시 위험성	식이권장 (경구약물)	경구 흡수율(%)	혈중 최고농도 (μg/mL)	단백질 결합율(%)	분포 용적 (Vd)	평균 혈청반감기 T½(hr)	세포 내 반감기 T½ (HR)	CPE[12]	뇌척수액/혈액 비율 (%)	AUC (μg*hr/mL)	Tmax (hr)
항바이러스제(NRTIs)													
Abacavir(ABC)	600 mg po q24h	C	Tab/soln ± food	83	4.3(SS)	50	0.86 L/kg	1.5	20.6	3	36	12(24 hr)	1.3
Didanosine enteric coated(ddI)	400 mg EC po q24h	B	Cap no food	30 – 40	ND	< 5	308 – 363 L	1.6	25 – 40	2	ND	2.6	2
Emtricitabine (FTC)	200 mg po q24h	B	Cap/soln ± food	Cap 93, soln 75	1.8(SS)	< 4	ND	10	39	3	ND	10(24 hr)	1 – 2
Lamivudine(3TC)	300 mg po q24h	C	Tab/soln ± food	86	2.6(SS)	< 36	1.3 L/kg	5 – 7	18	2	ND	11 (300 mg × 1)	ND
Stavudine(d4T)	40 mg po bid (pt ≥ 60 kg)	C	Cap/soln ± food	86	0.54(SS)	< 5	46 L	1.2 – 1.6	3.5	2	20	2.6(24 hr)	1

FDA 임신 범주: A = 충분한 인체 연구에서 위험 없음, **B** = 동물 연구 시 태아 위험은 없으나, 충분한 인체 연구 없음, **C** = 동물 연구 시 태아에 부작용이 나타났으나, 충분한 연구는 아님, 잠재적 위험에도 불구하고 잠재적인 이익이 있을 수 있음, **D** = 인체에 발생할 위험에 대한 증거가 있었으나, 잠재적 위험에도 불구하고 잠재적인 이익이 있을 수 있음 **X** = 인체에 발생할 위험이 잠재적 이익을 넘어섬.

Food Effect(PO dosing): + food = 음식과 같이, **no food** = 음식 없이, **± food** = 음식과 함께 또는 음식 없이; Oral % AB = 흡수 %; **Peak Serum Level: SD** = 단일 투여 후, **SS** = 다중 투여 후 안정적 상태, **Volume of Distribution (분포 용적) (Vd): V/F** = Vd/경구의 생물학적 이용 가능성, **Vss** = Vd 안정적 상태, **Vss/F** = Vd가 안정적 상태와/경구 생물학적 이용 가능성의 상태; **CSF 침투**: 투여량에 따른 치료 효능 설명, 보통의 감수성이나 표적 생물 & CSF로의 침투; **AUC** = 약물농도 반응곡선의 아래 범위; **24hr** = AUC 0 – 24; **Tmax** = 최고 혈장농도의 시간

〈표 8〉 임신 중 항균제의 위험 범주

약물	참고용량 (단일 또는 복합)	임신시 위험성	식이권장 (경구약물)	경구 흡수율(%)	혈중 최고농도 (μg/mL)	단백질 결합율(%)	분포 용적 (Vd)	평균 혈청반감기 T½(hr)	세포 내 반감기 T½ (HR)	CPE[12]	뇌척수액/혈액 비율 (%)	AUC (μg*hr/mL)	Tmax (hr)
항바이러스제(NRTIs) (계속)													
Tenofovir(TDF)	300 mg po q24h		Tab ± food	39 w/food	0.3 (300 mg × 1)	< 7	1.2 – 1.3 L/kg Vss	17	> 60	1	ND	2.3 (300 mg × 1)	1
Zidovudine(ZDV)	300 mg po bid		Tab/cap/syrup ± food	60	1 – 2 (300 mg × 1)	< 38	1.6 L/kg	0.5 – 3	11	4	2	2.1 (300 mg × 1)	0.5 – 1.5
Delavirdine(DLV)	400 mg po tid	C	Tab ± food	85	19(SS)	98	ND	5.8	ND	3	ND	180 μM*hr (24 hr)	1
Efavirenz(EFV)	600 mg po q24h	D	Cap/tab no food	42	4.1(SS)	99	252 L V/F	40 – 55	ND	3	ND	184 μM*hr (24 hr)	3 – 5
Etravirine(ETR)	200 mg po bid	B	Tab + food	ND	0.3(SS)	99.9	ND	41	ND	2	ND	9(24 hr)	2.5 – 4.0
Nevirapine(NVP)	200 mg po bid	B	Tab/susp ± food	> 90	2(200 mg × 1)	60	1.21 L/kg Vss	25 – 30	ND	4	63	110(24 hr)	4
Rilpivirine(RPV)	25 mg po qd	B	Tab + food	ND	0.1 – 0.2 (25 mg × 1)	99.7	152 L	45 – 50	ND	ND	ND	2.4(24 hr)	4 – 5
항바이러스제(PIs)													
Atazanavir(ATV)	400 mg po q24h	B	Cap/powder + food	좋음	2.3(SS)	86	88.3 L V/F	7	ND	2	ND	22.3(24 hr)	2.5
Darunavir(DRV)	600 mg(+ RTV 100 mg) po bid	B	Tab +food	82	3.5(SS)	95	2 L/kg	15	ND	3	ND	116.8(24 hr)	2.5 – 4.0
Fosamprenavir (FPV)	700 mg(+RTV 100 mg)po bid	C	Tab ± food; susp: adult no, peds +	ND	6(SS)	90	ND	7.7	ND	3	ND	79.2(24 hr)	2.5
Indinavir(IDV)	800 mg(+ RTV 100 mg) po bid	C	Boosted cap+ food	65	9(SS)	60	ND	1.2 – 2.0	ND	4	11	92.1 μM*hr (24 hr)	0.8
Lopinavir/RTV (LPV/r)	400 mg/100 mg po bid	C	Tab ± food, soln + food	ND	9.6(SS)	98 – 99	ND	LPV5 – 6	ND	3	ND	LPV 186 (24 hr)	LPV 4
Nelfinavir(NFV)	1250 mg po bid	B	Tab/powder + food	20 – 80	3 – 4(SS)	98	2 – 7 L/kg V/F	3.5 – 5	ND	1	0	53(24 hr)	ND

FDA 임신 범주: **A** = 충분한 인체 연구에서 위험 없음, **B** = 동물 연구 시 태아 위험은 없으나, 충분한 인체 연구 없음, **C** = 동물 연구 시 태아에 부작용이 나타났으나, 충분한 연구는 아님, 잠재적 위험에도 불구하고 잠재적인 이익이 있을 수 있음, **D** = 인체에 발생할 위험에 대한 증거가 있었으나, 잠재적 위험에도 불구하고 잠재적인 이익이 있을 수 있음 **X** = 인체에 발생할 위험이 잠재적 이익을 넘어섬.

Food Effect(PO dosing): + food = 음식과 같이, **no food** = 음식 없이, **± food** = 음식과 함께 또는 음식 없이; Oral % AB = 흡수 %; **Peak Serum Level: SD** = 단일 투여 후, **SS** = 다중 투여 후 안정적 상태, **Volume of Distribution (분포 용적) (Vd): V/F** = Vd/경구의 생물학적 이용 가능성, **Vss** = Vd 안정적 상태, **Vss/F** = Vd가 안정적 상태와/경구 생물학적 이용 가능성의 상태; **CSF 침투:** 투여량에 따른 치료 효능 설명, 보통의 감수성이나 표적 생물 & CSF로의 침투; **AUC** = 약물농도 반응곡선의 아래 범위; **24hr** = AUC 0 – 24; **Tmax** = 최고 혈장농도의 시간

약물	참고용량 (단일 또는 복합)	임신시 위험성	식이권장 (경구약물)	경구 흡수율(%)	혈중 최고농도 (μg/mL)	단백질 결합율(%)	분포 용적 (Vd)	평균 혈청반감기 T½(hr)	세포 내 반감기 T½ (HR)	CPE[12]	뇌척수액/혈액 비율 (%)	AUC (μg*hr/mL)	Tmax (hr)
항바이러스제(PIs) (계속)													
Ritonavir(RTV)	수치 높이는 투여량 다양	B	Cap/ soln + food	65	11.2(600 mg bid SS)	98 – 99	0.41 L/kg V/F	3 – 5	ND	1	ND	ND	Soln 2 – 4
Saquinavir(SQV)	1 gm(+ RTV 100 mg) po bid	B	Tab/ cap + food	4(SQV단독)	0.37(SS)	97	700 L Vss	1 – 2	ND	1	ND	29.2(24 hr)	ND
Tipranavir(TPV)	500 mg(+ RTV 200 mg) po bid	C	Cap/ soln + food	낮음	47 – 57(SS)	99.9	7.5 – 10 L	5.5 – 6	ND		ND	1600 μM*hr(24 hr)	3
항바이러스제(INSTIs)													
Dolutegra-vir(DTG)	50 mg po q24h	B	Tab ± food	ND	3.67(SS)	>99	17.4 L V/F	14	ND	4	ND	53.6(24hr)	2–3
Elvitegravir(EVG) (part of Stribild)	150 mg po q24h	B	Tab + food	ND	1.7(SS)	98 – 99	ND	12, 9	ND	ND	ND	23(24hr)	4
Raltegravir(RAL)	400 mg po bid	C	Tab/ susp ± food	ND	11.2μM(SS)	83	287 L Vss/F	9	ND	3	ND	28.7 μM*hr(12hr)	3
항바이러스제(FUSION/ENTRY INHIBITORS)													
Enfuvirtide (ENF, T20)	90 mg sc bid	B		84(sc% ab)	5(SS)	92	5.5 L Vss	3, 8	ND	1	ND	97.4(24hr)	4 – 8
Maraviroc(MVC)	300 mg po bid	B	Tab ± food	33	0.3 – 0.9(SS)	76	194L	14–18	ND	3	ND	3(24hr)	0.5 – 4.0

1) Refers to adult oral preparations unless otherwise noted; + food = take with food, no food = take without food, ± food = take with or without food
2) SD = after a single dose, SS = at steady state
3) V/F = Vd/oral bioavailability; Vss = Vd at steady state; Vss/F = Vd at steady state/oral bioavailability
4) Assumes CrCl > 80 mL/min
5) (Peak concentration in bile/peak concentration in serum) × 100. If blank, no data.
6) CSF concentrations with inflammation.
7) Judgment based on drug dose and organism susceptibility. CSF concentration ideally ≥ 10 × MIC.
8) AUC = area under serum concentration vs. time curve; 12 hr = AUC 0 – 12, 24 hr = AUC 0 – 24
9) Concern over seizure potential(see 〈표 10B〉)
10) Take all oral FQs 2 – 4 hours before sucralfate or any multivalent cation(calcium, iron, zinc).
11) Given with atovaquone as Malarone for malaria prophylaxis
12) CPE(CNS Penetration Effectiveness) value: 1 = low penetration, 2 – 3 = intermediate penetration, 4 = highest penetration(Letendre et al, CROI 2010, abs #430)

FDA 임신 범주: A = 충분한 인체 연구에서 위험 없음, **B** = 동물 연구 시 태아 위험은 없으나, 충분한 인체 연구 없음, **C** = 동물 연구 시 태아에 부작용이 나타났으나, 충분한 연구는 아님, 잠재적 위험에도 불구하고 잠재적인 이익이 있을 수 있음, **D** = 인체에 발생할 위험에 대한 증거가 있었으나, 잠재적 위험에도 불구하고 잠재적인 이익이 있을 수 있음 **X** = 인체에 발생할 위험이 잠재적 이익을 넘어섬.

Food Effect(PO dosing): + food = 음식과 같이, **no food** = 음식 없이, **± food** = 음식과 함께 또는 음식 없이; Oral % AE = 흡수 %; **Peak Serum Level: SD** = 단일 투여 후, **SS** = 다중 투여 후 안정적 상태, **Volume of Distribution (분포 용적) (Vd): V/F** = Vd/경구의 생물학적 이용 가능성, **Vss** = Vd 안정적 상태, **Vss/F** = Vd가 안정적 상태와/경구 생물학적 이용 가능성의 상태; **CSF 침투**: 투여량에 따른 치료 효능 설명, 보통의 감수성이나 표적 생물 & CSF로의 침투; **AUC** = 약물농도 반응곡선의 아래 범위; **24hr** = AUC 0 – 24; **Tmax** = 최고 혈장농도의 시간

〈표 9B〉 항세균제 약역학*

살균/지속 효과	약물	치료 목적	약물동력학
Concentration - dependent/Prolonged persistent effect	Aminoglycosides; daptomycin; ketolides; quinolones; metro	High peak serum concentration	24 - hr AUC1/MIC
Time - dependent/No persistent effect	Penicillins; cephalosporins; carbapenems; monobactams	Long duration of exposure	Time above MIC
Time - dependent/Moderate to long persistent effect	Clindamycin; erythro/azithro/clarithro; linezolid; tetracyclines; vancomycin	Enhanced amount of drug	24 - hr AUC1/MIC

* Adapted from Craig, WA: IDC No. Amer 17:479, 2003 & Drusano, G.L.: CID 44:79, 2007

〈표 9C〉 항미생물의 효소-및 수송체(Transporter)-매개 상호작용

약제	기질	억제 기질	유도 기질	효과*
항세균제				
Azithromycin	PGP	PGP(weak)		mild ↑
Chloramphenicol		2C19, 3A4		↑
Ciprofloxacin		1A2; 3A4(minor)		↑
Clarithromycin	3A4	3A4, PGP, OAT		↑
Erythromycin	3A4, PGP	3A4, PGP, OAT		↑
Levofloxacin		OCT		↑
Metronidazole		2C9		↑
Nafcillin			2C9(?), 3A4	↓
Norfloxacin		1A2(weak)		mild ↑
Oritavancin		2C9(weak), 2C19(weak)	2D6(weak), 3A4(weak)	mild ↑ or ↓
Quinupristin-Dalfopristin		3A4		↑
Rifampin	PGP	OAT		↓
Telithromycin		3A4; PGP(?)	1A2, 2B6, 2C8, 2C9, 2C19, 2D6(weak), 3A4, PGP	↑
TMP/SMX	SMX: 2C9(major), 3A4	TMP: 2C8; SMX: 2C9		↑
Trimethoprim		2C8		↑
항진균제				
Fluconazole		2C9, 2C19, 3A4		↑
Itraconazole	3A4	3A4, PGP		↑
Ketoconazole	3A4	3A4, PGP		↑
Posaconazole	PGP	3A4, PGP		↑
Terbinafine		2D6		↑
Voriconazole	2C9, 2C19, 3A4	2C9, 2C19, 3A4		↑
항미코박테리아제(위에 제시된 Rifampin)				
Bedaquiline	3A4			
Isoniazid(INH)	2E1	2C19, 3A4		↑
Rifabutin	3A4		3A4	↓

〈표 9C〉 항미생물의 효소-및 수송체(Transporter)-매개 상호작용

약제	기질	억제 기질	유도 기질	효과*
항미코박테리아제(위에 제시된 Rifampin) (계속)				
Rifapentine			2C9, 3A4	↓
Thalidomide	2C19			
항기생충제				
Artemether/Lumefantrine	3A4(Art, Lum)	2D6(Lum)	3A4(Art)	↑ 또는 ↓
Chloroquine	2C8,2D6	2D6		↑
Dapsone	3A4			
Halofantrine	3A4	2D6		↑
Mefloquine	3A4, PGP	PGP		↑
Praziquantel	3A4			
Proguanil	2C19(→ cycloguanil)			
Tinidazole	3A4			
항바이러스제(C형 간염)				
Boceprevir	3A4, PGP	3A4		↑
Dasabuvir	3A4, PGP, OATP1B1	2C8, UGT1A1, OATP1B1, OATP1B3		↑
Ledipasvir	PGP, BCRP	PGP, BCRP		↑
Ombitasvir	3A4, PGP	2C8, UGT1A1		↑
Paritaprevir	2C8, 2D6, 3A4, PGP	UGT1A1, OATP1B1		↑
Simeprevir	3A4, PGP, OAT	1A2(약함), 3A4, PGP, OAT		↑
Sofosbuvir	PGP, BCRP			
Telaprevir	3A4, PGP	3A4, PGP		↑
항기생충제				
Artemether/Lumefantrine	3A4(Art, Lum)	2D6(Lum)	3A4(Art)	↑ 또는 ↓
항레트로바이러스제				
Atazanavir	3A4	1A2, 2C8, 3A4, UGT1A1		↑
Cobicistat(part of Stribild)	2D6, 3A4	2D6, 3A4, PGP, BCRP, OATP1B1, OATP1B3		↑
Darunavir	3A4	3A4		↑
Delavirdine	2D6, 3A4	2C9, 2C19, 3A4,		↑
Dolutegravir	3A4, UGT1A1			

약제	기질	억제 기질	유도 기질	효과*
항레트로바이러스제 (계속)				
Efavirenz	2B6, 3A4	2B6, 2C9, 2C19	2C19, 3A4	↑ 또는 ↓
Elvitegravir(part of Stribild)	CYP3A4, UGT1A1/3	PGP(약함)	2C9(약함)	약하게 ↑ 또는 ↓
Etravirine	2C9, 2C19, 3A4	2C9; 2C19(약함)	3A4	↑ 또는 ↓
Fosamprenavir	3A4	2C19, 3A4		↑
Indinavir	3A4, PGP	3A4, PGP		↑
Lopinavir	3A4	3A4		↑
Maraviroc	3A4, PGP	2D6		↑
Nelfinavir	2C9, 2C19, 3A4, PGP	3A4, PGP	3A4	↑ 또는 ↓
Nevirapine	2B6, 3A4		3A4	↓
Raltegravir	UGT			
Rilpivirine	3A4			
Ritonavir	3A4, PGP	2D6, 3A4, PGP	장기적(?) :1A2, 2B6, 2C9, 3A4, PGP	↑ 또는 ↓
Saquinavir	3A4, PGP	3A4, PGP		↑
Tipranavir	3A4, PGP	1A2, 2C9, 2C19, 2D6	3A4; PGP(약함)	↑ 또는 ↓

* **목록으로 제시된 항균제의 동반 약제에 의해 영향을 받을 수 있는 혈청 농도를 가리킴. ↑ = 증가, ↓ = 감소, 빈칸 = 영향 받는 약제가 없음.**

용어

BCRP = breast cancer resistance protein, 유방암 저항 단백질
CYP450 명명법, e.g. 3A4: 3 = family(유전자군), A = subfamily(하위유전자군), 4 = gene(유전자)
OAT = organic anion transporter
OATP = organic anion transporter polypeptide
OCT = organic cation transporter
PGP = P-glycoprotein
UGT = urdine diphosphate glucuronosyltransferase

참고문헌

Hansten PD, Horn JR, The Top 100 Drug Interactions: A Guide to Patient Management, Freeland(WA): H&H Publications; 1차 문헌; 동봉 설명서들.

〈표 10A〉 항생제 용량*과 부작용

약제 계열, 약제, 일반명(상품명)	일반 성인 용량*	부작용 및 해설(요약: 〈표 10B〉 참조)
NATURAL PENICILLINS		
Benzathine penicillin G (Bicillin L-A)	**0.6-1.2 million units IM q2-4 wks**	**알레르기 반응이 주된 문제.** 모든 병원 입원 환자의 10%가 페니실린 알레르기 이력이 있음; 그러나 투여 시 단 10%만이 알레르기 반응을 보임. 이유는? 가능한 원인들: 부정확한 이력, 나이에 따른 면역력 감소, 바이러스 질환 동안의 이상반응. 투여하는 경우, **Bicillin C-R IM(Procaine pen + Benzathine pen)**은 procaine에 대한 반응일 수 있음. **가장 심각한 반응은 즉각적인 IgE-매개 아나필락시스이다;** 발생률은 단지 0.05%이지만 5-10%가 치명적임. 그 외 IgE에 의한 반응들: 두드러기, 혈관부종, 후두 부종, 기관지 경련, 구토를 수반한 복부 통증, 저혈압. 모든 증상이 4시간 이내에 나타남. beta lactam 고리나 R-group 측쇄와 반응하는 IgE 항체를 형성할 수 있음. 72시간 뒤에 나타나는 **morbilliform rash(홍역상 발진)는 IgE-매개가 아니고 심각하지 않다. 심각한 후기 알레르기 반응들:** Coombs 양성 용혈성 빈혈, 호중구 감소증, 혈소판 감소증, 혈청병, 간질성 신염, 간염, 호산구 증가증, 약물에 의한 발열. cephalosporin과 carbapenem에 대한 **교차 알레르기 반응**은 0-11%. 한 요인은 측쇄(side chain)의 유사성 또는 비유사성. **페니실린 탈감작(pen desensitization)에 대해선** 〈표 7〉을 참조. 피부 검사에 대해서 알레르기 전문 의사 의뢰. 높은 **CSF** 농도는 발작을 일으킨다. 신장 장애있는 경우에는 복용량을 줄인다(〈표 17A〉 참조). 알레르기 참고문헌: AJM 121:572, 2008; NEJM :354: 601, 2006; CID 59: 1113, 2014; JAC 69-2043, 2014.
Penicillin G	**저용량: 0.6-1.2 million Units IM per day** **고용량: ≥ 20 million Units IV q24h(= 12 gm) div q4h**	
Penicillin V (250 & 500 mg 정제)	**0.25-0.5 gm po bid, tid, qid. 식전 및 취침 시** 산 안정성이 더 커서 Pen V가 Pen G보다 선호됨.	
PENICILLINASE-RESISTANT PENICILLINS		
Dicloxacillin(Oynapen) (250 & 500 mg caps)	**식전 0.125-0.5 gm po q6h**	혈중 농도-cloxacillin보다 두 배 높아서 경구 투여 요법에 선호됨. 급성 출혈성 방광염이 보고됨. 항생제 관련 대장염없이 위장관 출혈로 인한 급성 복부 통증도 보고됨.
Flucloxacillin (Floxapen, Lutropin, Slaphcil)	**0.25-0.5 gm po q6h** **1-2 gm IV q4h**	담즙 정체성 간염은 1:15,000노출의 비율로 발생함: 55세 이상의 연령대와 여성과 치료가 2주 이상 지속되는 경우에 더 빈번하게 발생함. 치료가 끝나고 수 주 후에 나타나고 치료에 몇 주가 걸릴 수 있음(JAC 66: 1431, 2011). **권장사항: 심각한 감염의 경우에만 사용한다.**
Nafcillin(Unipen, Nafcil)	**1-2 gm IV/IM q4h.** 균혈증에는, 90% 이상의 단백 흡착 때문에 1일 12 gm씩 필요.	혈관외 유출은 조직괴사의 결과를 가져올 수 있음. 1일 체중 1 kg당 200-300 mg의 복용량으로 저칼륨혈증이 발생할 수 있음. **가역성 호중구 감소증(21일 이상의 치료에서 10%이상 발생, 때때로 WBC가 mm³당 1000 미만.)**
Oxacillin(Prostaphlin)	**1-2 gm IV/IM q4h.** 균혈증에는, 90% 이상의 단백 흡착 때문에 1일 12 gm씩 필요.	**하루에 12 mg 이하에서 간 기능장애.** 간효소 수치는 치료 시작 후 2일에서 24일 경과 시기에 증가. 아동의 경우에는 nafacillin에 비해 oxacillin의 경우에 발진과 간 독성이 더 많이 일어남(CID 34:50, 2012).
Aminopenicillins		
Amoxicillin(Amoxyl, Polymox)	**250 mg-1 gm po tid.**	영국과 유럽에서는 정맥주사가 이용 가능함. amoxicillin 정맥주사는 빠르게 ampicillin으로 전환됨. 전염성 단핵구증으로 인한 발진-Ampicillin 참조. 동일한 측쇄를 가진 경구 cephalosphorin제들(cefadrozil, cefprozil)에서 교차 알레르기 반응의 위험이 증가.
Amoxicillin extended release(Moxatag) (서방형 Amoxicillin)	**1일 1회 775 mg 1정 po.**	알레르기 반응, C. difficile-연관 설사, clinitest에서 소변의 포도당에 대한 위양성 반응.

* 주: 모든 권장 용량은(달리 지시하지 않은 경우에는) 성인을 위한 것이고 정상적인 신장 기능을 가정한다. (약어는 2쪽 참조)

약제 계열, 약제, 일반명(상품명)	일반 성인 용량*	부작용 및 해설(요약: 〈표 10B〉 참조)
Aminopenicillins (계속)		
Amoxicillin – clavulanate (Augmentin) **AM – CL extra – strength peds suspension (강화 peds 현탁액) (ES – 600)** **AM – CL – ER—extended release adult tabs** (서방형 성인용 정제)	성인 제제에 대한 해설 참조. **소아 Extra – Strength 현탁액: 600/42.9 per 5 mL** **용량: 90/6.4 mg/kg div bid.** 성인 제형들에 대해서는 유럽에서 이용가능한 IV amox – clav에 관한 해설 참조.	bid(1일 2회) 복용법으로 clavulanate 줄고 설사가 감소함. AM – CL에 대한 즉각적인 알레르기 반응 환자들 중에서 1/3은 Clav 요소에 기인함(J Allergy Clin Immunol 125: 501, 2010). IV AM – CL 투여로 1, 3 beta D – glucan에 대한 혈액 검사 양성 반응. clavulanic acid와 관련된 간독성: AM – CL은 13 – 23%의 약물 – 유발성 간 손상을 일으킨다. 병증의 시작이 지연됨. 보통은 약함; 드물게 간부전(JAC 66:1431, 2011) **성인 Augmentin 복용법 비교** Augmentin 500/125 1 tab po tid Augmentin 875/125 1 tab po bid Augmentin – XR 1000/62.5 2 tabs po bid
Amplcillin(Principen) (250 & 500 mg 캡슐)	**0.25 – 0.5 gm po q6h.** **50 – 200 mg/kg IV/day.**	전염성 단핵구증의 경우에는 65 – 100% 환자에서, 만성 림프구성 백혈병의 경우에는 90%에서, allopurinol을 사용하는 환자들의 경우에는 15 – 20%데서, (두드러기성 아닌) 반구진 발진 발생하였으나, **진정한 페니실린 반응은 아님.** EBV 관련된 발진은 영구적인 알레르기를 나타내지 않음. 동일한 측쇄를 가진 cefaclor, cefalexin, loracarbef와 같은 cephcephalosphorin제의 경구 투여의 경우에 교차 반응 알레르기의 위험이 증가.
Ampicillin – sulbactam(Unasyn)	**1.5 – 3 gm IV q6h; Acinetobacter는 3 gm(Amp 2 gm/ Sulb 1 gm) IV q4h**	물약병으로 공급됨: ampicillin 1 gm, sulbactam 0.5 gm or amp 2 gm, sulbactam 1 gm. AM – SB는 pseudomonas에 작용하지 않음. sulbactam 1일 총 용량 ≤4 gm. 호기성 그람음성균의 내성 증가. 최대 9 – 12 gm/day의 sulbactam 용량 평가(J Infect 56:432, 2008). 또한 CID 50:133,2010 참조.
EXTENDED SPECTRUM PENICILLINS(광범위 페니실린) 참고: 항녹농균성 페니실린 경우에는 혈소판 기능장애가 일어날 수 있다. 특히 신부전증 환자들의 경우에 그러하다.		
Piperacillin(Pipracil) (PIP만을 찾기는 어려움; 보통 PIP – TZ)	**3 – 4 gm IV q4 – 6h(max 24 gm/day).** **요로 감염증의 경우에는 : 2 gm IV q6h.** 해설 참조.	1.85 mEq Na$^+$ per gm. 장기주입(extended infusion)에 관해 PIP – TZ 해설 참조. P. aeruginosa 감염의 경우에는: 3 gm IV q4h. 혈소판 응집 장애로 인한 출혈과 관련(JID 155:1242, 1987; J Lab Clin Med 108:217, 1986).
ANTIPSEUDOMONAL PENICILLINS(항녹농균 페니실린)		
Piperacillin – tazobactam(PIP – TZ) (Zosyn) 연장 투여 용량 해설 및 〈표 10E〉 참조. 비만 용량에 대해선 〈표 17C〉 참조.	**제형들:** PIP/TZ: **2/0.25 gm(2.25 gm)** PIP/TZ: **3/0.375 gm(3.375 gm)** PIP/TZ: **4/0.5 gm(4.5 gm)** **표준 용량(비 P. aeruginosa):** **3.375 gm IV q6h or 4.5 gm IV q8h.** **P. aeruginosa의 표준 용량:** **3.375 gm IV q4h or 4.5 gm IV q6h**	PK/PD 연구들을 토대로, PIP – TZ의 **장기주입**을 뒷받침하는 증거가 나옴: 초회 30분 이상 4.5 gm의 "유도" 용량 투여하고, 4시간 후에 다음 용량으로 시작한다: 3.375 gm IV over 4 hrs q8h(CrCl ≥ 20) 또는 3.375 gm IV over 4 hrs q12h(CrCl < 20) (CID 44:357, 2007; AAC 54:460, 2010). • 낭성 섬유증 + P. aeruginosa 감염: 350 – 450 mg/kg/day div q4 – 6h. • P. aeruginosa 폐렴: PIP – TZ 또는 CIP 또는 Tobra. 올바르게 투여하는 경우에 이제 요법은 필요하지 않음. 기타: aspergillus에 대한 galactomannan 시험 위양성 반응. 혈소판 감소증 2.79 mEq Na+ per gram of PIP 시 혈소판 감소증 . 비만 용량 조절에 대해선 246쪽, 〈표 17C〉 참조. 중증 환자의 경우에는 혈소판 감소증의 한 원인이 될 수 있다(PlosOne 8(11): e81477)
Temocillin[NUS]	**2 gm IV q12h.**	통상적인 beta – lactamase와 ESBLs plus AmpC beta – lactamases가 존재하는 경우, 반 – 합성 페니실린은 안정적이다. 출처: www.eumedica.be
Ticarcillin disodium(Ticar)	**3 gm IV q4–6h.**	고 용량 투여 시 비정상적 응고가 흔하고 혈소판 기능에 지장을 주고 출혈시간이 증가; 신장 기능장애가 있는 환자들의 경우 임상적으로 중요할 수 있다(gm 당 4.5 mEq Na+).
Ticarcillin – clavulanate(Timentin)	**3.1 gm IV q4 – 6h.**	물약병으로 공급됨 각병당 ticarcillin 3 gm, clavulanate 0.1 gm. gm당 4.5 – 5 mEq Na+. clavulanate로 인한 설사. 드물게 clavulanate에 이차적인 가역성 담즙 정체성 간염(AriM 156:1321, 1996). Stenotrophomonas maltophilia에 대해 생체외적 환경에서 작용.

* 주: 모든 권장 용량은(달리 지시하지 않은 경우에는) 성인을 위한 것이고 정상적인 신장 기능을 가정한다. (약어는 2쪽 참조)

약제 계열, 약제, 일반명(상품명)	일반 성인 용량*	부작용 및 해설(요약: 〈표 10B〉 참조)
CARBAPENEMS. 리뷰: MC 55:4943, 2011. **참고: 교차 알레르기 반응: 페니실린 알레르기 이력을 가졌지만 확증적인 피부시험을 하지 않은 환자들의 연구에서 0–11%가 cephalosporin 치료로 알레르기 반응을 보였다**(JAC 54: 1155, 2004). **개선된 연구들에선, 페니실린 알레르기에 대해 양성 피부 시험 반응을 보인 환자들에게 Carbapenem이 투여되었다: 99%에서 반응이 나타나지 않았다**(J Allergy Clm Immunol124: 167, 2009). ceph에 대해 IgE–매개 반응을 보인 환자 12명 중에서, 2명이 발진을 경험하고, 1명이 carbapenem을 투여받고 IgE 반응을 보였다(CID 59: 1113, 2014).		
Doripenem(Doribax) 참고문헌: CID 49: 291, 2009 장기 주입에 대해선 〈표 10E〉 참조.	복강내 & 합병증이 동반된 요로감염: **500 mg IV q8h(1시간 주입).** 장기주입에 대해선 127쪽, 〈표 10E〉 참조. 폐렴의 경우에는 사용하지 말 것.	가장 흔한 부작용들(5% 이하):두통, 구역, 설사, 발진, 정맥염. 시판 후 감시에서 발작이 보고됨. valproic acid의 혈중농도를 감소시킬 수 있다. 신장 장애의 경우에는 복용량을 조절. **IMP**나 **MER** 보다 용액에서 약간 더 안정적(JAC 65:1023, 2010; CID 49:291, 2009). FDA 안전 공지(01/05/12): VAP 치료를 위한 Dori의 시험은 안전에 대한 우려 때문에 중단됨. **참고: Dori는 어떤 유형의 pneumonia(폐렴) 치료에도 승인되지 않았다. Dori는 500 mg q8h 이상의 용량은 승인되지 않았다.**
Ertapenem(Invanz)	**1 gm IV/IM q24h.**	**Lidocaine** 희석액은 IM에만 사용; lidocaine 알레르기에 대해서 문의하라. 표준 용량은 비만(BMI 40이상)의 경우에는 적당하지 않을 수도 있다. DRESS(drug rash eosinophilia systemic symptoms) Syndrome(드레스 증후군)에 대한 보고들. 시각적 환각이 보고됨(NZ Med J 122:76, 2009). P. aeruginosa(녹농균)에 대한 작용은 예측불가능함.
Imipenme + cilastatin(Primaxin) 참고문헌: JAC 58:916, 2006(해설 참조).	**0.5 gm IV q6h;** P. aeruginosa의 경우에는 1 gm q6–8h (해설 참조).	P. aeruginosa에 의한 감염의 경우, 3 or 4 gm per day q8h or q6h(8시간 마다 또는 6시간 마다 1일 3 또는 4 gm)으로 용량을 늘린다. carbapenem의 계속주입이 더 효과적이고 안전할 수 있다(MC 49:1881,2005). 발작: 메타분석에서 발작의 위험은 낮았지만, beta–lactam계 약제들 중에서 carbapenem의 경우에 위험이 가장 컸다. IMP와 MER 사이에는 차이가 없음(JAC 6:2043, 2014). Cilastatin은 신장의 근위곡세뇨관(renal proximal tubule)의 내강에서 Imipenem의 효소 분해를 막고 관의 독성을 예방한다.
Meropenem(Merrem)	**0.5–1 gm IV q8h. 뇌수막염) 경우에는 최대 2 gm IV q8h. 중증인 경우에는 장기주입 투여:** CrCl 50 이상인 경우: 2 gm(3시간 이상) q8h. CrCl 30–49인 경우: 1 gm(3시간 이상) q8h. CrCl 10–29인 경우: 1 gm(3시간 이상) q12h. (Inten Care Med 37:632, 2011)	**발작:** 메타분석에서 발작의 위험은 낮으나 beta–lactam계 약제들 중에서 carbapenem의 경우 가장 크다. IMP와 MER 사이에는 차이가 없다(JAC 69:2043, 2014). 설명들: dehydropeptidase 억제제(cilastatin)를 필요로 하지 않는다. IMP보다, 호기성 그람음성균에 대한 작용 약간 증가, staph와 strep에 대한 작용 약간 감소; 혐기성균: B. ovatus, B. distasonis 는 meropenem에 더 내성을 보임.
MONOBACTAMS		
Aztreonam(Azactam)	**1 gm q8h–2 gm IV q6h**	penicillins/cephalosporins에 대한 알레르기를 가진 환자들에 사용할 수 있다. 동물 관련 데이터와 한 학술지는 **aztreonam와 ceftadizime의 측쇄가 동일하므로 ceftadizime와의 교차 알레르기 반응**에 대한 우려를 제기한다.
흡입형 aztreonam	**75 mg 흡입 tid × 28일.** 매번 흡입 전에 기관지 확장제를 사용.	P. aeruginosa에 감염된 CF(낭포성 섬유증) 환자의 호흡 증상을 호전시킨다. 흡입 Tobra에 대한 대안. 부작용: 기관지경련, 기침, 천명음. 지금까지 내성을 가진 다른 병원균은 나타나지 않음. 참고문헌: Chest 135: 1223, 2009.
CEPHALOSPORINS(1차는 비경구, 그 후에는 경구 약제). 참고: 전향적인 연구 자료는 cephalosporin(특히 3세대)의 사용과 C. difficile 독소–매개 설사의 증가 사이의 상관관계를 보여준다. 또한 vancomycin에 내성을 가진 enterococci의 증식의 위험이 상승할 수도 있다. **교차 알레르기 반응에 대한 중요 언급**에 대해 Oral Cephalosporins, 112쪽 참조.		
1세대 비경구		
Cefazolin(Ancef, Kefzol)	**1–1.5 gm IV/IM q8h. 때에 따라 MSSA bacteremia(MSSA 균혈증)과 같은 심각한 감염의 경우에는 2 gm IV q8h(최대 1일 12 gm).**	**측뇌실 내로 투여하지 않는다–발작** 일어남! MRSA에 대해 무효.

* 주: 모든 권장 용량은(달리 지시하지 않은 경우에는) 성인을 위한 것이고 정상적인 신장 기능을 가정한다. (약어는 2쪽 참조)

약제 계열, 약제, 일반명(상품명)	일반 성인 용량*	부작용 및 해설(요약: 〈표 10B〉 참조)
CEPHALOSPORINS(1차는 비경구, 그 후에는 경구 약제) (계속)		
2세대 비경구(Cephamycins): ESBL을 생성하는 호기성의 그람음성균에 in vitro 환경에서 작용할 가능성이 있다. 효과에 대한 임상자료가 없으므로 사용하지 않는다.		
Cefotetan(Cefotan)	**1–3 gm IV/IM q12h(최대 용량은 24시간 마다 6 gm을 초과하지 않는다).**	(골반내 감염 질환에 가장 흔한) B. frragilis, Prevotella bivia, Prevotella disiens 들의 내성 증가; 복강 내의 감염에는 사용하지 않는다. Methylthiotetrazole MTT) 측쇄는 비타민 K의 활성을 억제할 수 있다. alcohol–disulfiram 반응을 피한다.
Cefoxitin(Mefoxin)	**1 gm q8h–2 gm IV/IM q6–8h.**	B. fragilis 분리균의 내성 증가.
Cefuroxime(Kefurox, Ceftin, Zinacef)	**0.75–1.5 gm IV/IM q8h.**	1세대 cephalosporin에 비해 H. influenzae에 대한 치료 효과가 더 개선됨. Cefuroxime axetil for oral preparation 참조.
3세대 비경구–사용이 C. difficile 독소–매개 diarrhea(설사)의 발생과 상관관계를 갖는다; ESBL과 호기성 그람양성균에서 생기는 amp C cephalosporinase에 의해 비활성화된다.		
Cefoperazone–sulbactam[NUS] (Sulperazon)	**일반적인 용량(Cefoperazone comp): 1–2 gm IV q12h. 투여량이 더 많은 경우**, sulbactam은 1일 4 gm을 초과하지 않는다.	동남 아시아와 기타 지역에서 복강 내 염증, 담관 염증, 부인과적인 염증에 사용한다. 약제의 광범위한 작용으로 인해 다른 용도로도 쓰인다. 측쇄로 인한 응결의 가능성이 있다.
Cefotaxime(Claforan)	**1 gm q8–12h에서 2 gm IV q8h까지**	최대 1일 투여량: 12 gm; 4 gm IV q4h. ceftriaxone와 유사하지만 ceftriaxone와 달리 하루에 여러 번의 투약을 필요로 한다.
Ceftazidime(Fortaz, Tazicef)	**일반적인 용량: 1–2 gm IV/IM q8–12h.** **장기주입 투여:** 1차 투여량: 15 mg/kg 30분 이상, 그 후에 즉시 다음과 같이 시작한다: CrCl > 50 : 하루에 6 gm(24 시간 이상). CrCl 31–50: 하루에 4 gm(24 시간 이상). CrCl 10–30: 하루에 2 gm(24 시간 이상). (AAC 49: 3550, 2005; Infect 37: 408, 2009)	종종 의료와 관련된 감염(이 경우 P. aeruginosa가 하나의 고려사항이 된다)에 사용한다. 사용결과 C. difficile–매개 설사 또는 vancomycin에 내성을 가진 E. faecium의 선택이 일어나거나, 또는 그 두 가지가 다 일어날 가능성이 있다(동일한 측쇄를 가진). aztreonam과 교차 알레르기 반응의 위험이 있다.
Ceftizoxime(Celfizox)	**1–2 gm IV q8–12h에서부터 최대 2 gm IV q4h.**	1일 최대 투여량: 12 gm; 4 gm IV q8h로 투여할 수 있다.
Ceftriaxone(Rocephin)	성인에 흔히 사용되는 IV 용량: **1일 1회 1–2 gm.** 화농성수막염: 1–2 gm q12h. 1% lidocaine로 IM 투여 가능하다.	초음파로 담낭의 침전물에 의한 이차적인 **"Pseudocholelithiasis(유사** 담석증)" 확인(50%), 증상성(9%) (NEJM 322:1821, 1990). 총 비경구 영양법을 하고 식사를 하지 않는 환자의 경우에는 1일 2 gm 이하가 적당할 수 있다. 임상적 중요성은 아직 확실하지 않지만, 담낭절제술(JID 17:356, 1995)과 담석 췌장염의 결과로 이어졌다(Ln 17:662, 1998). 파일럿 연구에서 1일 1회 2 gm의 계속주입이 1일 1회 2 gm의 한꺼번에 주는 정맥 주사보다 효과가 더 좋았다(JAC 59:285, 2007).
다른 세대 비경구: 모두 호기성 그람음성균에 대한 ESBLs & amp C cephalosporinase가 작용하는 대상 약제들이다. Cefepime은 다른 cephalosporins보다 더 빨리 표적 세균에 침투한다.		
Cefepime(Maxipime) 비만 용량. 〈표 17〉 참조.	**일반적인 용량: 1–2 gm IV q8–12h.** **장기주입 투여:** 초회 용량: 15 mg/kg 30분 이상, 이후에는 다음과 같이 즉시 시작한다: CrCl이 60 이상이면: 1일 6 gm(24시간 이상) CrCl이 30–60이면: 1일 4 gm(24시간 이상) CrCl이 11–29이면: 1일 2 gm(24시간 이상)	P. aeruginosa에 작용하고 여러 Enterobacter 균주들과, Serratia, C. freundii는 ceftazidime, cefotaxirne, aztreonam에 내성을 가진다. 3세대 cephalosporin 보다 MSSA에 더 잘 작용한다. "porin–의존적"이지 않다. 14일간 치료 뒤에는 호중구 감소증(Scand J Infect Dis 42: 156, 2010). **FDA 안전 경고(June 2012):** 투여량을 조절하지 않았을 때는 비경련성 간질지속증의 위험이 있으며, 특히 신부전증이 있는 환자의 경우에는 그러하다. 대부분의 환자에게서 약제를 중단하거나, 중단하고 혈액투석을 한 후에 경련이 사라진다. 작용기전에 대한 가설: GABA 수용체에 결합(Scand J Infect Dis 46:272,2014; Crit Care 17:R264, 2013)

* 주: 모든 권장 용량은(달리 지시하지 않은 경우에는) 성인을 위한 것이고 정상적인 신장 기능을 가정한다. (약어는 2쪽 참조)

약제 계열, 약제, 일반명(상품명)	일반 성인 용량*	부작용 및 해설(요약: 〈표 10B〉 참조)
CEPHALOSPORINS(1차는 비경구, 그 후에는 경구 약제) (계속)		
Cefpirome[NUS](HR 810)	1 – 2 gm IV q12h	Cefepime와 유사: enterobacterliceae, P. aeruginosa, 그람양성균에 대한 작용이 증가. 혐기성균: cefoxitin보다 덜 작용; cefotax나 ceftaz보다 더 작용.
Ceftaroline fosamil(Teflaro)	600 mg IV q12h(1시간 주입) 폐렴/균혈증 600 mg IV q8hNAI.	**PBP 2a에 적극적 결합; MRSA에 작용.** Amp C & ESBL 효소에 의해 비활성화. MRSA 피부와 피부조직 감염에 대해 승인되었고 폐렴과 균혈증에 사용되었다. VISA, VRSA 에 대한 체외 활성도: CID 52: 1156, 2011; Med Lett 53:5, 2011. 균혈증과 뼈/관절 염증에 성공적으로 사용되었으나 NAI(AAC 58:2541, 2014).
Ceftobiprole[NUS]	**그람양성 & 그람음성 혼합 감염의 경우에 0.5 gm IV q8h. 그람양성 감염에 0.5 gm IV q12h.**	8시간 마다 투여의 경우에는 2시간 이상 주입, 12시간 마다 투여의 경우에는 1시간 이상 주입. 캐러멜같은 미각 착란과 관련된다. 참고문헌: Clin Microbiol Infections 13(Suppl 2): 17 & 25, 2007. MRSA에 작용.
Ceftolozane – tazobactam(Xerbaxa)	그람음성균에 의한 합병증 동반 요로감염증이나 합병증 동반 복강 내 감염의 경우에 1.5 gm(1/0.5 gm) IV. (복강 내 감염의 경우는 Metro 500 mg IV q8h 추가 투여)	1시간 이상 주입. P. areruginsosa과 beta – lactameses를 생성하는 많은 그람음성균에 작용. Beta – lactam 알레르기 반응이 있는 환자들에서 교차 알레르기 반응이 나타남. CrCl 30 – 50 mL/min에서 효과 감소.
경구 Cephalosporins		
1세대, 경구 **Cefadroxil**(Duricef) (500 mg caps, 1 gm tabs)	0.5 – 1 gm po q12h.	**교차 알레르기 반응: penicillin에 IgE에 의한 알레르기 반응(즉, 기관지경련 아나팔락시스, 혈관신경부종, 즉각적인 두드러기)의 이력을 가진 환자들은 cephalosporin을 투여 받으면 안된다.** 환자의 이력이 페니실린에 대한 "홍역과 유사한" 발진인 경우, 이용가능한 자료는 그러한 환자에게서 5 – 10%의 발진 위험을 시사한다; 아나팔락시스의 위험의 증가는 없다. • 페니실린 반응의 이력이 있고 피부 검사를 하지 않은 환자들에서, 0.2 – 8.4%가 cephalosporin에 반응한다(Aller Asthma Proc 26:135, 2006). Pen G 피부검사에 양성인 경우, 단지 2%만이 cephalosporin에 반응하곤 한다. cephalosporin 피부 검사로 예측은 가능하지만 쉽게 이용할 수가 없다(An IM 141:16, 2004; AJM 125:572, 2008). • 고리 구조나 측쇄에 대한 IgE 항체: 80%의 환자가 반응 후 10년 이상의 기간에 IgE를 잃는다(J Aller Clin Immunol 103:918, 1999). Amox, Cefadroxil, Cefprozil 은 유사한 측쇄를 갖는다; Amp, Ceiaclor, Cephalexin, Cephedrine는 유사한 측쇄를 갖는다. • Pen/Ceph 피부검사가 이용가능하지 않거나 임상적으로 시간이 없다면, 환자의 이력이 IgE에 의한 알레르기 반응을 시사하지 않거나, 이전의 반응이 10년 이상 전에 있었거나, cephalosporin측쇄가 관련된 Pen.과 다르면, cephalosporin 투여를 진행한다. cephalosporin 약제 계열의 어떤 것이든 **C. difficile toxin** 독소 – 매개의 설사/소장대장염의 결과를 가져올 수 있다. 구역 /구토와 비 – C. difficile 독소에 의한 설사의 보고된 발생 빈도는 〈표 10B〉에 요약되어 있다. **약물 – 특이 부작용은 많지 않다, 예를 들어:** **Cefaclor:** 혈청병과 유사한 반응(관절통, 발진, 다형 홍반)이 0.1 – 0.5% 나타났지만 림프절병증, 단백뇨 또는 명확한 면역 복합체는 나타나지 않았다. **Cefdinir:** Drug – iron complex(철의 약제 착염)로 인해 환자의 1%에서 적색 대변이 나타났다. **Cefditoren pivoxil:** 가수분해로 인해 pivalate이 생긴다. Pivalate는 흡수되거나(70%) 소변에 의해 배출되는 pivaloylcarnitine이 된다; 39 – 63%에서 **carnitine의 혈중 농도가 감소.** Carnitine은 지방산(FA) 대사와 FA의 미토콘드리아로의 전달에 관여한다. 효과는 일시적이고 되돌리는 것이 가능하다. carnitine 결핍이 있는 환자들이나 선천성 대사장애증을 가진 환자들에게는 사용이 금지된다. 또한 caseinate(우유 단백질)도 포함하고 있다(유당 분해효소 결핍증과 구분되는). **우유 알레르기가 있는 경우에는 피한다.** 적절한 흡수에 위산을 필요로 한다. **Cefpodoxime:** a급성 간 손상, 출혈성 설사, 호산구 증가증을 수반한 폐의 침윤에 대한 보고들이 드물게 있다. **Cephalexin:** 백혈구에 대한 소변시험지 테스트 결과가 허위 음성 반응으로 나올 수 있다.
Cephalexin(Keflex) (250 & 500 mg tabs)	0.25 – 1 gm po q6h(1일 최대 4 gm).	
2세대, 경구 **Cefalclor**(Ceclor, Ranciclor) (250 & 500 mg caps)	0.25 – 0.5 gm po q8h	
Cefprozil(Cefzil) (250 & 500 mg tabs)	0.25 – 0.5 gm po q12h.	
Cefuroxime axetil po(Ceftin)	0.125 – 0.5 gm po q12h.	
3세대, 경구 **Cefdinir**(Omnicef) (300 mg cap)	300 mg po q12h 또는 600 mg po q24h.	
Cefditoren pivoxil(Spectracef)	400 mg po bid.	
Cefixime(Suprax) (400 mg tab)	0.4 gm po q12 – 24h.	
Cefpodoxime proxetil(Vantin)	12시간 마다 0.1 – 0.2 gm po q12h.	
Ceftibuten(Cedax) (400 mg tab)	0.4 gm po q24h.	

* 주: 모든 권장 용량은(달리 지시하지 않은 경우에는) 성인을 위한 것이고 정상적인 신장 기능을 가정한다. (약어는 2쪽 참조)

약제 계열, 약제, 일반명(상품명)	일반 성인 용량*	부작용 및 해설(요약: 〈표 10B〉 참조)
AMINOGLYCOSIDE계 항생제와 관련된 항생제들 – 125쪽 〈표 10D〉와 234쪽 〈표 17A〉 참조. **GLYCOPEPTIDES, LIPOGLYCOPEPTIDES, LIPOPEPTIDES**		
Dalbavancin(Dalvance)	**1000 mg IV 30분 이상; 1주일 후, 500 mg IV 30분 이상.** 식염수와 함께 사용하는 것을 피함. 약제가 용액에서 침전될 수 있음.	**CrCl이 30미만이면** 초회 용량은 750 mg IV, 1주일 후에 375 mg IV. **혈액투석**: 정상적인 신장 기능의 경우와 같게 투여한다. 급속 주입의 경우 red man syndrome(홍피증)이 일어날 수 있다. VRE에 작용하지 않음. 약물상호작용 없음.
Daptomycin(Cubicin) (내성에 관한 참고문헌: CID 50: S10, 2010). 1일 체중 1 kg당 8 – 10 mg의 더 높은 용량으로 좌측과 우측의 심내막염 치료하는 것에서 환자군 연구(case series)는 성공(JAC 68:936 & 2921, 2013).	**피부/연조직: 4 mg/kg IV over 2 or 30 min. q24h.** **균혈증/우측 심내막염: 6 mg/kg IV over 2 or 30 min. q24h; 연구 하에 최대 12 mg/kg IV q24h.** 병적인 비만: 용량을 전체 체중을 토대로 함(AAC 51: 741, 2007). 그외 용량 권장사항에 대해서는 140쪽, 〈표 17C〉 참조. Dapto + ceftaroline 은 불응성 MRSA 균혈증을 가진 환자의 경우에 구제치료(salvage therapy) 방법이 될 수 있음.	**폐렴:** 시초에 혈행성이 아니면 폐렴 치료에 Dapto를 사용해선 안되며, S. aureus로 인한 패혈성 색전/혈행성 폐렴을 수반하거나 수반하지 않은 우측 심내막염에 대해 FDA에 승인 받음. **Dapto 내성:** 새로이 발병할 수도 있고, 또는 Vanco 치료 중이나 치료 후에, 또는 Dapto 치료 중이나 치료 후에 발병 가능[CID 50 (Suppl 1):S10, 2010]. Dapto MIC 증가함에 따라 MRSA의 TMP-SMX, nafcillin, oxacillin에 대한 감수성 증가(AAC 54:5187, 2010; CID 53:158, 2011). **잠재적 근육 독성:** 4 mg/kg/day에서 dapto 환자 2.8%에서, 비교약제 치료 환자 1.8%에서 CPK ↑. 최소농도가 24.3 mg/L 이상이면 위험 증가(CID 50:1568, 2010). 매주 CPK 확인 제안한다; CPK가 10x 정상수준을 초과하거나, myopathy(근육병) 증상들이 있고 CPK가 1,000이상이면, dapto 중단. 동봉된 설명서: dapto 치료 동안 statin을 중단한다. Dapto는 protime 시약에 간섭하고 PT를 인위적으로 연장시킴(Blood Coag & Fibrinolysis 19:32, 2008). **참고:** Dapto는 최대 12 mg/kg q24h × 14d의 용량에서 건강한 지원자들에게 잘 받아들여지고(AAC 50:3245, 2006), 8 mg/kg/day의 평균 용량을 투여 받은 환자들에게 잘 받아들여짐(CID 49:177, 2009). **면역성 혈소판 감소증** 보고됨(AAC 56:6430, 2012). 장기 사용으로 가역성 호중구감소증 보고됨(CID 56:1353,2013). **호산구성 폐렴/**만성 스테로이드 의존성 폐렴 보고됨(CID 50:737 2010; CID 50:e63, 2010).
Oritavancin(Orbactiv)	**1200 mg IV over 3 hr × 1 dose.** D5W에 희석시킴; 식염수를 사용하지 않음.	인위적으로 PT 증가시킴 & INR × 24hr & aPTT × 48hr. **warfarin과의 약물상호작용**: warfarin 혈중농도 증가. 급성 두드러기 발생. 신부전이나 간 부전의 조절은 없었다.
Teicoplanin[NUS](Targocid)	**화농성관절염 – 유지 용량** **12 mg/kg per day; S. aureus 심내막염 – 20 mcg/mL 이상의 최저 혈청 수준이 요구됨(12 mg/kg q12h times 3 유도 용량, 그 후에 12 mg/kg q24h).**	과민증: 발열(체중 1 kg당 3 mg에서 2.2%, 체중 1 kg당 24 mg에서 8.2%), 피부 반응들 2.4%. 혈소판의 두드러진 감소(고용량: 1일 체중 1 kg당 15 mg 이상) red neck 증후군은 vancomycin의 경우에 덜 흔하다.
Telavancin(Vibativ) Ripoglycopeptide 참고문헌: CID 49: 1908, 2009. Med Lett 52:1 2010.	CrCl이 50 mL/min을 초과하면, 10 mg/kg IV q24h. 매회 1회 투여량을 1시간 이상 주입. 체중이 IBW 보다 30% 이상 초과하는 경우, 용량을 조절한다(〈표 10D〉 참조).	**임신 중에는 사용을 피한다; 동물에서는 발달성 기형을 유발. 치료전에 임신 테스트를 실시한다. 부작용들: 이상미각 33%;** 구역 27%; 구토 14%; 두통 14%; creatinine 증가 (3.1%); 거품뇨; 급속 주입의 경우에 안면홍조증. 임상시험에서 **신장 손상 증거**는 telavancin 3% vs. vanco 1%. 실제에서는 21명의 복합 환자 중 1/3에서 신장 손상이 보고됨(JAC 67: 723, 2012). 주입 후 18시간 동안 PT, aPTT, INR에 대한 간섭이 있다.

* 주: 모든 권장 용량은(달리 지시하지 않은 경우에는) 성인을 위한 것이고 정상적인 신장 기능을 가정한다. (약어는 2쪽 참조)

약제 계열, 약제, 일반명(상품명)	일반 성인 용량*	부작용 및 해설(요약: 〈표 10B〉 참조)
AMINOGLYCOSIDE계 항생제와 관련된 항생제들 (계속)		
Vancomycin(Vancocin) Guidelines 참고문헌: CID 49:325, 2009. 경구 용량에 대해선 설명들을 보라. 계속주입 투여량에 대해선 〈표 10e〉 참조.	**초회 용량들은 비만 환자들을 포함해서 실제 체중을 토대로 함.** 그 후의 용량들은 측정된 혈청 최저치를 토대로 조절. **중증 환자의 경우에는, 유도 용량을 25 – 30 mg/kg IV 투여하고, 그 후에 15 – 20 mg/kg IV q8 – 12h.** 목표 최저 농도 수준은 15 – 20 μg/mL 이상. 1회 투여량이 1 gm이상인 경우에는 1.5 – 2시간 이상 주입. **병적 비만(BMI ≥40 kg/m²) 환자의 투약:** **CrCl ≥ 50 mL/min이고 중증이 아닌 경우에는**, 30 mg/kg/day divided q8 – 12h – 1회 투여량이 2 gm 초과하지 않음. 1 gm이나 그 이상의 용량을 1.5 – 2시간 이상 주입. 최저 수준을 확인. **병적 비만 & 중증인 경우:** 유도 용량은 25 – 30 mg/kg(실제 체중을 토대로), 그 후에 15 – 20 mg/kg(실제 체중) IV q8 – 12h. **최대 1회 용량을 2 gm으로 제한.** C. difficile을 위한 경구 정제: 125 mg po q6h. 제네릭 약 이용가능.	MRSA 균혈증의 Vanco 치료 실패는 Vanco 혈중 최저농도가 15 μg/mL 이하인 것과 MIC가 1 μg/mL 이상인 것과 관련된다(CID 52:975, 2011). IDSA Guideline 은 15 – 20 μg/mL의 목표 최저농도를 권한다(CID 52:e18, 2011). 관련된 문제들: • AUC/MIC 비율이 400을 초과할 때 MRSA에 대한 Vanco의 효과가 최대이다(CID 52:975, 2011). • MIC 값은 사용된 방법에 따라 달라져서, 확신을 하거나 비교하기가 어렵다(JCM 49:269, 2011). • MRSA 치료에서, Vanco MIC = 1 & Vanco 용량 3 gm이상/day IV, 80%의 경우, AUC/MIC는 400 초과하고 nephrotoxicity(신장독성)의 위험은 25%로 추정. MIC = 2 & 4 gm IV인 경우, 57%에서만 AUC/MIC > 400(신장독성 위험 35%) (CID 52: 969, 2011) • 더 높은 Vanco 용량은 신장독성과 연관된다: 인과관계는 입증되지 않았다; 기타 요인들: 약물, 쇼크/승압제, 조영제(AAC 52:1330, 2008; AAC 55: 3278 2011; AJM 123: 182e1, 2010). • 환자에게(MIC나 AUC/MIG와 상관없이) Vanco가 임상적으로 실패하면, MRSA에 작용하는 다른 약제(ceftaroline, daptomycin, llnezolid telavancin)를 고려한다(MDR 선택 사양에 대해선 〈표 5A〉 참조.) **C. difficlle 대장염을 위한 경구 Vanco : 125 mg po q6h.** 상업적인 경구 제형은 매우 가격이 비싸다. 정맥주사 제형으로 경구 vanco를 합성할 수 있다: 5 g IV vanco 분말 + 47.5 mL 멸균수, 0.2 gm saccharin, 0.05 gm stevia 분말, 40 mL glycerin, 충분한 체리 시럽 들을 합해서, 100 mL = 50 mg vanco/mL가 되도록 한다. **경구 용량** = 2.5 mL po q6h. **척추 강내의 투여량**: 10 – 20 μg/mL의 목표 CSF 농도가 되도록, 5 – 10 mg/day(유아); 10 – 20 mg/day(아동과 성인). **신장 독성**: 용량과 지속기간에 따라 위험이 증가; 가역적(AAC 57:734, 2013). **Red Neck 증후군:** 비특이적 히스타민 방출을 수반하는 급속 주입의 결과. **다른 부작용들**: 발진, 면역성 혈소판 감소증(NEJM 356:904, 2007), 발열, 호중구 감소증, 혈소판 수의 용량 – 의존적 감소의 초기 보고(JAC 67:727, 2012), **IgA 수포성 피부증**(CID 38:442,2004). **비만 투여**: 정량보다 적게 자주 투여(AJM 121.5 5,2008). 병적 비만 환자의 CrCl 계산에 대해서는 〈표 10D〉 또는 Am J Health Sis Pharm 66: 642, 2009 참조.
CHLORAMPHENICOL, CliNDAMYCIN(S), ERYTHROMYCIN GROUP, KETOLIDES, OXAZOLIDINONES, OUINUPRISTIN – DALFOPRISTIN		
Chloramphenicol (Chloromycetin)	**50 – 100 mg/kg/day po/IV div q6h.** **(1일 최대 4 gm)**	미국에서는 경구 약제가 유통되지 않는다. 환자 1/3 RBC 감소, 재생 불량성 빈혈 1:21,600. 조산아에서의 Gray baby 증후군, 아나필락시스양 반응, 시신경위축 또는(매우 드물게) n신경병증, 손가락 지각이상, 약한 disulfiram – 유사 반응.
Clindamycin(Cleocin)	**0.15 – 0.45 gm po q6h.** **500 – 900 mg IV/1M q8h.**	약물에 노출된 환자들의 수를 토대로, 이러한 약들이 **C. difficile 독소 – 매개 설사의 가장 빈번한 원인.** 심한 경우에는 위막성대장염/독성거대결장증을 일으킬 수 있다. 캡슐, 정맥주사액(여드름에), 국소용 크림과 질내 좌약과 크림으로 이용가능. **toxic shock syndrome(독성쇼크증후군) 독소의 합성을 억제하는데 사용된다.**
Lincomycin(Lincocin)	**0.6 gm IV/M q8h.**	C. difficile 대장염의 위험. 사용이 드물다.

* 주: 모든 권장 용량은(달리 지시하지 않은 경우에는) 성인을 위한 것이고 정상적인 신장 기능을 가정한다. (약어는 2쪽 참조)

약제 계열, 약제, 일반명(상품명)	일반 성인 용량*	부작용 및 해설(요약: 〈표 10B〉 참조)
CHLORAMPHENICOL, CLINDAMYCIN(S), ERYTHROMYCIN GROUP, KETOLIDES, OXAZOLIDINONES, QUINUPRISTIN - DALFOPRISTIN(계속)		
Erythromycin Group(사용 전에 약제 상호작용을 확인) **Azithromycin**(Zithromax) **Azithromycin ER**(Zmax)	**경구 제제**(po preps): 250 & 600 mg 정제. Peds 현탁액 5 mL당 100 & 200 mg. 성인 ER 현탁액(Adult ER suspension): 2 gm. 용량은 용법에 따라 달라진다(〈표 1〉을 보라) 급성 중이염(8쪽), 급성, 악화, 만성 기관지염(35쪽), 지역사회 획득 폐렴(39 - 40쪽), 부비강염, 축농증(50쪽). **IV** 0.5 gm per day.	**Motilin**: 위장관 연동운동을 개시하는 십이지장/소장 수용체를 활성화시킨다. Erythro(E)와 E ester들은 motilin 수용체들을 활성화시키고 조절이 안되는 연동운동을 일으키며, 그 결과로 식욕부진증, 구역, 구토 들이 일어난다. azithromycin/clarithromycin의 경우는 결합이 적고 소화관계 장애. 연동운동 관련 이점은 없음(JAC 59:347, 2007). 생후 첫 2주 내에 침투성 erythro(systemic erythro) 사용은 **infantile hypertrophic pyloric stenosis(유아 비후성유문협착증)**과 관련이 있다(J Ped 139:380, 2001). **자주 일어나는 약물상호작용들**: 254쪽, 〈표 22〉 참조. 주된 우려점은 EKG에서 연장된 QTc 간격. **연장된 QTc**: Erythro, clarithro, azithro는 모두 QTC 간격을 증가시켜 심실 빈맥 위험을 높인다. 선천적일 수도 있고 후천적일 수도 있다(NEJM 358: 169, 2008). 두 연구가 azithro를 투여받은 환자들 중에 심혈관계 사망 위험의 가변적인 정도를 보여준다: 연장된 QTc에 기인하는 것으로 추정된다(NEJM 3 : 188/. 2012; NEJM 366: 1665 & 1704, 2013). 만약 심장 돌연사의 가족력, 전해질 이상, 또는 QTc를 연장시키는 병용 약제가 있는 경우에는 주의를 한다. azithro 사용으로 인한 심혈관계 사망의 위험에 관한 참고문헌: NEJM 366:1881, 2012; NEJM 368:1704, 2013. **QTc가 500msec이면 위험 증가! 다른 약제들에 의해 위험이 증대된다**[macrolides, antiarrhythmics와 약물상호작용], 목록에 관해서 117쪽 FQs 참조.) www.qtdrugs.org & www.torsades.org. E estolate 투여 후, 대략 성인 1,000명당 1명꼴로 담즙 정체성 간염 발병(아동의 발병은 없음). **중요한 약물상호작용**: Erythro 또는 clarithro는 statin계열 약제와 병용: 높은 statin 수치(Ann Int Med 158:869, 2013); (통풍 치료에) clarithro와 colchicine의 병용은 치명적인 colchicine 독성(범혈구감소증, 신장 기능장애)을 유발할 수 있다(CID 41:291, 2005). clarithro와 Ca^{++} 채널차단제의 병용은 저혈압과 신장 손상의 위험을 증가시킨다(JAMA 310:2544, 2013) **일시적인 가역성 이명이나 난청은** 신장 손상이나 간 손상이 있는 환자들에서 1일 4 gm 이상의 erythro 투여로 일어남. Azithro로 인한 가역성 감각신경성 난청(Reversible sensorineural hearing loss) (J Otolaryngol 36:257, 2007) 경구 erythro 제제의 용량은 염기 당량으로 표시. 똑같은 free erythro의 혈중 농도를 얻기 위해서는 가변적인 양의 erythro esters가 필요. **Arithromycin**은 중증 근육 무력증의 증세를 악화시키는 것으로 보고됨.
Erythromycin Base and esters(Erythrocin) IV name: E. lactobionate	**0.25 gm q6h - 0.5 gm po/IV q12h:** **15 - 20 mg/kg up to 4 gm q24h. 30분 이상 주입.**	
Clarithromycin(Biaxin) or clarithro 서방제 (Biaxin XL)	**0.5 gm po q12h.** **서방제: 0.5 gm 2정 po per day.**	
Fidaxomicin(Dificid) (200 mg tab)	**200 mg 1정 po bid × 10 days 음식과 함께 또는 음식 없이.**	독성이 매우 강한 NAP1/B1/027 strains를 포함해서 C. difficile 독소 - 매개 설사에 승인되었다. 최소 GI 흡수; 높은 대변농도. 정상 장내 균총에 제한된 작용. 경구 vanco에 대해 시험, 비 - NAP 변종에 대해 Vanco 보다 낮은 재발률(NEJM 364:422, 2011). GI 흡수의 부재에도 불구하고, 환자 12명은 알레르기 반응을 보임: 12명 중 3명에서 알려진 macrolide 알레르기(CID 58:537, 2014).
Ketolide: **Telithromycin**(Ketek) (Med Lett 46:66, 2004; Drug Safety 31:561.2008)	**400 mg 2정 po q24h.** 300 mg 정제 이용가능.	약품 경고: 치료 후 acute liver failure(급성 간부전) & 심각한 간손상(AnIM 144:415, 447, 2006). **드문 부작용: 느린 초점 조절에 의한 흐린 시야; 중증 근무력증의 악화를 가져올 수 있음(Black box Warning: 이 질환에는 사용을 금함).** 간, 눈, 근무력증 합병증은 신경근접합부에서 니코틴성 아세틸콜린 수용체의 억제에 기인할 수 있음(AAC 54:5399, 2010). 잠재적으로 QTc연장 가능. **약물상호작용**(〈표 22〉, 254 - 258쪽) (NEJM 355:2260, 2006).
Tedizolid phosphate(Sivextro) 참고문헌: CID 58(Suppl. 1): S1557, 2014.	**1일 1회 200 mg IV/po.** 1시간 이상 주입.	**생리 식염수 250 mL에 IV 용량 재구성**: 이가 양이온(divalent cations)이 있는 경우 용해성이 없으므로 고장식염수(lactated ringers) 와 같이 사용할 수 없다. SST 임상 시험 결과(LnID 14:696, 2014; JAMA 309:559 & 609, 2013). 간에 의해 배출. 신부전증을 위한 조절 없음. monamine oxidase의 약한 억제제로, 따라서 serotonin 증후군의 위험이 있음(AAC 57:3060, 2013).

* 주: 모든 권장 용량은(달리 지시하지 않은 경우에는) 성인을 위한 것이고 정상적인 신장 기능을 가정한다. (약어는 2쪽 참조)

〈표 10A〉 항생제 용량*과 부작용

약제 계열, 약제, 일반명(상품명)	일반 성인 용량*	부작용 및 해설(요약: 〈표 10B〉 참조)
CHLORAMPHENICOL, CliNDAMYCIN(S), ERYTHROMYCIN GROUP, KETOLIDES, OXAZOLIDINONES, QUINUPRISTIN – DALFOPRISTIN (계속)		
Linezolid(Zyvox) (600 mg 정제) Review: JAC 66(Suppl 4):3, 2011.	**PO 또는 IV 용량: 600 mg q12h.** 600 mg 정제, 경구 현탁액(100 mg per 5 mL), 정맥주사액으로 이용가능. 특수 집단 참고문헌: 신부전증(J Infect Chemother 17:70, 2011); 간 이식(CID 42:434,2006); 낭성 섬유증(MC 48:281, 2004); 화상(J Bum Care Res 31:207,2010). 비만: 265 kg 환자에서 표준 용량으로 임상적 실패(Ann Pharmacother 47:e25, 2013).	**R가역성 골수 억제**: 혈소판 감소증, 빈혈, 호중구 감소증) 보고 됨. 치료 2주 후에 보고되는 것이 가장 빈번. **Lactic acidosis(유산혈증)**; 말초신경병증, 시각 신경병증: 4주 또는 그 이상의 치료 뒤에. 자료는 시간과 미토콘드리아 내 단백질 합성의 약제–의존적 억제와 일관성을 보인다(CID 42: 1111, 2006; AAC 50:2042, 2006; Pharmacotherapy 27:771, 2007). 신경병은 가역성이 없다. **monoamine oxidase 억제제**; tyramine이 풍부한 식품과 섭취하면 중증 고혈압의 위험. pseudoephedrine이나 phenylpropanolamine과 병합 투여를 피하고, SSRIs[1]사용에 주의한다. **Serotonin 증후군**(발열, 불안, 정신상태 변화, 떨림). SSRIs를 병용하는 경우에 위험:(CID 42:1578 and 43:180,2006). 실제 발생은 낮은 것으로 보인다(JAC 67:494, 2012; AAC 57:5901, 2013). 다른 부작용들: black hairy tonque(흑모설)과 급성 간질성 신염(IDCP 17:61, 2009). **횡문근융해증**: 이 병증의 한 사례는 linezolid와 관련된 것으로 추정되며, XDR 결핵의 다중약물 치료의 한 요소로 linezoid를 투여 받은 환자에게서 보고됨(CID 54:1624, 2012). **내성**: Linezolid의 리보좀 목표 물질을 메틸화하는 다른 이동성 유전자 때문에, 또는 23S rRNA 결합 위치의 변이 때문에, Linezoid에 내성을 가진 S. epidermidis와 MRSA(JAC 68:4, 2013):
Quinupristine + dalphopristine (Synercid) (CID 36: 473, 2003)	7.5 mg per kg IV q8h **중심정맥관**	정맥 자극(5%); 중심정맥주사의 경우에는 없음. 불포합 빌리루빈에서 무증상적 증가. 관절통 2% – 50%(CID 36:476, 2003). **참고:** E faecium 감수성 있음; E faecalis 내성 보임. **약물상호작용:** Cyclosporine, nifedipine, midazolam 외 다수 – 〈표 22〉 참조.
TETRACYCLINES		
Doxycycline (Vibramycin, Doryx, Monodox, Adoxa, Periostat) (20, 50, 75, 100 mg 정제)	0.1 gm po/IV q12h.	다른 tetracycline계 약제들과 유사하게, 공복에는 구역 증가. 특히 취침시에 복용하면, 미란성 식도염; **다량의 물과 함께 섭취**. 광독성과 광–손발톱박리증이 일어나지만 tetracycline보다 덜하다. 치아 침착도 덜하다. 신부전이 있는 환자에게 사용가능하다. .
Minocycline Minocin: Dynacin) – (50, 75, 100 mg 캡슐; 45, 90, 135 mg 서방형 정제; IV 제제)	**200 mg po/IV 유도 용량, 그 후에 100 mg po/IV q12h.** IV minocycline 이용가능.	**전정 증상**(Vestibular symptoms) (일부 집단에선 30 – 90%, 다른 집단에서는 전혀 없음): vertigo(현기증) 33%, 운동실조 43%, 구역 50%, 구토 3%, 남자보다 여자들의 경우에 더 흔하다. 과민성폐렴) 가역적이고, 34건의 사례가 보고됨(BMJ 310:1520, 1995). 장기 사용은 피부의 **색소침착**을 증가시킬 수 있다. 설명들: staph 치료와 수막구균성 질환 예방에 다른 tetracyclines계 약제들보다 더 효과적. P. acnes: 다수가 다른 tetracyclines계 약제에는 내성을 보이지만, mino.에는 그렇지 않다. 여드름 치료를 받은 아동들에서 유도된 자가 면역이 보고됨(J Ped 153: 314, 2008). Nocardia asteroides, Mycobacterium marinum, 다수의 acinetobacter 분리균들에 작용.
Tetracycline, Oxytetracycline(Sumycin) (250, 500 mg 정제) (CID 36:462, 2003)	0.25 – 0.5 gm po q6h, 0.5 – 1 gm IV q12h	위장관(oxy 19%, tetra 4), 아나필락시스양 반응(드묾), 치아 침착, 음의 질소 균형, 간독성, enamel agenesis(사기질 무형성증), pseudotumor cerebri(가성뇌종양/뇌병증. 유통기한이 지난 약품: Fanconi 증후군. 약물상호작용에 대해 〈표 22〉 참조. **모체에는 간독성을 유발하고 태반을 통해 태아에 전달되므로, 임신의 경우에는 사용을 금함.** 설명들: **임신:** 1일 2 gm 이상의 정맥주사 용량은 치명적인 간독성과 관련된다(참고문헌: JAC 66: 1431, 2011).

1) SSRI = selective serotonin reuptake inhibitors(선택적 세라토닌재흡수억제제), e.g., fluoxetine(Prozac).

* 주: 모든 권장 용량은(달리 지시하지 않은 경우에는) 성인을 위한 것이고 정상적인 신장 기능을 가정한다. (약어는 2쪽 참조)

약제 계열, 약제, 일반명(상품명)	일반 성인 용량*	부작용 및 해설(요약: 〈표 10B〉 참조)
TETRACYCLINES (계속)		
Tigecycline(Tygacil) 메타분석과 논설: Ln ID 11 :804 & 834, 2011. 또한 CID: 54:1699 & 1710, 2012.	**1차 100 mg IV, 그 후에 50 mg IV q12h, 구역을 줄이기 위해서 가능하면 경구 음식과 함께.** **중증 간질환(Child Pugh C)의 경우에:** 1차 100 mg IV, 그 후에 25 mg IV q12h.	tetracycline 유도체. 구역(25%)과 구토(20%)의 발생 높지만 단지 1%의 환자들만이 치료 중단. 임신 범주 D. 18세 미만의 아동에게는 사용하지 않는다. 다른 tetracycline계 약제들처럼, 광선과민증, 가성뇌종양, 췌장염, catabolic state(이화작용 상태) (BUN 상승)을 유발하며, 색소 과침착 유발 가능(CID 45:136, 2007). **Tetracycline, minocycline, tigecycline**은 급성 췌장염과 관련이 있다(Int J Antimicrob Agents, 34:486, 2009). **Dear Doctor Letter(4/27/09):** Tigecycline로 VAP 치료한 환자에게서 더 낮은 치료율과 더 높은 치사율 나옴. 참고문헌: Diag Micro Infect Dis 68:140, 2010. **Black Box Warning:** 임상시험의 메타분석에서 비교약품들 1.8%에 대해 tigecyclline(2.5%)으로 치료한 환자들에서 치사율이 더 높다. 치사 위험 차이 0.6%(95% CI 0.1, 1.2)는 밝혀지지 않음. Tigecycline은 대체 치료가 적당하지 않은 경우에만 사용되어야 한다(FDA MedWatch Sep 27, 2013). 치료 효과가 좋지 않은 것은 낮은 혈청 농도에 기인(AAC 56:1065 & 1466, 2012); HAP에 저용량보다 고용량이 효과 우월(AAC 57:1756, 2013).
FLUOROQUINOLONES(FQs): 모두 아편제(opiates)에 대한 소변약물판별에서 위양성을 유발할 수 있다(Pharmacother 26:435,2006). 독성 분석: Drugs Aging 27:193, 2010.		
Ciprofloxacin(Cipro) and **Ciprofloxacin – extended release** (Cipro XR, Proquin XR)	일반 주사 용량: **400 mg IV q12h.** P. aeruginosa에는: **400 mg IV q8h.** 단순 요도염/방광염(경구) 용량: **250 mg po bid, 또는 1일 1회 CIP XR 500 mg po.** 기타 용법들(경구): **500 – 750 mg po bid.**	FQs는 **C. difficile 독소 – 매개 설사**의 흔한 원인. **아동:** 16세 미만의 경우에는, 미성숙한 동물에서의 관절연골 손상을 토대로, FQ 사용이 승인되지 않았다. 아동에서 관절의 SE는 2 – 3%로 추정된다(LnID 3:537, 2003). 예외는 탄저병이다. 병인은 mg^{++}의 FQ 킬레이트화(FQ chelation)와 손상성 관절염을 포함하는 것으로 생각된다(AAC 51 :1022, 2007; Int J Antimicrob Agents 33:194, 2009). 아동에서는 Levo 사용으로 연골 손상의 증거가 없다(Pediatrics 134:e146, 2014). **CNS 독성:** 불면증. 다양한 증상들: 몽롱함, 착란, 발작. NSAIDs에 의해 악화될 수 있다. 말초 신경병증이 일어난다: 급속하게 시작되고, 잠재적으로 영구 손상이 있을 수 있다. **Gemi 피부 발진:** 8 – 10 일간의 치료 후에 macular rash(반구진 발진). 5일 이하의 치료로 발진 발생은 단지 1.5%에 그친다. 여성, 40세 미만, 14일 치료의 경우에 발생빈도가 가장 높다(22.6%). 남성의 경우에는 40세 미만, 14일 치료의 경우에 발생빈도가 7.7%이다. 작용기작은 분명하지 않다. DC therapy 권고. 참고문헌: Diag Micro Infect Dis 68:140, 2010. **저혈당증/고혈당증(이상혈당증):** 시판되는 FQs계열 약제 어떤 것을 사용하든, 위험이 증가하며, 특히 당뇨병 환자에서는 저혈당증의 위험이 증가한다(CID 57:971, 2013). **혈소판 감소증:** 중증 환자에서(PLoS One 8(11):e81477). **아편제 검사 위양성 반응:** FQs는 아편제(opiates)에 대한 소변 분석에서 위양성 반응을 유발할 수 있다(Ann Pharmacotherapy 38:1525, 2104). **광과민증:** 124쪽, 〈표 10C〉 참조. 드물게, 망막 박리(JAMA 301:1414, 2012). **QTc(corrected QT) 간격 연장:** 어떤 FQ 약제든 QTC 증가(기준치에서 500msec 초과 또는 60msec 초과)가 가능하다고 여겨진다. QTC 증가는 torsades de pointes과 심실세동을 가져올 수 있다. 전반적인 위험은 연간 4.7/10,000명이다(CID 55: 1457, 2012). 시판되는 약제의 경우에는 위험이 낮다. 여성들에서 위험 증가, K^+ 감소, mg^{++} 감소, 서맥(참고문헌: CID 43:1603 2006). 주된 문제들은 병합 투여하는 약제들로 인해서 위험이 증가하는 것이다.
Gatifloxacin(Tequin)NUS 해설 참조.	**200 – 400 mg po/IV q24h**(해설 참조) Ophthalmic solution(Zymar)	
Gemifloxacin(Factive) (320 mg 정제)	**320 mg po q24h.**	

* 주: 모든 권장 용량은(달리 지시하지 않은 경우에는) 성인을 위한 것이고 정상적인 신장 기능을 가정한다. (약어는 2쪽 참조)

약제 계열, 약제, 일반명(상품명)	일반 성인 용량*	부작용 및 해설(요약: 〈표 10B〉 참조)
FLUOROQUINOLONES(FQs) (계속)		
Levofloxacin(Levaquin) (250, 500, 750 mg 정제)	**250 – 750 mg po/IV q24h.** 대부분의 용법들에서, 750 mg이 선호되는 용량이다. 경구 용법: 다가양이온에 의한 킬레이트화와 흡수에의 간섭 때문에, 유제품, 종합비타민제, 철분, 제산제(antacid)를 병용하는 것을 피한다. 병적 비만을 위한 용량 조절은 없다.	**다음과 같은, QTc를 증가시킬 수 있는 잠재성을 가진 약제를 병용하는 것을 피하시오**(참조 www.qtdrugs.org; www.tarsades.org): **Antiarrhythmics(항부정맥제):** Amiodarone, Disopyramide, Dofetilide, Flecainide, Ibutilide, Procainamide, Quinidine, quinine, Sotalol **Anti – Infectives(항감염제):** Azoles(not posa), Clarithro/erythro, FQs(not CIP) Halofantrine, NNRTIs, Protease Inhibitors, Pentamidine, Telavancin, Telithromycin **Anti – Hypertensives[항고혈압제(강압제)]:** Bepridil, Isradipine, Nicardipine, Moexipril **CNS Drugs(중추신경계질환 약제):** Fluoxetine, Haloperidol, Phenolhiazines, Pimozide, Quetiapine, Risperidone, Sertraline, Tricyclics, Venlafaxine, Ziprasidone **기타:** Dolasetron, Droperidol, Fosphenytoin, Indapamide, Methadone, Naratriptan, Salmeterol, Sumatriptan, Tamoxifen, Tizanidine
Moxifloxacin(Avelox)	**400 mg po/IV q24h.** 참고: 비만 환자의 경우 용량을 늘릴 필요가 없다(JAC 66:2330, 2011) Ophthalmic solution(Vigamox)	**Tendinopathy(건병증):** 60세 이상에서, 대략 모든 아킬레스건 파열의 2 – 6%가 FQ 사용에 기인(ArIM 163:1801, 2003). 스테로이드 병용으로, 신장 질환 또는 이식 후(post – transplant) 병증(심장, 폐, 신장) (CID 36:1404, 2003). **Chelatlon(킬레이트화):** 다가 양이온(Ca^{++}, mg^{++}, Fe^{++}, Zn^{++})에 의해 경구 FQs 약제의 킬레이트화의 위험. 유제품과 종합비타민제를 피하라(Clin Pharmacoklnet 40(Suppl 1) 33: 2001). **알레르기 반응들:** 드물다(1:50,000). IgE – 매개 반응들: 두드러기, 아나필락시스. Moxi을 투여한 환자 3명은 즉각적인 반응을 보였으나 CIP는 부작용 없이 받아들였다(Ann Pharmacother 44, 740, 2010). **중증 근무력증**: 중증 근무력증을 가진 환자들에서는 어떤 FQs 약제든 근육 약화를 악화시킬 수 있다. **망막 박리:** 두 연구에서 FQs와 관련성(JAMA 307:1414, 2012; CID 58:197, 2014); 다른 두 연구에서는 관련성이 발견되지 않았다(JAMA 301: 2151 & 2184, 2013; JAC 69:2563, 2014).
Ofloxacin(Floxin)	**400 mg po bid.** Ophthalmic solution(Ocuflox)	
Prulifloxacin 참고문헌: Drugs 64:2221, 2004.	정제: 250, 600 mg. 일반 용량: **1일 1회 600 mg po.**	미국에서는 이용할 수 없음.
POLYMYXINS(POLYPEPTIDES) 주(註): Proteus sp., Providencia sp., Serratia sp., B. cepacia는 내재적으로 polymyxins에 내성이 있다. 리뷰: CID 59:88, 2014.		
Polymyxin B(Poly – Rx) 1 mg = 10,000 international units 단일요법은 피한다. Colistin 참조.	용량은 실제 체중을 토대로 한다. **유도 용량:** 2.5 mg/kg IV over 2 hrs. **유지 용량**: 12 hrs later 1.5 mg/kg. 그 후에 12시간 마다 반복한다. 효과를 증가시키고 내성의 위험을 줄이기 위해서 carbapenem과의 병용 요법 권장. **뇌수막염을 위한 경막 내 치료:** 5 mg/day, CSF내 주입 × 3 – 4일, 그 후에 5 mg 격일로 × 2주 이상.	**부작용들: 신경학적:** 드물지만 심각한 것은 신경근차단이다. 그외, 입주변 감각이상, 손발 저림, 흐린 시야, 졸림, 과민, 운동실조; 호흡정지로 나타날 수도 있다(Chest 141:515, 2012). **신장 관련**: 가역성의 급성세뇨관괴사. 신장 손상: 42%(Polymyxin B) vs. 60%(Colistin) (CID 57:1300, 2013). 약동학 연구는 신부전증의 경우에 용량을 줄일 필요가 없다는 것을 보여주었다(CID 57:524, 2013). 치료적 혈청 수준을 얻기 위한 다급한 필요가 있는 경우, Polymyxin B가 Colistin보다 선호됨.

* 주: 모든 권장 용량은(달리 지시하지 않은 경우에는) 성인을 위한 것이고 정상적인 신장 기능을 가정한다. (약어는 2쪽 참조)

약제 계열, 약제, 일반명(상품명)	일반 성인 용량*	부작용 및 해설(요약: 〈표 10B〉 참조)
POLYMYXINS(POLYPEPTIDES) (계속)		
Colistin, Polymyxin E(Colymycin) **모든 용량은 Colistin base의 mg를 토대로 한다.** **계산된 용량들은 동봉된 설명서 용량보다 더 높다 위독한 환자들에게 필요한 용량보다 적게 투여하는 것을 피해야 한다.** **단일요법으로 사용하지 않도록 한다(carbapenem 또는 rifampin과 병합 투여한다.)** 105명 환자들의 약동학(PK) 연구를 토대로 한 투약 방법[용량](AAC 55: 3284, 2011) 유도 용량(AAC 53: 3430, 2009). 약동/약력학(PK/PD) 연구들(AAC 54: 3783, 2010) (생체 외(in vitro) 연구). JAC 65: 1984, 2010(생체 내(in vivo) 연구) **권장사항들은 계속 발전하고 있다: 가장 최신 정보와 투약량 계산법에 대해서는 Sanford Guide 전자판(digital edition)들을 참조하시오.**	• **중증 전신 감염:** **유도 용량**: 3.5(목표 평균 안정 상태 혈청수준) × 2 × 체중(kg) (이상 체중과 실제 체중 가운데 더 낮은 것) IV. 이것은 종종 colistin base의 300 mg 이상의 유도 용량에 이르게 된다. 1차 유지 용량은 12시간 후에 투여되어야 한다. **유지 용량:** 1일 유지 용량을 계산하기 위한 공식: • 3.5(목표 평균 안정상태 혈청수준) × [(1.5 × Crcln) +30] = 1일 총 용량. 분할하여 8시간 마다 또는 12시간 마다 투여한다. 권장되는 1일 최대 용량은 475 mg이다. • **주(註):** Crcln은 체표면적[Body Surface Area(BSA)]에 대해 크레아티닌청소율[Creatinine Clearance(Crcl)]을 다음과 같이 정규화한 수치이다: Crcln = Crcl × BSA in m^2/1.73 m^2 • 모든 환자에 다제 병용요법(combination therapy)이 권장된다: **Colistin**(위에 제시된 대로)+**[(IMP 또는 MER) 또는 RIF)** • **Cystic fibrosis(낭성 섬유증)**: 3−8 mg/kg/day q8h(IBW를 토대로) • **뇌수막염을 위한 척추 강내의또는 뇌실내의 투여**: 10 mg/day • **흡입 요법:** 식염수 3−4 mL에 50−75 mg, 분무기(nebulizer) 사용, 하루에 2−3회.	• **GNB 내성:** 일부 균종들(Serratia sp., Proteus sp., Providencia sp., B. cepacia.)은 내재적으로 내성이 있다. 시험관 내에서와 모형 동물에서 그람음성균은 빠르게 내성을 갖는다. 병용하는 Tigecycline이나 Minocycline이 내성의 위험을 감소시킬 수도 있다(JAC 60:421,2007). Rifampin이나 Tigecycline와의 시너지 효과는 예측할 수가 없다. GNB가 Colistin에 내성이 클수록, beta−lactam 제제(AMSB, PIP−TZ, 광범위 Ceph, 또는 아마도 carbapenem계 항생제들)에 대한 감수성이 증가한다. • **유의:** 고용량의 colistin(1일 이상 체중 1 kg당 5 mg를 초과)은 신독성의 위험과 관련이 있어서 위독한 환자들의 경우에만 사용해야 한다(Clin Infect Dis 53:879, 2011). • **식균작용 농도**(Bactericidal activity concentration) 의존적이지만, 항생제 투여 후 효과(post−antibiotic effect)는 없다; 매일 1회 투여는 하지 않는다. • **신독성:** 정확한 위험은 분명하지 않지만, 수반되는 nephrotoxins(신세포독소) (IV 조영제)와 저혈압에 의해, 그리고 아마도 Rifampin에 의해서, 위험이 증가된다. 가역적. • **신경독성:** 빈번한 부작용: circumoral parethesia(입주변의 감각이상), 현기증, abnormal vision(부정시), 착란, 운동 실조. 드문 부작용: 호흡 부전을 수반하는 신경근 차단. • **주의:** 일부 colistimethate 제품들은 IUs 단위로 표시된다. IUs를 colistin base의 mg로 환산하는 방법: 1,000,000 IUs colistimethate = 80 mg colistimethate base = 30 mg colistin base. CID 58:139, 2014 참조. • UTI(요로감염증) 치료에 Polymyxin B보다 Colistin이 선호된다.
기타 약제들		
Fosfomycin(Monurol) (3 gm packet)	**3 gm with water po times 1 dose.** 응급 사용: IV 사용에 대해, 환자 1인에 대한 임상시험계획 승인(IND). 출처: FDA: 1−888−453−6332.	Diarrhea(설사)가, nitrofurantoin 투여의 경우는 6%, TMP−SMX 투여의 경우는 2.3%인 것에 비해, 투여 환자들 중 9%에게서 일어남. 미국 밖에서 이용 가능. 다제내성균 치료에 정맥주사와 경구 요법 병용. MDR−GNB 치료: 6−12 gm/day IV divided q6−8h. 참고문헌: Int J Antimicrob Ag 37:415, 2011.
Fusidic acid[NUS](Fucidin, Taksta)	**500 mg po/IV tid(Denmark & Canada) US: 유도 용량 1500 mg po bid × 1 day, 그 후에 600 mg po bid.**	중요한 MRSA에 작용. 미국 밖에서 승인 받음; 현재 미국 내에서 임상 시험. 권장되는 미국의 요법에 대해선 다음 참조: CID(Suppl 7): S520, 2011.
Methenamine hippurate (Hiprex, Urex)	**1 gm po bid**	구토와 구역, 피부 발진 또는 dysuria(배뇨통). 전반적으로 3%까지 발생. Methenamine은 소변(pH≤5)이 formaldehyde를 배출하는 것을 필요로 한다. 감염 세균이 제거된 후 억제 요법(suppressive therapy)에 유용함; 신우신염에는 사용하지 않는다. 해설: 억지로 수액을 주입하지 않는다; formaldehyde를 희석시킬 가능성이 있다. 장기적으로 Foley를 사용하는 환자에게는 쓸모가 없음. 만약 소변 pH가 5.0 이상이면, 소변을 산성화시키기 위해서 ascorbic acid(1−2 gm q4h)를 함께 투여한다; 크랜베리 쥬스(하루에 1,200−4,000 mL)가 사용되었는데 결과는 증가와 감소가 모두 나타남. sulfonamides와 병용하지 않도록 하고(침전이 일어남), 신장 기능장애나 중증 간 기능장애가 있는 경우에도 사용하지 않도록 한다.
Methenamine mandelate (Mandelamine)	**1 gm po qid**	

* 주: 모든 권장 용량은(달리 지시하지 않은 경우에는) 성인을 위한 것이고 정상적인 신장 기능을 가정한다. (약어는 2쪽 참조)

〈표 10A〉 항생제 용량*과 부작용

약제 계열, 약제, 일반명(상품명)	일반 성인 용량*	부작용 및 해설(요약: 〈표 10B〉 참조)
기타 약제들 (계속)		
Metronidazole(Flagyl) (250, 375, SOD mg tab/cap) 참고: Activity vs. B. tragilis(B. tragilis에 대한 작용) 아직 일차선택약(drug of choice) (CID 50(Suppl 1): S16, 2010).	혐기성 세균 감염: **일반적으로 IV 7.5 mg per kg(~500 mg) q6h(4 gm q24h를 초과하지 않는다).** 긴 반감기(T 1/2)에는, **15 mg per kg q12h로 IV 사용 가능.** 생명이 위독한 경우에는, **IV 15 mg per kg**의 유도 용량 사용한다. **경구 투여 용량: 500 mg qid**; **서방형 정제** 이용가능, 750 mg.	**흔한 부작용들:** 구역(12%), 금속성 미각(metallic taste), "모발성" 혀("furry" tongue). Disulfiram 반응. 오심, 구토, 홍조, 빈맥 호흡장애을 피하기 위해서 마지막 용량 투여 후 48 시간 동안 알코올 음료를 피한다. 고용량/장기치료의 경우에 나타나는 신경학적 부작용들: 말초신경장애, 자율신경병증, 또는 시각 신경병증(J Child Neuro121:429, 2006). 무균성 뇌막염과 뇌병증 및 발작과 reversible cerebellar lesion(가역성 소뇌 장애)가 보고됨(NEJM 346: 68, 2002). 기타 제형: 외용겔, 질내삽입겔. C. diffi 대장에 관장제로 정맥주사액을 사용할 수 있다. 내성을 가진 혐기성 세균들: Actinomycetes, Peptostreptococci. 1일 1회 1,500 mg의 IV 주입: 요법의 근거는 긴 혈청 반감기(T1/2)를 토대로 함; 유럽에서는 표준 요법; 복강 내 감염을 가진 성인들에 대한, 뒷받침하는 후향성 연구들(JAC 19: 410, 2007).
Nitazoxanide	177쪽, 〈표 13B〉 참조.	
NItrofurantoin macrocrystals(Macrobid, Macrodantin, Furadantin) (25, 50, 100 mg 캡슐)	급성 요도염: **Furadantin/Macrodantin 50 – 100 mg po qid × 5 – 7일 또는** **Macrobid 100 mg po bid × 5 – 7일** 만성 요도염 억제: **취침시 50 – 100 mg.**	음식과 함께 투여할 때 흡수 증가. 소변에서 작용 증가. 그러나 pH > 8인 경우에는 크게 작용이 감소. 구역과 구토, **말초신경장애. 폐 부작용들**(장기 치료의 경우에): 급성 호흡곤란 증후군 유형, 섬유증을 수반하는, **만성 박리성 간질성 폐렴.** 만성활성간염과 유사한 간내 담즙정체과 **간염.** G6PD 결핍증 환자의 경우 용혈성 빈혈, 약물성 발진, 호산구 증가증, DRESS 전신성 증상(DRESS) 과민반응 증후군 들이 보고됨(Neth J Med 67:147, 2009). Crcl이 40 mL/min. 미만인 경우 약효가 감소하고 부작용들이 증가할 수 있는 우려가 있음. 생후 1개월 미만의 유아에는 사용해선 안됨. 선천성 결함: 위험 증가 보고됨(Arch Ped Adolesce Med 163: 978, 2009).
Rifampin(Rimactane, Rifadin) (150, 300 mg 캡슐)	**300 mg po/lV bid 또는600 mg po/IV qd.** 단일요법으로 사용되면 내성 박테리아의 급속한 선택.	땀, 소변, 눈물, 콘택트 렌즈의 오렌지 – 갈색 변색을 유발. **여러 중요한 약물 상호작용**에 대해서 〈표 22〉 참조. 면역 복합체 독감 – 유사 증후군: 발열, 두통, 근육통, 관절통 – 특히 간헐적 요법의 경우에 – 나타남. 혈소판감소증, 혈관염 보고됨(C Ann Pharmacother 42: 727, 2008). 간질성 신염 유발. S. aureus. 심내막염의 치료에 RIF 추가의 위험 – 이익(AAC 52:2463, 2008). 항미코박테리아 약제에 관해서 159쪽, 〈표 12B〉 참조.
Rlfaximin(Xifaxan) (250, 500 mg 정제)	여행자 설사: **200 mg tab po tid times 3 days.** 간성뇌증: **550 mg tab po bid.** C. diffi 설사에 대한 후속 요법("chaser")으로: **400 mg po bid.**	여행자 설사와 간성뇌증(AAC l4:3618, 2010; NEJM 362:1071, 2010). 일반적으로 이상반응은 위약과 같은 정도거나 더 적다.
Sulfonamides [e.g., sulfisoxazole(Gantrisin), sulfamethoxazole(Gantanoi), (Truxazole), sulfadiazine]	용량은 용법에 따라 달라진다. Norcardia & Toxoplasmosis 참조.	**중추신경계:** 발열, 두통, 어지러움 **피부:** 약한 발진, 생명을 위협하는 Steven – Johnson 증후군, 독성 표피 괴사융해, 광선민감증. **혈액:** 과립구 감소증, 재생불량성 빈혈 **교차 알레르기 반응**: 다른 sulfa 약제들, sulfonylurea계 약제들, 이뇨제, 결정뇨(특히, sulfadiazine 필요량은 1,500 mL이상 po fluid/day); **기타:** 혈청병, G6PD 결핍증의 경우 용혈, 다발 동맥염, 전신성 홍반성 루프스 들이 보고됨.
Tinidozole(Tindamax)	**정제 250, 500 mg.** giardiasis를 위한 용량: 2 gm po 1회, 음식과 함께.	**부작용들:** 금속성 미 3.7%, 구역 3.2%, 신경성 식욕 부진증/구토 1.5%. 수 일간 투여로 모두 더 증가. 마지막 투약 시와 그 후 3일 간 알코올 음료를 피한다 disulfiram 반응, 홍조, N/V, 빈맥을 유발.
Trimethoprim(Trimpex, Proloprim외 기타) (100, 200 mg 정제)	**100 mg po q12h 또는 200 mg po q24h.**	**중추신경계:** 약물 발열, 무균성 뇌막염; **피부:** 발진(200 mg/day의 3 – 7%), (광독성, Stevens – Johnson 증후군(드묾), 독성 표피 괴사융해(드묾) **R신장:** ↑K+, ↓Na+, ↑Cr; **혈액:** 호중구 감소증, 혈소판감소증, 메트헤모글로빈혈증

* 주: 모든 권장 용량은(달리 지시하지 않은 경우에는) 성인을 위한 것이고 정상적인 신장 기능을 가정한다. (약어는 2쪽 참조)

약제 계열, 약제, 일반명(상품명)	일반 성인 용량*	부작용 및 해설(요약: 〈표 10B〉 참조)
기타 약제들 (계속)		
Trimethoprim(TMP) - Sulfamethoxazole(SMX) (Bactrim, Septra, Sulfatrim, Cotrimoxazole) Single - strength(SS)는 80 TMP/400 SMX이고, double - strength(DS)는 160 TMP/800 SMX.	**표준 경구 요법: 1 DS tab bid.** **P. jirovecii: 139쪽, 〈표 11A〉 참조.** **IV 요법(base on TMP component): 표준 8 - 10 mg per kg IV per day divided q6h, q8h, or q12h.** **Shigellosis(세균성 이질)의 경우: 2.5 mg per kg IV q6h.**	10%에서 부작용 나타남. 위장관: 구역, 구토, 신경성 식욕부진. 피부: 발진, 두드러기, 광선민감증. 더 심각한 부작용들(1 - 10%): **Stevens - Johnson syndrome(스티븐스 - 존스증후군)과 toxic epidermal necrolysis[중독성표피박리증(독성표피괴사용해)]**. 피부 반응들은 알레르기 보다는 독성 대사물을 나타내는 것일 가능성이 있다(Ann Pharmacotherapy. 32: 381, 1998). 매일 ascorbic acid를 0.5 - 1.0 gm 투여하는 것이 해독작용을 촉진할 가능성이 있다(JAIDS 36:1041, 2004). 드물게 저혈당증이 나타나는데, 특히 AIDS 환자들에게 일어난다(LnID 6:178, 2006). **Sweet's Syndrome(열성호중구성피부병)**이 일어날 수 있다. TMP는 세뇨관 분비에 있어서 creatinine과 경쟁적이다; 혈청크레아티닌 농도가 상승할 수 있다; TMP는 K^+의 원위세뇨관 배출도 방해한다. 21%의 환자들에서 혈청 K^+ 농도가 증가(AnIM 124:316, 1996). ACE 억제제를 병합 투여하는 경우 고칼륨혈증의 위험이 7배 증가(Arch Int Med 170:1045, 2010). 신장 손상에 관한 토론(JAG 67:1271, 2012). TMP는 **무균성뇌막염**의 병인 중 하나이다. PCP 치료 중에 정신병 발병의 보고(JAG 66: 1117, 2011). TMP - SMX 는 아황산염(sulfite)를 함유하고 있어서 sulfite에 민감한 환자들에게 천식을 유발할 수 있다. 빈번한 약물 사용은 혈소판 감소증을 유발한다. 다른 sulfonamide계 비 - 항생제 약제들과의 교차 알레르기 반응은 없다(NEJM 349:1628, 2003). **TMP - SMX 탈감작화에 대해선**, 88쪽, 〈표 7〉 참조.
S. aureus와 Strep. Pyogenes에 작용하는 국소성 항미생물제(Topical Antimicrobial Agents) (CID 49:1541, 2009). **국소성 항균제(antiseptics)와 항생제(antibiotics)의 리뷰**(CID 49:1541, 2009).		
Bacitracin(Baciguent)	20% tacitracin zinc 연고, 1일 1 - 5회 도포	Staph, strep, clostridium에 작용. Contact dermatitis 발생. 처방 없이 이용가능.
Fusidic - acid[NUS] 연고	**2 % 연고, 도포 tid**	캐나다와 유럽에서 이용가능(Leo Laboratories). S. aureus와 S. pyogenes에 작용.
Mupirocin(Bactroban)	**2% 피부용 크림 또는 연고: 도포 tid 10일간, 코에 사용하는 연고(Nasal ointment); 도포 bid 5일간**	피부 크림: 가려움, 화끈거림, 따가움 1 - 1.5%; 코에 관한 부작용: 두통 9%, 비염 6%, 호흡기출혈 5%. enterococci나 그람음성균에 작용하지 않음. 내성에 대한 요약: mg 58:740, 2014. 고질소혈증 환자들에게 대량 사용하면 polyethylene glycol의 축적을 가져올 수 있다(CID 49:1541, 2009).
Polynmyxin B - Bacitracin (Polysporin)	5000 units/gm; 400 units/gm 1일 1 - 4회 도포	Polymyxin은 일부 그람음성균에는 작용하지만 Proteus sp.나 Serratia sp., 또는 그람양성균에는 작용하지 않음. 위의 Bacitracin 해설 참조. 처방 없이 이용가능.
Polynmyxin B - Bacitracin - Meomycin [Neosporin, triple antibiotic ointment(TAO)]	5000 units/gm; 400 units/gm; 3.5 mg/gm 1일 1 - 3회 도포	위의 Bacitracin과 polymyxin B에 관한 해설 참조. Neomycin은 그람음성균과 Straphylococci에 작용하지만 streptococci에 작용하지 않음. 접촉성 피부염 발생율 1%; 흡수되는 경우 신독성과 이독성의 위험. TAO가 mupirocin보다 항균 범위가 더 넓고 mupirocin에 내성을 가진 균종에 작용(DMID 54:63, 2006). 처방 없이 이용가능.
Retapamulin(Altabax)	1% 연고; 도포 bid. 5, 10 & 15 gm 튜브	항생 작용 성공: S. aureus 감염의 경우 90%에서, pyogenes 감염의 경우 97%에서(J Am Acd Derm 55:1003, 2006) 동봉된 설명서는 **MRSA에는 사용해선 안된다**고 말함(임상 시험 환자 수가 충분하지 않음). mupirocin에 내성을 가진 S. aureus 균종들 일부에 작용.
Silver - sulfadiazine	1% 크림, 1일 1회 또는 2회 도포	Sulfonamide의 일종이지만 유효성분은 방출되는 은 이온(silver ions). (P. aeruginosa를 포함한) 그람음성균과 그람양성균에 작용. 종종 2도/3도 화상을 입은 환자들에게 감염을 막기 위해 사용됨. 드물게 피부에 얼룩이 남을 수 있음.

* 주: 모든 권장 용량은(달리 지시하지 않은 경우에는) 성인을 위한 것이고 정상적인 신장 기능을 가정한다. (약어는 2쪽 참조)

〈표 10B〉 선택된 항균제 - 부작용 - 개관

개별 환자들에서의 부작용들은 드물지만 전체 또는 전무한 발생들을 나타낸다. 약제의 선택 후에 의사는 제조사의 동봉된 설명서[상품 표시(동봉된 설명서)는 FDA 승인을 받아야 한다]를 읽어야 한다. 특이한 반응들에 대해선 개별 약제〈표 10A〉 참조. 약물상호작용에 대해서는 〈표 22〉 참조.

숫자 = 발생 빈도(%); + = 발생, 발생률 확인 안됨; ++ = 유의미한 부작용; 0 = 보고 안됨; R = 드묾, 1% 미만으로 정의.

주: 중요한 반응들은 굵은 글씨로 표시. 빈칸은 자료가 없음을 나타냄. 어떤 항균제든지 C. difficile 대장염을 촉발할 가능성이 있다.

부작용 특이한 부작용에 대하여 개별 약제 참조, 〈표 10A〉	PENICILLINS, CARBAPENEMS, MONOBACTAMS, AMINOGLYCOSIDES																		기타	
		PENICILLINASE - RESISTANT ANTI - STAPH. PENICILLINS			AMINOPENICILLINS				AP PENS				CARBAPENEMS					AMINOGLYCO - SIDES		
	Penicilin G, V	Dicloxacillin	Nafcillin	Oxacillin	Amoxicillin	Amox - Clav	Ampicillin	Amp - Sulb	Piperacillin	Pip - Taz	Ticarcillin	Ticar - Clav	Dopipenem	Ertepenem	Impipenem	Meropenem	Aztereonam	Amikacin Gentamicin Kanamycin Netilmicin[NUS] Tobramycin	Linezolid	Tedizolid
부작용으로 인해 치료 중단						2-4.4			3.2	3.2			3.4			1.2	<1			0.5
발진	3	4	4	4	5	3	5	2	1	4	3	2	1-5	+	+	+	2		2	
+ Coombs	3	0	R	R	+	0	+	0	+	+	0	+		1	2	+	R			
백혈구 감소증	R	0	+	R	+	+	+	+	6	+	0	+	R	+	+	+	+		1.1	0.5
호산구 증가증	+	+	22	22	2	+	22	22	+	+	+	+		+	+	+	8			
혈소판 감소증	R	0	R	R	R	R	R	R	+	+	R	R	+		+	+	+		3	2.3
구역/구토		+	0	0	2	3	2	+	+	7	+	↑	4-12	3	2	4	R		6/4	8/3
설사		+	0	0	**5**	**9**	**10**	**2**	2	11	3	↑	6-11	6	2	5	R		8.3	10
↑LFTs	R	R	0	+	R	+	R	6	+	+	0	+	+	6	4	4	2		5-10	6
↑BUN, Cr	R	0	0	0	R	R	R	R	+	+	R	R			+	0	0	**5-25**		
발작	R	0	0	+	0	R	R	0	0	R	R	+		각주[1] 참조						
이독성	0	0	0	0	0	0	0	0	0	0	0	0			R		0	**3-14**		
전정 기관	0	0	0	0	0	0	0	0	0	0	0	0			0		0	**4-6**		

1) **모든 고농도의 β-lactam제들은 발작을 일으킬 수 있다.** 토끼에서 IMP 10x가 benzyl penicillin보다 더 신경독성을 보임(JAC 22:687, 1988). 소아 뇌수막염 치료를 위한 IMP 임상시험에서, IMP 투여 환자들 25명 중 7명에서 발작이 일어나 시험이 중단됨; 화농성수막염이 발작을 일으킨 것으로 해석하기 어려움(PIDJ 10:122, 1991). 용량에 신중하게 주의를 하는 경우에 IMP로 인한 위험 감소(Epilepsia 42:1590, 2001).

가정되는 작용기전: 약물이 GABAA 수용체와 결합. IMP는 MER보다 결합 친화력이 더 크다.

동봉된 설명서, 발작 비율: ERTA 0.5, IMP 0.4, MER 0.7. 그러나 세균성 수막염에 대한 MER의 세 번의 임상시험에서는 약물 관련된 발작이 나타나지 않음(Scand J Inf Dis 31 :3, 1999: Drug Safety 22:191, 2000). 메타 분석에서, 발작 위험은 낮게 나왔지만 carbapenem의 경우에 다른 beta - lactam계 약제들에 비해 위험 정도가 가장 큼. IMP와 MER사이에는 발생에서 차이가 없음(JAC 69:2043, 2014).

부작용 특이한 부작용에 대하여, 개별 약제 참조, 〈표 10A〉	CEPHALOSPORINS/CEPHAMYCINS																				
	Cefazolin	Cefotetan	Cefoxitin	Cefuroxime	Cefotaxime	Ceftaxidime	Ceftizxime	Ceftriaxone	Cefepime	Ceftaroline	Ceftobiprole[NUS]	Cefaclor/Cef. ER/Loracarbef[NUS]	Cefadroxil	Cefdinir	Cefixime	Cefpodoxime	Cefprozil	Ceftibuten	Cefditoren pivoxil	Cefuroxime axetil	Cephalexin
부작용으로 인해 치료 중단									1.5	2.7	4			3		2.7	2	2	2	2.2	
발진	+		2	R	2	2	2	2	2	3	2.7	1	+	R	1	1	1	R	R	R	1
+ Coombs	3	+	2	R	6	4			1.4	9.8		R									
백혈구 감소증	+		2	R	+	1	+	2	2		+	+	+	R	R	R	R		R		3
호산구 증가증		+	3	7	1	8	4	6	1		+			R	R	3	2	5	R	1	9
혈소판 감소증	+					+	+		+		+	2			R	R	+	R			
↑PT/PTT		++	+		+	+	+	+	+												
구역/구토		1		R	R	R		R	1	4/2	+	2			7	4	4	2	6/1	3	
설사		4		R	1	1		3	1	5	9.1/4/8	1-4		15	16	7	3	3	1.4	4	
↑LFTs	+	1	3	4	1	6	4	3	+	2	< 2	3	+	1	R	4	2	R	R	2	+
간부전	0	0	0	0	0	0	0	0	0												
↑BUN, Cr	+		3			R		1	+		R	+		R	+	4	R	R	R		+
두통	0					1		R	2		4.5	3		2		1	R	R	2	R	+

부작용 특이한 부작용에 대하여 개별 약제 참조, 〈표 10A〉	MACROLIDES			FLUOROQUINOLONES						기타 약제들												
	Azithromycin Reg & ER	Clarithromycin Reg & ER	Erythromycin	Ciprofloxacin/Cipro XR	Gatifloxacin NUS	Gemifloxacin	Levofloxacin	Moxifloxacin	Ofloxacin	Chloramphenicol	Cindamycin	Polymyxin B & E(Colistin)	Dalbavancin	Daptomycin	Metronidazole	Quinupristin - dalfopristin	Rifampin	Telavancin	Tetracycline/Doxy/Mino	Tigecycline	TMP - SMX	Vancomycin
부작용으로 인해 치료 중단	1	3		3.5	2.9	2.2	4.3	3.8	4				3	2.8						5		
발진	R		+	3	R	1 - 22[2]	2	R	2	+	+	+	2.7	4	+	R		4	+	2.4	+	3
구역/구토	3	3	**25**	**5**	**8/< 3**	**2.7**	**7/2**	**7/2**	**7**		+	+	6/3	6.3	**12**			27/14	+	30/20	+	+
설사	5	3 - 6	**8**	2	4	3.6	5	5	4	+	**7**		4.4	5	+			7	+	13	3	
↑LFTs	R	R	+	2	R	1.5	0.1 - 1		2		+		0.8			2			+	4		0
↑BUN, Cr	+	4		1					R		0	++		R				3	+	2	+	5
어지러움, 두경감				R	3	0.8	**3**	**2**	**3**									3.1		3.5		
두통	R	2		1	4	1.2	6	2		+	+	++	4.7	5	+				+		+	

2) **가장 높은 빈도:** 치료 14일 후 40세 미만 여성, 5일 이하의 Gemi 요법의 경우에 발진 발생 1.5% 미만.

〈표 10C〉 선택된 항균제 - 부작용 - 개관

(알파벳순으로 제시된) 다음 약제들은 일부 개인들에게는 광과민증을 유발하는 것으로 알려져 있다. 광과민증은 적어도 tetracycline계 약제들에 관한 한, 약제의 최종 투여 후 수일 간 지속된다는 점에 유의해야 한다.

반응들의 상대적인 빈도나 심각도를 나타내고자 하는 의도는 없다. 참고문헌: Drug Saf 34:821, 2011.

약제 또는 약제 계열	해설
Azole antifungals	Voriconazole, Itraconazole, Ketoconazole, 그러나 Fluconazole은 아님.
Cefotaxime	photodistributed telangiectasia(광 분산된 모세혈관확장증)으로 나타남.
Ceftazidime	일광화상에 대한 감수성 증가 관찰됨.
Dapsone	재투여 했을 때 반응에 의해 확인
Efavirenz	세 건의 보고 있음.

약제 또는 약제 계열	해설
Flucytosine	두 건의 보고 있음.
Fluoroquinolones	가장 심한 부작용을 일으키는 약제들은 8번 위치에 할로겐 원자를 가지고 있음(Lomefloxacin, Sparfloxacin).
Griseofulvin	강한 광민감제(photosensitizer)로 여겨지지 않음.
Isoniazid	재투여 했을 때 반응에 의해 확인
Pyrazinamide	재투여 했을 때 반응에 의해 확인
Quinine	Quinidine와의 교차 반응의 가능성 있음.
Saquinavir	한 건의 보고 있음.
Tetracyclines	Minocycline의 경우에 가장 드물게 나타남.
Trimethoprim	단독 투여하거나 Sulfamethoxazole와 병합 투여시

〈표 10D〉 AMINOGLYCOSIDE 1일 1회 투여 요법과 1일 수 회 반복투여 요법

[추정 크레아티닌청소율(creatinine clearance)이 90 mL per min 미만인 경우에는 234쪽, 〈표 17A〉 참조]

- 일반주: 용량은 **1일 1회 투여 용량(once daily dose; OD)**과 **1일 수 회 반복투여 용량(multiple daily doses; MOD)**으로 제시된다.
- 비 – 비만 환자들의 경우 용량 체중을 계산하는 것은 이상체중(Ideal Body Weight; IBW)을 사용한다:

  여성: 45.5 kg + 2.3 kg per inch(신장 – 60 inch) = 용량체중(kg)
  남성: 50 kg + 2.3 kg per inch(신장 – 60 inch) = 용량체중(kg).

- 비만 환자에서 용량체중 계산을 위한 조정[실제 체중(Actual Body Weight; ABW)이 IBW보다 30%이상 초과하는 경우): IBW + 0.4(ABW – IBW) = 조정된 체중(Pharmacotherapy 27:1081, 2007; CID 25:112, 1997].
- CrCl가 90 mL/min 이상이면, 이 표의 용량들을 사용한다. CrCl가 90 미만이면, 234쪽, 〈표 17A〉의 용량을 사용한다.
- 비 – 비만 환자들에 대해선, 추정 크레아티닌청소율(creatinine clearance) (CrCl)을 다음과 같이 계산한다:

$$\frac{(140 - \text{연령})\ (\text{IBW in kg})}{72 \times \text{혈청 creatinine}} = \begin{array}{l}\text{CrCl in mL/min(남성)}\\ \text{여성은 위 계산값} \times 0.85\text{(추정 CrCl 값)}\end{array}$$

- 병적 비만 환자들에 대해선, 추정 크레아티닌청소율(creatinine clearance) (CrCl)는 다음과 같이 계산한다(AJM 84:1053, 1988):

$$\frac{(137 - \text{연령}) \times [(0.285 \times \text{체중 kg}) + (12.1 \times \text{신장(단위: meters}^2))]}{51 \times \text{serum crealinln}} = \text{CrCl(비만 남성)}$$

$$\frac{(146 - \text{연령}) \times [(0.287 \times \text{체중 kg}) + (9.74 \times \text{신장(단위: meters}^2))]}{60 \times \text{serum creatinine}} = \text{CrCl(비만 여성)}$$

〈표 10D〉 AMINOGLYCOSIDE 1일 1회 투여 요법과 1일 수 회 반복투여 요법

약제	MOD, OD IV 요법들/목표 최고(P)/최저(T) 혈청 농도	해설 1일 1회 투여 요법에 관한 더 많은 자료에 대해서는 AAC 55:2528, 2011와 233쪽, 〈표 17A〉 참조.
Gentamicin(Garamycin), **Tobramycin**(Nebcin)	MOD: 2 mg per kg 투여, 그 후에 1.7 mg per kg q8h P 4–10 mcg/mL, T 1–2 mcg per mL	**모든 aminoglycoside계 약제들은 와우 독성으로 인해 세뇨관 괴사, 신부전증, 난청을 유발할 수 있고, 전정 기관 손상으로 인해 현기증을 유발할 수 있으며, 드물게는 신경근차단을 유발할 수 있는 잠재성을 가지고 있다.** 질병으로 인해 조직이 변화한 경우가 아니면, 경구 투여나 국소 도포의 경우에는 낮은 흡수율로 인해 위험이 최소가 된다. vancomycin, ampho B, 조영제들의 병용으로 신독성의 위험 증가. AP Pen 병합 투여로 인해, 그리고 아마도 1일 1회 투여 방식으로 인해(특히 기준선 신장 기능이 정상인 경우) 신독성의 위험 감소. 일반적으로 같은 요인들이 이독성의 위험에도 영향을 준다. 주(註): **aminoglycoside의 신독성과 이독성을 제거할 알려진 방법은 없다. 적절한 요법으로 위험율을 낮추도록 시도한다.** OD aminoglycosides의 임상시험 자료들은 메타분석들에 의해서 광범위하게 검토되었다(CID 24:816, 1997). **혈청 농도:** 정확히 3차 용량의 투여 시작 후 1시간 후에 최고 혈청 농도(peak serum level) (PSL) 을 측정한다. 중환자의 경우에는 분포용적과 신장 기능이 급속하게 바뀔 수 있으므로 1차 용량 전에 PSL을 측정한다. 다른 투여 방식들과 참고문헌: gentamicin의 1일 1회, 7 mg per kg per day 투여 – Hartford Hospital method(7 mg/kg/day 미만 용량인 경우에는, 필요 용량보다 적게 투여하는 것일 수 있음) – 에 대해서, AAC 39:650, 1995 참조. 500명 중 한 명의 환자에게서(Europe), 와우 독성을 예측하는 미토콘드리아 돌연변이가 나타남(NEJM 360:640 & 642, 2009). Aspirin 보충제(3 gm/day)가 gentamicin에 의한 와우 손상의 위험을 약화시킴. 전정기관의 손상은 보통 좌우대칭적이고, 따라서 현기증은 없지만 균형이상(imbalance)과 진동시(oscillopsia)가 나타남(Med J Aust 196:701, 2012).
	OD: 5.1 mg(중환자의 경우에는 7 mg) per kg q24h P 16–24 per mL, T < 1 mcg per mL	
Kanamycin(Kantrex), **Amikacin**(Amikin), Streptomycin	MOD: 7. 5 mg per kg q12h P 15–30 mcg per mL, T 5–10 mcg per mL	
	OD: 15 mg per kg q24h P 56–64 mcg per mL, T < 1 mcg per mL	
Netilmicin[NUS]	MOD: 2 mg per kg q8h P 4–10 mcg per mL, T 1–2 mcg per mL	
	OD: 6. 5 mg per kg q24h P 22–30 meg per mL, T < 1 mcg per mL	
Isepamicin[NUS]	OD 요법만 사용: 심각한 감염 15 mg per kg q24h, 덜 심각한 감염: 8 mg per kg q24h	
Spectromycin(Trobicin)[NUS]	2 gm 1M 1회 – 임균 감염	
Neomycin – 경구제	예방적 위장관 수술: 1 gm po 3회, erythro와 함께 투여, 221쪽, 〈표 15B〉 참조	
Tobramycin – 흡입형(Tobi): 참조, Cystic fibrosis(낭성 섬유증), 43쪽, 〈표 1〉, 128쪽, 〈표 10F〉. 부작용 매우 적음: 일시적.		
Paromomycin – 경구제: Entamoeba and Cryptosporidia, 163쪽, 〈표 13A〉 참조.		

〈표 10E〉 주요 BETA LACTAM계 약제들의 장기주입 또는 연속주입 투여(PROLCNGED OR CONTINUOUS INFUSION DOSING OF SELECTED BETA LACTAMS)

현재의 자료와 급속하게 변화하는 자료를 토대로 볼 때, beta-lactam계 약제들의 장기주입 또는 연속주입은 적어도 간헐적인 투여만큼은 성공적인 것으로 보인다. 따라서, 이 접근법은 최근의 출판물들이 지지하고 있는 관리 프로그램들(stewardship programs)의 일부가 될 수 있다. 항생제의 안정성이 한 가지 우려 사항이다. 안정성에 영향을 주는 요인들은 약물 농도, IV 주입 희석액(예를 들어, NS vs. D5W), 주입 도구의 유형, 보관온도 들을 포함한다(참조: P & T 36:723, 2011). 신체에 가깝게 부착한 휴대용 주입 펌프는 실내 온도(약 25℃)보다 체온(37℃)에 더 가까운 온도에 항생제를 노출시킨다. Carbapenem계 약제들은 특히 불안정해서 주입 펌프를 차가운 포장재로 싸거나 주사액 봉지나 카트리지를 자주 교환하는 것을 필요로 할 수 있다.

관찰적 연구들의 한 메타분석은, 표준 간헐적 투여 요법과 비교해서, carbapenem계 약제나 piperacillin-tazobactam의 장기주입 또는 연속주입으로 치료 받은 환자들 가운데서(pooled data) 치사율의 감소를 발견했다. 개별적으로 고려했을 때 장기주입과 연속주입의 경우에 결과들은 비슷했다. piperacillin-tazobactam의 경우에는 치사율 이익이 있었지만 carbapenem 약제들은 그렇지 않았다(CID 56:272, 2013). 더 낮은 치사율은 적어도 부분적으로는 연구 환경에 의해서 만들어진 더 면밀한 직업적 감시에 기인할 가능성이 있다. 한편, 한 작은 규모의, pip-tazo, ticar-clav, meropenem 들의 연속주입과 간헐주입을 비교한 전향적인 무작위대조군연구(randomized controlled study)는 연속주입 환자들에서 더 높은 임상적 치유율과 더 낮은 치사율의 경향을 발견했다(CID 56:236, 2013).

약제/용법	최소 안정성	권장 용량	해설
Cefepime (연속주입)	@ 37℃: 8시간 @ 25℃: 24시간 @ 4℃: 24시간 이상	초회 용량: 15 mg/kg 30분 이상, 그리고 즉시 다음과 같이 시작한다: • CrCl가 60 이상이면: 하루에 6 gm(24시간 이상) • CrCl가 30-60이면: 하루에 4 gm(24시간 이상) • CrCl가 11-29이면: 하루에 2 gm(24시간 이상)	CrCl 조정은 임상자료가 아니라 처방 정보로부터 추론됨. 참고문헌: JAC 57: 1017, 2006; Am. J. Health Sysl. Pharm. 68: 319, 2011.
Ceftazidime (연속주입)	@ 37℃: 8시간 @ 25℃: 24시간 @ 4℃: 24시간 이상	초회 용량: 15 mg/kg 30분 이상, 그리고 즉시 다음과 같이 시작한다: • CrCl가 50 이상이면: 하루에 6 gm(24시간 이상) • CrCl가 31-50이면: 하루에 4 gm(24시간 이상) • CrCl가 10-30이면: 하루에 2 gm(24시간 이상)	CrCl 조정은 임상자료가 아니라 처방 정보로 부터 추론됨. 참고문헌: Br J Clin Pharmacol 50:184, 2000: IJM 17: 497, 2001; AAC 49: 3550, 2005; Infect 37: 418, 2009; JAC 68: 900, 2013.
Doripenem (장기주입)	@ 37℃: 8시간(in NS) @ 25℃: 24시간(in NS) @ 4℃: 24시간(in NS)	• CrCl가 50 이상이면: 500 mg(4시간 이상) q8h • CrCl가 30-49이면: 250 mg(4시간 이상) q8h • CrCl가 10-29이면 : 250 mg(4시간 이상) q12h	단일 연구를 토대로 함(Crit Care Med 36: 1089, 2008).
Meropenem (장기주입)	@ 37℃: 4시간 미만 @ 25℃: 4시간 @ 4℃: 24시간	• CrCl이 50이상이면: 2 gm(3시간 이상) q8h • CrCl가 30-49이면: 1 gm(3시간 이상) q8h • CrCl가 10-29이면: 1 gm(3시간 이상) q12h	초회 1 gm 용량은 적정하지만 대부분 조사자들에 의해 사용되지 않음. 참고문헌: Intense Care Med 37: 632, 2011.
Pip-Faze (장기주입)	@ 37℃: 24시간 @ 25℃: 24시간 @ 4℃: 자료 없음	초회 용량: 4.5 gm 30분 이상, 그 후 4시간 후에 다음과 같이 시작한다: • CrCl가 20 이상이면: 3.375 gm(4시간 이상) q8h • CrCl가 20 미만이면: 3.375 gm(4시간 이상) q12h	1차 용량 투여 후 4시간 뒤에 초회 주입을 시작하는 것이 적절함. 참고문헌: CID 44:357, 2007; AAC 54:460, 2010. CID 56:236, 245 & 212, 2013 참조. 비만 환자들(> 120 kg)의 경우에는, 더 많은 용량이 필요할 가능성 있음: tazobactam 의 적정 혈청수준을 유지하기 위해서 6.75 gm 또는 심지어 9 gm(4시간 이상) q8h 투여(Int J Antimicrob Agts 41: 52, 2013).
Vancomycin (연속주입)	@ 37℃: 48시간 @ 25℃: 48시간 @ 4℃: 58일 (10 μg/mL 농도에서)	유도용량은 15-20 mg/kg 30-60분 이상 주입, 그 후에 연속주입으로 30 mg/kg 24시간 이상 주입. 신장 손상을 가진 환자들에 대한 자료은 없음	20-25 μg/mL의 목표 정점 농도(target plateau concentration)까지 용량 조절. 더 적극적인 투여로 얻게 되는, 더 높은 정점 농도(30-40 μg/mL)는 신독성의 위험을 증가시킨다(참고문헌: Clin Micro Inf 19: E98, 2013). 연속주입은 Vanco의 신독성의 위험을 감소시킬 가능성이 있다(CCM 42:2527 & 2635, 2014).

〈표 10F〉 흡입형 항생제(INHALATION ANTIBIOTICS)

일러두기: 낭성 섬유증이나 다른 질환으로 인한 기관지 확장증을 가진 환자들을 비롯해 몇몇 환자군들과 관련하여 흡입형 inhaled antimicrobials에 대한 관심이 있다. 다제내성 그람음성균으로 인한 감염 발생의 증가로 인해 관심이 높아진다. P. aeruginosa나 A. baumannii 분리균들, 또는 colistin에만 감수성을 보이는 Klebsiella 균종들이 특히 관심의 대상이다.

흡입용 분무제(에어로졸)을 만드는 여러 가지 방법들이 있다: 건조 분말의 흡입, Jet형 분무기, 초음파 분무기, 그리고 가장 최근에 나온, 진동 메쉬(Mesh) 분무기. 진동 메쉬 흡입기는 좁은 기도로 약이 더 잘 전달되도록, 미세한 입자 분무를 만들어낸다(Cochrane Database of Systematic Reviews 4:CD007639, 2013). 리뷰: Curr Opin Infect Dis 26:538, 2013.

흡입 약제	전달체계	용량	해설
Amikacin + Ceftazidime	진동 플레이트 분무기	AMK: 25 mg/kg 매일 1회씩 × 3일 Ceftaz: 15 mg/kg q3h × 8일	중등도 내성을 가진 균종을 포함해, P. aeruginosa 인공호흡기 관련 폐렴(VAP)의 방사선 치료와 임상적 치료는 IV AMK/Ceftaz와 유사(NRCCM 184:106, 2011).
Aztreonam (Cayston)	Altera 진동 메쉬 분무기	75 mg tid × 28일 (격월로)	폐기능을 향상시키고, 박테리아의 양(bacterial load)을 줄이고, 병증 악화의 빈도를 줄이고, 낭성 섬유증(CF) 환자들의 증상들을 완화시킨다(Exp Opin Pharmacother 14:2115, 2013). 한차례 치료 주기당 비용은 약 $6070.
Colistin	다양함(해설 참조)	다양함(해설 참조)	투여 방법에서 변동성이 크고 혼란이 있다. 분무성 colistimethate(CMS) 1 – 2 million U(33 – 66 mg colistin base)가 CF에 효과가 있음(Exp Opin Drug Deliv 9:333, 2012). VAP에 대한 보조적인 역할은 아직 불분명함(CID 43:S89, 2006; CID 51: 1238, 2010). 진동 메쉬 분무기를 통한 "고용량" 분무 CMS(400 mg q8h)는 **다제내성 P. aeruginosa와 A. baumannii로 인해 VAP에 효과 있음**(Anesth 117:1335, 2012). colistin에만 감수성을 갖는 GNB로 인해, VAP 치료를 위해 IV colistin 에다 흡입 colistin 을 추가하는 것의 효과가 연구되었다. Colistin: jet형 분무기나 초음파 분무기로 1 million IU q8h(as CMS) 분무. IV colistin만 사용하는 것에 비해, 흡입 colistin과 IV colistin 을 병용하는 경우에 더 높은 치유율 나타남(Chest 144: 1768,2013).
Fosfomycin + Tobramycin(FTI) 4:1 wt/wt	eFlow 진동 메쉬 분무기	FTI 160/40 또는 80/20 bid × 28일	두 가지 용량 모두, P aeruginosa를 가진 낭성 섬유증 환자들에게서(위약과 대조하여) aztreonam run – in의 28일 흡입한 후에, FEV1 에서의 향상을 유지시켰다; FTI 80/20이 160/40보다 더 잘 받아들여짐(AJRCCM 185:171, 2012).
Levofloxacin	eFlow 진동 메쉬 분무기	240 mg bid × 28일	낭성 섬유증 환자들에서, 위약에 비해 객담의 P. aeruginosa 밀도 감소, 다른 항생제 필요 감소, 향상된 폐기능 나타남(AJRCCM 183:1510, 2011).
Liposomal Amikacin	PARI LC STAR jet형 분무기	500 mg qd × 28일 (격월로)	제약회사 보고에 따르면, TOBI에 비해 FEV1 향상에 있어서, P. aeruginosa를 가진 CF 환자들 대상의 임상 3상 시험(Phase 3 study)이 비열등성의 1차 평가 변수(primary endpoint of non – inferiority)를 충족시켰다. Insmed website http://investor.insmed.com/releasedetail.cfm?Released ID = 774638. 접속 일자: November 30, 2013.
Tobramycin(TOBI, Bethkis)	PARI LC PLUS jet형 분무기	300 mg bid × 28일(격월로)	비용: 한 치료 주기에 약 $6,700(Med Lett 56:51, 2014).
Tobramycin(TOBI Podhaler)	28 mg 건조 분말 캡슐	4 caps(112 mg) bid × 28일(격월로)	FEV1에서의 향상은 만성적 P. aeruginosa를 가진 CF(낭성 섬유증) 환자들에게 Tobra 흡입액을 투여한 것과 비슷하지만, 분말의 경우에 기도 자극이 더 많음. 한 달간의 치료 주기의 비용이 대략 $6,700(Med Lett 56:51, 2014).

〈표 11A〉 진균 감염의 치료 – 선택 항미생물제*

감염/병균/감염위치 유형	선택 항미생물제들		해설
	일차	대체	
Aspergillosis(A. fumigates가 가장 흔함, 또한 A. flavus와 그 외 기타) (NEJM 360: 1870, 2009; Chest 146: 1358, 2014 참조)			
Allergic bronchopulmonary aspergillosis(ABPA) (알레르기성 기관지 폐아스페르질루스증) 임상 양상: 천명, 폐 침윤물, 기관지 확장증과 섬유증. 혈중 호산구 증가와 관련된 기도 정착, 혈청 IgE 증가, 특이 혈청 항체증가.	ABPA와 관련된 급성 천식 발작: **Corticosteroids**	ABPA의 치료: **Itraconazole** 내복액 200 mg pc bid × 15주 이상.	Itra는 향상된 면역학적 표지인자들과 향상된 폐기능과 운동허용능들로 인해, corticosteroid를 필요로 하는 병증 악화의 수를 감소시킨다(IDSA Guidelines updated CID 46:327, 2008).
Allergic fungal sinusitis(알레르기성 진균 부비동염): 재발성 만성 부비동염; 뼈 조직 침범을 수반하지 않은 비용종; 천식이나 습진 또는 알레르기성 비염; IgE 수준 증가와 Aspergillus sp. 또는 다른 흑색진균류(Alternaria, Cladosporium, etc.)의 분리	**치료에 관해 논란 있음**: 전신성 corticosteroids + 외과적 변연절제술(재발 흔함).	실패의 경우에는 다음과 같이 시도: **Itra** 200 mg po bid 12개월 또는 flucon 코용 스프레이.	논란이 있는 영역
Aspergilloma[균구(fungus ball)]	치료나 외과적 절제술 없음. 항미생물제들의 효과 입증되지 않음.		Aspergillus는 pulmonary sequestration(폐분리증)에 합병증을 유발할 수 있다.
Invasive, pulmonary(IPA), extrapulmonary(침습성 폐/폐외 아스페르길루스증): 호중구 감소증 환자들(PMN가 500 per mm^3 미만)에게 이식 후와 화학요법 후 발병, 그러나 호중구 회복의 경우에도 존재할 가능성 있다. 이식 수여자들에게 흔한 폐렴. 보통 동종 골수이식과 간이식에서(100일 이상 경과 후에) 후기 합병증으로 나타남: 치사율 높음(CID 44:531, 2007). **전형적인 X-ray/CT 폐병변**(달무리 징후, 공동현상, 대결절) (CID 44:373, 2007). invasive Aspergillosis(침습성 아스페르길루스증)의 경우에는 **galactomannan 항원(antigen)**을 탐지하는 면역학적 검사가 이용가능하다(Lancet ID 4:349, 2005). 혈청 galactomannan은 비교적 민감하지 않음. 항진균제 치료는 민감성을 감소시킬 수 있음(CID 40:1762, 2005). BAL fluid(기관지폐포 세척액)에 수행했을 때 민감성 향상(Am J Respir Crit Care Med 177:27, 2008). **PIP-TZ와 Amox-Clav 및 다른 beta lactam제를 투여 받는 환자들의 혈청에서,** 그리고 다른 진균의 감염과 일부 BAL fluid에 영향을 주는 혈액제제의 경우에, **허위 양성반응이 일어남**(CID 55:e22, 2012). **더 나은 진단 전략:** 혈청과 aspergillus PCR(통상적으로 이용할 수 있는 것은 아님)의 결합[병용] (LnID 13:519, 2013). **Beta D-Glucan:** 진균 세포벽 내에 존재. 면역분석법으로 탐지 가능. 허위 양성 반응 다수 + 낮은 민감성(JCM 51:3478, 2013).	**일차 요법**(CID 46:327, 2008 참조): **Voriconazole 6 mg/kg IV q12h(1일째); 그 후에(4 mg/kg IV q12h) 또는(체중이 40 kg 이상인 경우에는 200 mg po q12h, 그러나 체중이 40 kg 미만인 경우에는 100 mg po q12h) (실제 체중 사용). 목표 최저 혈중농도(Goal trough) (4일째): 1.0-5.5 mg/L는 반응률 향상과 부작용 감소와 관련됨(Clin Infect Dis 55:1080, 2012).** **대체 요법들:** **Liposomal ampho B**(L-AmB) 3-5 mg/kg/day IV; 또는 **Ampho B lipid complex**(ABLC) 5 mg/kg/d IV; 또는 **Caspofungin** 70 mg/day 그 후에 50 mg/day 또는 **Micafungin**[NAI] 100 mg bid(JAC 64:840, 2009-약동학/약력학 연구를 토대로 함); 또는 **Posaconazole**[NAI] 200 mg qid, 그 후에 질환의 안정 후에는 400 mg bid; 또는 **Itraconazole** capsules 600 mg/day 3일간, 그 후에 400 mg/day(또는 1일 1회 내복액 2.5 mg/kg).		**Voriconazole**는 ampho B, Vori보다 더 효과가 있고, 하나의 기질인 동시에 CYP2C19, CYP2C9, CYP3A4의 억제제이며(예를 들어, protease 억제제들과의) 해로운 약물상호작용의 잠재성을 가지고 있다. 병용 약물들에 대한 검토가 필요하다. 장기요법이나 약물 상호작용의 가능성이 있는 환자들의 경우에는 혈청 수준을 측정해야 한다. CrCl이 50 mL/min 미만인 환자의 경우에는 신장 기능장애의 경우 IV 운반체의 신독성의 위험에 대한 우려 때문에 경구 요법이 선호된다(Clin Infect Dis, 54: 913, 2012). **Ampho B: L-AMB나 ABLC와 같은 lipid 제제로서 쓰이는 경우를 제외하고는 권장되지 않음.** 10 mg/kg와 3 mg/kg의 L-AMB 용량들은 같은 정도로 효과적이며, 더 높은 용량은 더 큰 독성을 수반한다(CID 2007; 44: 1289-97). 한 비교 시험은 L-AMB보다 ABLC 투여의 경우에 더 큰 독성을 발견하였다: 부작용은 34.6% vs. 9.4%; 신독성은 21.2% vs. 2.8%(Cancer 112: 1282, 2008). Vori가 일차 요법으로 선호됨. **Caspo:** IPA에 대해 50%까지의 반응율. 구제치료로서 인가받음. **Micafungin:** 일차 치료 집단의 6/12명 환자들에서, 구제 치료 집단의 9/22명 환자들에서, 단일약제로서 micafungin에 대한 긍정적 반응(J Infect 53: 337, 2006). **Posaconazole:** 통상적인 치료에 재발하거나 불내성을 보이는 환자들에 대한 개방표지 시험에서 42%의 반응율이 나옴(Clin Infect Dis 44: 22, 2007). Azole-비반응자들에서의 교차 반응에 대한 우려 있음. 혈청 농도 측정이 바람직함. **Itraconazole:** 캡슐과 hydroxypropyl-beta-cyclodextrin(HPCP)를 포함하는 내복액 및 HPCP를 용해 보조제로 사용한 주사액으로 제조됨. 내복액과 비경구제는 침습성 아스페르길루스증 치료에 인가를 받지 못함. 2.5 mg/kg 내복액은 400 mg 캡슐과 대등한 용량. 침습성 아스페르길루스증의 경구 요법 기간 동안 혈장농도의 측정이 권장됨: 목표 최저 농도는 0.25 μg/mL 이상임. Itraconazole는 CYP3A4 기질의 하나이고, 중요한 약물상호작용의 잠재성을 가진, CYP3A4의 비경쟁적 억제제이다. Azole-비반응자들에게는 사용하지 않도록 한다. **결합요법(병용요법):** Vori나 Ampho B를 echinocandin과 병합 투여하는 것의 이익이 제안됨. 그러나 현재까지 분명한 임상적 이익은 없음(CID 59: 1437, 2014).

약어는 2쪽 참조. *주: 모든 권장 용량은(달리 지시하지 않은 경우에는) 성인을 위한 것이고 정상적인 신장 기능을 가정한다.

감염/병균/감염위치 유형	선택 항미생물제들		해설
	일차	대체	
Aspergillosis (계속)			
Blastomycosis(분아균증) (CID 46: 1801, 2008) (Blastomyces dermatitidis) 피부, 폐, 폐외 감염.	**LAB**, 3–5 mg/kg per day; 또는 **Ampho B**, 0.7–1 mg/kg per day 1–2주 동안, **그 후에 itra** 내복액 200 mg tid 3일간, 그 뒤에 itra 200 mg bid 6–12 개월간	**Itra** 내복액 200 mg tid 3일간, 그 후에 경미한 질환과 중간 정도의 질환에는 6–12개월간 1일 1회 또는 2회 또는 **Itra**에 불내성을 보이는 환자들의 경우에, **Flu** 400–800 mg per day	적절한 약물 노출을 보장하기 위해서 **itra의** 혈청수준은 2주 후에 결정되어야 한다. Flu는 itra보다 효과가 덜 하다 vori나 posa의 역할은 확실하지 않지만 생체 외에서(in vitro) 효과적. 진단의 보조수단으로 항원에서 Blastomycosis(분아균증)을 찾아볼 수 있다.
Blastomycosis(분아균증): CNS(중추신경계) 질환 (CID 50:797, 2010)	**LAB** 5 mg/kg per day 4–6주 동안, 그 뒤에 **Flu** 800 mg per day	itra 내복액 200 mg bid or tid; 또는 **Vori** 200–400 mg q12h	Flu와 vori는 중추신경계 침투가 뛰어나서 itra에비해 약간 감소된 작용을 보완한다. 적어도 12개월간 그리고 CSF(뇌척수액)이 정상화될 때까지 치료한다. 적절한 약물 농도를 확보하기 위해서 혈청 itra 수준을 모니터하도록 한다. Voriconazole 투여의 경우에 결과가 더 좋다(CID 50:797, 2010).
칸디다증: Candida는 원내 혈류 감염의 흔한 원인 중 하나이다. C. albicans과 non-albicans 균종은 항진균제(특히 fluconazole)에 대한 감수성의 감소를 보여준다. 예방적 항진균 요법(특히 fluconazole)이 널리 사용되는 면역저하 환자들 가운데서, 구강, 식도, 질 칸디다증은 진행된 HIV의 주요한 임상양상이고 흔한 AIDS-특징적인 진단을 나타낸다. 최신 IDSA Guidelines 에 대해선 CID 48:503, 2009 참조.			
칸디다증: 혈류 감염			
혈류: 호중구 비감소성 환자 가능하면 혈관내 도관을 모두 제거하도록 한다 새로운 장소에서 도관을 교체한다(와이어 위에서 하지 않음). 더 높은 치사율과 치료 지연이 연관됨(CID 43:25, 2006).	**Capsofungin** 70 mg IV 유도 용량, 그 후에 50 mg IV 매일 또는 **Micafungin** 100 mg IV 매일 또는 **Anidulafungin** 200 mg IV 유도 용량, 그 후에 100 mg IV 매일. 주: 신장 손상의 경우에는 **Caspo** 용량을 줄이도록 한다. **안과적 침투**가 의심되는 경우 진단을 위해서 치료 1주 이내에 검안경검사 실시. 칸디다혈증을 가진 환자들에게서 15%까지 안질환이 나타나지만 안내염(안구내염)는 드물다(~2%) (CID 53:262, 2011). echinocandins은 눈에 침투 정도가 좋지 않으므로 안내염(안구내염)에는 ampho B의 안구내 주사가 필요하다. **패혈증성 혈전정맥염**에는 필요에 따라 도관 제거와 정맥의 절개, 배액, 절제술 들이 권장된다 치료 기간은 마지막 혈액배양 검사 양성 반응 후에 최소 2주 동안이다.	**Fluconazole** 800 mg(12 mg/kg) 유도 용량, 그 후에 400 mg 매일IV 또는 **Lipid-based arnpho B** 3–5 mg/kg IV 매일 또는 **Ampho B** 0.7 mg/kg IV 매일 또는 **Voriconazole** 400 mg(6 mg/kg) IV, 2차 용량까지 하루에 2회, 그 후에는 200 mg q12h.	**Echinocandin는** 경험적 치료에 권장되며, 특히 최근에 azole 노출이 있거나 약간 심하거나 심한 질환을 가지거나 혈역학적 불안정성을 보이는 환자들에게 권장된다. fluconazole나 voriconazol에 대한 감수성이 확인되지 않았다면 Candida glabrata 치료에 echinocandin 이 사용되어야 한다. Echinocandin은 non-albicans candida 균종의 높은 출현율을 갖는 의료 센터들에서 경험적 치료를 선호함. Echinocandin은 polyenes나 azole에 비해 더 높은 생존율과 관련됨(Clin Infect Dis 54:1110, 2012). anidulafungin(n=127)과 fluconazole(n=118)의 무작위 이중맹검 임상시험에서, anidulafungin은 88%(119/135 candida 균종들) 미생물적 반응율을 보이고, fluconazole 은 76%(99/130 candida 균종들) 반응율을 보였다(p=0.02) (NEJM 356: 2472, 2007). **Fluconazole는** 경험적 치료에는 권장되지 않지만 경미한 정도에서 중간 정도의 증상을 가지고, 혈역학적으로 안정적이며 최근에 azole에 노출된 적이 없는 환자들에게 권장된다고 볼 수 있다. Fluconazole는 기록된 C. krusei 치료에는 권장되지 않는다: echinocandin이나 voriconazole 또는 posaconazole을 사용한다(주: echinocandin이 vori나 pos보다 C. glabrata에 대해서 체외 밖에서 더 잘 작용함). Fluconazole는 Candida parapsilosis의 치료에 권장되는데 이 균종의 echinocandins에 대한 감수성의 감소 때문이다. Candida albicans나 다른 azole에 감수성을 보이는 균종들을 가진 안정적인 환자들의 경우에는 echinocandin에서 fluconazole으로 이행. **Voriconazole는** Candida krusei의 단계적 용량감소 경구 투여법이나 voriconazole에 감수성을 보이는 Candida glabrata의 경우를 제외하고는 fluconazole보다 이점이 거의 없다(약물상호작용이 더 많음). 권장되는 **치료 기간**은 혈액배양검사의 마지막 양성 반응 후에 14일이다. 눈에 침투한 경우에는 전신 요법의 기간 4–6주로 연장되어야 한다.

약어는 2쪽 참조. *주: 모든 권장 용량은(달리 지시하지 않은 경우에는) 성인을 위한 것이고 정상적인 신장 기능을 가정한다.

감염/병균/감염위치 유형	선택 항미생물제들		해설
	일차	대체	
칸디다증 혈류 감염 (계속)			
혈류: 호중구 감소성 환자 가능하면 혈관내 도관을 모두 제거하도록 한다 새로운 장소에서 도관을 교체한다(와이어 위에서 하지 않음).	**Capsofungin** 70 mg IV 유도 용량, 그 후에 50 mg IV 매일, 중간 정도 증상의 간부전의 경우에는 35 mg; 또는 **Micafungin** 100 mg IV 매일; 또는 **Anidulafungin** 200 mg IV 유도 용량, 그 후에 100 mg IV 매일; 또는 **Lipid-based ampho B** 3-5 mg/kg IV 매일.	**Fluconazole** 800 mg(12 mg/kg) 유도 용량, 그 후게 400 mg 매일 IV 또는 PO; 또는 **Voriconazole** 400 mg(6 mg/kg) IV 2차 용량까지 1일 2회, 그 후에 200 mg(3 mg/kg) IV q12h.	전이성 감염이 없는 경우에 **치료 기간**은 마지막 혈액배양 검사의 양성 반응과 임상 징후의 해소와 호중구 감소증의 해소가 있고 나서 2주 동안이다. 호중구 감소증 기간 동안 안과적 침범이 보이지 않을 수 있으므로 백혈구 수치가 회복된 후에 검안경 검사를 실시하도록 한다. 특정 약제의 선택에 관한 권장사항들에 대해서는 위의 설명들을 참조.
칸디다증: 뼈와 관절 감염			
골수염	**Fluconazole** 400 mg(6 mg/kg) 매일 IV 또는 PO; 또는 **Lipid-based ampho B** 3-5 mg/kg 매일 수 주 동안, 그 후에 경구제 fluconazole .	**Caspo**나 **Mica** 또는 **Anidula 또는 ampho B** 0.5-1 mg/kg IV 매일 수 주 동안, 그 후에 경구제 **fluconazole.**	총 6-12 개월간 치료한다. **외과적 변연절제술**이 종종 필요하다 가능할 때마다 **하드웨어[삽입물]들을 제거**한다.
화농성 관절염	**Fluconazole** 400 mg(6 mg/kg) 매일 IV 또는 PO; 또는 **Lipid-based ampho B** 3-5 mg/kg IV 매일 수 주 동안, 그 후에 경구제 fluconazole .	**Caspo**나 **Mica** 또는 **Anidula 또는 ampho B** 0.5-1 mg/kg IV 매일 수 주 동안, 그 후에 경구제 **fluconazole.**	모든 경우에 **외과적 변연절제술** 실시함: 가능할 때마다 인공삽입 관절들을 제거한다. 최소 6주 동안 치료하고, 인공삽입물을 제거하지 않고 유지하는 경우에는 무기한으로 치료한다.
칸디다증: 심혈관 감염			
심내막염 (Eur J Clin Microbiol Infect Dis 27:519, 2008 참조)	**Caspofungin** 50-150 mg/day IV; 또는 **Micafungin** 100-150 mg/day IV; 또는 **Anidulafungin** 100-200 mg/day IV; 또는 **Lipid-based ampho B** 3-5 mg/kg IV 매일 + **5-FC** 25 mg/kg po qid.	**Ampho B** 0.6-1 mg/kg IV 매일+**5-FC** 25 mg/kg po qid	심내막염이나 다른 혈관 내 감염의 경우에는 더 높은 용량의 echinocandins 사용을 고려하도록 한다. 혈액배양 검사에서 음성반응이 나오고 fluconazole에 감수성을 보이는 병균을 가진 **안정적인 환자들의 경우에는 fluconazole 400-800 mg** 경구 투여 요법으로 전환할 수 있다. Med 90:237, 2011 참조. 특히 인공 판막 심내막염인 경우에는 판막 치환술이 강하게 권장된다. 치료 기간은 명확하게 정해지지 않았지만, 판막 치환술 후에 최소 6주 동안 치료하고 합병증(예를 들어, 판막 주변부 농양이나 심근 농양, 또는 확장기 질환, 또는 칸디다혈증의 해소 지연)이 있는 환자들의 경우에는 더 오래 치료한다. 자연판막 심내막염의 경우 매일 fluconazole 400-800 mg로 장기(평생?) 억제 치료 인공판막 심내막염이고 판막 치환술을 하지 않는 경우에는 평생 동안 억제 요법 실시.
심근염	**Lipid-based ampho B** 3-5 mg/kg IV 매일 또는 **Fluconazole** 400-800 mg (6-12 mg/kg) 매일 IV 또는 PO; 또는 **Caspo**나 **Mica 또는 Anidula**		혈액배양 검사 반응이 음성이고 fluconazole에 감수성을 보이는 병균을 가진 **안정적인 환자의 경우에는 fluconazole 400-800 mg** 경구 투여 요법으로 전환할 수 있다. 권장되는 치료 기간은 수 개월이다.

약어는 2쪽 참조. *주: 모든 권장 용량은(달리 지시하지 않은 경우에는) 성인을 위한 것이고 정상적인 신장 기능을 가정한다.

〈표 11A〉 진균 감염의 치료 – 선택 항미생물제

감염/병균/감염위치 유형	선택 항미생물제들		해설
	일차	대체	
칸디다증: 심혈관 감염들 (계속)			
심낭염	**Lipid – based ampho B** 3 – 5 mg/kg 매일; 또는 **Fluconazole** 400 – 800 mg(6 – 12 mg/kg) 매일 IV 또는 po; 또는 **echinocandin계** 약제 중 하나 IV[endocarditis(심내막염) 참조]		**심낭막 개창술 또는 심막절제술**도 권장된다. 혈액배양 검사가 음성으로 나오고 fluconazole 에 감수성을 보이는 병균을 가진, **안정적인 환자들의 경우에는 fluconazole 400 – 800 mg** 경구 투여로 전환할 수 있다. 권장되는 치료 기간은 수 개월이다.
칸디다증: 점막, 식도, 구인두 감염			
칸디다 식도염 주로 HIV – 양성 환자들에게 발생한다. 연하곤란 또는 연하통은 식도 칸디다증을 예고한다.	**Fluconazole** 200 – 400(3 – 6 mg/kg) mg IV/po 매일; 또는 **echinocandin(caspofungin** 50 mg IV 매일 또는 micafungin 150 mg IV 매일; 또는 **anidulafungin** 200 mg IV 유도 용량, 그 후에 100 mg IV 매일); 또는 **Ampho B** 0.5 mg/kg IV 매일.	azole계 약제 중 하나(**itraconazole** 용액 200 mg 매일; 또는 **posaconazole** 현탁액 400 mg bid 3일간, 그 후에 400 mg 매일 또는 **voriconazole** IV/po 200 mg q12h.	**치료 기간:** 14 – 21일. 경구 투여 요법을 받아들일 수 없는 환자들의 경우에 IV echinocandin 또는ampho B 투여. fluconazole 불응성 질환의 경우에는 itra(80%가 반응을 보임), posa, vori, echinocandin계 약제 중 하나, 또는 ampho B 투여. Echinocandin계 약제들은 fluconazole보다 더 높은 재발율과 연관된다. 항레트로바이러스 치료(ART) 권장됨. CD4가 200/mm³를 초과할 때까지 fluconazole 200 mg po 1주 3회씩 억제 요법 실시.
구인두 칸디다증			
비 – AIDS 환자	**Clotrimazole troches** 10 mg 5 times 매일 또는 **Nystatin 현탁액** 또는 pastilles po qid; 또는 **Fluconazole** 100 – 200 mg 매일	**Itraconazole** 용액 200 mg 매일 또는 **posaconazole** 현탁액 400 m bid 3일간, 그 후에 400 mg 매일; 또는 **voriconazole** 200 mg q12h; 또는 echinocandin계 약제 중 하나(**capsofungin** 70 mg 유도 용량, 그 후에 100 mg IV 매일 또는 **micafungin** 100 mg IV 매일 또는 **anidulafungin** 200 m IV 유도 용량, 그 후에 100 mg IV 매일); 또는 **Ampho B** 0.3 mg/kg 매일.	**치료 기간** 7 – 14 일. 경미한 질환에는 Clotrimazole 또는 nystatin이 권장됨 중간 정도나 심각한 질환에는 fluconazole가 선호됨. 대체 약제들은 불응성 질환에만 사용.
AIDS 환자	**Fluconazole** 100 – 200 mg Po 매일 7 – 14일간.	7 – 14일간은 비 – AIDS 환자의 경우와 동일	HIV 양성 환자들에게 항레트로바이러스 치료(ART). CD4가 200/mm3를 초과할 때까지 억제 요법 실시, 그러나 필요하다면 fluconazole 100 mg po 1주에 3회 투여. fluconazole 불응성 질환에는 경구제 Itra, posa, 또는 vori를 28일 간 투여. IV echinocardin도 하나의 선택 가능성이 될 수 있다. 연하곤란 또는 연하통은 식도 칸디다증을 예고한다.

약어는 2쪽 참조. *주: 모든 권장 용량은(달리 지시하지 않은 경우에는) 성인을 위한 것이고 정상적인 신장 기능을 가정한다.

감염/병균/감염위치 유형	선택 항미생물제들		해설
	일차	대체	
칸디다증: 점막, 식도, 구인두 (계속)			
외음질염			
비-AIDS 환자	**azole도표 치료: Butoconazole 2% 크림**(5 gm) q24h 취침시 × 3일 또는 2% 크림 SR 5 gm × 1; 또는 **Clotrimazole 100 mg 질정**(2정 취침시에 × 3일) 또는 1% 크림(5 gm) 취침시 × 7일(14일 치료의 경우 치유율이 상승할 가능성 있다) 또는 100 mg 질정 × 7일 또는 500 mg 질정 × 1; 또는 **Miconazole 200 mg 질좌약**(1정 취침시에 × 3일) 또는 100 mg 질 좌약 q24h × 7일 또는 2% 크림(5 gm) 취침시 × 7일 또는 **Terconazole 80 mg 질정**(1정 취침시에 × 3일) 또는 0.4% 크림(5 gm) 취침시 × 7일 또는 0.8% 크림 5 gm 질내 q24h × 3일 또는 tioconazole 6.5% 질연고 × 1회 투여용량. **경구 투여법: Fluconazole** 150 mg po × 1; 또는 **Itraconazole** 200 mg po bid × 1일		**재발성 외음부 칸디다증: fluconazole** 150 mg 매주, 6개월간.
AIDS 환자	국소용 **azole계** 약제(clotrimazole, buto, mico, tico, terconi 중에서) × 3-7일 또는 국소용 **nystatin** 100,000 unit /day 질 정제로 × 14일 또는 경구제 flu 150 mg × 1회 투여용량.		재발성 질환에는 외용 azole 10-14일 또는 경구제 flu 150 mg. 그 후에 **flu** 150 mg po 매주, 6개월간.
칸디다증: 기타 감염			
중추신경계 감염	**Lipid-based ampho B** 3-5 mg/kg IV 매일 ±5FC 25 mg/kg po qid.	**Fluconazole** 400-800 m(6-12 mg/kg) IV 또는 po.	**심실내 삽입 기구들**의 제거가 권장된다. 안정적인 환자들과 ampho B에 불내성을 보이는 환자들에게 단계적 감소 요법으로 Flu 400-800 mg 투여. 이 시기에 echinocandin을 권하기에는 경험이 너무 제한적임. CSF 이상과 방사선상 이상 및 임상적 이상들이 해소될 때까지 **치료 기간**은 수 주가 된다.
피부 감염[paronychia(손톱주위염) 포함, 〈표 1〉, 25쪽]	국소용 ampho B, clotrimazole, econazole, miconazole, nystatin 중 하나를 하루에 3-4회씩 7-14일간 도포, 또는 ketoconazole 400 mg po 매일 1회 × 14일 도포. Ciclopirox olamine 1 % 크림/로션 국소 도포 × 7-14일.		
안내염/맥락망막염 • 칸디다혈증의 10%에서 발병하며, 따라 모든 환자들에게 안과적 상담을 한다. • 진단: 망막 검사에서 전형적인 백색 삼출물이 나타나거나 유리체 절제술을 통한 배양검사가 양성으로 나오거나, 그 두 가지가 다 확인된다. • 맥락망막염이 안 질환의 85%이고, 안내염은 단지 15%에서만 발병한다(Clin Infect Dis 53:262, 2011).	맥락망막염 또는 안내염: Lipid-based **Amphotericin B** 3-5 mg/kg 매일 + **Flucytosine** 25 mg/kg qid 또는 **Voriconazole** 6 mg/kg po/IV q12 × 2회 투여 용량 그리고 나서 4 mg/kg po/IV q12. 시력을 위협하는 질환의 경우에는 초자체내 **Amphotericin B** 5-10 mcg(0.1 mL에) 또는 초자체내 **Voriconazole** 100 mcg(0.1 mL)를 고려한다.	맥락망막염 또는 안내염: **Fluconazole** 6-12 mg/k IV 매일(C. glabrata 또는 C. krusei에 대한 작용이 약함), 그리고 시력을 위협하는 질환의 경우에는 초자체내 **Amphotericin B** 5-10 mcg(0.1 mL에)를 고려한다. 진행된 질환에는 유리체 절제술을 고려한다. Clin Infect Dis. 52:648, 2011	**치료 기간**: 증상의 해소를 토대로, 4-6주 또는 그 이상. 증상의 해소는 반복적인 검사를 통해서 결정. vitritis(유리체염)이나 안내염의 경우에는 유리체 절제술이 필요할 수도 있다(Br J Ophthalmol 92: 466, 2008; Pharmacotherapy 27: 1711, 2007)

약어는 2쪽 참조. *주: 모든 권장 용량은(달리 지시하지 않은 경우에는) 성인을 위한 것이고 정상적인 신장 기능을 가정한다.

감염/병균/감염위치 유형	선택 항미생물제들		해설
	일차	대체	
칸디다증 기타 감염 (계속)			
신생아 칸디다증	**Ampho B** 1 mg/kg IV 매일 또는 **Fluconazole** 12 mg/kg IV 매일.	**Lipid – based ampho B** 3 – 5 mg/kg IV 매일.	**CNS 질환**이 의심되는 경우 진단을 하기 위해 요추천자를 실시한다. **동공확장 망막 검사**와 **혈관내 카테터의 제거**가 강하게 권장된다. Lipid – based ampho B는 망막 침투가 없는 경우에만 사용한다. Echinocandin계 약제들은 3차 치료 요법으로 간주된다. **치료기간은 최소 3주이다.**
복막염(지속적 외래 복막투석법) 248쪽, 〈표 19〉 참조.	**Fluconazole** 400 mg po q24h 2 – 3주; 또는 **caspofungin** 70 mg IV 1일째에, 그리고 나서 50 mg IV q24h 14일간; 또는 **micafungin** 100 mg IV q24h 14일간.	**Ampho B.** 1.5 mg/L(투석액) 복강내 연속 주입, 4 – 6주 동안.	즉시 또는 4 – 7일 내에 임상적 향상이 없는 경우에, 카테터[도관]를 제거한다.
칸디다증: 요로 감염증			
방광염 **비증상성** CID 52:s427, 2011; CID 52:s452, 2011 참조.	**가능하면, 카테터와 스텐트를 제거한다.** **파종성 전이의 위험이 높거나 비뇨기과적 처치를 받고 있는 환자들의 경우를 제외하고는 치료가 권장되지 않는다.**		**고위험 환자**(신생아와 호중구 감소증 환자)는 혈류감염 치료에 대해 제한된 것으로 관리되어야 한다. 비뇨기과적 처치를 받는 환자들의 경우에는, flu 200 mg(3 mg/kg) IV/po 매일 투여 또는(flu에 내성이 있는 병균에 대해서는) ampho B 0.5 mg/kg IV 매일 투여 요법을 처치 전이나 처치 후에 수 일간 실시한다.
증상성	**Fluconazole** 200 mg(3 mg/kg) IV/po 매일 14일간.	**Ampho B** 0.5 mg/kg IV 매일 (fluconazole에 내성을 가진 병균의 경우에) 7 – 10일간	Echinocandins의 농도 낮음: azole에 내성을 가진 병균들에 대한 효과의 사례 보고들(Can J Infect Dis Med Microbiol 18: 140, 2007). 면역저하 환자에서의 지속성 칸디다증의 경우에는 균구 형성 여부를 확인하기 위해서 신장의 초음파 검사나 CT 검사를 필요로 한다.
신우신염	**Fluconazole** 200 – 400 mg(3 – 6 mg/kg) 1일 1회, 경구 투여.	**Ampho B** 0.5 mg/kg 매일 IV ± ± 5 – FC 25 mg/kg po qid.	**2주 동안 치료.** 산재성 질환이 의심되는 경우, 혈류감염이 존재하는 경우와 같이 치료.
흑색분아균증(흑색사상균증) (Clin Exp Dermatol 34: 849, 2009) (Cladophialophora나 Phialophora, 또는 Fonsecaea) 피부 질환(주로, 발과 다리): 돌출된 비늘모양 병변, 열대 지역에서 가장 흔함.	병변이 작거나 수가 적으면 **외과적 절제를 하거나 액체질소로 냉동수술을 한다.** 병변이 지속성이고 광범위하고 피부를 파고드는 경우에는 **itraconazole**를 투여한다.	**Itraconazole:** 200 – 400 mg 내복액 q24h 또는 400 mg 펄스 요법 매월 1주씩 1일 1회, 6 – 12개월간(또는 반응이 있을 때까지)NAI.	**Terbinafine**[NAI] 1500 – 100 mg 1일 1회 단일투여 또는 **itraconazole** 200 – 400 내복액mg와 병합투여 또는 **posacanazole**(800 mg/d) po가 효과가 있을 수 있음. 국소용 imiquimod 5% 매주 5회 투여 요법의 효과에 대한 단편적인 보고 있음(CID 58:1734, 2014).
Coccidioidomycosis(콕시디오이데스 진균증) (Coccidioides immitis) (IDSA Guidelines 2005: CID 41:1217, 2005; 다음도 참조 Mayo Clin Proc 83:343, 2008)			
San Joaquin 또는 Valley Fever: **지속이나 합병증의 위험이 낮은 환자들의 경우**	**항진균 치료는 일반적으로 권장되지 않는다.** 발열과 체중감소, 그리고/또는 4 – 8주 내에 해소되지 않는 피로가 있는 경우에 치료한다.		정상 숙주에서의 합병증이 없는 폐 감염이 풍토병 지역에서 흔함(Emerg Infect Dis 12:958, 2006). 1 – 2주 지속되는 influenza – 유사 질환.

약어는 2쪽 참조. *주: 모든 권장 용량은(달리 지시하지 않은 경우에는) 성인을 위한 것이고 정상적인 신장 기능을 가정한다.

감염/병균/감염위치 유형	선택 항미생물제들		해설
	일차	대체	
Coccidioidomycosis(콕시디오이데스 진균증) (계속)			
원발성 폐 감염 환자들에서 합병증 또는 파종성 전이의 위험 상승. 치료 요구되는 경우들: • 면역억제 질환, 이식후, 혈액종양 또는 혈액학적 요법들 (steroids, TNF-α 길항제들) • 임신 후기 시기의 임신 • 당뇨병 • CF 항체 1:16 이상 • 폐의 침윤물 • 파종(소구체확인 또는 궤양으로부터 병균의 배양, 연골연화증, 피하농양이나 뼈 생검으로부터의 고름 등)	**경미한 정도에서 약간 심각한 질환**(EID 20:983, 2014) **Itraconazole** 용액 200 mg po 또는 IV bid; 또는 **Fluconazole** 400 mg po q24h 3-12개월간. **국부적으로 심각하거나 산재성 질환** **Ampho B** 하루에 0.6-1 mg/kg × 7일, 그 후에 0.8 mg/kg 격일로, 또는lipozomal **ampho B** 3-5 mg/kg/d 또는 ABLC 5 mg/kg/d IV, 임상적 호전이 있을 때까지(산재성 질환의 경우에는 보통 수 주나 그 이상) 투여, 그리고 나서 itra나 flu를 최소 1년 투여. 일부에서는 진행성 중증 질환에는 Ampho B와 Flu의 병합 요법을 사용한다: 무작위 대조군 임상 시리즈 연구가 부족. **전문의와의 상담 권장:** 수술이 필요할 수도 있다. HIV 양성 환자의 경우, CD4가 250 이상이 되고 감염증이 통제될 때까지 억제 요법: flu 200 mg po q24h 또는itra 내복액 200 mg po bid(Mycosis 46: 42 2003).		**Ampho B 치유율 50-70%. Azole계 약제들에 대한 반응도 비슷함. Itra**가 약간 이점이 있을 수 있으며 특히 연조직 감염의 경우에는 그러하다. 치료 후 재발율은 40%: CF titer 수치가 1:256 이상으로 상승하면 재발율이 증가한다. 치료 완료 후 titer 수치를 추적하는 것이 중요하다: titer 수치가 상승하면 재치료가 필요하다. **Posaconazole는** 불응성의 비-뇌막염 cocci를 가진 환자들 중 73%에서 성공적인 것으로 보고되었다(Chest 132:952, 2007). 일차 요법으로 권장되는 것은 아니다. 소아과적 cocci의 치료는 Vori와 Caspo를 사용하는 구제 요법을 포함한다(CID 56:1573, 1579 & 1587, 2013).
수막염: 산재성 coccidioidmycosis의 경우 1/2 또는 1/3 환자에게서 발생			
성인(CID 42:103, 2006)	**Fluconazole** 400-1,000 mg po q24h 무기한으로.	(위에 제시된) 폐 감염의 경우에 **Ampho B** IV+ 0.1-0.3 mg 매일, 저장 장치를 통해 경막내(뇌실내) 주입. **또는 Itra** 내복액 400-800 mg **또는 voriconazole** (해설 참조)	**재발율 80%, flucon 요법을 무기한으로 계속한다.** **Voriconazole가** 고용량에서(6 mg/kg IV q12h) 성공적이고, 그 후에 경구 억제 요법(200 mg po q12h).
아동(Cryptococcus neoformans, C. gattii)	**Fluconazole**(po) (소아 용량은 확립되지 않음, 6 mg per kg q24h 사용됨)		
Cryptococcosis IDSA Guideline: CID 50:291, 2010.			
비수막염성(비-AIDS) 장기이식 환자와 다른 형태의 면역억제제를 투여받는 환자들의 경우 57%의 위험이 있음(EID 13:953, 2007).	**Fluconazole** 400 mg/day IV 또는 po 8주에서 6개월까지. **더 심각한 질환:** 반응이 있을 때까지 **Ampho B** 0.5-0.8 mg/kg per day IV, 그 후에 다음과 같이 전환한다: 8-10주 치료 과정으로, **fluconazole** 400 mg po q24h.	**Itraconazole** 200-400 mg 용액 q24h 6-12개월간 또는 (**Ampho B** 0.3 mg/kg per day IV+**flucytosine** 37.5 mg/kg po qid) × 6주 동안 (이상체중 사용)	**Flucon 단일요법이 뇌막염성과 비뇌막염성 감염에 90% 효과를 보임.** Fluconazole는 ampho B.와 같은 정도의 효과를 가짐. liposomal ampho B에 **interferon-γ**(IFN-γ-lb 50 mcg per M2 subcut. 매주 3회씩 × 9주)를 추가하는 것은 항진균 치료가 실패하는 환자들에서의 반응과 연관된다(CID 38:910, 2004). Posaconazole 400-800 mg 또한 소수의 일련의 환자들에서 효과를 보임(CID 45:562, 2007; Chest 132:952, 2007).

약어는 2쪽 참조. *주: 모든 권장 용량은(달리 지시하지 않은 경우에는) 성인을 위한 것이고 정상적인 신장 기능을 가정한다.

감염/병균/감염위치 유형	선택 항미생물제들		해설
	일차	대체	
Cryptococcosis (계속)			
수막염(비 – AIDS)	**Ampho B** 0.5 – 0.8 mg/kg per day IV + **flucytosine** 37.5 mg/kg(일부에서는 25 mg/kg 사용) po q6h, 환자가 발열이 없고 배양검사가 음성으로 나올 때까지(6주까지) 투여(NEJM 301:126, 1979), 그 후에 ampho B/flucyl 요법을 중단하고 **fluconazole** 200 mg po q24h(AnIM 113:183, 1990)를 시작한다; 또는(덜 심각한 환자의 경우에) **Fluconazole** 400 mg po q24h × 8 – 10주. 일부에서는 재발율을 줄이기 위해서 2년간 flu 투여를 권장한다(CID 28:297, 1999). 일부에서는 유도 요법으로 Ampho B와 fluconazole의 병합요법을 권장한다. 연구 진행중.		**CSF 개방압(opening pressure)이 25 cm H20 이상이면, 뇌압을 조절하기 위해서 배액을 위해 LP를 반복한다.** 태평양 북서부 지역에서 C. gattii meningitis(뇌막염)이 보고되었다(Elo 13:42, 2007); 질환의 심각도나 예후가 C. neoformans보다 더 나쁜 것으로 보인다: **ampho B + flucytosine**의 일차 치료가 권장된다. C. gattii는 C. neoformans 보다 flucon에 대한 감수성이 적다(Clin Microbiol lnf 14:727, 2008). 신경학적 이상이 있거나 병균 부하가 높은 환자들에게 14일간 Ampho B + 5 – FC 유도 요법을 실시한 결과, AIDS 환자들과 비 – AIDS 환자들 모두 cryptococcal meningitis에 대해 호전된 것으로 나왔다(PLoS ONE 3:e2870, 2(08).
HIV+/AIDS: Cryptococcemia(크립토콕쿠스혈증) 그리고/또는 Meningitis(뇌막염)			
치료 Clin Infect Dis 50:291, 2010(IDSA Guidelines). 항 – 레트로바이러스 요법(ARV)으로 감소, 그러나 새로 진단된 AIDS 환자들의 경우에는 이를 제기한다. 크립토콕쿠스 감염증은 혈액검사 양성반응이나 혈청 크립토콕쿠스 항원검사 양성반응에 의해 나타난다(CRAG: 95% 이상 민감성 보임). CRAG 는 치료에 대한 반응을 모니터하는데는 도움이 되지 못한다. ARV로 acute meningitis(급성 뇌막염)의 증상들이 돌아올 수도 있다: 면역 재구성 염증 증후군(immune reconstitution inflammatory syndrome: IRIS). CSF의 압력 상승(**250 mm H_2O 이상**)은 높은 치사율과 연관된다: CSF 배액으로 뇌압이 낮아진다. 빈번한 LP(요추 – 복강간 션트)가 가능하지 않다면, 실복강연결술(ventriculoperitoneal shunts)이 하나의 선택안이 될 수 있다(Surg Neuro163 529 & 531, 2005).	**Ampho B** 0.7 mg/kg IV q24h + **flucytosine** 25 mg/kg po q6h, CSF가 살균될 때까지 최소 2주 이상. 해설 참조. **그리고 나서** **공고 요법:** 10주 치료 과정에 **Fluconazole** 400 – 800 m po q24h, 그 후에 억제 요법(아래 내용 참조). 크립토콕쿠스 수막염 치료 시작 후에 5주 동안 항레트로바이러스 치료(ART)를 연기하는 것이, 처음 2주 동안에 항레트로바이러스 치료(ART)를 시작하는 것보다 생존율을 크게 향상시켰다(NEJM 370:2487, 2014).	**Amphotericin B** IV 또는 **liposomal ampho B** IV + **fluconazole** 400 mg po 또는 IV 매일 또는 **Amphotericin B** 0.7 mg/kg **또는 liposomal ampho B** 4 mg/kg IV q24h 단일요법 **또는 Fluconazole** 800 mg 이상/day(1,200 mg 선호됨) (po 또는 IV)와 함께 **flucytosine**	치료 결과: 치료 실패는 감염의 전이, 유도적 치료 동안의 높은 병균 부하와 5FC 사용의 부재를 나타내는, 높은 혈청 항원 titer 수치, 신경학적 이상의 평가, 기저 혈액 종양 들과 연관된다. 치사율은 아직 높은데, 특히 폐렴이 병존하는 환자들의 경우에 그러하다(Postgrad Med 121:107, 2009). 향상된 결과를 위해서는 조기 진단이 필수적이다(PLOS Medicine 4:e47, 2007). Ampho B + 5FC 치료의 경우, ampho + flu 또는 ampho + 5FC + flu 치료의 경우보다 crypto CFUs가 더 급속하게 감소했다. Ampho B 1 mg/kg/d 단일요법이 flu 400 mg/d 보다 생체내에서 살균작용이 훨씬 빠르다(CID 45:76&81, 2007). 고형 장기 이식 수여자의 경우 lipid – based ampho B의 사용은 ampho B deoxycholate에 비해 더 낮은 치사율과 연관된다(CID 48:1566, 2009). 5 – FC 수준을 모니터하도록 한다: 최고 70 – 80 mg/L, 최저 30 – 40 mg/L. 더 높은 수준은 골수 독성과 연관된다. 정맥주사 요법과 경구 요법 사이에 결과 차이는 없다(AAC 51:1038, 2007). Flu의 실패는 드물게 내성을 가진 균 때문일 가능성이 있고, 특히 치료 초기에 병균의 부하가 높다면 그러하다. flu 200 mg qd와 400 mg qd의 중앙 생존기간이 각각 76과 82으로 효과가 대등하지만, 저자들은 400 mg po qd를 선호한다(BMC Infect Dis 6:118, 2006). AIDS 환자에 ampho B만 투여한 경우에 비해, fluconazole 400 – 800 mg와 ampho B를 병합투여한 경우 향상된 결과를 보이는 경향이 있다(CID 48:1775, 2009). 다른 azole계 약제의 역할은 확실하지 않다: 크립토콕쿠스뇌막염을 posaconazole로 치료한 경우에, 29명 중 14명(48%)에게서 성공적인 결과가 관찰되었다(JAC 56:745, 2005). Voriconazole도 효과를 보일 가능성이 있다. **언제 항레트로바이러스치료(ART)를 시작해야 하는가?** 5주 동안의 항진균 치료를 감안하기 위해서 항레트로바이러스 치료(ART)를 연기한다. cryptococcal meningitis(크립토콕쿠스뇌막염) 진단 후 1 – 2주 뒤에 항레트로바이러스 치료(ART)가 시작되었을 때, 진단 후 5주 ART를 시작했을 때보다 치사율이 증가했다(NEJM 370:2487, 2014).

약어는 2쪽 참조. *주: 모든 권장 용량은(달리 지시하지 않은 경우에는) 성인을 위한 것이고 정상적인 신장 기능을 가정한다.

감염/병균/감염위치 유형	선택 항미생물제들		해설
	일차	대체	
Cryptococcosis (계속)			
억제 요법(장기 유지요법) 6개월 이상 CD4가 100 - 200/mm³ 이상이고 계속 증상이 없는 환자들에게는 진균 치료의 중단이 고려될 수 있다. 일부에서는 유지 요법의 중단 전에 요추 천자(lumbar puncture)를 실시한다. pas. serum CRAG의 재출현은 재발을 예고하는 것일 수 있다.	**Fluconazole** 200 mg/day po [효과적인 항레트로바이러스 치료로 CD4 수치가 100/mm³이상으로 상승하면, 일부 권위자들은 억제 요법의 중단을 권한다. 다음 사이트 참조 www.hivatis.org. 저자들은 CSF 배양검사 결과가 음성인 경우에만 중단할 것이다.	Flu에 불응성을 보이거나 flu가 실패한 경우에, **Itraconazole** 200 mg po q12h. 유지 요법에 관해 Vori에 대한 자료가 없다.	Itraconazole는 fluconazole보다 효과가 덜 하고 재발율이 더 높아서(23% vs 4%) 권장되지 않는다. 항레트로바이러스 치료(ARV)를 받는 환자 100명에서 CD4가 100 cells/mm³인 경우 억제 요법의 중단으로 100인년(patient - years)에 대해 0.4에서 3.9의 재발율 나타남.
Dermatophytosis(피부사상균증)			
Onychomycosis(조갑백선) Tinea unguium[손톱백선(조갑백선)] (주로 미용과 관련) **레이저요법이 FDA 승인받음**: 중간 정도로 효과 있음, 가격이 비쌈 (Med Lett 55:15, 2013). (NEJM 360:2108, 2009) 참고문헌: Am J Clin Derm 15:17, 2014, BMJ 348:g1800, 2014; Clinics Derm 31:544, 2013	**손톱 치료 방법들:** **Terbifnafine**[1] 250 mg po q24h [20 kg 미만 아동: 67.5 mg/day, 20 - 40 kg: 125 mg/day, 40 kg 이상: 250 mg/day] × 6주(79% 효과 보임) 또는 **itraconazole**[2] 200 mg po q24h × 3개월[NAI] 또는 **Itraconazole** 200 mg po bid × 매달 1주씩 × 2개월 도는 **Fluconazole** 150 - 300 mg po q wk × 3 - 6개월. [NAI]		**발톱 치료 방법들:** **Terbinafine**[1] 250 mg po q24h [아동 20 kg 미만: 67.5 mg/day, 20 - 40 kg: 125 mg/day, 40 kg 이상: 250 mg/day] × 12주(76% 효과 보임) 또는 **Itraconazole** 200 mg po q24h × 3개월(59% 효과 보임) 또는 **Efinaconazole** 10% 용액을 손톱에 1일 1회 도포, 48주. 또는 **Itraconazole** 200 mg bid × 매달 1주씩 × 3 - 4개월(63% 효과 보임)[NAI], 또는 **Fluconazole** 150 - 300 mg po q wk × 6 - 12개월(48% 효과 보임) 또는 국소용 **Tavaborole**(Kerydin)이나 국소용 **efinaconazole**(Jublia).
Tinea capitis(두부 백선) ("ringworm: 백선증") (T richophyton tonsurans, Microsporum canis, 북미; 다른 균종, 그 밖의 지역) (PIDJ 18:191, 1999)	**Terbifnafine**[1] 250 mg po q24h × 2 - 4주(성인); 5 mg/kg/day × 4주(아동).	**Itraconazole**[2] 하루에 5 mg/kg × 4주 NFDA **Fluconazole** 6 mg/kg q wk × 8 - 12주.[NAI] 성인의 경우 150 mg 캡슐 po q wk **Griseofulvin**: 성인 500 mg po q24h × 6 - 8주, 아동 하루에 10 - 20 mg/kg, 머리카락이 다시 자랄 때까지.	치료 기간들은 T. tonsurans를 위한 것이다. M. canis의 경우에는 약 두 배의 기간 동안 치료한다. 모든 약제들이 임상연구에서 비슷한 치유율(60 - 100%)을 보임. 국소용 ketoconazole나 selenium sulfate 샴푸의 추가는 전달율을 감소시킨다(Int J Dermatol 39:261, 2000) .
Tinea corporis(체부 백선), Tinea cruris(음고부 백선), 또는 Tinea pedis(족부 백선) (Trichophyton rubrum, T. mentagrophytes, Epidermophyton floccosum) 무좀, 완선, 백선	**국소적 요법**: 일반적으로1일 2회 도포. 처방에 의해서 또는 처방 없이, 크림, 연고, 스프레이로 이용가능. 2 - 3주 동안 1일 1회 도포. Lotrimin Ultra 또는 Lamisil AT를 권장; butenafine과 terbinafine를 포함 - 둘 다 살균 작용을 함.	**Terbinafine** 250 mg po 24h × 2주[NAI], 또는 ketoconazole 200 mg po q24h × 4주, 또는 **fluconazole** 150 mg po 1주에 1회씩 2 - 4주 동안 NAI. **Griseofulvin**: 성인 500 mg po q24h × 4 - 6주, 아동 10 - 20 mg/kg per day. 기간: 체부 백선에는 2 - 4주, 족부 백선에는 4 - 8주.	**Keto** 경구 요법이 종종 잘 낫지 않는 심각한 감염에 효과를 보임. 간독성의 경우에 추적하도록 한다. 약물상호작용 많음.

1) **드물지만 심각한 간부전 사례**들이 terbinafine을 투여 받은 환자들에게서 나타난 것으로 보고되었고, 만성 또는 급성 간질환이 있는 환자들에게는 사용되어선 안된다(143쪽, 표 11B 참조).
2) itraconazole 의 사용은 심근 근육장애 및 울혈성심부전의 발병과 연관되어 있다.

약어는 2쪽 참조. *주: 모든 권장 용량은(달리 지시하지 않은 경우에는) 성인을 위한 것이고 정상적인 신장 기능을 가정한다.

감염/병균/감염위치 유형	선택 항미생물제들		해설
	일차	대체	
Dermatophytosis (계속)			
Tinea versicolor [전풍(어루러기)] (Malassezia furfur 또는 Pityrosporum orbiculare): erythrasma(홍색 음선)은 제외한다 – 55쪽 〈표 1〉 참조.	**Ketoconazole**(400 mg po 1회량)[NAI] 또는 (200 mg q24h × 7일) 또는 (2% 크림 1x q24h × 2주)	**Fluconazole** 400 mg po 1회 투여량 또는 **Itraconazole** 400 mg po q24h × 3 – 7일.	**Keto**(po) 1회 투여량이 한 연구에서 97%의 효과를 보임. 또 다른 대체 요법: **Selenium sulfide**(Selsun), 2.5% 로션, 거품으로 도포, 10분간 놔두었다가 씻어냄, 1일 1회씩 7일간 또는 1주에 3 – 5회씩 2 – 4주 동안.
Fusariosis			
Aspergillus와 Mucorales, 그리고 관련된 진균들에 이어서, 혈액종양[혈액암] 환자들에게서 침습성 진균 감염의 세 번째로 흔한 원인이다(Mycoses 52:197, 2009). 폐렴, 피부 감염, 뼈와 관절 감염 및 산재성 질환 들이 심각한 면역저하 환자들에게서 일어난다. 다른 진균들과 대조적으로, 혈액배양검사는 흔히 양성으로 나온다. Fusarium solani, F. oxysporum, F. verticillioides, F. moniliforme 들이 분리균들의 약 90%를 차지한다(Clin Micro Rev 20: 695, 2007). 치명적인 경우가 흔하고, 결과는 면역억제수준을 감소시키는 것에 따라 달라진다.			
	Lipid – based ampho B 5 – 10 mg/kg/d IV: 또는 **Ampho B** 1 – 1.5 mg/kg/d IV	**Posaconazole** 400 mg po bid, 식사와 함께(식사를 하지 않는 경우에는, 200 mg qid): 또는 **Voriconazole** IV: 6 mg per kg q12h 1일, 그 후에 4 mg per kg q12h PO: 400 mg q12h 그리고 나서 200 mg q 12h. 해설 참조.	국소 병변의 경우에 **외과적 변연절제술.** Fusarium spp.는 echinocandins 를 비롯해 대부분의 항균제에 내성을 보인다. F. solani와 F. verticillioides는 전형적으로 azoles에 내성을 보인다. F. oxysporum 과 F. moniliforme는 voriconazole와 posaconazole에 감수성을 보일 수 있다. 결합요법의 역할은 잘 정의되어 있지 않고 반응에 대한 증례 보고들이 있다(Mycoses 50: 227, 2007). 감수성에 있어서의 가변성을 고려할 때, 종분화(speciation)가 일어날 때까지 vori와 ampho B의 결합요법을 고려해 볼 수 있다. 결과는 면역억제의 감소나 중단에 의존적이다. 치료 기간은 반응에 따라 달라진다 면역억제 요법으로 계속 치료받는 환자들의 경우에는 장기적인 억제 요법 사용.
Histoplasmosis(히스토플라스마증) (Histoplasma capsulatum): IDSA Guideline: CID 45:807, 2007 참조. 가장 좋은 진단 테스트는 요 항원, 혈청 항원, CSF histoplasma 항원 들이다: MiraVista Diagnostics(1 – 866 – 647 – 2847)			
Acute pulmonary histoplasmosis(급성 폐히스토플라스마증)	**경미한 정도에서 중간 정도의 질환, 증상이 4주 미만 지속된 경우**: 치료하지 않음; 증상이 한 달 이상 지속되는 경우: **Itraconazole** 내복액 200 mg po tid 3일간, 그 후에 매일 1회 또는 2회, 6 – 12주 동안. **약간 심각하거나 심각한 질환: Liposomal ampho B**, 3 – 5 mg/kg/d IV 또는 ABLC 5 mg/kg/d IV 또는 ampho B 0.7 – 1.0 mg/kg/d 1 – 2주 동안, 그 후에 itra 200 mg tid 3일간, 그 후에 bid 12주 동안 + **methylprednisolone** 0.5 – 1 mg/kg/d 1 – 2주 동안.		신독성의 위험이 낮은 환자들의 경우에 Ampho B 투여. itra 약물상호작용에 대해서 확인한다.
Chronic cavitary pulmonary histoplasmosis(만성 공동형성 폐히스토플라스마증)	**Itra** 내복액 200 mg po tid 3일간, 그 후에 매일 1회 또는 2회씩 최소 12개월간(일부에서는 18 – 24개월을 선호함).		2주 경과 후 치료적 itraconazole 혈중농도를 기록한다. 9 – 15% 환자에서 재발 일어남.
종격동 임파선염, 종격동 종양, 심낭염 그리고 rheumatologic syndromes(류머티즘성 증후군)	**경미한 경우들**: 항진균요법이 요구되지 않는다. (심낭염) 또는 류머티즘성 증후군들에 비스테로이드성의 항염증성 약 사용. 비스테로이드성의 약에 반응이 없다면, 다음 경우들에는 **Prednisone** 0.5 – 1.0 mg/kg/d를 1 – 2주에 걸쳐 점차 줄여간다: 1) 혈역학적 요소를 가진 심낭염, 또는 2) 폐색 또는 압박증후군을 수반하는 임파선염, 또는 3) 심각한 류머티즘적 증후군들. 약간 심각하거나 심각한 질환이거나 prednisone가 투여되는경우에, **Itra** 내복액 200 mg po 매일 1회 또는 2회, 6 – 12주 동안 투여.		치료적 농도를 기록하기 위해서 itra 혈중농도를 확인하도록 한다. Itra 약물상호작용에 대해서 확인하도록 한다.

약어는 2쪽 참조. *주: 모든 권장 용량은(달리 지시하지 않은 경우에는) 성인을 위한 것이고 정상적인 신장 기능을 가정한다.

감염/병균/감염위치 유형	선택 항미생물제들		해설
	일차	대체	
Histoplasmosis(히스토플라스마증) (계속)			
Progressive disseminated histoplasmosis(진행성 산재성 히스토플라스마증)	**경미한 정도에서 중간 정도까지의 질환**: Itra 200 mg po tid 3일간 그 후에 bid 최소 12개월간. **약간 심각하거나 심각한 질환: Liposomal ampho B,** 3 mg/kg/d 또는 **ABLC** 5 mg/kg/d 1–2주 동안, 그 후에 **itra** 200 mg tid 3일간, 그 후에 bid 최소 12개월.		**Ampho B** 0.7–1.0 mg/kg/d가 신독성의 위험이 낮은 환자들에게 사용될 수도 있다. 치료적 itra 혈중농도를 확인한다. Azole계 약제는 기형을 유발할 수 있다itra는 임신 중에는 피해야 한다 lipid ampho 제형을사용한다. 치료에 대한 반응과 재발을 감시하는데 요항원 수치가 유용하다.
CNS histoplasmosis(중추신경계 히스토플라스마증)	**Liposomal ampho B,** 5 mg/kg/d, 4–6주 동안에 걸쳐 총 투여량 175 mg/kg, 그 후에 **itra** 200 mg 1일 2–3회, 최소 12개월간. Vori 가 CNS 질환에나 Itra가 실패한 경우에 효과가 있을 수 있다(Arch Neurology 65: 666, 2008; J Antimicro Chemo 57:1235, 2006).		CNS histo 항원을 모니터하고, itra 혈중농도를 모니터한다. PCR이 histo 항원보다 진단에 더 나을 수도 있다. itra의 흡수(혈중농도 측정)와 CNS 침투가 문제가 될 수 있다 Ampho B 요법에 이어 Fluconazole(Braz J Infect Dis 12:555, 2008)와 Posaconazole(Drugs 65:1553, 2005)를 투여하여 치료 성공한 증례 보고들.
예방요법(면역저하 환자들)	**Itra** 200 mg po 매일. Itra 약물상호작용에 대해서 확인한다.		유병율이 높은 지역에서 CD4가 150 cells/mm³ 미만인 **HIV-감염 환자들에게는 일차 예방요법**을 고려한다. CD4가 150 cells/ mm³ 미만인 HIV-감염 환자들이나 면역억제를 되돌릴 수 없는 다른 면역저하 환자들에게는, 이차 예방요법(즉, 억제 요법)이 필요하다.
Madura foot(마두라족) (Nocardia & Scedosporium 참조)			
Mucormycosis(털곰팡이증)과 다른 관련 균종들–Rhizopus, Rhizomucor, Lichtheimia(CID 54:1629, 2012). 조직괴사를 수반한 혈관침습으로 인한, 비대뇌와 폐의 털곰팡이증. 성공적인 요법의 열쇠: sinusitis(부비동염)을 시사하는 증상들(측면 안면통이나 저림)이 있는 경우에 조기 진단: 구개 궤양과 검은색 가피(eschars), 또는 그 중 한 가지와, 면역력저하 또는 당뇨 환자의 경우에는 발병성 단안 실명이 나타나는 경우에는 털곰팡이를 생각해야 한다. 치료하지 않는 경우 급속하게 치명적이 된다. 조직배양 또는 염색에 의해 진단: 넓은 리본 모양이고, 격막이 없으며, 직경이 다양하고, 직각을 이루며 분지되는 형태. 당뇨 환자들은 미세혈관병증과 케토산증으로 인해 털곰팡이증에 잘 걸리게 된다. 철분과다도 털곰팡이증에 취약하게 만든다: 철분이 진균 번식을 촉진한다.	**Liposomal ampho B** 5–10 mg/kg/day; 또는 **Ampho B** 1–1.5 mg/kg/day.	**Posaconazole** 400 mg po bid, 식사와 함께(식사를 하지 않는 경우에는, 200 mg po qid)NAI.	**Ampho B**(ABLC) 단일요법은, 다른 polyene계의 약제들의 경우 치유율이 69%인데 비해, 치유율이 20%로 비교적 효과가 적다(CID 47:364, 2008). **posaconazole** 구제요법 프로토콜에서 60–80%의 전체적 또는 부분적 반응율(JAC 61, Suppl 1, i35, 2008). **Voriconazole**에 내성을 가짐: vonconazole 예방요법의 장기 사용은 mucormycosis(털곰팡이증) 감염에 취약하게 만든다. 전체 치료 기간은 반응을 토대로 한다: 다음 결과들이 나타날 때까지 계속한다: 1) 감염의 임상 징후들과 증상들의 해소, 2) 방사선적 이상들의 해소 또는 안정화 그리고 3) 기저 면역억제의 해소. 면역억제요법으로 치료받는 환자들을 위한 이차 예방요법에 posaconazole 사용(CID 48:1743, 2009).
Paracoccidioidomycosis(파라콕시디오이드진균증) [South American blastomycosis(남아메리카분아균증)] P. brasiliensis(Dermatol Clin 26:257, 2008; Expert Rev Anti Infect Ther 6:251, 2008). 브라질에서 HIV-감염 환자들 가운데서 진균감염으로 인한 사망의 중요한 원인(Mem Inst Os waldo Cruz 104:513, 2009).	**TMP/SMX** 800/160 mg bid–tid 30일간, 그리고 나서 400/80 mg/day 무기한으로 (최대 3–5년); 또는 **Itraconazole** 내복액 (100 또는 200 mg, 경구로, 매일)	**Ketoconazole** 200–400 mg 매일, 6–18 개월간 또는 **Ampho B** 총 용량은 30 mg/kg 미만.	itra 또는 keto[NAI] 투여 환자 중 90% 이하에서 향상이 나타남. **Ampho B**는 중증인 경우와 다른 약제들에 불내성을 보이는 환자들에게만 사용한다. HIV 양성 반응자들의 경우에는 평생 TMP-SMX로 억제. Itra 또는 keto 의 약물상호작용에 대해 확인한다.

약어는 2쪽 참조. *주: 모든 권장 용량은(달리 지시하지 않은 경우에는) 성인을 위한 것이고 정상적인 신장 기능을 가정한다

감염/병균/감염위치 유형	선택 항미생물제들		해설
	일차	대체	
Madura foot(마두라족) (계속)			
Lobomycosis(로보진균증) [keloidal blastomycosis(흉터종성 분아진균증)] / P. loboi	**외과적 절제나 clofazimine** 또는 **itraconazole.**		
Penicilliosis(Penicillium mameffei): 동남 아시아(특히, Thailand & Vietnam) 지역에서 AIDS 환자들에게 가장 흔한 산재성 진균 감염 질환.	**Ampho B** 하루에 0.5 – 1 mg/kg 2주 동안, 그 후에 **itraconazole** 400 mg/day 10주 동안, 그 뒤에 200 mg/day po. **HIV – 감염 환자의 경우에는 무기한으로.**	덜 심한 환자의 경우에는 **Itra** 200 mg po tid × 3일, 그 후에 200 mg po bid × 12주, 그리고 나서 200 mg po q24h.(경구제를 복용할 수 없는 경우에는 정맥주사) (내복액이 더 잘 흡수됨)	결핵과 크립토콕쿠스 수막염에 이어 동남아시아에서 AIDS 환자들에게 세 번째로 흔한 기회감염. 장기간 발열, 임파선염, 간비대. 피부결절들이 배꼽처럼 중간이 움푹 들어간 모양을 갖는다. 크립토콕쿠스증 또는 molluscum contagiosum(전염성 연속종)과 유사. 예비 자료는 vori가 효과가 있음을 시사한다: CID 43:1060, 2006.
Phaeohyphomycosis(흑색진균증), 검은 곰팡이(흑곡균), Dematiaceous fungi(흑색진균) (Clin Microbiol Rev 27:527, 2014 참조) 면역저하 숙주들(예를 들어, HIV/AIDS 환자들이나 이식 환자들)에서의 기회감염. 매우 흔히 피부와 연조직 감염이나 mycetoma(진균종)과 함께 나타나지만, 뼈와 관절의 질환, 뇌농양, 심내막염 및 산재성 질환을 유발할 수 있다. 가장 임상적으로 관련된 균종들은 Exophiala, Cladophialophora, Coniosporium, Cyphellophora, Fonsecaea, Phialophora, 및 Rhinocladiella 속에 속한다.	**수술 + itraconazole** 내복액 400 mg/day po, 정해진 기간 없음, 6개월로 추정.NAI	Voriconazole 6 mg/kg po bid × 1일 그 후에 4 mg/kg po bid 또는 Posaconazole(현탁액) 400 mg po bid	종종 외과적 요법에 추가되어서, Vori와 Posa 둘 다 효과를 입증함(Med Mycol 48:769, 2010; Med Mycol 43:91, 2005). 항진균제 감수성 검사를 확보하는 것을 고려하도록 한다.
Pneumocystis jiroveci에 의해서 유발되는 Pneumocystis pneumonia(PCP) (주폐포자충 폐렴). 참고문헌: JAMA 301:2578, 2009.			
급성 질환 아님, 경구제 복용 가능. Pa02가 70 mmHg 이상. 진단: 객감 PCR 검사. 혈청 Beta – D Glucan이 도움이 될 수 있다; 적당한 정도의 민감성과 특이성, 그러나 다수의 허위 양성 반응(JCM 51:3478, 2013).	(**TMP – SMX – DS,** 2정 po q8h × 21일) 또는(**Dapsone** 100 mg po q24h + **trimethoprim** 5 mg/kg po tid × 21일) 주: corticosteroids의 병용은 보통 PaO_2가 70 미만인 더 아픈 환자들에게만 사용한다(아래 참조)	[**Clindamycin** 300 – 450 mg po q6h + **primaquine** 15 mg base po q24h] × 21일 또는 **Atovaquone** 현탁액 750 mg po bid 음식과 함께 × 21일	Sulfamethoxazole의 경우, 목표로 하는 효소(dihydropteroate synthetase)의 유전자의 변이가 일어나는 것이 확인됨. 유전자 변이가 TMP – SMX 또는 dapsone + TMP에 대한 내성을 가져오는지는 불확실함(EID 10:1721, 2004). Dapsone 참고문헌: CID 27:191, 1998. **21일 후, AIDS 환자들의 경우에는 장기 억제요법(아래 참조—치료후 억제 요법).**
급성폐렴의 경우 경구투여 처방이 불가. $PaO_2 < 70$ mmHg. PjP 치료 도중 항레트로 바이러스치료(ART)가 시작되어야 하는지에 대한 여부는 아직 확실치 않음(CID 46: 634, 2008)	[**Prednisone(TMP – SMX** 투여 15 – 30분 전): 40 mg 하루 두 번 po × 5일, 이후 40 mg q24h × 5일, 이어서 20 mg q24h po × 11일] + [**TMP – SMX**(TMP성분 1일에 kg당 15 mg) 21일간 IV 6 – 8시간에 1회] prednisone 경구투여를 prednisolone IV로 대체 가능(1회 투여량 25% 감량할 것)	일차 처방과 동일한 **prednisone** 요법 + [clinda 600 mg IV q8h] + (**primaquine** 30 mg base po q24h) × 21일 또는 **pentamidine** 4 mg/Kg/일 × 21일. **Caspofungin** 동물 모델에서 효과입증됨: CID 36: 1445, 2003	**21일 이후, AIDS 환자군에서 만성적 억제 발생(치료 후 억제란을 참조)** **HIV감염과 스테로이드 사용 없이도 PCP감염 가능함.**(CID 25:215 219, 1997) 치료실패 진단 전에 4 – 8일 경과를 지켜보며 clinda + primaquine 또는 pentamidine 으로 약제 변경(JAIDS 48:63, 2008) 또는 caspofungin을 더할 것(Transplant 84:685, 2007)

약어는 2쪽 참조. *주: 모든 권장 용량은(달리 지시하지 않은 경우에는) 성인을 위한 것이고 정상적인 신장 기능을 가정한다.

감염/병균/감염위치 유형	선택 항미생물제들		해설
	일차	대체	
주폐포자충 폐렴(PCP) (계속)			
일차 예방 화학요법과 치료 후 억제	**TMP-SMX-DS 또는 -SS,** q24h 1 tab po 또는 1 DS 3x /주 또는 **dapsone** 100 mg q24h 경구복용. 3달간 CD4 > 200 x 인 경우 약제 중지(NEJM 344:159, 2001)	(4주에 한 번, 멸균수 6 ml에 **pentamidine** 300 mg을 첨가한 뒤 에어로졸로 흡인) 또는(**dapsone** 200 mg 경구투여 + **pyrimethamine** 75 mg 경구투여 + **folinic acid** 25 mg po - 모두 1주일에 1회) 또는 **atovaquone** 1500 mg 24시간 마다 음식과 함께 1회 경구투여)	TMP-SMX-DS 요법은 toxo와 기타 다른 바이러스 감염에 대해 교차방어 효과를 나타낸다. Dapsone + pyrimethamine 를 처방함으로써 toxo 감염보호 효과. Atovaquone 현탁액 1500 mg 매일 1일 1회 투약하는 것은 매일 dapsone를 투약하거나(NEJM 339:18889, 1998) 매일 pentamidine을 흡인하는 것과 같은 효과(JID 180:369, 1999).
Scedosporium종[scedosporium apiospermum(Pseudallescheria boydii)과 Scedosporium prolificans] 흡인 또는 피부 접종에 의해 감염 발생. 보통 기저질환으로 피부병을 앓는 환자가 많다. 면역이 약화/손상된 환자는 폐 집락화 → 폐 또는 피부에 침습성 질환 야기 → 파종성 질환	Scedosporium apiospermum: voriconazole 6 mg/kg PO/IV q 12h on day 1, 이후 4 mg/kg PO/IV q12h. Scedosporium prolificans: 외과적 괴사 조직 제거와 면역 억제 완화. 위와 같이 voriconazole 추가 처방을 고려할 것. 그러나 대부분의 환자들이 충분한 저항력을 보임.	Posaconazole 400 mg 식사와 함께 1일 2회 경구투여(효과가 조금 떨어질 수 있음)	거의 모든 경우 외과적 괴사 조직 제거술이 고려되어야 한다. S. apoiospermum은 Amphotetericin B에 내성이 있으며 Scedosporium prolificans은 모든 항진균제에 내성이 있다. 임상치료 데이터가 제한적이긴 하나 체외실험에서 Terbinafine과 echinocandins와 함께 쓰면 상승 효과가 있음이 밝혀졌다(AAC 56:2635, 2012). 한 연구에서 S. prolificans 골수염에 miltefosine이 효과가 있었다(CID 48:1257, 209). 약에 대한 감수성 실험 고려할 것. 치료 가이드라인/종설 Clin Microbial infect 3:27, 2014.
Sporotrichosis(스포로트리쿰증) IDSA Guideline: CID 45: 1255, 2007.			
피부/림프-피부	**Itraconazole** 용액 po 200 mg/day. 모든 피부 병변이 가라 앉고 2-4주간. 대부분은 3-6개월.	차도를 보이지 않으면 **itra** 200 mg 1일 2회 경구 투여 또는 **terbinafine** 500 mg 1일 2회 경구 투여 또는 **SSKI** 5방울(안약) 1일 3회 & 1일 3회 40-50방울까지 증량가능.	일차 또는 대체 약제에 무반응일 경우 매일 fluconazole 400-800 mg 투여. 임신 또는 모유 수유시: 국소성 이상고열(밑을 보시오)
골관절	12달 간 경구용 **itra** 용액 200 mg 1일 2회 경구 투여	**liposomal ampho B**를 1일 3-5 mg/kg를 정맥투여 또는 ABLC 1일 5 mg/kg를 정맥투여 또는 **ampho B deoxycholate** 매일 0.7-1 mg/kg 정맥주사. 차도가 보이면 12달간 경구용 **itra** 용액 200 mg 1일 2회 경구 투여	2주간의 치료 후, 혈청 itraconazole 농도가 적절한 지 확인할 것.
폐	중증일 경우 **lipid ampho B**를 kg당 3-5 mg 정맥 주입 또는 차도를 보일 때까지 **standard ampho B**를 kg당 0.7-1 mg 매일 하루에 1회 투여. 이후 **itra** 200 mg 1일 2회 po. 총 12달간 투여.	증상이 덜 심할 경우: **itraconazole** 총 12달간 1일 2회 경구 투여.	2주간의 치료 후, 혈청 itraconazole 농도가 적절한 지 확인할 것. 국소적 폐질환에는 외과 절제술과 ampho B.

약어는 2쪽 참조. *주: 모든 권장 용량은(달리 지시하지 않은 경우에는) 성인을 위한 것이고 정상적인 신장 기능을 가정한다

감염/병균/감염위치 유형	선택 항미생물제들		해설
	일차	대체	
Sporotrichosis(스포로트리큼증) (계속)			
수막 또는 파종성	4 – 6주간 **lipid ampho B**를 kg당 5 mg 하루에 1회 IV. 이후 차도가 보이면 총 12달간 **itra** 200 mg 1일 2회 po	AIDS/여타 면역저하환자들: 지속적으로 경구용 **itra** 용액 200 mg 1일 1회 경구 투여	2주간의 치료 후, 혈청 itraconazole 농도가 적절한 지 확인할 것.
임산부와 어린이	**임산부**: 피부 – 국소적 이상 고체온. 중증일 경우 **lipid ampho B**를 kg당 3 – 5 mg 매일 하루에 1회 IV. **Itraconazole은 처방하지 말 것.**	**어린이**: 피부: 매일 **itra** 6 – 10 mg/kg(최대 400 mg). 대체 요법으로서 **SSKI** 1방울을 하루에 3회 투여하다가 최대 1방울/kg 또는 40 – 50방울/일로 증량. 투약량이 더 적은 쪽으로 처방할 것.	파종성 스포로트리큼증(sporotrichosis)을 보이는 어린이: 표준 ampho B를 kg당 0.7 – 1 mg 매일 하루에 1회 정맥주사. 차도가 보이면 하루에 1회 itra 6 – 10 mg/kg (최대 400 mg)

〈표 11B〉 항진균제: 투여량, 부작용, 해설

약명, 성분(상품)/ 일반용량	부작용/ 해설
Non-lipid amphotericin B deoxycholate(Fungizone): 하루 1회 0.5-0.7 mg IV 주사. **Ampho B는 Scedosporium에는 효과가 없을 수 있음, Candida lusitaniae & Aspergillus terreus**(〈표 11C〉, 146쪽)	**투약**: Ampho B는 colloidal 현탁액으로, 결정 형성을 막기위해 무전해질용액 D5W 0.1 mg/ml으로 준비되어야 한다. 보관 시 직사광선은 피할 필요 없음. 주입할 경우 오한/열, 근육통, 식욕부진, 어지럼증, 드물게 혈류역학적 부전/ 저혈압 발생 가능성. 염증유도 사이토카인 분비할 것으로 보이나, 히스타민은 방출하지 않음(Pharmacol 23:966, 2003). **보통 4시간 이상 주입.** 1시간/4시간 주입 간 큰 차이 없음. 다만 1시간 주입 시 오한/열이 더 빨리 발생. 반복 투약에 따라 발열반응 감소. 급속 주입 시, 드물게 폐질환 발생(중증 호흡곤란, 국소성 폐침윤은 폐부종을 의미). 경직/열 발생과 급속투약은 무관. 사이토카인을 분비하게 한다면, NSAIDs 또는 고용량 스테로이드가 효과적일 수 있으나 처방약 투여 중 감염 위험이나 **신독성의** 발생위험률을 높일 수 있다(i.e., NSAIDs). 연령이 높을수록 투여 부작용 발생은 감소. **독성**: 신독성이 주요 부작용. 칼륨요증와 **저칼륨혈증으로** 시작하여 혈청 중탄산염 농도 감소로 이어짐(신세관 산증 발생 가능성 존재). 콩팥 에리스로포이에틴 감소와 빈혈증 발생, 그리고 혈액요소질소/혈청 크레아티닌 증가. 저마그네슘혈증 발생 가능성 존재. **콩팥손상 방지를 위해 500 ml 식염수를 투여 사전, 사후에 주입**(만약 검사 결과 염분공급이 가능한 상태라면) (b) Radiocontrast, aminoglycosides, cis-platinum과 같은 다른 nephrotoxins 회피(c) lipid ampho B 사용.
Lipid-based ampho B 의약품[1]: **Amphotericin B lipid 복합체(ABLC)** (Abelcet): 5 mg/kg 1일 1회 주입	**투약**: 이중층 지방질 리본으로 이루어진 ampho B 복합체. Standard ampho B에 비해 분포량이 크다. 높은 혈액 청소율과 조직 축적율(간, 비장, 폐). 투약량: **매일 1회 5 mg/kg**; 시간당 2.5 mg/kg 주사; 성인과 어린이 모두 같은 투약량. 식염수를 투여 사전, 사후에 주입하면 독성을 낮출 수 있음. In-line 필터는 사용 금지. 식염수, 기타약품, 또는 전해질과 섞어서 사용금지. 독성: 열과 오한 14-18%; 어지럼증 9%; 구토 8%; 혈청 creatinine 농도 증가 11%; 신장 기능장애 5%; 빈혈 4%; K 감소 5%; 발진 4%. ABLC 주입 이후 중증 지방색전증 발생(Exp Mol Path 177:246, 2004). Liposomal ampho B 로 치료받을 수 없는 환자 중 대다수가 ABLC 치료는 가능(CID 56:701, 2013).
Liposomal amphotericin B(LAB, AmBisome): 5 mg/kg 1일 1회 IV. 과민증 발생시 지방질 형태로 주입해도 대개 무관(CID 56:701, 2013)	**투약**: 세포막에 ampho B가 삽입되어 있는 소포성(vesicular) 이중층 지방질로 이루어짐. 투여량: **매일 1회 120분에 걸쳐 3-5 mg/kg 투여**. 상태가 괜찮다면 투여시간 60분으로 감축(각주[2] 참조). 식염수를 투여 사전, 사후에 주입하면 독성을 낮출 수 있음 **주요 독성**: Ampho B에 비해 보통 낮은 독성. LAB vs. ampho B: 신독성 18.7% vs 33.7%. 오한 47% vs 75%, 어지럼증 39.7% vs 38.7%, 구토 31.8% vs 43.9%, 발진은 두 약품 모두 24%, Ca 감소 18.4% vs 20.9%, K 감소 20.4% vs 25.6%, mg 감소 20.4% vs 25.6%. Liposomal ampho B 투약 시 흔히 급성 반응. 20-40%. 환자 중 86%는 주입 5분 이내에 가슴 통증, 호흡곤란, 저산소증, 또는 심한 복부, 옆구리, 다리 통증을 포함한 급성반응. 환자 중 14%는 4시간 주입 말미에 홍조와 두드러기 반응을 보인다. Diphenhydramine(1 mg/kg) & 주입 중단 시 증상 완화. 이러한 반응들은 지방질에 의한 보충 활성화 때문일 가능성.
Caspofungin(Cancidas) 1일차: 70 mg IV, 이후 매 24시간 마다 50 mg IV(중등도 간기능부전 발생시 투여량을 매 24시간 마다 35 mg IV로 줄일 것)	Echinocandin은 β-(1, 3)-D-glucan의 합성을 막는다. Candida 살균제(MIC < 2 μg/ml)에는 기타 다른 항진균제에 내성이 있거나 aspergilus에 효과적인 약들이 있다(MIC 0.4-2.7 μg/ml). 적응증: 발열 환자와 호중구 감소증 환자에 대한 경험적 처방; 다른 치료법에 무반응이거나 내성인 환자들에게 candidemia 처방, Candida 복강 내 농양과 복막염, 늑막 감염; 식도 칸디다증; & 침습성 아스페르길루스 권장 투약량에 따른 혈청 농도 = 최고 12, 최저(trough) 1.3g/ml(24시간). **독성**: 무독성. 가장 흔한 부작용: 주입 시 주입과 관련한 가려움증, 두통, 열, 오한, 구토 & 설사. Caspo 투약시 혈청 creatinine 레벨 증가 8% vs 칸디다성 패혈증 환자 422명 중 21%가 단기 ampho B 투약. 간해독성 & 간부전 발생시 투약량 35 mg으로 줄일 것. 임산부의 경우 Class C(쥐와 토끼 실험에서 태아에게 유해한 것으로 나타남) 약제 간의 상호작용은 254쪽에 있는 〈표 22〉 참조. 특히, cyclosporine(간에 유독) & tacrolimus(투약량 모니터링 권장). 가역성 혈소판 감소증 발병(Pharmacother 24:1408, 2004). **CSF, 소변, 안구유리체액에는 투약 금지.**
Micafungin(Mycamine) 골수 줄기 세포 이식 이후 예방을 위해 24시간 마다 50 mg IV; 칸디다혈증은 24시간 마다 100 mg IV, 식도 칸디다증은 24시간 마다 150 mg IV.	식도 칸디다증 & HSCT[3] 투약 환자에 대한 칸디다 감염 예방. C. glabrata & C. Krusei와 같은 fluconazole에 내성이 있는 경우, 즉, candida 종 & aspergillus 종 대부분의 경우에 효과가 있다. 다른 항진균제와 함께 투약 시 길항작용은 관찰되지 않음. 중증도 신장부전과 중등도 간손상을 입은 경우 투약량 조절. Sirolimus 또는 nifedipine과 약제간 상호작용에 주의할 것. Micafungin 매우 효과적 & 흔한 부작용으로는 어지럼증 2.8%, 구토 2.4%, & 두통 2.4%. 일시적으로 LFTs, BUN, creatinine 상승 관찰됨; 중등도 간염 & 신부전 드물게 발병. CID 42:1171, 2006 참조. **CSF, urine으로는 투약 금지.**

1) 종래의 ampho B deoxycholate에 상태 호전이 보이지 않거나 무반응인 환자 데이터. 전향적 연구에서 **그 어떤 lipid ampho B도 ampho B에 비해 효과가 없었다[단, 파종성 히스토플라스마증(disseminated histoplasmosis)]. 처방 환자와 비교 시 liposomal ampho B가 2주간 더 효과적이었다. 적정 투여량에 대해서는 아직 정해진 바가 없다**(CID 36: 1500, 2003). Lipid ampho B 투약 시 모든 경우에 신장 독성은 감소.

2) Abelcet & AmBisome간의 비교에 의하면 주입량이 많을수록 Albacet의 경우 독성(경직)과 발열성 삽화 발생(70% vs 36%) 하지만 AmBisome은 경증도의 간독성 발생 빈도수가 높다(59% vs 38%, p=0.05). 두 약을 투약받은 환자 1/3 중 혈청 creatinine레벨이 완만한 상승곡선을 그리는 것이 관찰됨(BJ Hemat 103:198, 1998; 진균성 정보 9를 주의하여 보시오, 1999: bone Marrow Tx 20:39, 1997; CID 26:1383, 1998).

3) HSCT = 조혈모세포이식(hematopoietic stem cell transplant.)

약어는 2쪽 참조. *주: 모든 권장 용량은(달리 지시하지 않은 경우에는) 성인을 위한 것이고 정상적인 신장 기능을 가정한다.

〈표 11B〉 항진균제: 투여량, 부작용, 해설

약명, 성분(상품)/ 일반용량	부작용/ 해설
Anidulafungin(Eraxis) 칸디다혈증에 대해: 첫날 200 mg IV, 이어서 100 mg/일 IV. EC 치료: 100 mg IV × 1회, 이어서 50 mg IV 1회/일	Echinocandin은 ampho B-및 triazole-내성균주를 포함하여 candida sp.와 aspergillus sp.에 대해 항진균활성(살균). 식도칸디다증(EC), 칸디다혈증, 및 기타 복잡 칸디다감염의 치료에 FDA 사용승인. 식도칸디다증의 임상연구에서 효과 그리고 245명의 환자를 대상으로한 침습성 칸디다증/칸디다혈증 치료에서 fluconazole 보다 우수한 효과(75.6% 대 60.2%). 다른 echinocandins과 같이, 무독성이 현저함; 가장 흔한 부작용: 환자의 11-13%에서 오심, 구토, ↓ mg, ↓ K 및 두통 신 또는 간기능 부전에 대하여 용량조절 없음. 참조 CID 43:215, 2006. **CSF와 소변에 약물 없음.**
Fluconazole(Diflucan) 100 mg tabs 150 mg tabs 200 mg tabs 400 mg IV 경구현탁액: 50 mg/5 mL	우수한 생체이용율 때문에 정맥 주사와 경구 투여량이 동등함. **약리학:** 경구로 흡수됨, 수용성이 IV 투여를 가능하게 함. 최고 혈청농도를 위해(참조 〈표 9〉, 97쪽). T½ 30시간 (범위 20~50시간). 12% 단백결합. **CSF 농도는 정상인에서 혈청의 50-90%.** 수막염에서 증가. 포유류 steroid 대사에 영향 없음. **약제-약제 상호작용이 흔함,** 참조 〈표 22〉. 부작용은 전체적으로 16% [HIV+ 환자에서 더욱 빈번함(21%)]. 오심 3.7%, 두통 1.9%, 피부발진 1.8%, 복통 1.7%, 구토 1.7%, 설사 1.5%, ↑ SGOT 20%. ≥400 mg po q24h 투여로 중간값 3개월 복용시 12-20% 환자에서 탈모증(두피, 치골 능선) (약 6개월내 회복). 드물게: 중증 간독성(CID 41:301, 2005), 박리성 피부염. **주의: Candida krusei와 Candida glabrata는 fluconazole에 대해 내성.**
Flucytosine(Ancobon, 5-FC) 500 mg cap	부작용: 전체 30%. 위장관 6%(설사, 식욕부진, 오심, 구토); 혈액 22%[백혈구감소증, 혈소판감소증, 혈청 농도 > 100 μg/mL일 때(특히 질소혈증 환자)]; 간독성(무증상 SGOT 증가, 가역적); 피부발진 7%; 재생불량성 빈혈(드묾-2 또는 3 예). EKTACHEM 분석기에서 혈청 creatinine이 정상 농도임에도 증가한 것처럼 나타남.
Griseofulvin(Fulvicin, Grifulvin, Grisactin) 500 mg, 현탁액 125 mg/mL	광과민반응, 두드러기, 위장장애, 피로, 백혈구감소증(드묾). Warfarin 약제 작용을 간섭. 혈액 및 소변 porphyrins 증가, porphyria 환자에서 사용금기. 약한 disulfiram-유사 반응. 전신성 홍반성 루프스의 악화.
Imidazoles, 국소도포제 질 그리고/또는 피부 사용을 위한	임신 첫 3개월 동안 권장되지 않음. 국소반응: 0.5-1.5%: 성교통증, 경증 질 또는 음문 발적, 작열감, 소양감, 두드러기, 발진. 드물게 성 상대자에게 유사한 증상.
Itraconazole(Sporanox) 100 mg cap 10 mg/mL 경구용액 보통 IV 투여량 200 mg bid × 4회, 이어서 200 mg q24h로 최대 14일 투여	**Itraconazole 알약과 용액 제형은 서로 바꿀 수 없고, 용액이 선호됨.** 다수의 전문가는 충분히 흡수가 된 2주 이후에 약제 혈청농도 측정을 권장. 가장 높은 혈장농도를 얻기 위해, 알약은 음식 및 산성음료(예: cola)과 함께 복용, 반면에 용액은 금식상태에서 복용; 이런 상태에서, 캡슐의 최고 농도는 약 3 μg/mL 그리고 용액은 5.4 μg/mL. **최고 농도는 용액으로 더욱 빨리 도달됨(2.2 대 5시간). IV 주사(200 mg) 투여 후 최고 혈장농도를 경구 캡슐(200 mg)과 비교: 2.8 μg/mL(치료 7일에) 대 2μg/mL(치료 36일에).** 두가지 제제에 대한 단백결합은 99% 이상, 이는 CSF 내로 침투가 거의 없음을 설명(수막염 치료에 사용하지 않음). 가장 흔한 이상반응은 용량-관련 오심 10%, 설사 8%, 구토 6%, 및 복부 불편감 5.7%. 알레르기 발진 8.6%, bilirubin 증가 6%, 부종 3.5%, 및 간염 2.7% 보고됨. 투여량 증가가 저칼륨혈증 8%와 혈압상승 3.2%를 초래할 수 있음. 섬망, 말초신경병, 경련이 보고됨(J Neur Neurosurg Psych 81:327, 2010). **심장기능장애를 초래하는 것으로 보고됨**(참조 각주2, 146쪽). 손발톱진균증에 대해 충격(pulse) 요법을 받은 환자에서 중증 간부전으로 이식수술을 필요로 함: FDA는 2001년 이전에 약물을 투여 받은 5천만명 중 11명의 사망례를 포함한 24예를 보고함. Fluconazole과 ketoconazole에서와 같이 약제-약제 상호작용이 중대함; 〈표 22〉 참조. 일부는 치명적일 수 있음.
Ketoconazole(Nizoral) 200 mg tab	**흡수에 위산 필요**-cimetidine, omeprazole, 제산제는 흡수를 차단. 무산증(achlorhydria) 환자에서, 알약을 4 mL 0.2N HCl에 용해, 빨대로 마심. 코카콜라는 65% 흡수 증가시킴. CSF 농도는 "없음". 약제-**약제 상호작용이 중요,** 〈표 22〉 참조. **일부 상호작용이 치명적일 수 있음. 용량-의존성 오심 및 구토.** 간세포형의 간독성이 노출환자 중 약 1:10,000 빈도-보통 노출 수일에서 수주 후에 발생. ≥ 800 mg/일 투여량에서 혈청 testosterone과 혈장 cortisol 농도 감소. 고용량으로, 부신(Addisonian) 위기가 보고됨.
Miconazole(Monistat IV) 200 mg-미국에 없음	IV miconazole 사용은 Scedosporium(Pseudallescheria boydii) 감염으로 중증 환자에서 적응증. 약제를 용액에 섞는데 필요한 운반체 때문에 독성이 높음.
Nystatin(Mycostatin) 30 gm 크림; 500,000 units 경구알약	국소: 거의 이상반응 없음. Imidazoles과 triazoles에 비하여 효과 낮음. 경구: 대용량은 종종 위장관 장애와 설사를 초래.

약어는 2쪽 참조. *주: 모든 권장 용량은(달리 지시하지 않은 경우에는) 성인을 위한 것이고 정상적인 신장 기능을 가정한다.

약명, 성분(상품)/ 일반용량	부작용/ 해설
Posaconazole(Noxafil) 현탁액(40 mg/mL) 하루 2회 400 mg 식사와 함께 경구투여(공복시 처방에 따라 하루 4회 200 mg 투여) 예방을 위해(식사와 함께) 하루 3회 200 mg 경구투여. 서방형 정제(100 mg): 하루 2회 300 mg 1일 투여 후 예방을 위해 매일 300 mg 투여. 정맥주사제 조제법: 300 mg IV 매일 하루 2회 300 mg(예방화학요법). 안정되기까지 7 – 10일가량 소요됨. **안정되기까지 7 – 10일가량 소요됨. IV 조제법 없음.**	아스페르길루스증, 털곰팡이증(mucormycosis) (균종에 다라 다름), fusariosis, Scedosporium(Pseudallescheria), 흑색진균증(phaeohyphomycosis), 히스토플라스마증, 난치성 칸디다증, 난치성 콕시디오이데스 진균증(refractory coccidioidomycosis), 난치성 크립토코쿠스증, 난치성 색소효모균증(refractory chromoblastomycosis) 등의 치료용 항진균제에 반응하지 않는 경우 경구투여용 triazole. 체내 **흡수율을 최대로 증대시키기 위해 고지방식과 함께 복용해야 한다.** 침습성 aspergillus균과 칸디다증 예방책으로서 승인받음. 난치성 azole 구강/식도 칸디다증에 걸린 AIDS 환자 75%가 임상반응을 보임. Posaconazole은 다른 triazole과 유사한 독성을 가지고 있다: 어지럼증 9%, 구토 6%, 복부통증 5%, 두통 5%, 그리고 설사, ALT, AST, 발진이 각 3% 증가. 6개월을 초과하여 투약한 환자가 겪는 중증도의 부작용은 다음과 같다: 부신기능부전증, 신독성, % QTc 간격연장. 약제간의 중요한 상호작용: CYP3A4 억제(〈표 22〉 참조). 혈청농도 측정 고려(AAC 53:24 2009). **서방형 정제 100 mg:** 부하용량은 300 mg(서방형 정제 100 mg 3정) 첫째 날 하루 2회, 이후 둘째 날부터 유지용량 300 mg(서방형 정제 100 mg 3정) 감시하 1회 투약. 치료제가 아니라 예방책으로만 승인받음. 현탁액보다 정제가 효과가 좋음. 치료용 투약량은 아직 밝혀진 바가 없으나 예방용 투여량이 치료용 수준에 버금간다. 정제와 용액 간 상호 교환 복용은 불가. 예방을 위한 정맥내 투여액 조제법은 다음과 같다: 부하용량 300 mg 1일간 하루 2회, 이어서 매일 300 mg IV투여. 치료목적을 위해 모니터링을 할 것: 예방을 위해서는 0.7 초과, 치료를 위해서는 1.0을 초과하는 것을 목표로 한다. JAC 69:112, 2014
Terbinafine(Lamisil) 250 mg 정제	Onychomycosis 환자에게 terbinafine을 투여한 결과, 드물게 특발성 & 현증의 간손상(8), 매우 드물게 사망으로 이어지거나 간이식을 요하는 간부전 발생. **급성/만성간질환환자는 복용금지.** 기저질환이 있거나 없는 환자 모두에게 간세포독성 발생 가능성이 있다. 치료 전 혈청 아미노기 전이 효소(ALT & AST) 확인 권장 & 정상수치가 아닌 환자의 경우 대체 처방 권장. Terbinafine 투여를 지시받은 환자에게 간기능 부전증을 암시하는 증상에 대해 알릴 것(지속적인 어지럼증, 경성 식욕 부진증, 피로, 구토, RUQ 통증, 황달, 진한 소변, 옅은 변). 이러한 증상이 발현하면 바로 투약 중지 & 간기능 검사. 감시 하 임상실험에서 수정체와 망막에 변화가 관찰됨. 임상시험 상 중요도는 미지수. 약물 상호작용에서 Rifampin 청소율이 100% 상승. AEs: 고통 경미하며 일시적이고 투여 중단으로 이러진 경우는 매우 드물다. AE의 비율(%), terbinafine vs. 위약 비교: 어지럼증/설사 2.6 – 5.6 vs. 2.9; 발진 5.6 vs. 2.2; 미각이상 2.8 vs. 0.7. CYP2D6 효소(〈표 22〉 참조)를 억제함. 심각한 일반화된 발진성 농포증(acute generalized exanthematous pustulosis)과 아급성 피부 홍반성 낭창(subacute cutaneous lupus erythematosus) 발병이 관찰됨.
Voriconazole(Vfend) **IV: 6 mg/kg 1일간 q12h, 이후 kg당 4 mg. 침습성 aspergillus균 & 중증 효모균감염 환자 대상.** 중증의 candida 감염 환자의 경우 **IV kg당 3 mg q12h.** **경구투여: 몸무게 40 kg 초과** 400 mg 경구투여 q12h, 이어서 200 mg 경구투여 q12h. **몸무게 4 kg 미만** 200 mg 경구투여 q12h, 이어서 100 mg 경구투여 q12h **식사 1시간 전 또는 1시간 이후에 경구 투여** 경구용 현탁액(mL당 40 mg). 경구용 현탁액 복용량: 경구용 정제와 동일. 중등도 간부전 유지용량의 경우 절반으로 줄이시오.	Triazole은 Aspergillus 종 억제(**Ampho내성 A. terreus 계통 포함**). Candida종(Krusei 포함), Fusrium 종, & 여러 효모균에 활성. steady state 혈청 농도 2.5 – 5 mcg/mL. 경구 투여한 환자의 20%까지 치료용량 이하로 투여됨: 치료 실패나 치명적 감염을 확인할 것. Steady state 혈중 약제 농도 1 – 6 μg/mL에 이르려면 하루 2회 300 mg 경구 투여 또는 1일 8 mg/kg IV 투여해야 할 가능성이 있다. **독성**: 다른 Azoles/triazoles 독성과 비슷하며 드물게 심한 간독성이 나타남(간염, 담즙울체, 전격성 간염. 투여 중 간상태 모니터 필요. 이상 발견 시 투여 중단. 광과민성은 흔하게 발병하며 중증으로 발전 가능성 있음. 투약과 관련하여 피부암이 발생한 경우가 많이 있음. 자외선 차단제 사용 반드시 권장. CID 58:997, 2014 & 환각 & 아나필락시스양 주입 반응으로 열, 고혈압. 1명의 15세 미만 급성 림프구성 백혈병 환자에서 QT 연장으로 인한 심실빈맥이 보고됨. **약 21%가 정주 또는 경구 투여 후 30 – 60분 이내에 일시적인 시각장애를 겪음**("시력이 좋아지거나 나빠짐", 흐릿하게 보이거나 색상이 다르게 보임, 또는 광선혐오증). 투여 이후 30 – 60분이 지나면 시각장애 소멸. 반복투여 시 시각 부작용 완화.(**외래 환자의 경우 야간 운전 금지.**) 지속적인 시각 장애가 나타나는 경우는 매우 드묾. 원인불명. CrCl가 50 ml/min 미만인 경우, 정맥운반물질(SBECD – sulfobutylether – 3 cyclodextrin)이 혈액 내에 축적될 수 있으나 독성은 없음(CID 54:913, 2012). SBECD – sulfobutylether – B cyclodextrin의 영향으로 환각, 저혈당, 전해질 이상, 간질성 폐렴 발생. 약제간 상호작용 가능성 매우 높음. 〈표 22〉를 참조. **치료를 계속 할 경우, 약에 포함된 fluoride가 통증이 극심한 골막염을 유발함(CID 59:1237, 2014)** **참조: 소변에서는 활성 형태로 나타나지 않음. 털곰팡이증(mucormycosis)에는 비활성.**

약어는 2쪽 참조. *주: 모든 권장 용량은(달리 지시하지 않은 경우에는) 성인을 위한 것이고 정상적인 신장 기능을 가정한다

〈표 11C〉 진균별 항진균제의 일목 요연한 요약

미생물	항진균성[1, 2, 3, 4]					
	Fluconazole[5]	Itraconazole	Voriconazole	Posaconazole	EChinocandin[6]	Amphotericin
Candida albicans	+ + +	+ + +	+ + +	+ + +	+ + +	+ + +
Candida dubliniensis	+ + +	+ + +	+ + +	+ + +	+ + +	+ + +
Candida glabrata	±	±	+	+	+ + +	+ +
Candida tropicalis	+ + +	+ + +	+ + +	+ + +	+ + +	+ + +
Candida parapsilosis[7]	+ + +	+ + +	+ + +	+ + +	+ + (더 높은 MIC)	+ + +
Candida krusei	–	+	+ +	+ +	+ + +	+ +
Candida guilliermondii	+ + +	+ + +	+ + +	+ + +	+ + (더 높은 MIC)	+ +
Candida lusitaniae	+	+	+ +	+ +	+ +	–[8]
Cryptococcus neoformans	+ + +	+	+ + +	+ + +	–	+ + +
Asperguillus fumigatus[9]	–	+ +	+ + +	+ +	+ +	+ + +
Asperguillus flavus[9]	–	+ +	+ + +	+ + +	+ +	+ + (더 높은 MIC)
Aspergillus terreus	–	+ +	+ + +	+ + +	+ +	–
Fusarium sp.	–	±	+ +	+ +	–	+ + (lipid 제제)
Scedosporium apoiospermum (Pseudoallescheria boydii)	–	–	+ + +	+ +	–	–
Scedosporium prolificans[10]	–	–	±	±	–	–
Trichosporon spp.	±	+	+ +	+ +	–	+

1) 최소 억제 농도 수준이 임상적인 결과를 항상 예측해주지는 않는다.
2) Echinocandins, voriconazole, posaconazole 과 polyenes는 소변에 투과되지 못한다.
3) 중증도의 면역억제반응 발생시에는 면역회복 이후에 치료를 진행해야 성공률이 높다.
4) **Flucytosine**는 Candida sp., Cryptococcus sp., 그리고 dematiaceous molds에 대항하여 활성적이지만 주로 병합 치료에 쓰인다.
5) 이전에 triazole 치료를 받은 환자 중 Candida sp., 2차감염이 발생한 자는 triazole에 내성이 있을 확률이 높다.
6) Echinocandin 약동학, JAC 65:1108, 2010 참조
7) Candida parapsilosis로부터 잘 회복하기 위해서는 이물질과 혈관 내 기구를 제거해야 한다.
8) 감수성 균주의 경우에도 치료 실패 사례가 있음.
9) Amphotericin의 Lipid 형성되면 A. fumigatus와 A. flavus(+++)에 대해 상대적으로 더욱 활동적일 수 있다.
10) Scedosporium prolificans는 1종류의 치료제에는 매우 반응이 좋지 않아 복합치료에 사용되어야 할 수 있다(e.g., terbinafine 추가).

미생물	항진균성[1, 2, 3, 4]					
	Fluconazole[5]	Itraconazole	Voriconazole	Posaconazole	EChinocandin[6]	Amphotericin
Mucormycosis (e.g., Mucor, Phizoplus, Lichtheimia)	−	−	−	+ +	−	+ + + (lipid 제제)
Dematiaceous molds[11] (e.g., Alternaria, Bipolaris, Curvularia, Exophiala)	−	+ −	+ + +	+ + +	+	+
Dimorphic Fungi						
Blastomyces dermatitidis	+	+ + +	+ +	+ +	−	+ + +
Coccidioides immitis/posadasii	+ + +	+ + +	+ +	+ +	−	+ + +
Histoplasma capsulatum	+	+ + +	+ +	+ +	−	+ + +
Sporothrix schenckii	−	+ +	−	+	−	+ + +

− = 비활성; ± = 활성 가능성 유; + = 활성, 3차 치료(임상적으로 가장 비활성적)
++ = 활성, 2차 치료(임상적으로 덜 활성적); +++ = 활성, 1차 치료(임상적으로 보통 활성적)

11) Mucormycosis, Aspergillus sp.,와 dematiaceous 사상균에 의한 감염일 경우 보통 외과적 괴사조직제거술을 필요로 한다.

〈표 12A〉 항상균 감염 치료

투베르쿨린 피부 테스트(TST tuberculin skin test). PPD와 동일(Chest 138:1456, 2010)

5 tuberculin units(intermediate PPD)로 48 – 72시간에 판독한 TST 양성의 기준

- 5mm 이상 경결: +HIV, 면역억제, 1일 15 mg 이상 프레드니손, chest X – ray상 완치된 TBc, 최근의 가까운 접촉
- 10mm 이상 경결: 높은 유병율이 있는 국가들(외국)에서 출생, IVD 사용자들; 저임금; NH 거주자들; 만성적 질병; 규폐증
- 15mm 이상 경결: 그 외 건강한 사람

서서히 양성으로 나타나는 사람을 발견하기 위한 2단계 검사법: 1차 PPD 양성이지만 10 mm 미만인 경우, 1주일 내에 중간 PPD 반복. 만일 환자가 소아기에 BCG를 맞은 경우, 2차 PPD에 대한 반응도 가능

소아의 **BCG백신**: 10 mm 이하 경결 + TBc있는 국가 출신인 경우, MTB에 기인. 이전에 맞은 BCG로 인해 2단계로 되어 있는 TST에서 약제효능 촉진 효과 예상
routine anergy testing은 비권장사항

인터페론 감마 분비능 검사(Interferon Gamma Release Assays; IGRAs) : IGRAs는 IFN – gamma 방출량을 측정함으로써, MTB 항원에 대한 반응으로 MTB에 대한 민감도 탐지. TST가 사용되는 모든 상황에서 TST대신 사용가능(MMWR 59(RR – 5), 2010). US에서 사용가능한 FDA가 승인한 테스트들.

- QuantiFERON – TB Gold(QFT – G) (2005년 승인)
- QuantiFERON – TB Gold In – Tube Test(QFT – GIT) (2007년 승인)
- T – Spot(2008년 승인)

IGRAs는 상대적으로 MTB에 특이하나 BCG나 대부분의 비결핵성 미코박테리아와 교차반응하지 않음. CDC가 TST보다 IGRA를 추천하는 경우는, TST 판독을 위해 다시 돌아올 것같지 않은 사람과 BCG를 맞은 사람. 5세 미만 소아에게는 TST가 선호됨(그러나 IGRA도 가능). 최근의 결핵접촉의 경우, IGRA가 약제효능 촉진 효과를 발생시키지 않으므로, 후속 테스트에 대한 특별효용(special utility)으로 IGRA나 TST 어느 것도 선호도없이 사용가능. 직업상 노출의 경우에도 IGRA나 TST가 TBc보다 더 선호도가 있지 않음. TST의 경우와 마찬가지로, 저유병율 모집단에서 IGRA로 하는 테스트의 결과는 위양성이 될 것이다(CID 53:234, 2011). QFT – GIT의 경우 제조회사의 IFN – gamma 진단값, 0.35 IU/ml 이상은 저유병율 환경, 높은 확실성(inflating positivity)과 전환율(conversion rate)에서는 너무 낮음. 더 높은 진단값이 더 적절(Am J Respir Cnt care Med 188:1005, 2013). IGRA에 대한 더 자세한 정보는 MMWR 59(RR – 5), 2010과 JAMA 308:241, 2012참조.

MTB용 신속(24시간이하) 진단 검사법: (1) Amplified Mycobacterium tuberculosis Direct Test는 MTB 리보솜 RNA를 증가시키고 탐지. (2) AMPLICOR Mycobacterium tuberculosis Test는 MTB DNA를 증가시키고 탐지. 두 가지 테스트 모두 AFB 양성인 가래 샘플에서 95%를 초과하는 민감도와 특이도. 도말검사 음성일 때, 특이도은 95% 초과. 그러나 민감도는 40 – 77%(MMWR 58:7, 2009; CID 49:46, 2009)에서 60 – 90%(http://www.cdc.gov/tb/publications/amplification/default.htm 참조). (3) COBAS TaqMan MTB Test: 호흡기 표본에서 M결핵 탐지를 위한 실시간 PCR테스트(US에서 불가). 이 테스트는 다른 rapid test들과 유사한 수행특성 있음(J Clin Microbiol 51:3225, 2013).

Xpert MTB/RIF는 객담검체에서 MTB의 신속(2시간) 검사. 이 테스트는 또한 도말 음성 환자에게 있어서 특이도 99.2%, 민감도 72.5%로 RIF 내성을 탐지(NEJM 363:1005, 2010). WHO는 현재의 TBc의 항체 기반 그리고 ELISA기반 신속검사를 권장하지 않음. 현미경검사 +/ – 배양(culture)보다 부정확하기 때문(Lancet ID 11:736, 2011)

원인균/질병	다양한 상황(modifying circumstances)	권장 치료방법	
		초기 치료	유지 요법
I. Mycobacterium tuberculssis 노출 기저선 TST/IGRA 음성(가족 구성원과, 전염성이 잠재한 환자와 밀접접촉한 사람)	신생아-처방 전 필수 주의: 기저선(baseline)에서 열, 비정상적 CXR(흉막 삼출, 폐문 샘병증, 침윤의 경우, 활동성 결핵으로 간주하고 치료할 것. INH 단독으로 하지 말 것.	INH(1일 10 mg/kg, 8-10주)	8-12주에 TST반복: TST 음성+CXR 정상+노출시점이 영유아기(생후 6개월 이후)인 경우, INH 중지. TST 5 mm 이상 또는 6 개월 이하 영유아인 경우, 총 9개월 동안 INH로 치료. 차후 CXR이 비정상인 경우, 활동성 결핵에 대한 치료 방법 적용
	5세 미만 소아-별도 지시된 처방	신생아의 경우, 첫 8-10주간	8-10주에서 반복된 TST가 음성이면, 중지할 것. TST가 반복해서 5 mm 이상이면, 총 9개월 동안 INH 계속. INH가 초기에 투여하지 않은 경우, 3개월째에 TST 반복할 것. 양성이면, 9개월 동안 INH 치료(아래 Category II 참조)
	5세 이상 소아 및 성인-첫해 2-4% 위험도		진행할 위험이 높은 군(예를 들어, 양성 HIV, 면역 저하자 또는 면역억제 치료 받는 경우)이고 활동성 감염 증거가 나타나지 않은 환자들은 LTBI 치료 필요(아래 참조). 기타 다른 경우, 8-10주에서 TST/IGRA 반복: TST/IGRA 반복 결과 음성이면 치료하지 않음.
II. 잠복 결핵, 감염(LTBI, TST 양성 또는 IGRA 위에 명시된 바와 같을 경우, 활동성 결핵이 아님으로 판명이 난 경우) 활동성 결핵이 의심되는 비정상 baseline CXR 환자 치료 알고리즘은 그림 1을 참조(Upper lobe fibronodular 병). Review: NEJM 364:1414, 2011.	나이 관련 없이 모든 LTBI 환자는 치료가 권장됨. Pre-anti-TNF 치료법으로 결핵치료를 시작하여야 할 경우, anti-TNF 치료법 시작 이전에 적어도 한달 동안 LBTI 치료 시행 권장(Arth Care & Res 64:625, 2012). Rifamycin(RIF, RFB 또는 RFP)가 포함된 치료법은 활동성 결핵 치료에 가장 효과적(AnUM 161:419 & 449, 2014)	**INH** 9개월 간(성인: 1일 5 mg/kg, 최대 1일 당 300 mg: 소아: 1일 10-15 mg/kg 1일 300 mg 초과하지 않아야 한다) 매일 1회 경구투여. INH가 간독성에 끼치는 영향 모니터링에 대한 현 권장사항은 MMWR 59:227, 2010을 보시오. HIV 양성환자의 경우 매일 보조용 pyridoxine 50 mg 투여 12회 투약, 1주일에 1회 DOT[†] **INH + Rifapentine(RFP)**: INH 15 mg/kg 경구투여(최대 900 mg); **RFP** 경구복용(체중에 따른 투약량): 10-14 kg: 300 mg; 14.1-25 kg: 450 mg; 25.1-32 kg: 600 mg; 32.1-49.9 kg: 750 mg; 50 kg 이상: 900 mg. 항레트로바이러스 치료 중인 HIV/AIDS 양성 2세 미만 영아환자는 치료 금지. 임산부; 또는 INT 또는 RIF 내성MTB 감염 의심 환자(MMWR 60:1650, 2011, NEJM 365:2155, 2011)	**INH** 6개월간 매일 300 mg(9개월 치료보다 약간 덜 효과적; 소아, HIV 양성 환자, 흉부 필름에 섬유증 병변을 보이는 환자는 사용 금지). **INH** 9개월간 주 2회 투약(성인: 15 mg/kg, 최대 900 mg; 소아: 20-30 mg/kg, 최대 900 mg) **RIF** 1일 1회 4개월간 경구복용(성인: 1일 10 mg/kg, 최대 1일 600 mg; 소아 1일 10-20 mg/kg, 최대 1일 600 mg) **INH + RIF** 3개월간 1일 1회
	임신	위에 명시된 바처럼 치료. 활동성 결핵이 배제 되면 출산 후까지 치료는 연기될 수 있다. 환자가 활동성 결핵 환자와 접촉하거나 HIV+ 이면 바로 치료 시작. 1일 보조용 pyridoxine 10-25 mg 투여 권장.	
LTBI, INH-내성 의심		**RIF** 1일 1회 4개월간 경구복용(성인: 1일 10 mg/kg, 최대 1일 600 mg; 소아 1일 10-20 mg/kg, 최대 1일 600 mg)	**RFB** 1일 1회 300 mg 경구투여로 RIF를 대체 가능(항레트로바이러스 치료 중인 HIV양성 환자의 경우 약제 상호반응으로 인해 투여량 조정이 필요할 수 있다)
LTBI, INH와 RIF 내성 의심		**Moxi** 400 mg ± **EMB** 12 개월간 1일 1회 15 mg/kg	**Levo** 1일 1회 500 mg + 12달간 1일 1회(**EMB** 15 mg/kg 또는 PZA 25 mg/kg)

약어는 2쪽 참조. *투여량(dosage)은 성인용(그렇지 않은 경우, 다르게 표시)이고 정상적인 신장기능을 한다는 가정하에 주해짐. † DOT = 직접 관찰 치료(directly observed therapy)

원인인자/질병	변경상황	권장 치료방법: 초기 치료 — 치료법: 선호도순	약제	간격/용량 (최소 기간)	치료 유지기(in vitro 감수성 결과가 알려짐) — 치료법	약제	간격/용량 (최소 기간)	간격/용량 (최소 기간)	해설
		복용량과 직접관찰치료(DOT) 계획은 비고 참조							
II. Mycobacterium tuberculosis **A. 폐결핵** 성인과 소아의 처방에 대한 일반 참고문헌 : (MMWR 52(RR-11): 1, 2003) 새로이 진단된 HIV, TB를 가진 환자는 이 두가지에 대한 치료가 가능한 조속히 시작되어야 함(NEJM 362:697, 2010) **격리 필수** 활동성 TB 의심 또는 확정으로 입원한 환자는 비감염으로 간주될 때까지 공기중 전염에 대한 예방조치를 취한 1인실에 격리되어야 한다. 3개의 음성 AFB 도말검사 또는 1-2개 음성 NAAT(Xpert MTB/RIF) (CID 59:1353 & 1361, 2014). **가능하다면 DOT 치료방법을 사용할 것.** (Continued on next page)	**INH내성율이 4% 미만인 경우** (약제 감수성균)	1 (154쪽 그림 2 참조)	INH RIF PZA EMB	총 56 dose를 8주간 매일, 또는 총 40 dose를 일주일에 5일(DOT) 8주간. 공동성결핵은 9개월 치료. INH, RIF PZA EMB의 고정 dose 약은 현재 평가중(JAMA 305:1415, 2011)	1a	INH/ RIF[9]	총 126 dose를 18주간 매일, 또는 총 90 dose를 일주일에 5일(DOT) 8주간. 공동성 결핵이면, 9개월 치료.	182-130 (26주)	치료법* (24시간 마다) — dose/mg/kg(매24시간 마다 최대용량): INH / RIF / PZA / EMB / SM / RFB 소아: 10-20 (300) / 10-20 (600) / 15-30 (2000) / 15-25 / 20-40 (1000) / 10-20 (300) 성인: 5 (300) / 10 (600) / 15-30 (2000) / 15-25 / 15 (1000) / 5 (300) **주 2회(DOT):** 소아: 20-40 (900) / 10-20 (600) / 50-70 (4000) / 50 / 25-30 (1500) / 10-20 (300) 성인: 15 (900) / 10 (600) / 50-70 (4000) / 50 / 25-30 (1500) / 5 (300) **주 3회(DOT):** 소아: 20-40 (900) / 10-20 (600) / 50-70 (3000) / 25-30 / 25-30 (1500) / NA 성인: 15 (900) / 10 (600) / 50-70 (3000) / 25-30 / 25-30 (1500) / NA **DOT를 수월하게 하기위한 2차 항결핵약제 용량:** Cycloserine 50-750 mg 24시간 마다 경구투약(주 5회) Ethionamide 500-750 mg 24시간 마다 경구투약(주 5회) Kanamycin 또는 capreomycin 15mg/kg q24h IM/IV(주 3-5회) Ciprofloxacin 750 mg 24시간 마다 경구투약(주 5회) Ofloxacin 600-800 mg 24시간 마다 경구투약(주 5회) Levofloxacin 750 mg 24시간 마다 경구투약(주 5회) (CID 21:1245, 1995) **다제 내성 결핵(drug-resistant(MDR) TB)의 위험 인자**: 라틴 아메리카나 아시아에서 온 이민자들, 또는 4%이상 내성을 보이는 지역에 사는 사람들, 또는 이전에 RIF가 없는 처방을 받은 경우. 이미 알려진 MDR TB에 노출. US에서 MDR TB 발생이 0.7%로 **꾸준한 추세.** 원발성 약제 내성율이 특히 높은(25%이상) 지역은 중국일부, 태국, 러시아, 에스토니아, 라트비아; US에서 MDR 케이스의 ~80%가 외국에서 출생한 경우. (Continued on next page)
					1b	INH/ RIF	총 36 dose를 1주일에 2번 18주동안	92-76(26주) (AIDS 환자가 아닌 경우)	
					1c	INH/ RIF	총 18 dose를 1주일에 1번 18주간(HIV가 음성일 경우에만)	74-58 (26주간)	
		2. (154쪽 그림 2 참조)	INH RIF PZA EMB	총 14 dose를 매일 2주간, 그리고 나서 총 12 dose를 1주에 2일 6주간, 또는 총 10 dose를 1주일에 5일(DOT) 2주간 그리고 나서 총 12 dose를 1주일에 2일 6주간.	2a	INH/ RIF	총 36 dose를 1주일에 2번 18주동안	62-58(26주) (AIDS 환자가 아닌 경우)	
					2b	INH/ RIF	총 18 dose를 1주일에 1번 18주간(HIV가 음성일 경우에만)	44-40 (26주간)	
		3. (154쪽 그림 2 참조)	INH RIF PZA EMB	총 24 dose를 1주일에 3일 8주간	3a	INH/ RIF	총 54 dose를 1주일에 3번 18주간	78 (26주간)	
		4. (154쪽 그림 2 참조)	INH RIF EMB	총 56 dose를 8주간 매일, 또는 총 40 dose를 일주일에 5일(DOT) 8주간	4a	INH/ RIF	총 217 dose를 31주간 매일, 또는 총 155 dose를 일주일에 5일(DOT) 31주간	273-195 (39주간)	
					4b	INH/ RIF	총 62 dose를 1주일에 2번 31주간	118-102 (39주간)	

약어는 2쪽 참조. *투여량(dosage)은 성인용(그렇지 않은 경우, 다르게 표시)이고 정상적인 신장기능을 한다는 가정하에 정해짐. † DOT = 직접 관찰 치료(directly observed therapy)

원인균/질병	다양한 상황	권장 치료법	치료지속기간 (개월)	개별 해설[8]	전체 해설
III. Mycobacterium tuberculosis **A. 폐결핵** (continued from previous page)	**INH(±SM)내성**	**RIF, PZA, EMB(FQ**는 광범위 질환을 가진 환자의 치료를 강화해 줄수 있음)	6	INH내성인 경우 INH 중단할 것. 결과가 약제 감수성과 INH 단독 내성 균주의 경우와 유사(CID 48:179, 2009)	(continued from previous page) **내성 균주에 대한 대안: Moxi와 levo가 FQ의 대안**이다. CIP는 아니다. FQ내성은 전에 FQ로 치료 받았던 환자에게 나타남. 초기 FQ에 내성이 있는 경우, WHO는 moxi를 사용할 것을 권장(MIC가 2이하일 경우) (AAC 54:4765, 2010) **Linezolid** 600 mg 1일 1회가 시험관내에서 뛰어난 활성 보여줌. 여기에는 MDR 균주 포함. 그리고 MDR TB와 XDR TB의 선정된 몇몇 경우에 효과적. 그러나 독성에 대한 관찰 요구됨(NEJM 367:1508, 2012). **Bedaquiline는** FDA가, 2번째 단계 시험에서의 효능에 기초해서 최근에 MDR TB의 치료승인(NEJM 360:2397, 2009; AAC 56: 3271, 2012; NEJM371:689, 723, 2014). 투여량은 400 mg 1일 1회 2주간, 그리고 나서 200 mg 주1회 22주간 DOT(직접관찰 치료)로, 음식과 함께 그리고, 항상 다른 항결핵제와 복합으로 투약. **MDR TB관리에 있어 전문가와의 상담**이, 이 약제 사용 전 필수. MDR TB와 XDR TB의 경우, 가능하다면 ethambutol, PZA, 그리고 다른 2차 치료 약제에 대한 감수성 검사를 시행할 것(CID 59:1394, 2014)
다제 내성 결핵(MDR TB): INH & RIF를 포함해서 적어도 2가지 약제에 내성이 있는 경우. 높은 사망률(NEJM 363:1050, 2010).	**INH & RIF(±SM)에 내성**	**FQ, PZA, EMB, AMK 또는 capreomycin(감수성이 확인된 경우에만 SM)** 비고 참조	18–24	재발의 위험을 낮추기 위해서는 치료 기간 연장이 필요. 광범위 질환의 경우, 실패 및 추가 약제 내성 획득의 위험을 낮추기 위해 추가 약제(대체 약제)사용은 신중해야 함. 절제수술이 적당할 수 있음	
광범위 약제 내성 결핵(XDR TB): INH & RIF+FQ 그리고 3차 치료약제(capreomycin, kanamycin, 또는 amikacin)중 적어도 1가지(MMWR 56:250, 2007; CID 51:379, 2010)	**INH, RIF(±SM) & EMB에 내성**	**FQ(활동성 결핵인 경우 EMB 또는 PZA), AMK 또는 capreomycin(감수성이 확인된 경우에만 SM)** 비고 참조	24	감수성 있는 1차 약제사용할 것. 확장성 질병의 경우 2개 이상의 대체 약제를 추가할 것. 수술 고려할 것. 활성 FQ나 수술적 치료를 받은 경우 생존 확률 증가 (AJRCCM 169:1103, 2004)	
MDR TB 치료에 대한 리뷰: JAC 54:593, 2004; Med Lett 7:75, 2009.	**RIF에 내성**	**INH, EMB, FQ,** 처음 2개월은 **PZA로** 보충(광범위 질병을 가진 환자에게 처음 2-3개월 동안에는 IA포함시킬 수 있음)	12–18	IA의 기간연장 사용은 적절하지 않아 보임. 모든 경구투약 치료방법은 12-18개월이 효과적일 듯. 그러나 좀 더 확장성 질병의 경우 &/혹은 기간 단축(예를들어 12개월로)을 위해 IA가 치료 초기단계에 추가 될 수도 있다.	
XDR-TB에 대해서는 MMWR 56:250, 2007; NEJM 359:563, 2008 참조.	**XDR-TB**	전문가 상담 강력 추천 비고 참조	18–24	치료는 균에 감수성있는 4-6가지 약제투여가 요구된다. 이 약제에는 다수의 2차 치료 약제가 포함. (MMWR 56:250, 2007) 주로 HIV+환자들에게서 사망률 증가. 결핵균에 감수성이 있는 4또는 5 또는 그 이상의 약물요법을 채택할 경우, HIV+가 아닌 환자에게 있어 외래환자 치료로 치유될 가능성 있음(NEJM 359:563, 2008; CID 47:496, 2008). 성공적 객담 배양 전환은 FQ와 kanamycin에 대한 초기 감수성과 상호관련이 있다(CID 46:42, 2008). 옵션으로 Bedaquiline과 Linezolid이 있다.	

약어는 2쪽 참조. *투여량(dosage)은 성인용(그렇지 않은 경우, 다르게 표시)이고 정상적인 신장기능을 한다는 가정하에 정해짐. † DOT = 직접 관찰 치료(directly observed therapy)

원인균/질병; 다양한 환경	권장 치료법		해설
	초기치료	치료 유지기(in vitro 감수성 결과가 알려진 경우)	
III. Mycobacterium tuberculosis (계속)			
B. 폐외 결핵 스테로이드: 비고 참조	INH + RIF (또는 RFB) + PZA + EMB 24시간 마다 2개월	INH + RIF(또는 RFB)	IDSA는 림프절, 흉막, 심장막염, 파종성 질환, 비뇨기계, 복막 결핵의 경우, 6개월 권장; 뼈와 관절의 경우는 6 – 9개월; CNS(수막포함) 결핵의 경우 9 – 12개월. 수막 결핵인 경우에만 부신피질 **스테로이드** "강력추천"(NEJM 371:1121 & 1155, 2014)
	INH를 포함한 치료방법에서 pyridoxine 25 – 50 mg 24시간 마다 경구투약을 처방하는 경우도 있음		
C. 결핵 수막염 임상적 양상과 치료에 대한 중요 요약(스테로이드 포함): CMR 21:243, 2008, 또한 J Infect 59:167, 2009)	INH + RIF(또는 EMB) + PZA + prednisone 60 mg/day 4주, 이어서 30 mg/day 4주, 이어서 15 mg/day 2주, 이어서 5 mg/day 1주.	**INH와 RIF에** 대한 감수성이 확실한 경우 **EMB는** 생략할 수도 있다. 2개월 후 PZA를 D/C할 수 있다. 총 12개월 치료. CSF 약제 투과는 96쪽 〈표 9〉 참조. 1차 치료방법 **INH + RIF + SM + PZA도** 심지어 INH 내성 병원체를 가진 환자에게도 효과적.	**1차 치료에 흔히 3가지 약제 추천; 저자들은 4가지 선호**(J Infect 59:167, 2009). MDR TB감염은 사망률과 질병률을 증가시킴. 덱사메타손(1개월간)이 합병증은 낮추고 생존률은 높이는 것으로 보임(NEJM 351:1741, 2004). 조기에 시작했다면 FQ(Levo, Gati, CIP)가 유용할 수 있음.
D. 임신중 결핵	INH + RIF + EMB 9개월	독성 때문에 EMB 대신 SM을 사용해서는 안된다. AMK, capreomycin, kanamycin, FQ도 금기. PZA 추천하지 않음. PZA는 몇몇 US 지역에서 사용되고 있는데, 유해 사건 보고 없음. 모유 수유를 못하게 해서는 안된다. 1차 치료방법에 PZA가 포함되어 있지 않으면, 최소 치료 지속기간은 9개월. pyridoxine 25 mg/day 투약.	
E. 치료 실패 또는 재발: 보통 저순응도 또는 내성 병원체 또는 치료량 보다 적은 용량 투여 때문(CID 55:169, 2012)	직접관찰 치료(DOT). 감수성 확인(151쪽 section III, A와 위에 해설 참조)	5 – 6개월 후 객담배양 양성인 환자 = 치료실패. 실패 원인은 비순응 또는 내성. 1차 분리주의 감수성을 확실히 하고 현재 분리주의 첫 번째와 두 번째 치료약제들에 대한 감수성 자료를 구한다. 비순응은 자주 있으므로 DOT 실시. 분리주가 내성을 보이면 치료방법을 수정해서 적어도 2가지(3가지가 더 바람직)새로운 활성 약제, 가능하다면 전에 환자들이 투약받지 않은 약제를 포함시킨다. MDR – TB환자들은 보통 성공적인 치료 12주 이내에 객담이 전환(convert).	
F. HIV감염, 또는 AIDS – 폐 또는 폐외	INH + RIF(또는 RFB) + PZA 24시간 마다 2개월	INH + RIF(또는 RFB) 24시간 마다 4개월(총 6개월). 반응 지연, cavitary 질병 환자에게는 최대 9개월까지 치료.	1. 항레트로바이러스 약제(nevirapine, etravirine, rilpivirine; maraviroc, elvitegravir(4개 약제 복합 Stribild®에 포함된 integrase 억제제), 모든 HIV 단백분해 효소 억제제)와 RIF의 복합처방은 비추천. 그 대신에 RFB사용. 2. RIF는 efavirenz와 함께 복합처방도 가능; 뉴클레오시드 역 전사효소 억제제. RIF를 raltegravir과 복합처방하는 것은 최선으로 피해야함(그 대신에 RFB사용) 그러나 필요하다면, raltegravir 투여량을 800 mg 12시간 간격으로 증가: RIF + dolutegravir 50 mg 1일 2회 오케이. 3. wkly 또는 biwkly(1주 또는 2주 간격) 치료를 받은 환자중 낮은 CD4 세포수를 가진 환자는 RIF나 RFB 내성 발현 가능성 때문에 일일 투약(선호) 또는 최소 주 3회 투약(이 경우 실패 확률이 더 높음)이 1차 처방과 치료 유지기에서 권장됨. 4. 임상적 그리고 세균학적 반응은 HIV 음성 환자와 유사 5. 약제 감수성 균주의 경우 치료 후 억제 요법은 불필요.
	INH를 포함하는 치료방법에서 24시간 마다 pyridoxine 50 mg 경구투약 추가		
수반되는 단백분해 효소 억제제(PI) 치료	INH 300 mg 24시간 마다 + RFB(150 mg 24시간 마다 또는 300 mg 주 2회) + EMB 15 mg/kg 24시간 마다 + PZA 25 mg/kg 24시간 마다 2개월; 그리고나서 INH +RFB 4개월(최대 7개월까지)	INH + RFB 4개월(느린 반응, 공동성 질병 환자에게는 7개월)	rifamycin은 시토크롬 CYP 450 효소를 유도하고(RIF > RFP > RFB) 동시에 투약된 환자들의 혈청 수치를 감소시킨다. 역으로 환자들은 CYP450을 억제시키고 RFP와 RFB의 혈청 수치를 증가시킨다. RFB의 투여량이 감소되지 않으면 독성이 상승한다.
	대안: **INH + FQ + PZA + EMB**, 2개월	**INH + FQ + PZA** 10개월 추가(반응지연의 경우 최대 16개월)	levo 500 mg 24시간 마다, 또는 moxi 400 mg 24시간 마다중의 한가지 FQ. 어떤 PI 치료방법이든지 함께 사용가능.

약어는 2쪽 참조. *투여량(dosage)은 성인용(그렇지 않은 경우, 다르게 표시)이고 정상적인 신장기능을 한다는 가정하에 정해짐. † DOT = 직접 관찰 치료(directly observed therapy)

그림 1. 배양액 테스트 결과 대기 중 활동결핵(active tuberculosis) 저위험군 또는 고위험군 환자 치료 알고리즘[MMWR 52(RR－qq):1에서 요약발췌 2003]

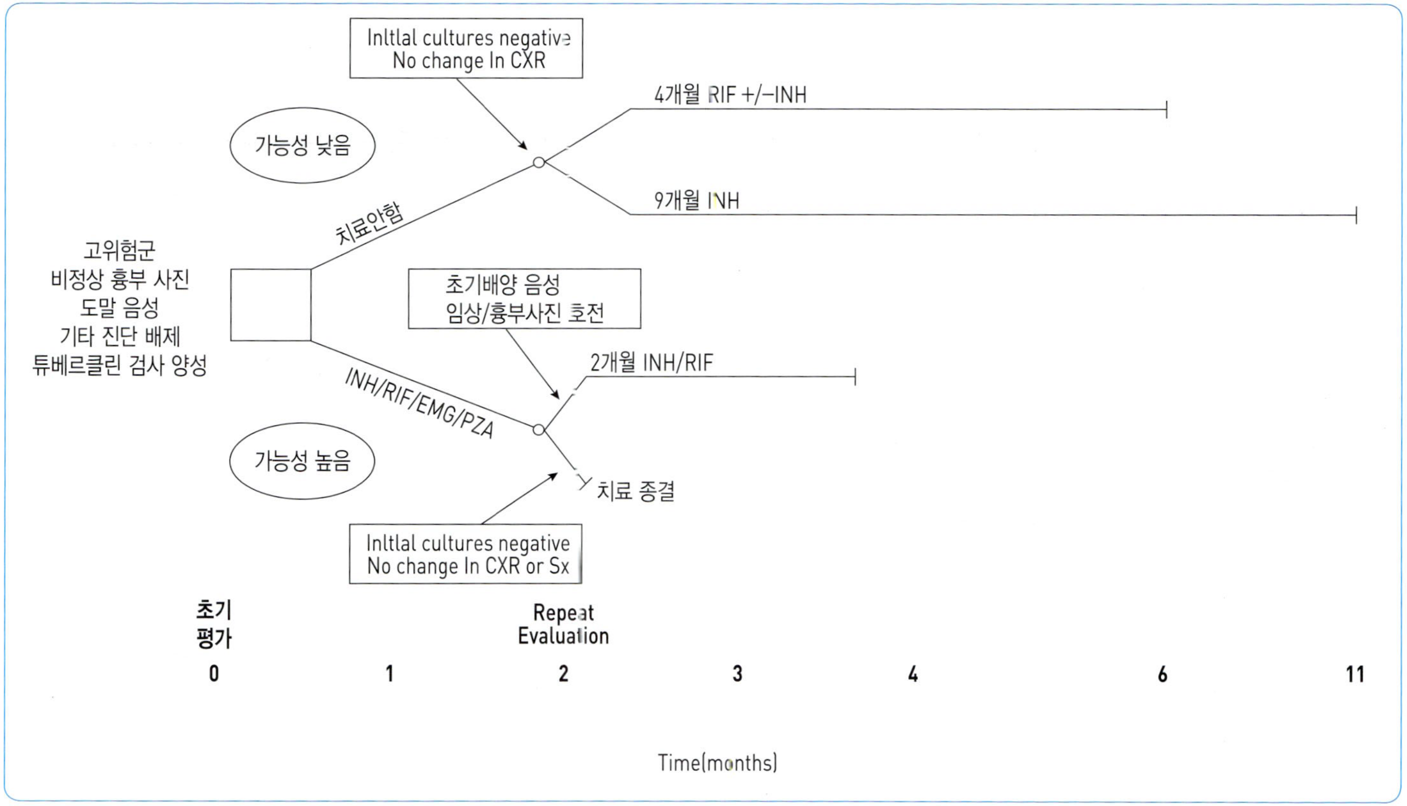

활동성 결핵 고위험 환자는 배양 결과 대기 기간 동안 4 종류의 결핵약을 처방하여 치료해야 한다. 배양 결과가 음성이고 증상과 CXR에 변화가 없으면, 4종류의 약을 처방하는 치료법은 중지해도 되며 더 이상 치료는 불필요하다. 배양 결과가 음성이고 임상적 또는 CXR에 상태 호전이 관찰될 경우, 2달간 INH/RIF 치료를 지속한다. 활동성 결핵 저위험 환자에 대하여서는 배양 결과가 음성일 때 LTBI 치료를 시작한다.

약어는 2쪽 참조. *투여량(dosage)은 성인용(그렇지 않은 경우, 다르게 표시)이고 정상적인 신장기능을 한다는 가정하에 정해짐. †DOT = 직접 관찰 치료(directly observed therapy)

그림 2. [MMWR 52(RR－11):1,2003에서 수정 됨]

결핵 치료 알고리즘

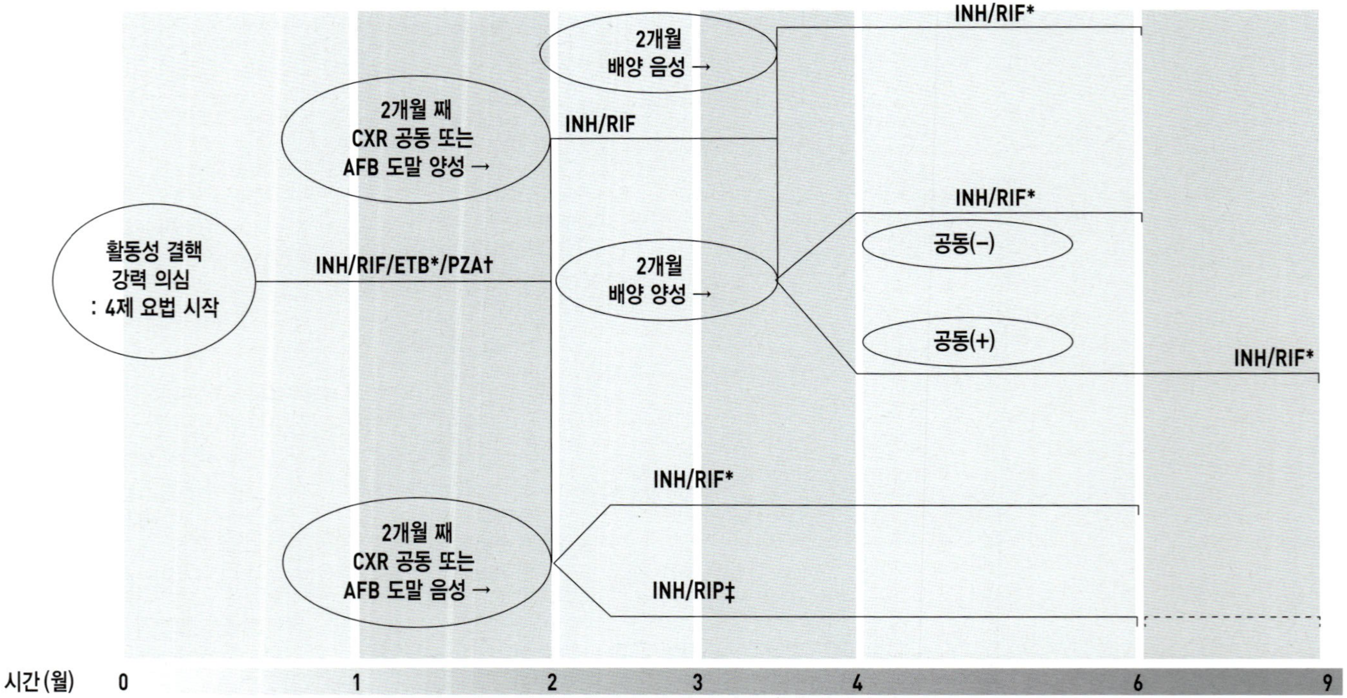

HIV감염 & CD4 세포 수 < 100/mcL 환자의 경우 4－7개월 간 매일 또는 주당 3회 Isoniazid (INH) + Rifampin (RIF).
HIV 음성 환자가 1일 INH/RIF 투여를 한다면 주당 3회 또는 2회.

* 약제감수성 결과 약제에 대한 내성이 발견되지 않으면 2개월 이내에 EMB를 투약중지 할 수 있다.

† 4달이 지나고 PZA 투약을 중지 할 수 있다(56회 투약)

‡ 주당 1회 INH/RFP; 결핵에 감염된 HIV감염 환자 또는 폐외 결핵 환자에게 사용 금지. 2개월 째에 배양 양성일 경우 9개월까지 계속 치료해야 한다.

원인균/질병	다양한 상황	권장 치료방법 1차/대체		해설
IV. 비결핵마이코박테리아(Nontuberculous Mycobacteria; NTM) (ATS Consensus: AJRCCM 175:367, 2007; EID 17:506, 2011)				
A. M. bovis		2달간 **INH + RIF + EMB**, 이후 7달간 INH + RIF		M. tuberculosis 복합체는 M. bovis를 포함한다. MTB에 효과적인 치료법(PZA를 사용하는 치료법 제외)은 M. bovis 치료에도 효과적일 것으로 보인다. **모든 분리주는 PZA 내성이다.** 격리는 필요하지 않다. 미국 국가 안팎에서 태어난 히스패닉계 환자들은 폐외 질환의 발병률이 증가하고 있다(CID 47:168, 2008; EID 14:909, 2008; EID 17:457, 2011).
B. Bacillus Calmette – Guerin(BCG) (M. bovis에서 유래)	12 – 24시간 동안 38.5도 초과하는 열만 나는 경우	3개월간 **INH** 300 mg 24시간 마다 1회.		표재성 방광암(superficial bladder tumors)과 상피암종(carcinoma)에는 방광 내 BCG 주입이 효과적임. 패혈증의 경우 초기에는 prednisolone을 보조적으로 처방. 또한 RFB, CIP, oflox, levo, moxi, streptomycin, amikacin, capreomycin에 감수성 있음(AAC 53:316, 2009). BCG는 HIV 감염된 소아에서 국소적인 림프절염 또는 폐 질환을 유발할 가능성 있음(CID 37:1226, 2003). PZA에 내성.
	전신 질환 또는 패혈증	M. bovis와 동일		
C. M. avium – intracellulare complex(MAC, MAI, 또는 Battery bacillus) ATS/IDSA Consensus statement: AJRCCM 175:367, 2007; AIDS 환자 치료에 관한 최신 CDC 권장사항은 http://aidsinfo.nih.gov/guidelines/html/4/adult – and – adolescent – oi – prevention – and – treatment – guidelines/0	**면역 기능이 정상인 사람**			투여량과 치료 기간에 대한 세부사항은 AJRCCM 175:367, 2007 을 참조. 공동성 질환, 이전에 치료를 받은 환자, 중증 환자의 경우 간헐적 치료(1주일에 3회) 금지. 일차적인 미생물학적 치료 목표는 객담 배양이 12월간 음성 판정이 되는 것임. **"전형적인" MAC 폐질환**: 50 – 75세 남성, 흡연자, COPD. 온수 욕조 사용과 관련 가능성(Clin Chest Med 23:675, 2002). **"신형" 폐 MAC 폐질환**: 30 – 70세 여성, 척추 측만증(scoliosis), 승모판탈출증, 기관지 확장증, 함몰흉("Lady Windermere syndrome") 그리고 여성 고령 섬유결절성 질환 환자(EID 16:1576, 2010). 인터페론 감마 결핍증과도 연관이 있을 가능성. 면역 기능이 정상인 소아의 경부안면 림프절염(국소)에서는, 외과 적출술이 약물요법과 유사한 효과(CID 44:1057, 2007). Moxifloxacin과 gatifloxacin, in vitro & in vivo에서 모두 활성(AAC 51:4071, 2007)
	결절/ 기관지(bronchiectatic) 질병	[**Clarithro** 1000 mg 또는 **azithro** 500 mg] 1주일에 3회 + **EMb** 25 mg/kg 1주일에 3회 + [**RIF** 600 mg 또는 **RFB** 300 mg] 1주일에 3회		
	공동성병변병 또는 심한 결절/기관지확장증 [1일 **Clarithro** 500 – 1000 mg(또는 더 낮은 농도)	체중 50 kg 미만인 경우 투약량 또는 **azithro** 1일 250 mg] + **EMB** 1일 15 mg/kg + [**RIF** 1일 600 mg 또는 **RFB** 1일 150 – 300 mg] ± [**strep** 또는 **AMK**		
	HIV감염: 일차적 예방화학요법 – CD4 < 50 – 100/§§. ART 치료로 CD4 > 100/§§ 이상이 될 때까지 투약 중지.	매주 **Azithro** 1200 mg 경구복용 또는 1일 2회 **Clarithro** 경구복용	**RFB** q24h 300 mg 경구 복용 또는 매주 **Azithro** 1,200 mg 경구 복용 + RIF q24h 300 mg 경구 복용	**약제 상호작용이 많음.** 260쪽 〈표 22〉를 참조. Clarithro 예방화학요법 환자 중 29 – 58%와 azithro 예방화학요법 환자 중 11%가 약제 내성 MAI 질환 보임. RFB 예방화학요법의 경우 아직 관찰되지 않음. 극도로 낮은 CD4수치를 보이는 환자일수록 치료 초반에 Clarithro 내성이 생길 가능성이 높음. 활동성 결핵이 없는지 확인요망; 예방목적으로 사용된 RFB가 rifamycin – 내성 MTB를 선별적으로 키울 수 있음.
	치료 추정 진단 또는 혈액, 골수, 간과 같은 무균성 체액 배양 양성	**Clarithro** 500 mg* 하루 2회 경구 복용 + **EMB** 1일 15 mg/kg ± **RFB** 300 mg q24h 300 mg 경구복용(투여량 조절) ***clari 과다하게 투여할 경우 사망률이 증가할 수 있음.**	**Azithro** 1일 500 mg 경구투여 + **EMB** 1일 15 mg/kg +/– **RFB** 매일 300 – 450 mg 경구투여	약제간 상호작용이 있으므로 RFB투여량 필요에 따라 조정. 중증 면역 억제(CD4 + count < 50 cells/ul), 높은 마이코박테리아 균수(> 2 log CFU/ml 혈액), 또는 효과적인 ART가 없는 환자의 경우, 제3, 제 4의 약제를 추가할 것을 고려할 필요 있음: 매일 AMK 10 – 15 mg/kg 정맥주사; 매일 Strep 1 gm 정맥주사 또는 근주; CIP 500 – 750 mg 1일 2회 경구 투약; Levo 500 mg 1일 2회 경구 투약; Moxi 400 mg 매일 경구 투약. clarithromycin과 corticosteroid에 대한 감수성 검사 권함. IRIS의 경우 단기(4 – 8주) 전신적으로 corticosteroid(20 – 40 mg의 prednisone에 해당하는 양)가 사용될 수 있음

약어는 2쪽 참조. *투여량(dosage)은 성인용(그렇지 않은 경우, 다르게 표시)이고 정상적인 신장기능을 한다는 가정하에 정해짐. † DOT = 직접 관찰 치료(directly observed therapy)

〈표 12A〉 항상균 감염 치료

원인균/질병	다양한 상황	권장 치료방법 1차/대체		해설
IV. 비결핵마이코박테리아(Nontuberculous Mycobacteria; NTM) (계속)				
C. M. avium-intracellulare complex	**치료 후 만성 억제요법-2차 예방 화학요법**	**항상 필요함. (Clarithro 또는 azithro)+EMB** 15 mg/kg/day(투여량은 위에 있음)	**Clarithro** 또는 **azithro** 또는 **RFB**(투여량은 위에 있음)	만성적 억제요법을 하지 않으면, 재발은 거의 보편적으로 나타남. ART에 대한 반응으로 MAC 질병의 표지나 징후가 없고, 이 상태가 6개월 넘게 지속되고 CD4 세포 수 > 100 cell/ul인 경우 중단할 수 있음.
D. Mycobacterium celatum	치료; 최적의 치료방법은 미정	**clarithro FQ**에 감수성 있을 수 있음. MAC과 동일하게 치료		AIDS환자의 폐병변과 혈액으로 부터 분리. M xanopi(그리고 MAC)와 쉽게 혼동.
E. Mycobacterium abscessus Mycobacterium chelonae	치료; 수술적 절개는 피하 농양에서의 clarithro 치료 효과를 증진시키며 주된 보조법. M. abscessus 폐질환에서 수술의 역할에 관해서는 CID 52:565, 2011 참조 치료; 수술적 절개는 피하 농양에서의 clarithro 치료 효과를 증진시키며 주된 보조법. M abscessus 폐질환에서 수술의 역할에 관해서는 CID 52:565, 2011 참조	피부: **Clarithro** 500 mg 1일 2회 6개월 경구투약. 폐/파종성: 2 또는 3 IV drugs(감수성 검사 낼 것) (Amikacin, IMP, Cefoxitin, Tigecycline). Clarithro 내성 유도에 유의. 피부: **Clarithro** 500 mg 1일 2회 6개월 경구투약. 폐/파종성: 2 또는 3 IV drugs(감수성 검사 낼 것) (Amikacin, IMP, Cefoxitin, Tigecycline). Clarithro 내성 유도에 유의.		M abscessus는 in vitro에서, AMK(70%), clarithro(95%), cefoxitin(70%), CLO, cefmetazole, RFB, IMP, azithro, CIP, doxy, mino, tigecycline 에 대해 감수성 있음(CID 42:1756, 2006; JIC 15:46, 2009). M abscessus 분리주 1개는 질병과 종종 무관함. clarithro에 내성 균주 발견됨. 동물 모델에서, cefoxitin & tigecycline은 활성을 보임(JID 209:905, 2014). M chelonae는 AMK(80%), clarithro, azithro, tobramycin(100%), IMP(60%), moxifloxacin에 감수성(susceptible) (AAC 46:3283, 2002), CIP, mino, doxy, linezolid(94%)에 감수성(CID 42:1756, 2006) cefoxitin, FQ에는 저항. tigecycline은 in vitro에서 고도로 활성적이고, 병합적 치료방법은 M chelonae 감염에 대한 성공적 구제요법으로 사용(J Antimicro Chemother 69:1945, 2014).
F. Mycobacterium fortuitum	치료; 최적의 치료방법은 미정. 감염된 부위의 수술적 절개	2-6주간 **AMK+cefoxitin+probenecid** 치료, 그 후, **TMP-SMX** 또는 **doxy를** 2-6개월 경구 투약. 2가지 감수성 약제로 6-12개월 경구 치료로 대개 치료에 반응함.		**모든 표준 항결핵 약제에 내성.** in vitro에서 doxycycline, minocycline, cefoxitin, IMP, AMK, TMP-SMX, CIP, oflox, azithro,, clarithro, linezolid, tigecycline에 감수성(Clin Micro Rev 15:716, 2002), 그러나 몇몇 균주는 aziyjthromycin, rifabutin에 내성. M fortuitum의 폐질환의 경우, 객담 배양이 12개월 동안 음성으로 나올 때까지, in vitro에서 감수성이 있는 약제 중 적어도 2가지 사용해서 치료(AJRCCM 175:367, 2007).
G. Mycobacterium haemophilum	치료방법 미정. 동물모델에서, **clarithro+rifabutin** 효과적. **CIP+RFB+clarithro**의 복합이 효과적인 것으로 보고됨. 그러나 임상 경험은 제한적(CID 52:488, 2011). 괴사조직의 수술적 제거 필요.			임상: 소아-궤양 형성 피부 병변, 윤활막염, 골수염, 경부-안면부 림프절염. 영구 눈썹 화장과 관련(CID 52:488, 2011). 검사실: 분리용 영양 보급 배지 필요. in vitro에서 CIP, cycloserine, rifabutin, moxifloxacin에 감수성. INH, RIF, EMB, PZA에 1/2 이상에서 내성 보임. 면역이 정상인 소아에서 발생한 국소적 경부-안면부 림프절염의 경우, 수술적 절제(CID 44:1057, 2007), 또는 주의 관찰(CID 52:180, 2011)로 화학요법과 동등한 효과 보임.
H. Mycobacterium genavense	2개 이상의 약제: **Clarithro, EMB, RFB; 대체제로서 CLO, Amikacin**, Moxifloxacin			CD4 < 50의 AIDS 환자와 비 HIV 중 중증 면역저하자. 종설: Clin Microbiol Infect 19:432, 2013
I. Mycobacterium gordonae	치료법 미확정, **RIF+EMB+KM 또는 CIP(또는** linezolid AJRCCM 175:367, 2007)고려			질병 무관 집락균이 흔함. In vitro: EMB, RIF, AMK, CIP, clarithro, linezolid에 감수성. INH에 내성. 외과 절제.

약어는 2쪽 참조. *투여량(dosage)은 성인용(그렇지 않은 경우, 다르게 표시)이고 정상적인 신장기능을 한다는 가정하에 정해짐. †DOT = 직접 관찰 치료(directly observed therapy)

원인균/질병	다양한 상황	권장 치료방법 1차/대체	해설
IV. 비결핵마이코박테리아(Nontuberculous Mycobacteria) (NTM) (계속)			
J. Mycobacterium kansaii	Q24h po: **INH**(300 mg) + **RIF**(600 mg) + **EMB**(25 mg/kg × 2개월, 그 후 15 mg/kg). 18개월로 처방. 객담 배양 음성 시까지 × 12개월; HIV+ 환자의 경우 15 개월) (해설 참조)	**RIF** 내성 세균의 경우: (**INH** 900 mg + **pyridoxine** 50 mg + **EMB** 25 mg/kg) po q24h + Sulfamethoxazole 1000 mg tid(**sulfamethoxazole** 선택이 불가할 경우, 두배 용량(2DS)의 **TMP-SMX** 알약을 포함) (320 mg **TMP**와 1,600 mg SMX) bid 또는 **Clarithromycin** 500 mg po bid 또는 **Moxifloxacin** 400 mg po 1회/일. 12-15개월로 치료하거나 배양 검사 결과, 음성으로 판정된 가래의 경우 12-15개월로 치료	**모든 동정균은 PZA에 내성.** In vitro에서 linezolid에 고도 감수성(AAC 47:1736, 2003) clarithro 와 moxifloxacin에고도 감수성(JAC 55:950, 2005). 만약 HIV+ 환자가 단백분해효소 억제제를 복용하는 경우, RIF를 clarithro(500 mg bid) 또는 RFB(150 mg/일)로 대체. INH에 감수성 있으므로, INH에 대한 감수성이 다양하게 나타나므로, INH 대신 clarithro로 대체. Clarithro에 대한 내성 보고됨. 됨.
K. Mycobacterium marinum	외과 절개(incision) 후 1-2개월 동안 두가지 활성 약제: **Clarithro** 500 mg bid + **EMB**의 25 mg/kg, q24h 또는 **RIF** 600 mg q24h + **EMB** 25 mg/kg q24h 외과 절제(excision).		심부 조직 감염을 고려할 때, 세 가지 약제 Rifampin 600 mg q24h + [Minocycline 100-200 mg q24h 또는 Doxycycline 100-200 mg q24h] + Clarithromycin 500 mg bid 병합. 병변이 미미할 경우, 단일약제 치료를 고려: Minocycline 100-200 mg q24h 또는 Doxycycline 100-200 mg q24h 또는 TMP-SMX 160/800 mg po bid.
L. Mycobacterium scrofulaceum	외과 절제. 약제는 거의 필요없음. 치료법은 미확정이나, **clarithro + CLO(EMB 추가 가능). INH, RIF, strep + cycloserine** 또한 사용되어 옴.		In vitro에서 INH, RIF, EMB, PZA, AMK, CIP에 내성. clarithro, strep, erythromycin에 감수성.
M. Mycobacterium simiae	치료법은 미확정. 파종성 MAC의 경우 4개 약제로 시작.		대부분의 분리주는 모든 1차 항결핵약제에 내성. 분리주는 임상적으로 종종 중요하지 않음.
N. Mycobacterium ulcerans (Buruli 궤양)	WHO는 8주 동안 **RIF + SM**을 권장. WHO는 대안으로 **RIF + CIP** 추천(CMN 31:119, 2009)		In vitro에서 RIF, strep, CLO, clarithro, CIP, oflox, amikacin, moxi, linezolid에 감수성. 호주 가이드라인(MJA 200 : 267, 2014)은 RIF + Clarithro 또는 RIF + FQ(moxifloxacin 또는 CIP) 경구 병합 요법 권장. 바로 치료적 수술하지 않고, 항성제 내성이 발생하거나, 괴사성 조직을 제거하기 위해서 또는 조직의 큰 결손이 있을 때 까지 미룬다.
O. Mycobacterium xenopi	치료법은 미확정. **Clarithro** 500 mg bid + **RIF** 600 mg 또는 **Rifabutin** 300 mg + **EMB** 15 mg/kg 1회/일 + **INH** 300 mg 1회/일		In vitro에서, clarithro와 많은 표준 항마이코박테리아성 약물에 감수성. MOXI가 In vitro에서 활성이 있어서 대안이 될 수 있음.
V. Mycobacterium leprae 나병(Leprosy) 분류: CID 44:1096, 2007. 개요: Lancet ID 11:464, 2011	2가지 치료법 권장: 미국[National Hansen's Disease Program NHDP), Baton Rouge, LA]의 권장과 WHO의 권장. 두개 모두 전문 권장 안에 기반 되어 있으며 양쪽 모두 임상 시험을 실시하지 않음.		

약어는 2쪽 참조. *투여량(dosage)은 성인용(그렇지 않은 경우, 다르게 표시)이고 정상적인 신장기능을 한다는 가정하에 정해짐. † DOT = 직접 관찰 치료(directly observed therapy)

질병형	NHDP 요법	WHO 요법	해설
희균형(paucibacillary): **(중간, 결핵성, 경계 결핵성)** **(Intermediate, Tuberculoid, Borderline tuberculoid)**	(**Dapsone** 1일 100 mg + **RIF** 1일 600 mg 경구 투여) × 12개월	Dapsone 1일 100 mg(감독없이) + RIF 1달에 1회 600 mg(감독하) × 6개월	전체 부작용 0.4%
단일병변, 균이 드문 형	희균나병(paucibacillary leprosy)과 동일하게 12개월 치료		
다균형(multibacillary): **경계성(borderline)** **경계성 나병종(borderline lepromatous)** **나병종(lepromatous)** 나성결절홍반(Erythema nodosum leprosum)은 해설 참조. 리뷰: Lancet 363:1209, 2004	(Dapsone 1일 100 mg + CLO 1일 50 mg + RIF 1일 600 mg) × 24개월 대체요법: CLO가 금지되어 있거나 판매 중이지 않다면, (Dapsone 1일 100 mg + RIF 1일 600 mg + Minocycline 1일 100 mg) × 24개월.	[(Dapsone 1일 100 mg(감독없이) + CLO 1일 50 mg(감독없이) + RIF 600 mg + CLO 1달에 1회 300 mg(감독하)] × 12개월.	부작용 발생률 총 5.1%. 나성결절홍반: prednisone 1일 60 – 80 mg 또는 thalidomide 1일 100–400 mg. 미국 내 thalidomide 구매처 1 – 800 – 4 – CELGENE. Thalidomide의 약효는 뛰어나지만 독성이 있을 가능성 때문에 WHO는 인정하지 않는다. 하지만 나성결절홍반 전문가 대부분은 엄격한 감독하에 투약하면 하나의 방법이 됨. CLO(Clofazimine) IND protocol로 NHDP에서 구매 가능. 연락처: 1 – 800 – 642 – 2477. CLO 대체 약품으로 Ethionamide(250 mg q24h) 또는 prothionamide (375 mg q24h) 투여 가능. 위에 나열된 표준요법에 내성이 있는 경우 Etanercept가 효과 있음(CID 52:e133, 2011). Clarithro, minocycline, dapsone 단일요법을 포함하는 치료법은 내성발생 때문에 폐기(CID52:e127, 2011). 하지만 이전에 dapsone 단일요법을 받은 고령 환자의 경우 여생 동안 치료를 이어가도 된다. In vitro에서 moxi에 고도 감수성을 보요 신속한 임상 반응을 보일 수 있음(AAC 52:3113, 2008)

약어는 2쪽 참조. *투여량(dosage)은 성인용(그렇지 않은 경우, 다르게 표시)이고 정상적인 신장기능을 한다는 가정하에 정해짐. † DOT = 직접 관찰 치료(directly observed therapy)

〈표 12B〉 항마이코박테리아 약물의 용량과 부작용

약제(상표명)[1]	일반 복용량*	ROUTE/1° 약물 내성(RES) US[2§]	부작용, 독성과 주의사항	감시 사항
1차 약물				
Ethambutol (Myambutol) (100, 400 mg tab)	2개월 동안 25 mg/kg/일, 그 후엔 1회 투여량을 15 mg/kg/일 q24h으로 변경. (단백질 결합 < 10%)	RES: 0.3%(0－0.7%) po 400 mg 1정	**시력 저하,** 중심 암점, 녹색과 붉은 색 인식력 손실이 나타나는 시신경염; 말초 신경 병증과 두통(~1%), 발진(드묾), 관절통(드묾), 고요 산혈증(드묾). 아나필락시스 양반응(드묾). 해설: 주로 내성억제에 사용됨. M. avium의 외부 세포막을 다른 약물의↑활동으로 방해.	월간 시력과 붉은색/녹색 1회 투여량 15 mg/kg/일 이상. 10% 이상의 손실은 매우 심각함. 약물을 중단하는 경우 일반적으로 가역적임.
Isoniazid(INH) (Nydrazid, Laniazid, Teebaconin) (50, 100, 300 mg tab)	Q24h 1회 투여량: 5－10 mg/kg/일 부터 300 mg/일 까지 1회 투여량으로 함. 2×/주 투여량: 15 mg/kg(최대 1회 투여량 900 mg) (단백질 결합 < 10%) (세포 내/외 유기체 살균) 알콜중독자, 임신부나 영양실조 환자는 pyridoxine 추가.	RES: 4.1%(2.6－8.5%) po 300 mg 1정 근육주사 10 mL에 100 mg/mL (IV route는 FDA 승인을 받지 않았지만 사용되어 왔으며 특히 AIDS에 사용됨)	전체의 ~1%, 간: **간염(Hep)** (어린이의 경우 감염률 10 % 가벼운 ↑SGOT, 꾸준한 처방으로 정상화되며, 20세 이하의 연령에선 감염자가 드묾, 20－34세는 1.2%, 50세 이상의 연령 감염률 2.3%) [또한 q24h 알코올 및 이전에 C형 간염(Hep C)에 노출된↑경우(일반적으로 무증상－CID 36:293, 2003)]. 치명적일 수 있음. 전구 증상(prodomal sx), 소변색이 진한 경우 LFTS; SGOT > 3－5x 정상인 경우 중단. **말초간경병증**(6 mg/kg/일에 17%, 300 mg은 적게, 느린 acetylators에 발생수↑). **pyridoxine 10 mg q24h**가 발생수를 감소. 다른 신경 학적 후유증, 경련, 시신경염, 독성 뇌 질환, 정신병, 근육 경련, 현기증, 혼수 상태(모두 드묾); 알레르기 성 피부 발진, 발열, 약한 disulfiram 유사 반응, flushing after Swiss cheese; 혈액 이상(드묾); ＝항핵(20%). 일반적인 **약물－약물 상호** 작용은 〈표 22〉를 참조.	간 기능 사전처방(피로, 쇠약, 권태감, 식욕 부진, 오심 또는 구토)의 증상이 나타나면 3일 이상 반복(AJRCCM(152): 1705, 1995). 특히 나이가 50세 이상일 경우 2, 4, 6개월의 SGOT을 추천, 한 달에 한번 임상 평가 실시
Pyrazinamide (500 mg tab)	25 mg/kg/일(최대 2.5 gm/일) q24h 1회 투여량 [세포 외와 세포 내 유기체에 살균]	po 500 mg 1정	관절통, 고요 산혈증(증상이 관찰되기도 하고 안되기도 함), 간염(hepatitis－권장 용량을 초과하지 않을 경우 2% 이하), 위장자극, 광과민성－드묾.	간 기능 사전처방, 월 간 SGOT, 요산. 통풍성 발작 증상(symptomatic gouty attack)이 발생하는 경우 혈청 요산을 측정.
Rifamate®－ combination tablet	1회 투여량 알약 2알 q24h	po(식사 1시간 전)	INH 150 mg과 RIF 300 mg을 포함한 알약 1정	개별 약물과 마찬가지로 검사
Rifampin (Rifadin, Rimactane, Rifocin) (100, 300, 450, 600 mg)	1회 투여량으로 10.0 mg/kg/일부터 600 mg/일 q24h까지(60－90% 단백질 결합) (모든 유기체 살균)	RES: 0.2%(0－0.3%) po 300 mg cap (IV 유효, Merrell－Dow)	INH/RIF dc'd은 독성의 ~3% 이내 : 위장 자극, 항생제 관련 대장염, 약물 열(1%), 피부 발진을 동반한 또는 동반하지 않은 가려움증(1%), HIV+ 환자의 아나필락시스양 반응, 정신 혼란, 혈소판 감소증(1%), 백혈구 감소증(1%), 용혈성 빈혈, **간 기능의 일시적인 이상.** RIF를 불규칙하게 투여하거나 q24h 투여량을 처방없이 기간에 간격을 두고 투여할 경우 **"독감 증후군"**(발열, 오한, 두통, 뼈 통증, 호흡 곤란)을 보임. **소변, 눈물, 땀, 주황/갈색의 콘택트 렌즈 변색.** 약물로 홍반 루푸스를 일으킬 수 있음(LN 349 : 1521, 1977)	간 기능 사전처방, 증상이있는 경우 반복. **중요한 약물－약물 상호 작용**은 〈표 22〉를 참조.

1) 해설: 에이즈 병증 환자한테 antimycobacterial 약물의 흡수 장애 발생 가능. 부작용 검토는 AJRCCM 167:1472, 2003 참조.
2) RES = M. tuberculosis의 내성률 %

약어는 2쪽 참조. * 모든 권장용량은 성인에 대한 것(달리 적시한 경우를 제외하고)이며, 신기능이 정상인 것으로 가정한 것. † DOT = 직접 관찰 치료(directly observed therapy)
§ 평균(범위) (히스패닉, 아시아인, 그리고 10세 이하의 환자가 더 높음)

〈표 12B〉 항마이코박테리아 약물의 용량과 부작용

약제(상표명)[1]	일반 복용량*	ROUTE/1° 약물 내성(RES) US[2§]	부작용, 독성과 주의사항	감시 사항
1차 약물 (계속)				
Rifater®– combination tablet (See Side–Effects)	Wt ≥ 55 kg, 1회 투여량 6정 q24h	po(식사 1시간 전)	INH 50 mg, RIF 120 mg, PZA 300 mg을 포함한 알약 1정. 첫 2개월 간 처방. 투약의 편리함을 목적으로 하고, 탄성↑(AnIM 122: 951, 1995) 가격이 1.58 더 비쌈. 부작용 = 개별 약물.	개별 약물과 마찬가지로, PZA 25 mg/kg로 함.
Streptomycin (IV/IM sol'n)	근육주사 15 mg/kg q24h, 60–90일 동안 0.75–1.0 gm/일, 그 후엔 1회 투여량으로 1.0 gm 2–3회/1주(15 mg/kg/일) q24h	RES: 3.9%(2.7–7.6%) 근육주사 (또는 IV)	총 8%. **이독성;** 전정 기능 장애(현기증), 감각 이상; 현기증 및 메스꺼움(일주일에 2–3회 복용량을 받는 환자는 모두 덜함), 이명과 고주파 손실(1%); 콩팥독성(nephrotoxicity–드묾), 말초 신경병증(드묾); 알레르기 성 피부 발진(4–5%); 약물 발열. X–Gen 제약, 607–732–4411에서 구할 수 있음. 참조 re: IV–CID 19:1150, 1994. qd vs tid 투여량의 독성이 비슷함(CID 38:1538, 2004).	월간 청력도 검사. 나이가 많은 환자의 경우, 초기에 혈청 또는 BUN 처방. 환자가 안정적일 경우 매주 검사 실시.
2차 선택약제(1차 약제보다 사용이 어렵고 효과가 적다)				
Amikacin (Amikin) (IV sol'n)	7.5–10.0 mg per kg q24h(세포외 세균에 살균작용)	RES: (est. 0.1%) IM/IV 500 mg vial	참조 〈표 10B〉, 107, 110쪽 qd vs tid 용량의 독성은 유사함(CID 38:1538, 2004).	매달 청력검사. 혈청 크레아티신, BUN은 매주 검사
Bedaquiline(Sirturo) (100 mg tab) Ref: JAC 69:2310, 2014; NEJM 371:723, 2014	Directly observed therapy(DOT): 400 mg 2주 동안 매일 1회, then 200 mg 22주 동안 일주일에 3회 음식과 함께 복용.	교차 대상 없음: 이를 방지하기 위해 항상 병용요법 시행	가장 흔한 부작용: 오심, 구토, 관절통 두통, 고요산 혈증, 간효소 상승. 다른 약과 혼용했기에 이 약의 특이 부작용은 확인 어려움	적당한 QTc를 증가(10–16에서 24주 치료) 췌장염, 근육병증, 심근손상, 중증간독성의 위험성 잠재
Capreomycin sulfate (Capastat sulfate)	1일 1 gm(15 mg per kg 1일) q24h as 1 dose	RES: 0.1%(0–0.9%) IM/IV	신독성(36%), 이독성(auditory 11%), 신경근육차단, 호산구 증가, 백혈구 감소, 피부발진, 발열, 저칼륨증.	매달 청력검사. 격주로 혈청크레아티닌 BUN 검사
Ciprofloxacin (Cipro) (250, 500, 750 mg tab)	750 mg bid	500 mg or 750 mg po IV 200–400 mg vial	사이프로프록삭신의 TB와 FDA의 적응증 확인. 사이프로프록삭신 예상. 혈청 수준 4–6 mcg per mL. 참조 〈표 10A〉 103쪽 & 〈표 10B〉, 108쪽 유해 효과.	None
Clofazimine (Lamprene) (50, 100 mg cap)	50 mg 1일(unsupervised) + 300 mg 1 time 1개월 supervised or 100 mg 1일	50 mg(식사 중)	피부: 색소침착(분홍–갈색 같은 흑색) 75–100%, 마름 20%, 소양 5%. 소화기: 복통 50%(드물게 복강경 필요), 비장 경색(VR), 장폐색(VR), 위장관 출혈(VR). 눈: 결막자극 망막 크리스탈 침착	None
Cycloserine (Seromycin) (250 mg tab)	750–1,000 mg 1일(15 mg per kg 1일) 2–4 doses 1일(세균내외 세균 모두에 정균 작용)	RES: 0.1% (0–0.3%) 250 mg cap	경련, 정신신경증(5–10% of those receiving 1.0 gm 1일); 두통; 기면; 과반사; CSF 단백, 압력상승, 말초신경병. 100 mg pyridoxine(or more) q24h 동시투여. 간질에서 금기.	None

약어는 2쪽 참조. * 모든 권장용량은 성인에 대한 것(달리 적시한 경우를 제외하고)이며, 신기능이 정상인 것으로 가정한 것. † DOT = 직접 관찰 치료(directly observed therapy)
§ 평균(범위) (히스패닉, 아시아인, 그리고 10세 이하의 환자가 더 높음)

약제(상표명)[1]	일반 복용량*	ROUTE/1° 약물 내성(RES) US[2§]	부작용, 독성과 주의사항	감시 사항
2차 선택약제 (계속)				
Dapsone (25, 100 mg tab)	100 mg 1일	100 mg tab	Blood: ↓ hemoglobin(1 – 2 gm) & ↑ retics(2 – 12%), 대부분 환자에서. G6PD결핍증에서 용혈. ↑ hemolysis due 동시투여로 용혈 atazanavir (AAC 56: 1081, 2012). Methemoglobinemia. CNS: 말초신경병증(드묾). 위장관: 오심, 구토. 신장: 알부민요증, 신증후군 1년에 ½환자에서 leprosum 결정성 홍반 발생. 과민증후군 in 0.5 – 3.6%(See Surveillance).	과민증후군: 발열, 발진, 과호산구증, 림프절 병증, 간염, 폐렴, hepatitis, pneumonitis. 유전지 표식자 identified(NEJM 369: 1620, 2013).
Ethionamide (Trecator – SC) (120, 250 mg tab)	500 – 1,000 mg 1일(15 – 20 mg per kg 1일) 분할 1 – 3 doses 1일(세균내외 세균 모두에 정균 작용)	RES: 0.8%(0 – 1.5%) 250 mg tab	위장관 자극(고용량에서 50%이상); 갑상선비대; 말초신경병증(드묾); 경련(드묾); 정동장애(드묾); 당뇨 조절장애; 간염; 발진; 잇몸염증; 유즙증; 월경불순. 식사나 제산제와 함께 투여 50 – 100 mg 피리독신과 동신 투여; 매월 SGOT 검사 태아기형 가능성.	
Linezolid(Zyvox) (600 mg tab, oral suspension 100 mg/mL)	600 mg 하루 한번	PO or IV	FDA 승인 안됨. 고빈도 부작용(4개월 이상 치료 시 80% 이상); 골수 억제, 말초신경병증, 안신경병증. Tyramine 함유 음식, 콩 유래 음식, pseudoephedrine, phenylpropanolamine과 같은 교감신경항진제 병용을 피할 것 MOA 억제제, SSRI 약제 300 mg 보다 600 mg에서 독성 300 mg 요법이나, 4개월 요법, 균배양 음전시 중단법으로 독성을 줄일 것.	매월 한번씩 온혈구 계산과 시력측정 확인. 스크린으로 말초신경병증과 신경검사 확인
Moxifloxacin(Avelox) (400 mg tab)	400 mg qd	400 mg cap	FDA 적응증 아님. moxi의 혈청감소로 rifampin 동시투여(CID 45: 1001, 2007).	None
Ofloxacin(Floxin) (200, 300, 400 mg tab)	400 mg bid	400 mg cap	FDA 적응증 아님. 전체 부작용 11%, 4% 부작용으로 생산 중단. GI: 구역 3%, 설사 1%. CNS: 불면증 3%, 두통 1%, 어지럼증 1%.	
Para-aminosalicylic acid (PAS, Paser) (Na^+ or K^+ salt) (4 gm cap)	4 – 6 gm bid(200 mg per kg 1일) (세균내외 세균 모두에 정균 작용)	RES: 0.8%(0 – 1.5%) 450 mg tab (해설 참조)	위장관 자극(10 – 15%); 갑상선 비대(드묾); prothrombin 활동 부진(드묾); G6PD–용혈성 빈혈(드묾), 약열, 발진, 간염 근육통, 관절통. INH 간독성 감소. 간 효소 유도 지연. CDC로 유효(404) 639–3670, Jacobus Pharm. Co. (609) 921–7447.	None
Rifabutin(Mycobutin) (150 mg cap)	300 mg 1일(예방 또는 치료)	150 mg tab	다발성 근육통, 관절통, 백혈구 감소증, 과립구 감소증, 포도막염(clarithromycin 동시 투여시) 600 mg 용량 불가(NEJM 330: 438, 1994). 포도막염 reported with 300 mg 1일 (AnIM 12: 510, 1994). 적색소변, 노란 피부(가성 황달).	None

약어는 2쪽 참조. * 모든 권장용량은 성인에 대한 것(달리 적시한 경우를 제외하고)이며, 신기능이 정상인 것으로 가정한 것. † DOT = 직접 관찰 치료(directly observed therapy)
§ 평균(범위) (히스패닉, 아시아인, 그리고 10세 이하의 환자가 더 높음)

〈표 12B〉 항마이코박테리아 약물의 용량과 부작용

약제(상표명)[1]	일반 복용량*	ROUTE/1° 약물 내성(RES) US[2]§	부작용, 독성과 주의사항	감시 사항
2차 선택약제 (계속)				
Rifapentine(Priftin) (150 mg tab)	600 mg twice weekly for 1st 2 mos., then 600 mg q week	150 mg tab	다른 rifabutins과 비슷(See RIF, RFB). 고요산혈증 21%, 체액이 붉은 노란색으로 변함. Note ↑ 1주 단위 투여시 RIF 내성 증가(Ln 353:1843, 1999).	None
Thalidomide (Thalomid) (50, 100, 200 mg cap)	100–300 mg po q24h(may use up to 400 mg po q24h for 중증 leprosum 결절 홍반	50 mg tab	임신 중 금기. 심한 태아 기형 발생. 남녀 모두 피임(임신 카테고리 X). 의식저하, 기면종증유발, 말초신경병증 유발(AJM 108:487, 2000) For review, see Ln 363:1803, 2004	In US: 연락 Celgene (800-4-CELGENE)

약어는 2쪽 참조. * 모든 권장용량은 성인에 대한 것(달리 적시한 경우를 제외하고)이며, 신기능이 정상인 것으로 가정한 것. † DOT = 직접 관찰 치료(directly observed therapy)
§ 평균(범위) (히스패닉, 아시아인, 그리고 10세 이하의 환자가 더 높음)

- **별도로 시중에서 구매할 수 없는 구충제 구입처는 〈표 13D〉 참조.**
- 다음 자료는 애틀랜타에 있는 질병 통제및 예방 센터(CDC, the Centers for Disease Control and Prevention)에서 구할 수 있음. 웹사이트는 www.cdc.gov. 말라리아를 제외한 기생충 관련 질병에 대한 일반적인 정보는, 업무시간에는 (+1) (404) 718 - 4745로 문의하고, 업무시간 이외의 시간에는 (+1) (770) 488 - 7788로 문의. CDC 약품 서비스는 (+1) (404) 639 - 3670에서, 동부 표준시로 오전 8시 - 오후 4시 30분 사이에 제공함, 팩스 번호는 (+1) (404) 639 - 3717. www.cdc.gov/laboratory/drugservice/index.html 참조.
  말라리아의 경우, 예방에 대해서는 (+1) (770) 488 - 7788로, 치료에 대해서는 (+1) (770) 488 - 7788로, 업무시간 이외에는 (+1) (770) 488 - 7100으로, 무료통화는 (US) 1 - 855 - 856 - 4713으로, 웹사이트는 www.cdc.gov/malaria.
- **주의사항: 모든 약품 투여 방법(dosage regimen)은, 별도 지시가 없는 한, 신장이 정상 기능을 하는 성인을 대상으로 하는 것임.** 상당수의 약품 투여 방법이 FDA승인을 받지 않은 것임에 유의할 것.
- 인가받은 의약품의 경우, 투여량과 부작용을 확인하기 위해 약품 설명서(package insert)를 체크할 것을 권장함. 때때로 인가 후에 나온 데이터에 의거해서 기존 약품 설명서에 나와 있는 투여량에 변화가 있을 수도 있음.

감염미생물	권장요법		해설
	일차	대체	
장내 원생동물(비병원성: E. hartmanni, E.dispar, E. moshkovskii, E. coli, Iodamoeba butschlii, Endolimax nana, Chilomastix mesnili)			
Balantidium coli	**Tetracycline** 50 mg씩 1일 4회 10일 경구투약	**Metronidazole** 750 mg씩 1일 3회 5일 경구투약	다른대안: Iodoquinol 650 mg씩 1일 3회 20일 경구투약
Blastocystis homitis 참조: trends parasitol 28:305, 2012	**Metronidazole** 1.5 gm 1일 1회 10일 경구투약 또는 750 mg 1일 3회 10일 경구투약(치료 필요성은 불확실)	**대안: iodoquinol*** 650 mg씩 1일 3회 20일 경구투약 또는 **TMP - SMX - DS** 1개(one) 1일 2회 7일 또는 **Nitazoxanide** 500 mg 1일 2회 3일 경구투약	병원균의 역할이 불분명. 오염된 음식이나 물에의 노출표지로 볼 수 있음. 몇몇 유전자형은 더 유독할 수도 있음
Cryptosporidium parvum & homonis 치료가 불만족스러움 참조: Curr Opin Infect Dis 23:494, 2010	**면역력 있고 - HIV가 없는 경우 - Nitazoxanide** 500 mg 1일 2회 3일 경구투약(고가약품)	**면역결핍에 HIV 보유**: 효과적인 항레트로바이러스 테라피가 최선. **Nitazoxanide** 플라시보에 비교해서 볼 때 어떤 임상적 반응이나 기생충 반응도 없음.	**Nitazoxanide**: 어린아이들 처방전의 경우 물약 형태(**liquid formulation**)로, 면역력있는 성인의 경우 500 mg tab 형태로 승인됨. 참조: CID 40:1173, 2005 **C. homonis** 감염후 눈과 관절 통증, 재발하는 두통, 현기증 발작의 증가와 관련(CID39:504, 2004).
Cyclospora cayetanensis; cyclosporiasis (Clin Micro Rev 23:218, 2010)	**면역력 있는 환자들: TMP - SMX - DS** tab 1정 1일 2회 7일 경구투약. 다른 옵션은 비고 참조.	**AIDS환자들: TMP - SMX - DS** tab 1정 1일 4회 최대 3 - 4주간 경구투약. 면역이 약화된 환자들: **TMP - SMX - DS** tab 1정 1주에 3회 정도의 억제된 처방전이 필요.	sulfa알레르기의 경우 **CIP** 500 mg 1일 2회 7일 경구투약. 그러나 결과는 일관성 없음. nitazoxanide의 경우 성공일화들 있음. HIV환자의 경우 담즙관련 질병 보고됨.
Dientamoeba fragilis AJTMH 82:614, 2010; Clin Micro Infect 14:601, 2008 참고	**Iodoquinol*** 650 mg씩 1일 3회 20일 경구투약 또는 **paromomycin** 25 - 35 mg/kg/day을 1일 3번 나누어서 경구투약. 7일간. 또는 **metronidazole** 750 mg 1일 3회 10일 경구투약	치료가 실패한 경우: **Tetracycline** 500 mg 1일 4회 10일 경구투약 - **Iodoquinol** 650 mg씩 1일 3회 10일 경구투약 또는(**Iodocuinol + Paromomycin***)	**Metronidazole는** 미래예측 임의 플라시보 컨트롤 DB연구(prospective random placebo - control DB study)에서 실패(CID 58:1692, 2014). In vitro tinidazole, metronidazole가 가장 활동적 AAC 56:487, 2012.

*약품 정보, 181쪽 〈표 13D〉를 참조.

감염미생물	권장요법		해설
	일차	대체	
장내 원생동물 (계속)			
Entamoeba histolytica; 아메바증(amebiasis)의 경우 가능하다면 진단하는데 stool PCR사용할 것			
무증상 낭종 배출자(passer)	**Paromomycin*** 25–35 mg/kg/day을 1일 3번 나누어서 경구투약. 7일간 또는 **iodoquinol*** 650 mg 1일 3회 20일 경구투약	**Deloxanide furoate***(Furamide) 500 mg 1일 3회 10일 경구투약	주의; E. hartmanni, E.dispar는 비병원성
설사/이질 환자: 경도 또는 보통 정도의 질병의 경우 경구용법 가능	**metronidazole** 500–750 mg 1일 3회 10일 경구투약 또는 **tinidazole** 2 gm 매일 경구투약 3일간. 그리고나서 장의 낭종을 제거하기 위해 **paromomycin*** 25–35 mg/kg/day을 1일 3번 나누어서 경구투약. 7일간. 또는 **iodoquinol*** 650 mg 1일 3회 20일 경구투약. 비고 참조		장염은 궤양성 장염과 비슷할 수 있다. 아메바종은 결장의 샘암종과 비슷할 수 있다. **Nitazoxanide** 500 mg 1일 2회 3일 경구투약하면 효과적(JID 184:381, 2001 & Tran R Soc Trop Med & Hyg 101:1025, 2007).
중증 또는 비창자성 감염, 예를들어 간 농양(hepatic abscess)	**metronidazole** 750 mg 1일 3회 10일간 경구투약 또는 정맥주사, 또는 **tinidazole** 2 gm 5일간 매일 1회 경구투약. 그리고나서 **paromomycin** 25–35 mg/kg/day을 1일3 번 나누어서 경구투약. 7일간. 또는 **iodoquinol*** 650 mg 1일 3회 20일 경구투약		**혈청검사 양성(항체 보유), 비창자성 질병 보유**
Giardia lamblia, Giardia duodenalis라고도 알려진 **Giardia intestinalis**	(**Tinidazole** 2 gm 5일간 1회 경구투약) 또는 (**Nitazoxanide** 500 mg 1일 2회 3일 경구투약) 대안으로 Metro & Paromomycin이 있음	**Metronidazole** 250 mg 1일 3회 5일간 경구투약; Albendazole 400 mg 음식과 함께 1일 1회 5일간 경구투약. Cochrane Database Syst Rev. 2012 Dec 12;12:CD007787 **임신중인 경우;** paromomycin* 25–35 mg/kg/day을 1일 3번 나누어서 경구투약. 5–10일간	**난치병 환자의 경우: (metro 750 g 격구투약 + quinacrine 100 mg 경구투약)** 또는 (**paromomycin** 10 mg/kg 경구투약) 이것을 1일 3회 3주간 경구투약(CID 33:22, 2001) 유전학적으로 이종인 편모충(J Clin Invest 123:2346, 2013)
Cystoisospora belli(전에는 Isospora 라고함) (AIDS ref: MMWR 58(RR–4):1, 2009)	**면역력있는 경우: TMP–SMX–DS** 1정 1일 2회 7일; 면역력이 약한 경우: TMP–SMX–DS 1일 4회 최대 4주까지. CD4 < 200이 무반응인 경우 ART 필요	**CIP** 500 mg 1일 2회 7일 경구투약은 2차 대안 치료임 (AnIM 132:885, 2000). 또는 **Pyrimethamine** 50–75 mg/day + **Folinic acid** 10–25 mg/day(경구투약)	**AIDS환자의 만성적 억제인 경우: TMP–SMX–DS** 1정 주 3회 또는 1일 1정 경구투약 또는(**Pyrimethamine** 25 mg/day 경구투약 + **Folinic acid** 10 mg/day 경구투약) 또는 2차 대안: **CIP** 500 mg 주 3회 경구투약
Microsporidiosis	HIV환자의 경우: 항레트로바이러스 치료열쇠		
안구: Encephalitozoon hellum 또는 cuniculi, Vittaforma(Nosema) corneae, Nosema ocularum	**Albendazole** 400 mg 1일 2회 3주간 경구투약 + fumagillin 점안약(비고 참조)	HIV환자의 경우, **fumagillin** 점안약에 대한 E.hellum의 반응 보고 있음(비고 참조). V. corneae의 경우, 각막이식이 필요할 수 있음	Fumagillin 구입문의는 800–292–6773 또는 www.leiterrx.com 으로. 호중구 감소(neutropenia)와 저혈소판증(thrombocytopenia)은 심각한 부작용. 진단: 대부분의 실험실에서는 변경된 3색 착색제를 사용. 미생물 종을 식별하는데 전자 미동 확대 측정기가 필요. FA와 PCR 방법이 개발중. 소아 투여량 참조: PIDJ 23:915, 2004
장(설사) : Enterocytozoon bieneusi, Encephalitozoon(Septata) intestinalis	**Albendazole** 400 mg 1일 2회 3주간 경구투약; 소아(peds)투여량: **E. intestinalis**의 경우, 1일 15 mg/kg을 2회 나누어, 7일 동안. fumagillin도 똑같이 효과적.	**E. bieneusi**의 경우 먹는 **fumagillin 20 mg 1일 3회 경구투약**이 효과적이었다는 보고 있음(NEJM 346:1963, 2002)–비고 참조	
파종: E.hellum, cuniculi 또는 intestinalis; Pleistophora sp.,기타 다른 것은 비고 참조. 참조: JCM 52:3839, 2014.	**Albendazole** 400 mg 1일 2회 3주간 경구투약. fumagillin 20 mg 1일 3회 경구투약(미국에서는 판매하지 않음)	Pleistophora sp.의 경우 확정된 처방전이 없음.	Trachipleistophora sp.의 경우, itraconazole + albendazole를 시도(NEJM 351:42, 2004) 기타 다른 병원체: brachiola vesicularum과 algerae(NEJM 351:42, 2004)

*약품 정보, 181쪽 〈표 13D〉를 참조.

감염미생물	권장요법		해설
	일차	대체	
원생동물 - 비창자성 **Amebic meningoencephalitis**[Clin Infect Dis 51:e7, 2010(Balamuthia)] 자유 생활하는 모든 종의 아메바의 경우 CDC에서 miltefosine을 구할 수 있음. CDC 응급수술센터는 770-488-7100.			
Acanthamoeba sp. - 증명된 처방전 없음 Rev.:FEMS Immunol Med Micro 50:1, 2007	정맥주사 치료: (Pentamidine + Fluconazole + Miltefosine 50 mg 1일 3회 경구투약. TMT-SMX, Meltronidazole, Macrolide를 추가할 수 있음		Acanthamoeba 각막염의 경우: miltefosine, 또는 voriconazole
Balamuthia mandrillaris	Pentamidine + Albendazole + (Fluconazole 또는 Itraconazole) + Miltefosine 50 mg 1일 3회 경구투약		
Naegleria fowleri. > 95%사망률, 참조. MMWR 57:573, 2008	Amphotericin B 1.5 mg/kg/day ± 1.5 mg/day경막내(intrathecal) + Rifampin 10 mg/kg/day + Fluconazole 10 mg/kg/day 정맥주사/경구투약 + Miltefosine 50 mg 1일 3회 경구투약		
Babesia microti(US)와 **Babesia divergens**(EU) (NEJM 366:366:2397, 2012)	**경도 또는 보통정도 질병의 경우: Atovaquone** 750 mg 1일 2회 경구투약 + 첫째날에 **Azithro** 500 mg 경구투약하고 그 후 7-10일 동안 매일 250-1,000 mg을 경구투약. 재발할 경우, 6주간 치료하고, 혈액 바른 표본이 음성일 때까지 2주간	**중증 바베스열원충증(babesiosis)의 경우:** (**Clindamycin** 600 mg 1일 3회 경구투약) + (**quinine** 650 mg 1일 3회 7-10일간 경구투약). 성인의 경우, 1일 2회 1.2 gm clinda 정맥주사 가능	asplenic 환자, 면역력이 약한 환자에게 있어서 심각한 감염의 경우, 6주 또는 그 이상 치료가 요구됨(CID 46:370, 2008). 수혈과 관련된 케이스 발생
리슈만편모충증(Leishmaniasis) (자문을 구할 것을 제안. - CDC(+1) 404-718-4745) **주의: Miltefosine은 모든 형태의 리슈만편모충증에 승인됨. IND에 관해서 CDC에 연락.** 참조:Med Lett 56:89, 2014			
피부병: 경도 질병(환부가 4곳 미만, 직경 5 cm보다 큰 환부 없음, 미적외관상 민감한 부위에 병변없음, 관절부위에 병변없음) 그 밖의 경우는 보통정도의 질병으로 간주	**경도 질병**(환부가 4곳 미만, 직경 5 cm보다 큰 환부 없음) **paromomycin*** 연고 1일 2회 20일 동안(연구 논문); 냉동요법[(액화질소로 3배(3 ×)]까지 냉동; 환부내 안티모니 20 mg/kg을 환부에 매주 1회 8-10주 동안. CDC antimony IND는 환부내 사용을 포함하지 않음. US 이외의 지역에서 흔함. **Miltefosine**(음식과 함께) 50 mg 1일 2회 경구투약(몸무게 30-40 kg); 50 mg 1일 3회(몸무게 45 kg 이상). 28일 동안 치료. 환자중 75%에게 반응 있음.	**보통정도 질병:** **sodium stigluconate***(pentostam) 또는 **meglumine antimoniate** glucantime) 1일 20 mg/kg 정맥주사(IV)/IM 20일 동안. 120 mL D5W에 희석해서 2시간여에 걸쳐 주입. 대안: **fluconazole** 200 mg 1일 1회 6주간 경구투약(L. mexicana, L. panamensis, L. major의 경우) 또는 **Ketoconazole** 600 mg 1일 1회 30일 동안(L. mexicana의 경우) 또는 **Miltefosine**(투여량은 경도질병일 때와 동일)	경구치료, 국소 파로모마이신, 기타 다른 국소 치료는 점막성 확산 가능성이 낮은 경우에만 사용. L. brasiliensis 또는 L. guyanensis 피부 환부에는 사용불가. Generic pentavalent antimony는 품질과 안전에 있어서 다양하다. 여행자들에게 있어서 리슈만편모충은 대부분 관찰과 국소치료로 효과 있음(CID 57:370, 2013) Miltefosine은 임신 범주 D(preg cat D)에 속함(임신중 사용금지)
Leishmaniasis, 점막성(비인두 리슈마니아증 Espundia) L. brasiliensis로 인한 모든 피부 병변. Lipo Ampho B 치료효과 높음(Trans R Soc Trop Med Hyg 108:176, 2014)	**Pentavalent antimony(Sb)*** 1일 kg당 20 mg IV, 점막성 질병의 경우 28일간 IM, 피부질환 또는 **Liposomal amphotericin B**은 20일(투약법 다양함). 총누적 투여량 kg당 20-60 mg 또는 **amphotericin B** 매일 0.5-1 mg/kg IV 또는 격일로 총누적 투여량 20-40 mg/kg.(J Am Acad Dermatol 68:284, 2013을 보시오.)	**Miltefosine***(식사와 함께) 50 mg 하루 2회 경구투여(몸무게 30-44 kg); 하루 3회 50 mg(몸무게 45 kg 이상). 28일간 투여. 환자 중 62%가 증상이 치료 됨.	질병통제센터 약품서비스에서 Antimony를 제공; 2014년 miltefosine이 leishmania에 대해 FDA 인증을 받음, 하지만 현재 미국내 판매하지 않고 있다. 연락처는 〈표 13D〉를 참조.

*약품 정보, 181쪽 〈표 13D〉를 참조.

감염미생물	권장요법		해설
	일차	대체	
원생동물 – 비창자성 (계속)			
내장리슈만편모충증(Visceral leishmaniasis)-Kala-Azar- 신세계 & 구세계 L.donovani: 인도, 아프리카 L.infantun: 지중해 L.chagasi: 신세계	면역력이 있는 환자: **Liposomal ampho B** 3 mg/kg 1일 1회 1–5일차, 14일차, 21일차에 투여 또는 Miltefosine(식사와 함께) 50mg 하루 2회 경구투여(몸무게 30–44 kg); 하루 3회 50mg(몸무게 45 kg 이상). 28일간 투약. HIV/AIDS: **Liposomal Ampho B** 1–5일차, 10일차, 17일차, 24일차, 31일차, 38일차에 투여(Curr Opin infect Dis 26.1, 2013)	**Standard Ampho B** 15–20일간 매일 1 mg/kg IV 또는 격일로 8주간(총 15–20 mg/kg 투여) **또는 Miltefosine**(식사와 함께) 50 mg 하루 2회 경구투여(체중 30–44 kg); (체중 45 kg 이상) 하루 3회 50 mg 투여. 28일간 투약. HIV/AIDS: **Liposomal Ampho B** 4 mg/kg 다음 날짜에 투여 1–5일차, 10일차, 17일차, 24일차, 31일차, 38일차(Curr Opin infect Dis 26.1, 2013) 또는 **pentavalent antimony*** 매일 20 mg/kg IV/IM 28일간 치료.	HIV환자의 경우 Amphotericin B 2–4주에 한번씩 평생 면역억제가 필요.
말라리아(Plasmodia종) – 주의: CDC 말라리아 정보 – 예방/치료(770) 488–7788 근무시간 외: 770–488–7100 미국 내 무료 통화 1–855–856–4713. CDC에서 균종 확인 서비스와 약제내성테스트 제공. 참고: JAMA 297:2251, 2264 & 2285, 2007. 웹사이트: www.cdc.gov/malaria; http://www.whoint/ith/ITH_chapter_7.pdf?ua=1. 급속 진단테스트법 평가: CID 54:1637, 2012.			
예방 – 약품과 개인보호를 위해: 보호막, 모기장, 30–35% DEET 피부용 기피제(DEET 50% 이상은 피할 것) (Med Lett 54:75, 2012). Permethrin 스프레이를 옷과 모기장에 뿌릴 것. CDC Yellow Book에 나오는 위험국가 확인요망.			
Chloroquine(CQ)이 없는 지역 – P.falciarum에 내성: 중앙아메리카(파나마 운하의 서쪽), 캐리비안, 한국, (대다수는) 중동지역	**CQ** phosphate 여행 1–2주 전, 여행 중, 이어서 여행 종료 이후 4주간 주 당 500 mg(기본 300 mg) 경구투여 또는 **atovaquone – proquanil(AP)** 성인 1일 1정(여행 1일 전, 여행 중, 여행 종료 후 7일간). P. vivax만 있는 여타국가에 한하여 또다른 투약법: **primaquine(PQ)** 임신하지 않은 자를 기준으로 매일 기본 30 mg 경구투여. G7PD – 정상 여행자들: 약효가 있는 경우 92% 초과 vs. P.vivax(CID 33:1990, 2001) 참고: CQ는 건선(psoriasis)를 악화시킬 수 있다.	**CQ 소아 투여량:** 8.3 mg/kg(기본 5 mg/kg) 1주에 1회 경구투여, 최대 투여량(기본) 300 mg **또는** 체중에 따라 **AP**(소아용 정제): 11–20 kg 1정, 21–30 kg 2정, 31–40 kg 3정, 40 kg 초과하는 경우 1일 성인용 1정. **성인:** 아래와 같이 **Doxy** 또는 **MQ**.	CQ 임신 중에도 안전. **CQ-내성 falciparum 말라리아 종식 지역이 점점 줄고 있다:** 가장 최신 CQ 내성 정보는 CDC 또는 WHO에서 제공하는 지도를 보시오. **Doxy AEs:** 광선민감도(photosensitivity), 칸디다 질염(candida vaginitis), 위염
Chloroquine(CQ)이 없는 지역 – P.falciarum에 내성	**Atovaquone** 250 mg – **proguanil** 100 mg(Malarone) 혼합정제, 식사와 함께 여행 1–2일 전, 여행 도중, 여행 이후 7일간 1일 1정 복용. 소아 투여량 각주1 **임신 중 사용 금지.** Malarone 7일 또는 미만의 여행에 추천약제. 가격이 비싸 장기 사용이 어려울 가능성. 소수의 몇몇 국가는 현지인을 대상으로 강간으로 인한 임신의 예방/치료로 씀. 임신 중 1정 3회 경구복용. (Expert Rev Anti Infect Ther 8:589, 2010)	**Doxycycline** 성인 & 8세 이상 소아 여행 1–2일 전 부터 여행기간 중, 여행 종료 후 4주 동안 매일 100 mg 경구투여. 또는 **Mefloquine(MQ)** (228 mg 기본) 여행 전 1–2주 전부터 여행 도중, 여행 이후 4주 동안 1주에 1회 경구투여(해설 참조) 소아 투여량 각주1 **Doxy AEs:** 광선민감도(photosensitivity), 칸디다 질염(candida vaginitis), 위염	**임신여성: 현재 MQ가 가장 좋은 대안. Malarone에** 대한 데이터는 아직 충분치 않음. **Doxycycline과 Primaquine 사용 금지.** **Primaquine: G6PD 결핍일 경우 용혈성 빈혈(hemolytic anemia) 발생 가능성.** 심장 전도 이상(cardiac conduction abnormality), 발작, 정신질환, e.g., 우울병(depression), 정신병(psychosis)이 있는 경우 **MQ 복용 금지.** 미국 외 지역 MQ 275 mg 정제에는 250 mg이 기본함량. 효과를 보장하기 위해 여행 3주 전부터 투여 시작 가능.
말라리아 치료. 현미경 검사로 진단. 대체: 신속항원결합테스트(Binax NOW): P. falciparum 96–100% 진단 성공률, 다른 plasmodia 종의 경우 50%의 진단 성공률(CID 49:908, 2009: CID 54:1637, 2012). 종을 식별하기 위해 현미경 검사가 필요하다. 성공적으로 치료 후에도 한달 이상 양성반응이 나타날 수 있다			

1) **소아 prophylaxis 투여량: Mefloquine 체중**에 따른 주별 투여량: 9 kg 미만 = 5 mg/kg; 10–19kg = 성인용 정제 1/4; 20–30kg = 성인용 정제 1/2; 31–45 kg = 성인용 정제 3/4; 45 kg 초과 = 1정 **Atovaqune/proguanil** 일별 1회 소아 정제 투여량(62.5 Atovaqune & 25 proguanil): 5–8 kg, 1/2정; 8–10 kg, 3/4정; 11–20 kg, 11–20 kg, 1정; 21–30 kg, 2정; 31–40 kg, 3정; 41 kg 초과, 성인용 정제 1정. **Doxycyline,** 8–12세 초과: 1일 kg당 2 mg, 최대 1일 100 mg. 위험지역을 벗어난 이후 4주간 매일 이어서 복용.

*약품 정보, 181쪽 〈표 13D〉를 참조.

병세의 정도/Plasmodia 종	감염지역	추천 치료법(약) 성인	추천 치료법(약) 소아	해설
원생동물 – 비창자성/말라리아(Plasmodia종)/말라리아 치료 (계속)				
단순성/P. falciparum (또는 알려지지 않은 종)	중앙아메리카; 파나마 운하 서쪽지역; 하이티; 도미니칸 공화국 & 대부분의 중동지역 **CQ – 민감성**	**CQ phosphate**(600 mg 기준) 염 1 gm 경구투여. 6시간 경과 후 0.5 gm 경구투여. 이후 이틀간 매일 0.5 gm. 염의 양 총 2500 mg.	**소아: CQ** 기본적으로 10 mg/kg 경구투여. 이후 6, 24, 48시간 째에 5 mg/kg. 총 25 mg/kg 기준.	몇몇 국가에서 다른 종류의 chloroquine 염 이용도 가능하지만 총 투여량에 차이가 있을 수 있음. **소아 투여량은 절대 성인 투여량을 넘어서는 안됨. CQ + MC는 QTc를 연장해 준다. 명시된 투여량의 두배를 초과할 경우 위독한 상태에 빠질 수도 있다.**
	CQ – 내성 또는 원인불명의 내성. 주의: 기생충혈증(parasitemia) 5% 초과 또는 Hb가 7 미만인 경우 검사결과에 상관없이 중증도 말라리아와 동일하게 치료할 것.	**성인: Atovaquone – proguanil** 1 gm – 400 mg(성인용 정제 4정) 식사와 함께 3일간 1일 1회 경구투여 **또는** [**QS** 3일간 1일 3회 650 mg 경구투여(동북아시아 지역의 경우 7일로 늘일 것)] + [(**Doxy** 100 mg 1일 3회 경구투여) 또는 (**tetra** 1일 4회 250 mg 경구투여) 또는 **clinda** 20 mg/kg을 1일 3회에 나눠 투여) × 7일] **또는** **Artemether – lumefantrine*** 정 식사와 함께 20/120 mg: 0, 8시간 째에 4정 경구투여. 이후 이틀간 1일 2회(총 6회 투여) **또는** 대체 치료로는 **Mefloquine** 750 mg 경구투여 1회, 6–12시간 경과 후 500 mg 경구투여 1회. **MQ**: 동남 아시아에서는 내성 때문에 투약이 불가하며 신경정신병 반응 부작용 때문에 2차 대체 약물로 분류됨. Doxy 처방이 불가할 때만 Clinda 또는 tetracycline 을 투약할 것.	**소아: (QS** 10 mg/kg 3일간 1일 3회 경구투여) + (**Clinda** 20 mg/kg 1일 3회에 나눠서 투약) – 두가지 약을 7일간 투약. 8살 이상의 어린이는 doxy 2.2 mg/kg 하루에 2회, 최대 1회 투약량 100 mg 또는 Atovaquone – proguanil(3일간 1일 1회) 체중별 다른 투약량: 5–8 kg: 소아용 정제 2정; 9–10 kg 소아용 정제 3정; 11–20 kg: 성인용 정제 1정; 21–30 kg: 성인용 정제 2정; 31–40 kg 성인용 정제 3정; 40 kg 초과: 성인용 정제 4정 또는 **MQ염** (MQ Salt) 15 mg/kg 1회 경구투여, 6–12시간 경과 후 10 mg/kg 경구투여 또는 **Artemether – lumefantrine** • 5 kg 이상 15 kg 미만: 1회 투약량 1정 (20 mg/120 mg). 8시간 경과 후 부터 이틀간 매 12시간 마다 1정씩 복용. • 15 kg 이상 25 kg 미만: 1회 투약량 2정 (40 mg/240 mg). 8시간 경과 후 부터 이틀간 매 12시간 마다 2정씩 복용. • 25 kg 이상 35 kg 미만: 1회 투약량 3정 (60 mg/360 mg). 8시간 경과 후 부터 이틀간 매 12시간 마다 3정씩 복용. • 35 kg 이상: 성인 투여량과 동일.	**임신:** • Artemether – lumefantrine 4정(80 mg/480 mg) 1회 투여 이후 8시간 경과 후에 4정 투여. 이후 이틀간 매 12시간 마다 동일양 반복투여(식사와 함께) 제 2/3 석달 째에 투약할 약을 선택. 임신 제 1석달에는 Artemether – lumefantrine이 quinine보다 안전. Malar J. 13:197, 2014 또는 • Quinine sulfate 3일간 10 mg/kg 3회 경구복용(동남아시아 지역의 경우 7일간 복용) + 7일간 Clindamycin 1일 20 mg/kg을 하루에 3회 나눠 복용. • 미국에서 Quinine이 확보 가능한데 반해 Artemether – lumefantrine가 확보불가능할 경우 치료를 미루지 말 것. QS는 quinine 324 mg 캡슐로만 보급됨. 따라서 소아의 경우 투약에 어려움이 따름. **주의: 경구용 Artemether – lumefantrine은 FDA의 승인은 받았으나 물량확보가 어려울 것임. 약을 구하기 위해서는 1-800-COARTEM으로 전화할 것.**
단순성/P. malaria 또는 P. knowlesi(JID 199: 1107 & 1143, 2009)	모든 지역 – **CQ 내성**	**CQ** 위와 동일: 성인 & 소아. 남태평양지역에서는 P. knowlesi에 주의: P. malariae 처럼 코이나 P. falciparum의 행동양상을 보임(CID 46:165, 2007)	**Artemether – lumefantrine***(20/120 mg 정) 1회 투여량 4정 경구복용, 8시간 경과 후 동일양 반복투여, 이후 이틀간 매 12시간 마다 동일양 반복투여(식사와 함께) 또는 **Atovaquone – proguanil** (1,000/400 mg) 3일간 매일 성인용 정제 4정 경구복용.	

*약품 정보, 181쪽 〈표 13D〉를 참조.

<table>
<tr><th colspan="2" rowspan="2">감염미생물</th><th colspan="2">권장요법</th><th rowspan="2">해설</th></tr>
<tr><th>일차</th><th>대체</th></tr>
<tr><td colspan="5">원생동물 – 비창자성/말라리아(Plasmodia종)/말라리아 치료 (계속)</td></tr>
<tr><th rowspan="2">병세의 정도/Plasmodia 종</th><th rowspan="2">감염지역</th><th colspan="2">추천 치료법(약)</th><th rowspan="2">해설</th></tr>
<tr><th>성인</th><th>소아</th></tr>
<tr><td>단순/P. vivax 또는 P. ovale</td><td>클로로퀸 감수성 지역(클로로퀸 저항성 지역인 파푸아 뉴기니와 인도네시아 제외 – 아래 참조)</td><td>위와같이 CQ + PQ base: 30 mg PO
14일 동안 하루 1회
각 프리마퀸 인산 tab 안에는 소금 26.3 mg 와 base 15 mg가 들어 있다.
30 mg base는 2개의 26.3 mg 프리마퀸 인산tab와 동일하다.</td><td>소아: 위와 같이 CQ + PQ base
0.5 mg PO 14일 동안 하루 1회</td><td>간에 위치된 잠복 기생충을 제거하기 위해 PQ 추가함. PG를 시작하기 전에 G6PD결핍에 대한 검사를 확실히; 만약 G6PD 결핍시 PQ 투여량 45 mg PO 8주 동안 매주 한번. 주의: 드문 심한 반응. 임신시 PQ 방지. 만약 P. vivax 또는 P. ovale 인 경우, 임신후 G6PD 결핍인지 확인한 후 14일 동안 매일 PQ 30 mg PO.</td></tr>
<tr><td>단순/P. vivax</td><td>클로로퀸 저항성 지역: 파푸아 뉴기니 & 인도네시아</td><td>위와같이 [QS + (doxy 혹은 tetra) + PQ] 혹은 Artemether – Lumefantrine(P. falciparum과 같은 투여량)</td><td>위와같이 MQ + PQ. 8세 미만 소아: QS만 7일 주기. 아님 MQ만 단독 주기. MQ로 치료 실패시 doxy 혹은 tetra 추가.</td><td>드물게 급성, 폐 손상 등의 심각한 합병증: LnID 8:449, 2008.</td></tr>
<tr><th rowspan="2">병세의 정도/Plasmodia 종</th><th rowspan="2">감염지역</th><th colspan="2">추천 치료법(약)</th><th rowspan="2">해설</th></tr>
<tr><th>1차 – 성인</th><th>대체 – 성인</th></tr>
<tr><td rowspan="4">단순 말라리아/임신에 대한 대안
Ref: LnID 7:118 & 136, 2007</td><td>CQ – 감수성 지역</td><td>위와같이 CQ</td><td></td><td rowspan="4">이익이 위험보다 클 경우 doxy 혹은 tetra 사용. 임신시 AP의 통제 연구 없음. 만약 P. vivax 혹은 P. ovale일 때, 임신 후 G6PD결핍증인지 확인하고 14일 동안 매일PQ 30 mg PO.</td></tr>
<tr><td>CQ – 내성 P. falciparum</td><td>위와같이 QS + clinda</td><td>만약 효과 없거나 못 견딜 때, QS + doxy</td></tr>
<tr><td>CQ – 내성 P. vivax</td><td>QS 650 mg 경구투여 하루 3번 × 7일</td><td></td></tr>
<tr><td>불규칙적 임신 치료 (경험상)</td><td>이환율과 사망율를 감소하기 위해 임신기간 중 3회 치료[Sulfadoxine 500 mg + Pyrimethamine 25 mg(– Fansidar) PO]</td><td></td></tr>
<tr><td rowspan="2">심한 말라리아, 예로 들어, 자각 장애, 심한 빈혈, 신장 부전증, 폐수종, ARDS, DIC, 황달, 산증, 경련, 기생충혈증 > 5%. 후자가 하나 이상시.
거의 항상 P. falciparum.
Ref: NEJM 358:1829, 2008; Science 320: 30, 2008.</td><td rowspan="2">모든 지역

주의: • IV Artesunate은 선택된 약이지만 FDA 승인 받은 것은 아니다. CDC Drug Service에서 특정한 조건 아래(quinidine 사용 불가 혹은 견딜 수 없을 때) 구할수 있다.
• IV quinidine은 흔치 않다. 긴급 사태인 경우 Eli Lilly에서 받을 수 있다.</td><td rowspan="2">보통 식염수 안에 Quinidine gluconate: 10 mg/kg(염류) 1시간 동안 IV한 후 지속적으로 0.2 mg/kg/min주사주입 0.02 mg/kg/min. 아니면 4시간 동안 24 mg/kg IV 한 후 4시간 동안 12 mg/kg IV q8h. 기생충 밀도가 1%미만 일때 까지 치료, 그리고 QS PO 가능. QS 650 mg 3일 동안 tid PO(동남아 거주인 경우 7일) + [(Doxy 100 mg IV 7일 동안q12h) 혹은 Artesunate* 0, 12, 24, 48 시간 간격으로 2.4 mg/kg IV투여, 그리고 7일 동안 Doxy 100 mg IV q12h)</td><td>소아: Quinidine gluconate
IV – 성인과 같은 투여량
추가로
(Doxy: 만약 45 kg 미만인 경우, 4 mg per kg IV q12h; 만약 45 kg 이상인 경우, 성인과 같은 용량) 혹은 Clinda, Clindamycin 10 mg/kg IV loading dose, 그후 5 mg/kg IV 아니면 견딜수 있을 때 7일 동안 PO q8h</td><td rowspan="2">Quinidine IV할 동안: BP, EKG(QTc의 연장), 그리고 혈당(hypoglycemia) 확인하기.
수혈은 권하지 않음.
QS PO와 Doxy 혹은 Clinda(PO 가능시)로 바꿔도 된다.
뇌 말라리아 인 경우 위해 스테로이드 권장하지 않음.
CDC의 IV artesunate(승인 후 8시간 수송시간), 〈표 13D〉 (Red: CID 44:1067 & 1075, 2007) 참조.</td></tr>
<tr><td>IV artesunate후 완전한 구강 코스를 위해: Doxycycline, Atovaquone/proguanil, Artemether/lumefantrine 혹은 Dihydroartemisinin/piperaquine(미국에는 제공안됨) 택1.</td></tr>
</table>

*약품 정보, 181쪽 〈표 13D〉를 참조.

감염미생물	권장요법		해설
	일차	대체	
원생동물 - 비창자성/말라리아(Plasmodia종)/말라리아 치료 (계속)			
말라리아 - 자가 치료: 고위험군에게만. 신뢰할 수 있는 치료 방법을 제공하라(위조 약품을 피하기 위해). 말라리아가 실험실에서 진단되었고 사용 가능한 신뢰할 수 있는 의약품이 없을 때에만 사용하라	**Artemether - lumefantrine**(20/120 mg tab) 1회 용량 4 tabs PO, 8시간 후 반복, 그 다음에 2일 동안 q12h 반복(음식과 함께 섭취) 혹은 **Atovaquone - proguanil(AP)** 매일 성인 4회 용량 tabs(1 gm/400 mg) PO × 3일	**소아:** 성인 **AP** tab과 같은 용량으로 연속 3일 사용: 11 - 20 kg, 1 tab; 21 - 30 kg, 2 tabs; 31 - 40 kg, 3 tabs; 41 kg 초과, 4 tabs. 소아 Artemether - lumefantrine 용량은 Uncomplicated/O. falciparum, 167쪽 참고	사용 금지 대상: 신무전 환자, 11 kg 미만 소아, 임산부, 그리고 모유수유자. **Artemether - lumefantrine:** Riamet(EU)와 Coartem(US & elsewhere)로 판매됨.
Toxoplasma gondii(톡소포자충) (Reference: Ln 363:1965, 2004) **면역학적으로 정상인 환자**(소아과 복용량에 대한 정보는 reference 참조)			
림프절염 있는 급성 질병	**지속적/심한 증상 혹은 중요 기관 손상이 아닌 이상 정확한 rx는 없다.**		
수혈 통해 습득(실험실 사고)	능동적 chorioretinitis(맥락망막염) 처럼 치료		
능동적 chorioretinitis(맥락망막염); meningitis(수막염); 스테로이드 혹은 세포독성약 의하여 저항성 낮아짐	[**Pyrimethamine**(pyri) 200 mg PO 첫날 1회, 그후 50 - 75 mg q24h] + [**sulfadiazine**(각주 참조[2]) S 1 - 1.5 gm PO qid] + [**leucovorin(folinic acid)** 5 - 20 mg 일주일에 3번] - 해설 참조 증상의 해상도가 보인 후 1 - 2주 지속 치료; pyri. 사용 끝난 1주 후 leucovorin 지속 사용		선천적 toxo: 성인 toxo meningitis & 맥락망막염은 **prednisone을 하루 1 mg/kg를 2회 용량으로 나눠 섭취해** 뇌척수액(CSF) 단백질 수 가 감소하거나 시력을 위협하는 염증이 가라앉을때 까지 투입. Folinic acid 용량을 CBC결과 바탕으로 조절.
임산부에게 생기는 급성화 Ref: CID 47:554, 2008.	**만약 진단시 임신18주 미만인 경우: Spiramycin*** 16 - 18주 까지 1 gm PO q8h; 만약 양수 PCR가 음성이면 dc. 양수 PCR 양성인 경우 아래와 같이 치료 **만약 임신18주 이상 & 양수 PCR 양성반응 통해 태아 감염 확인시:** 임신기간에 최소 4주 동안(첫 2일 **Pyrimethamine** 50 mg PO q12h, 그 후 하루에 50 mg + 1회에 **sulfadiazine** 75 mg/kg PO, 그 후 50 mg/kg q12h(최대 4 gm/day) + **folinic acid** 10 - 20 mg 매일 PO)		lgG/lgM 혈청검사를 실험실에 검사 해야 할것. lgG+/lgM 결과 음성인 경우 = 먼 과거 감염; lgG+/lgM+ = 혈청 전환(seroconversion). Spiramycin은 Palo Alto Medical Foundation Toxoplasma Serology Lab과 상담(650 - 853 - 4828) 혹은 toxlab@pamf.org
태아/선천성	치료가 복잡함 pyrimethamine + sulfadiazine + leucovorin - 병합요법		세부사항은 Ln 363:1965, 2004. **상담를 권한다.**
AIDS(에이즈)			
Cerebral toxoplasmosis(대뇌 톡소포자충증) Ref: MMWR 58(RR - 4) 1, 2009.	[**Pyrimethamine**(pyri) 200 mg × 1 PO, 그후 하루에 75 mg PO] + (**sulfadiazine** [wt에 기반을 둔 용량: 60 kg 미만시1 gm, 60 kg 이상인 경우 1.5 gm) + 증상 진단 확인 후 6주 동안(**folinic acid** 10 - 25 mg/day PO). 그후 억제요법(아래 참조) 혹은 하루에 **TMP - SMX** 10/50 mg/kg PO 혹은 30일 동안 IV div. q12h(AAC 42:1346, 1998)	[**Pyri + folinic acid(1차적 요법)**] + 다 음중 하나 : (1) **Clinda** 600 mg PO / IV q6h (2) **TMP - SMX** 5/25 mg/kg 하루에 한번 PO 또는 IV bid (3) **atovaquone** 750 mg PO q6h. 진단 확인 4 - 6주 후 치료, 그 후 억제요법	심한 sulfa 알레르기는 대체 치료법 사용. 만약 multiple ring - enhancing 뇌 장애시(CT 혹은 MRI), 85% 이상 환자들은 7 - 10일간 empiric rx에 반응이 보인다. 반응 없으면 뇌 생검술 추천. Pyri는 염증 없어도 뇌를 뚫다; folinic acid은 pyrimethamine이 혈액적 유독성을 방지한다.
초기 예방. AIDS pts - lgG toxo antibody + CD4 count < 100 per mcL	(**TMP - SMX - DS**, 1 tab PO q24h 또는 일주일에 3번) 또는 (**TMP - SMX - SS**, 1 tab PO q24h)	[(**Dapsone** 50 mg PO q24h) + (**pyri** 50 mg PO q wk) + (**folinic acid** 25 mg PO q wk)] 또는 **atovaquone** 1500 mg PO q24h	폐포자충(pneumocystis) 예방은 toxo에도 효과적인것이 보인다. 참조 MMWR 58(RR - 4):1, 2009. **또 하나의 대체 방법:** (Dapsone 200 mg PO + pyrimethamine 75 mg PO + folinic acid 25 mg PO) 1주일에 한번씩.

2) Toxo위한 sulfonamides. Sulfadiazine은 시중에 나와 있다. Sulfisoxazole는 효과가 덜하다.

*약품 정보, 181쪽 〈표 13D〉를 참조.

감염미생물	권장요법		해설
	일차	대체	
원생동물 – 비창자성/Toxoplasma gondii(톡소포자충)/AIDS(에이즈) (계속)			
대뇌 톡소포자충증 치료 후 억제요법	(**Sulfadiazine** 하루에 2–4 gm PO를 2–4 용량으로 나눠 섭취) + (**pyri** 25–50 mg PO q24h) + (**folinic acid** 10–25 mg PO q24h). 만약 CD4 수 가 200초가 × 3 mos 시 DC	[(**Clinda** 600 mg PO q8h) + (**pyri** 25–50 mg PO q24h) + (**folinic acid** 10–25 mg PO q24h)] 또는 **atovaquone** 750 mg PO q6–12h	(Pyri + sulfa)는 PCP와 toxo를 방지할 수 있다; (clinda + pyri)는 toxo만 방지할 수 있다. PCP 예방은 추가적인 약 필요.
Trichomonas vaginalis(질편모충)	질염, 〈표 1〉, 24쪽 참조		
Trypanosomiasis(트리파노소마병), 참조: Ln 362:1469, 2003. 주의: 아프리카 트리파노소마병의 약은 WHO 혹은 CDC통해 구할 필요 없다. 〈표 13D〉, 181쪽 참조			
West African sleeping sickness(서아프리카 수면병) (T. brucei gambiense)			
초기: 혈액/림프관 – CNS OK	**Pentamidine**: 7–10일 동안 매일 IV/IM 4 mg/kg	미국에서는 CDC 서비스 필요 없음: **Suramin*** 100 mg IV (실험 용량), 그 후 1, 3, 7, 14, 21일에 1 gm IV 착용. 소아 용량 20 mg/kg	Suramin은 효과적이지만 서아프리카 O. volvulus를 동시 감염될 가능성이 있어 사용 권하진 않음.
후기: 뇌염	IV **eflornithine**: 400 mg/kg을 7일로 나눠 매일 q12h, 그리고 이와 병합하여 **nifurtimox**: 15 mg/kg 10일로 나눠 매일 q8h PO(abbreviated NECT) – WHO 기준으로 관리 (Lancet 374:56, 2009; CID 56:195 2013)	Melarsoprol 10일 동안 매일 2.2 mg/kg IV; NECT로 독성 비소를 대체한다.	
East African sleeping sickness(동아프리카 수면병) (T. brucei rhodesiense)			
조기: 혈액/림프관	**Suramin*** 100 mg IV(시험 용량), 그 후 #1, 3, 7, 14, 21일 때 1 gm IV	소아: Suramin* 2 mg/kg(실험 용량), 그 후 매 1, 3, 7, 14, 21일에 20 mg/kg IV	Suramin & Melarsoprol: CDC Drug Service 혹은 WHO(무료)에서 구할수 있음(〈표 13D〉 참조)
후기: 뇌염(prednisolone은 뇌염 방지 가능) 몇몇 환자는 Suramin으로 pre-treatment 권장	**Melarsoprol** 10일 동안 매일 2.2 mg/kg IV (PLoS NTD 6:e1695, 2012)	**Melarsoprol*** 3일 동안 매일 2–3.6 mg/kg IV; 7일 후 3.6 mg/kg 반복 & for 3rd time at 3.6 mg/kg 7days after 2nd course	초기 질병: Suramin 대기 환자는 매일 pentamidine 4 mg/kg IV/IM, 1–2회 용량 사용. 뇌척수액에 진입 안함.
T. cruzi – **Chagas disease**(샤가병) 혹은 acute American typanosomiasis(급성 미국 트리파노소마병) Ref: Ln 375:1388, 2010; LnID 10:556, 2010. Chronic disease(만성병)은 해설 참조	성인(12세 이상): **Benznidazole*** 60일 동안 매일5–7 mg/kg PO, 투여량: 2(q12h) (임산부 사용 금지) 소아(12세 미만): **Benznidazole*** 60일 동안 매일 10 mg/kg PO 투여량: 2(q12h)	**Nifurtimox*** 매일 8–10 mg/kg PO 매일 식사 후 4번으로 나눠 120일 동안 섭취. 11–16세: 90일 동안 매일 12.5–15 mg/kg div. qid PO. 11세 미만 소아: 90일 동안 매일 15–20 mg/kg div. qid PO	심장이식 면역억제는 만성적 Chagas disease를 다시 발생하게 만들 수 있다(J Card Failure 15:249, 2009). 장기/수혈로 전염 가능(CID 48:1534, 2009).
Nematodes(선충류) – 창자(회충). Eosinophilia(호산구 증가증)? 분선충(Strongyloids), toxocaria 그리고 사상충증(filariasis) 의심: CID 34:407, 2005; 42:1781 & 1655, 2006 – 〈표 13C〉 참조.			
Anisakis simplex(anisakiasis 아니사키스병) Anisakiasis와 anisakidosis 분류해야함(CID 51:806, 2010). Other: A. physiatry, Pseudoterranova(물개 회충) decipiens	물리적 제거: 내시경 혹은 수술 IgE 항체 시험 vs. A. simplex는 진단에 도움된다. 항균 치료법 없음	albendazole로 치료가 가능하다는 일화성 보고 (Ln 360:54, 2002; CID 41:1825, 2005)	생선을 날로 먹을 때 Anisakiasis획득 할 수 있다: 청어, 연어, 고등어, 대구, 그리고 오징어. 대구, 큰 넙치, 붉돔 통해 물개회충의 질병을 습득할 수 있다.

*약품 정보, 181쪽 〈표 13D〉를 참조.

감염미생물	권장요법		해설
	일차	대체	
Nematodes(선충류) – 창자(회충) (계속)			
Ascaris lumbricoides(**ascariasis; 회충증**) Ln 367:1521, 2006	**Albendazole** 3일 동안 매일 400 mg PO 또는 **Mebendazole** 3일 동안 100 mg PO bid	**Ivermectin** 150 – 200 mcg/kg PO × 1회용량	1회량의 효능을 검토 해야 한다: JAMA 299: 1937, 2008.
Capillaria philippinensis(**모세선충증**)	**Albendazole** 10일 동안 400 mg PO	**Mebendazole** 200일 동안 200 mg PO bid	Albendazole 선호함
Enterobius vermiculris(**pinworm; 요충**)	**Mebendazole**[NUS] 100 mg PO × 1, 2주 후 반복 또는 **Pyrantel pamoate** 11 mg/kg base(최대 용량 1 gm) PO × 1회 용량; 3주 후 반복	**Albendazole** 400 mg PO × 1회 용량, 2주 후 반복	부작용은 〈표 13B〉, 179쪽 참조. 모든 가족 치료해야 된다.
Gongylonemiasis 식도충증(구강 점막 안에 있는 성인 회충)	제거 수술	**Albendazole** 3일 동안 매일 400 mg PO	Ref: CID 32:1378, 2001l J Helminth 80:425, 2006
Hookworm 구충(Necator americanus과 Ancylostoma duodenate)	**Albendazole** 3일 동안 매일 400 mg PO	**Mebebdazole**[NUS] 3일 동안 100 mg PO bid 또는 **Pyrantel pamoate** 3일 동안 11 mg/kg(최대 용량 1 gm) 매일 PO	주의: Ivermectin은 효과 없다. 공공 보건 계획에 사용된 1회용량 치료는 치유율을 낮출 수 있다. 3일 동안 albendazole 사용 하는 게 3일 동안 mebendazole사용 하는 것 보다 효과적. PLoS One 6:e25003, 2011
Strongyloides stercoralis(**strongyloidiasis; 분선충증**) (중복감염은 해설 참조)	**Ivermectin** 2일 동안 매일 200 μg/kg PO	**Albendazole** 7일 동안 400 mg PO bid; 덜 효과적이다.	**중복감염시** 15일에 반복. 중복감염은 veterinary ivermectin을 주사 동해 피하 또는 직장 통해 섭취(CID 49:1411, 2009).
Trichostrongylus orientalis, T. colubriformis	**Pyrantel pamoate** 11 mg/kg(최대 1 gm) PO × 1	**Albendazole** 400 mg PO × 용량: 1	**Mebendazole** 100 mg PO bid × 3일
Trichuris trichiura(**편충**) NEJM 370:610, 2014; PLoS One 6:e25003, 2011	**Mebendazole**[NUS] 3일 동안100 mg PO bid	**Albendazole** 3일 동안 400 mg PO qd 또는 **Ivermectin** 3일 동안 200 μg/kg PO qd	Mebendazole이 trichuris보다 확실히 우수함(PLoS One, 6:e25003, 2011; N Engl J Med 370:610, 2014).
Nematodes(선충류) – 장외(회충)			
Ancylostoma braziliense & caninum: **cutaneous larva migrans**의 발생 원인	**Albendazole** 3 – 7일 동안 400 mg PO bid (Ln ID 8:302, 2008)	**Ivermectin** 200 μg/kg PO × 하루에 1회용량 × 1 – 2일(체중 15 kg 미만 소아 사용금지)	포복성 발진이라고 불린다. 개/고양이 구충. Ivermectin 치료율 81 – 100%(1회 용량) 부터 97%(2 – 3회 용량) (CID 31:493, 2000).
Angiostrongylus cantonensis(Angiostrongyliasis); 호산구성수막염의 발생 원인	경증/중등 질병: 진통제, (필요시) 순차적인 LPs 사용. 14일 동안 매일 Prednisone 60 mg 하면 두통을 감소하며 LPs 필요성도 감소.	Prednisone 60 mg/day + **Albendazole** 15 mg/kg/day 추가하면 두통기간 감소되며 반복된 LPs 필요성 감소.	**Prednisone없이 Albendazole 사용 금지**. TRSMH 102:990, 2008 참조. Gnathstoma와 Baylisascaris도 호산구성수막염 발생 할 수 있다.
Baylisascariasis(너구리 회충): 호산구성수막염	효과적인 약은 없음. **Albendazole** PO 시도 해도 좋음. 소아: 매일 25 – 50 mg/kg; 성인: corticosteroid와 함께 400 mg bid, 한달 동안 치료.		Clin Microbiol Rev 18:703, 2005. Eosinophilic meningitis의 다른 원인: Gnathostoma와 Angiostrongylus
Dracunculus medinensis: **Guinea worm충** (Trans R Soc Trop Med Hyg 108:249, 2014)	미리 나온 벌레(pre-emergent worm)를 서서히 뽑아냄(몇일동안)	효과있는 약 없음. 경구 진통제, 항염증제, 국소적 방부제/항생제로 증상 완화하며 몇일간 순한 견인 통해 회충 제거	

*약품 정보, 181쪽 〈표 13D〉를 참조.

〈표 13A〉 기생충 감염의 치료

감염미생물	권장요법		해설
	일차	대체	
Nematodes(선충류) – 장외(회충) (계속)			
Filariasis: Loa loa 또는 Onchocerca와 중복감염인지 확인할 것			
사상충증**(림프사상충증 상피증):** 원인: Wuchereria bancrofti, Brugia malayi, Brugia timori	단일 감염: **Diethylcarbamaziine**[3]**(DEC)*** 매일 6 mg/kg PO, 3회로 나눠 12일 섭취 + 6주 동안 **Doxy** 200 mg/day PO	회선사상충증(Onchocerciasis) 동시 감염: 회선사상충증 먼저 치료: **Ivermectin** 150 mcg/kg PO × 1 화용량, 1개월 후 대기하고, 그 후 **DEC**로 단일 감염 치료 Loa Loa와 동시 감염: 양쪽 모두 DEC가 선택 약제. 만약 5000이상의 Loa Loa microfilaria/mL가 혈액에 있다면 심각한 뇌병증 생길 가능성이 높음. Apheresis pre – DEC 또는 prednisone + 소량 DEC으로 치료할 경우 전문치료센터로 이송. 만약 microfilia/mL가 5000미만이면 **DEC** 정기적으로 사용 권장.	Doxy × 6주는 약한/중등 림프부종을 완화 하며 회충 감염과는 별도(CID 55:621, 2012). **주의: DEC를 Onchocerciasis와 동시 사용 하면 비가역성 안 손상을 일으킬 수 있다**
로아 사상충, 안구 기생충질환: **회선사상충증 또는 림프사상충증과 중복감염인지 확인**			
	단일 감염 + L. loa microfilaria/mL 5000 미만: **DEC**를 하루에 3번으로 나눠 8 – 10 mg/kg PO × 21일 단일 감염 + L. loa microfilaria/mL 5000 이상: DEC 치료전 분리반출법을 전문가 센터에서 참고; 대체: 21일 동안 **Albendazole** 200 mg PO bid	림프사상충증과 함께 이중 감염: 위에 회선사상충증과 이중 감염에 림프사상충증 참조; 회선사상충증를 **Ivermectin**으로 치료한후 **DEC**로 L. loa 치료.	만약 회선사상충증를 위해 Ivermectin 사용하고 혈액에 5000이상의 L. loa microfilaria/mL가 있으면 중추신경계통(CNS)에 L. loa가 들어가며 심각한 뇌병증이 발생할수 있다.
회선사상충(Onchocercariasis), 사상충증: **로아사상충 또는 림프절사상충증과 중복감염인지 확인**			
	단일 감염: **Ivermectin** 1회에 150 μg/kg, 그후 증상이 없을 때 까지 매 3 – 6달에 반복 + 6주 동안 하루에 **Doxy** 200 mg. 대체 치료법 없음.	림프절사상충증과 함께 이중 감염: 위에 회선사상충과 이중 감염에 림프절사상충증 참조; L. loa와 함께 이중 감염: **Ivermectin**으로 먼저 회선사상충 치료한 후 L. loa를 **DEC**로 치료. 만약 혈액에 5000 이상 L. Loa microfilia/mL 있으면 전문가 센터에 진통제 받은 후 DEC 사용	회선사상충과 Loa loa는 서/중아프리카에서 공통 토착성이 있다.
체강(Body cavity)			
Mansonella perstans	무작위 실험에서 69명 환자는 6주 동안 하루에 한 번 doxy 200 mg PO하여 그중 67명은 microfilaria를 혈액에서 제거했다(NEJM 361:1448, 2009).	**Albendazole** 고 용량 × 3주	Doxy는 endosymbiont wolbachia(월바키아속 체내 공생체)의 억제로 인해 효능이 있음; Ivermectin은 활성적이지 않다. Ref: Trans R Soc Trop Med Hyg 100:458, 2006.
Mansonella streptocerca	**Ivermectin** 150 μg/kg × 1회용량	알레그리 반응 때문에 유기체가 해체된 경우 antihistamine 또는 corticosteroid가 필요할 수 있다. Chronic pruritic hypopigmented lesions(만성적인 소양증 저색소 병변)와 나병을 혼동 시킬수 있다.	

3) 유기체 해체 알레그리 반응에 Antihistamine혹은 corticosteroid 필요할 수 있다.

*약품 정보, 181쪽 〈표 13D〉를 참조.

감염미생물	권장요법		해설
	일차	대체	
Nematodes(선충류) – 장외(회충)/Filariasis (계속)			
Mansonella ozzardi	**Ivermectin** 200 μ/kg × 1회 용량은 효과적일 수 있다. 제한된 자료지만 다른 선택(대안)이 없다. Am J Trop Med Hyg 90:1170, 2014	보통 증상은 없다. 관절 통증, 소양증, 림프절병정있다는 보고는 있다. 죽어가는 기생충에 알레르기 반응 있을 수 있다.	
Dirofilariasis(개사상충증): **Heartworms**(심장사상충)			
D. immitis, 개 심장사상충	효과적인 약물 없음; 수술로 제거 가능		폐동맥에 붙을 수 있다 → 동전 모양의 병변 호산구증가증은 희귀하다.
D. tenuis(너구리), D. ursi(곰), D. repens(개, 고양이)	효과적인 약물 없음	회충은 결막, 피부밑 조직, 음낭, 가슴, 사지로 이동. D. repens는 유럽에 최근 생김 Clin Microbiol Rev 25:507, 2012	
Gnathostoma spinigerum(유극악구충)			
피부유충 이행증	**Albendazole** 400 mg PO q24h 또는 bid × 21일	**Ivermectin** 2일 동안 매일 200 ug/kg PO	Larva migrans(유충 이행증)의 다른 병인: Ancyclostoma sp., 171쪽 참조
호산구성 수막염	유지요법; 뇌출혈 발생하는지 검추적 관찰	Steroid의 사례보고: Albendazole 혹은 ivermectin에서 장단점 볼 수 있음(EIN 17:1174, 2011).	호산구성 수막염의 다른 원인: **Angiostrongylus**(171쪽 참조) & **Baylisascaris**(171쪽 참조)
개회충증(Ann Trop Med Parasit 103:3, 2010)	**Rx는 감염 증상 제거를 위해 실행, e.g., steroids & antihistamines; antihistamine 사용은 논란적임**		
내장 유충 이행증	**Albendazole** 5일 동안 400 mg PO bid ± **Prednisone** 매일60 mg	**Mebendazole** 5일 동안 100–200 mg PO bid	심각한 폐, 심장, 중추신경계통 질병시 Steroid 허용(Clin Micro Rev 16:265, 2003). 유충이행증증후군의 감별진단: Toxocara canis & catis, Ancylostoma spp., Gnathostoma spp., Spirometra spp.
안 유충 이행증	감염 첫 4주: (경구 **prednisone** 30–60 mg PO q24h + 건주하 **triamcinolone** 일주일에 40 mg × 2주 (수술은 때때로 필요)		항기생충약제 추가는 이득없음. 4주 후 미미한 효과. 어떤 사람들은 스테로이드 사용함(Clin Micro Rev 16:265, 2003)
Trichinella spiralis(**Trichinellosis**) – 근육(Review: Clin Micro Rev 22:127, 2009)	**Albendazole** 400 mg PO bid × 8–14일	**Mebendazole** 3일 동안 200–400 mg PO tid, 그 후 10일 동안 400–500 mg PO tid	임신시 albendazole/mebendazole 사용 주의. IgE 상승, CPK 상승, ESR 0, 대량의 호산구증가증: 5000이상 uL
	동시에 **prednisone** 40–60 mg PO q24h		
Trematodes(Flukes 흡충) – 간, 폐, 창자. 모든 흡충은 달팽이가 중간 숙주; 식물, 물고기, 갑각류 동물의 metacercariae 섭취로 인해 전송됨.			
간 흡충(Clonorchis sinensis, Metorchis conjunctus, Opisthorchis viverrini)	**Praziquantel** 25 mg/kg 경구투여 tid × 2일	**Albendazole** 하루에 10 mg/kg 경구투여 × 7일	소아에서도 같은 용량
Fasciola hepatica(간질) (양 폐 흡충), Fasciola gigantica(거대 간질)	**Triclabendazole*** 한번, 12–24시간 후 반복 가능. 10 mg/kg PO × 1회 용량. 단일 20 mg/kg PO 용량은 치료 실패 시 효과 있음.		

*약품 정보, 181쪽 〈표 13D〉를 참조.

〈표 13A〉 기생충 감염의 치료

감염미생물	권장요법		해설
	일차	대체	
Trematodes(Flukes 흡충) – 간, 폐, 창자 (계속)			
창자 흡충: 간질속 Heterophyes heterophyes 장흡충; Metagonimus yokogawai 요코가와 흡충, Nanophyetus salmincola	**Praziquantel** 25 mg/kg PO tid × 1일		소아에서도 같은 용량
폐 흡충: Paragonimus sp.	**Praziquantel** 2일 동안 25 mg/kg PO tid	**Triclabendazole*** 12 – 24시간동안 10 mg/kg POx 2회량	소아 · 성인 동일 용량
Schistosoma haematobium(방광주혈흡충); GU bilharziasis	**Praziquantel** 당일 40 mg/kg PO(1회량 40 mg/kg 혹은 2회량 20 mg/kg)		소아 · 성인 동일 용량
Schistosoma intercalatum(주혈흡충)	**Praziquantel** 당일 20 mg/kg PO 1,2회량		소아 · 성인 동일 용량
Schistosoma japonicum(일본주혈흡충); Oriental schisto.	**Praziquantel** 당일 60 mg/kg PO(3회량 20 mg/kg)		소아 · 성인 동일 용량. 60 – 80% 환자 치료
Schistosoma mansoni(intestinal bilharziasis) 만손 주혈흡충	**Praziquantel** 당일 40 mg/kg PO(1회량 40 mg/kg 또는 2회량 20 mg./kg)		Praziquantel: 소아 · 성인 동일 용량. 60 – 90% 환자 치료율. 용량을 2회로 나눠도 좋지 않다. Cochrane Database Syst Rev. 8:CD000053, 2014
Schistosoma mekongi(메콩주혈흡충)	**Praziquantel** 당일 60 mg/kg PO(3회량 20 mg/kg)		소아 · 성인 동일 용량
Toxemic schisto; Katayama fever	**Praziquantel** 20 mg/kg PO bid과 짧은 시간에 prednisone 높은 용량. 4 – 6주 후 Praziquantel 반복 (Clin Micro Rev 16:225, 2010)		담수 산란에 노출되면 4 – 6주 후 반응이 보인다
Cestodes(Tapeworms) 촌충			
Echinococcus granulosus(단방조충) 포충병(LnID 12:871, 2012; Inf Dis Clin No Amer 26:421, 2012)	**간 낭종**: 메타 분석 결과, 단순 낭종에서는 흡인 – 주사 – 재흡인 + albendazole. percutaneous aspiration – injection – reaspiration(**PAIR**)을 찬성한다 + 비복합적인 간 낭포는 albendazole 사용. 배액 전 & 후: **albendazole** 체중 ≥60 kg인 경우 400 mg PO bid; 60 kg 미만인 경우 매일 15 mg/kg div. bid를 식사와 동시에. 낭종 내용물을 1 – 2일 후 천자[puncture(P)], 그리고 세침 흡인. 고장성식염수(15 – 30%) 혹은 무수 알코올을 서서히 주입시켜 20 – 30분 기다린 후 마지막 세척으로 재흡인. **적어도 30일 동안 albendazole 사용**. 수술적 제거 90% 치유율과 비교해 위 방법은 96%의 치유율 있음. Albendazole 참조: Acta Tropica 114:1, 2010.		
Echinococcus multilocularis(다방조충) 낭성 폐포질환(COID 16:437, 2003)	**Albendazole**: 효과는 확실하지 않음. hydatid 질병에 사용되는 용량을 시도할 수 있다. 광범위 외과절제술만 유용함. 기술이 발전되고 있음. 수술 후 혹은 수술로 치료할 수 없는 경우: 수년 간 Albendazole 사용(Acta Tropic 114:1, 2010)		
Intestinal tapeworms(장촌충)			
광절 열두조충[Diphyllobothrium latum(물고기; fish)], 개조충[Dipylidium caninum(개; dog)], 무구조충[Taenia saginata(쇠고기; beef)], & 유구조충[Taenia solium(돼지고기; pork)]	성인과 소아: **Praziquantel** 5 – 10 mg/kg PO × 1회량	**Niclosamide*** 2 gm PO × 1회량	Expert Compounding Pharm의 Niclosamide, 〈표 13D〉 참조
쥐조충(Hymenolepis diminuta[쥐; rats])와 소형조충[H. nana(인간; humans)]	성인과 소아: **Praziquantel** 25 mg/kg PO × 1회량	**Niclosamide*** 2 gm PO 매일 × 7일	

*약품 정보, 181쪽 〈표 13D〉를 참조.

감염미생물		권장요법		해설
		일차	대체	
Cestodes(Tapeworms) 촌충 (계속)				
Neurocysticercosis(NCC) 신경유구낭미충증: T. solium의 유충형 Ref: AJTMH 72:3, 2005		**주의: 수반된 T. solium 창자 촌충은 praziquantel 사용**(스테로이드 사용 후 **Praziguantel** 5–10 mg/kg PO × 1회 용량)		
뇌질실의 NCC				
CT/MRI 통해 1–20개의 "살아있는" 혹은 퇴화되는 낭포 메타분석: 치료를 하면 낭포가 사라지고 발작감소, 발작의 재발을 감소시킴. Ref: Neurology 80:1424, 2013.		매일 **Albendazole** 15 mg/kg PO + 매일 **Praziquantel** 50 mg/kg PO + 매일 **dexamethasone** 0.1 mg/kg PO. 스테로이드는 항기생충제 사용 하루 전부터 사용. 10일 동안 치료. 1년 동안 항경련제 투여할 수도 있음.	**Albendazole** 매일 800 mg + **Dexamethasone** 매일 0.1 mg/kg ± 발작 치료 약(해설 참조)	Ref: LnID 14:687, 2014. 스테로이드는 praziquantel의 혈청농도를 감소시킬 수 있어 albendazole 없이는 사용하면 안된다. NIH 보고에 의하여 일주일에 ≤20 mg methotrexate 사용하면 스테로이드 사용을 줄일 수 있다 (CID *44*:449, 2007).
죽은 석회화된 낭포		**치료 적응증 되지 않음**		
지주막하 NCC		**(위와 같이 Albendazole + 스테로이드)** + 약물치료전 뇌수종에 대한 단락술. Ref: Expert Rev Anti Infect Ther 9:123, 2011.		
뇌실내의 NCC		뇌실 폐쇄 유무에 상관없이 신경내시경(neuroendoscope)으로 제거. 만약 수술 불가능시 **albendazole + dexamethasone; 뇌척수액 흐름의 폐쇄를 집중관찰.**		
고충증(Sparganosis) Spirometra mansonoides 유충 낭포: 개구리/뱀으로부터.		외과절제술. 구충제 없음. 피하 종괴에 에탄올 주입.		
체외 기생충–참조: CID 36:1355, 2003; Ln 363:889, 2004. **주의: 신경독성과 재생 불량성 빈혈 발병 위험으로** lindane**은 권장되지 않는다.**				
질병	**감염 원인균**			
머릿니(head lice) NEJM 367:1687 & 1750, 2012; Med Lett 54:61, 2012	사람 이(Pediculus humanus) 여러 종류의 이	**Permethrin** 1% 로션: 샴푸 후 말린 머리에 10분간 도포.; 9–10일간 반복. **또는** **Malathion** 0.5% 로션(Ovide) 마른 머리에 8–12시간 도포; 이후 샴푸로 헹궈낼 것. 7–9일 마다 2회 투여량씩 적용. **또는** **Spinosad** 0.9% 현탁액; 10분 이후 헹궈냄 85% 효과. 필요 시 일주일 안에 반복. 처음에 머릿니 빗 사용 & 7–10일 안에 반복.	**Ivermectin** 200–400 μg/kg 1회 경구 복용; 7일 간격으로 3회 투여량 투약시 95% 효과가 있었음(JID 193:474, 2006). ivermectin 0.5 국소용 로션, 75% 효과. **Malathion**: 1, 2회 가량 20분 도포시 98% 효과(Ped Derm 21:670, 2004). 알코올 함유–인화 가능성 **Benzyl alcohol**: 76%효과	**Permethrin**: 78% 성공률. 내성 증가. 5% permethrin와 비슷. **Spinosad** 효과적이나 가격이 높음. 모자, 스카프, 코트, 침구류를 뜨거운 물에 세탁한 뒤 뜨거운 드라이어기에 넣고 20분 이상 말릴 것.
체모 이(Public lice)	사면발이(Phthirus Pubis)	**일반적인 머릿니: 머릿니에는 Permethrin** 또는 **malathion.** 일반적인 머릿니의 경우 삭발.	**눈꺼풀: 바셀린** 열흘간 1일 4회 도포 또는 **노란 수은 산화물** 1% 14일간 1일 4회.	**Lindane 사용금지.** 환자와 최근 30일간 성적 접촉이 있었던 자를 치료할 것.
몸 이(body lice)	사람이(Pediculus humanus) 여러 종류의 몸 이	환자에게 투여 가능한 약 없음. 이들은 옷 솔기에 살면서 알을 낳는다. 옷을 폐기처분하고 이것이 안될 경우 1% malathion 파우더 또는 0.5% permethrin 파우더를 옷에 도포, 세탁. 노숙자센터에서 ivermectin이 효과적임이 밝혀짐. 0, 7, 14번째 날에 12 mg 경구투여(JID 193:474, 2006)		
구더기증(Myasis)		주로 피부/피하 결절. 중심부에 점 발생이 수반된다. 치료법: 점을 가려야 한다. 바셀린, 메니큐어, 화장품 또는 베이컨과의 공기접촉을 막기 위함이다. 애벌레가 자리잡으면 직접 제거. 참조: Clin Microbiol ev 25:79, 2012		

*약품 정보, 181쪽 〈표 13D〉를 참조.

감염미생물		권장요법		해설
		일차	대체	
Cestodes(Tapeworms) 촌충/체외 기생충 (계속)				
옴(Scabies)	Sarcoptes Scabiei			
면역이 정상인 경우 참조: MMWR 59(RR-12):89, 2010; NEJM 362, 717, 2010.		**Permethrin**(손톱 발톱) 밑에 5%크림(ELIMITE). 턱 밑에부터 손발톱 밑까지 포함한 모든 피부에 도포 후 8-14시간 동안 기다려야 한다. 1-2주 안에 같은 식으로 도포 반복. 생후 2달이 넘은 유아부터 안전한 치료법.	**Ivermectin** 250 μg 식사와 함께 경구복용 1회, 1-2주 안에 2회차 투여. **덜 효과적이긴 하나 Crotamiton** 10% 크림을 24시간 동안 도포하고 씻어낸 뒤 재도포하고 24시간을 기다리는 방법도 있다.	손톱을 자르고 손을 씻은 뒤 손에 크림을 재도포. 환자와 접촉한 적이 있는 침구도 세탁 후 열건조할 것. 진드기 소멸 이후 2주까지도 가려움증이 지속될 수 있음.
AIDS & HTLV-감염 환자 (CD4 < 150/mm³) **장애 또는 발달장애 환자**(Norwegian scabies-해설 참조)		노르웨이 옴(Norwegian crusted scabies): **Permethrin** 7일간 매일 5% 크림 도포. 이후 나을때까지 주당 2회씩 도포. **Ivermectin** 경구 투여를 추가(투여량은 '대체' 란을 보시오).	**Ivermectin** 1, 15, 29일째 날에 250 mcg/kg 경구투여. **Permethrin** 크림	노르웨이 옴(Norwegian scabies)을 앓고 있는 에이즈 환자: 광범위하게 가피로 덮인 상태. 건선과 흡사할 수 있다. 가려움증은 없음. 전염성이 강하므로 격리조치할 것.

*약품 정보, 181쪽 〈표 13D〉를 참조.

〈표 13B〉 항기생충제의 용량과 선택적 이상반응

용량은 표시에 따라 달라짐. 편의를 위해 약물은 기생충의 유형으로 분할; 일부 약물은 여러 유형의 기생충에 적용됨, e.g., albendazole

계열, 물질, 일반명(상표명)	보통 성인 복용량	이상 반응/해설
Antiprotozoan Drugs(항원충약제) 장관 기생충		
Diloxanide furoateNUS(Furamide)	500 mg PO × 10일	출처: 〈표 13D〉, 181쪽 참조. 복부팽만감, N/V, 설사
Iodoquinol(Yodoxin)	성인: 650 mg PO tid(또는 매일 30 – 40 mg/kg div. tid); 소아: 매일 40 mg/kg div. tid.	구토, 경련성 복통, 발진, 여드름은 거의 발생하지 않다. **요오드 편협은 사용 금지**(요오드 65% 함유). 요오드진 발생 가능(구진성 발진 혹은 농포성 발진) 혹은 갑상선 확대
Metronidazole	모든 약과 유사한 부작용. 표 10B 123쪽과 표 10A 120쪽의 Metronidazole 참조.	
Nitazoxanide(Alinia)	성인: 500 mg PO q12h. 4 – 11세 소아: 200 mg susp. PO q12h. 음식과 섭취. 비싸다.	7.8% 복부 통증, 2.1% 설사. Rev.: CID 40:1173, 2005; Expert Opin Pharmacother 7:953, 2006. 두통; 노란 공막(희한하고 치료 후 원상 귀복)
Paramomycin(Humatin) 영국에는 Aminosidine IV	750 mg까지 PO qid(250 mg tabs). 출처: 〈표 13D〉 참조.	**Neomycin와 비슷한 amnioglycoside**: 수반된 염증성 장 질환으로 인한 흡수인 경우 이독성/신독성이 발생할 수 있다. 용량 매일 3 gm 미만은 구토, 설사와 경련성 복통과 연관됨.
QuinacrineNUS(Atabrine, Mepacrine)	100 mg PO tid. 미국에는 품절; www.expertpharmacy.com; www.fagron.com	**정신병과 건선 있는 환자는 사용 금지. 피부를 노란색으로 염색함.** 현기증, 두통, 구토, 중독정신병(1.5%), 용혈 빈혈, 백혈구 감소, 저혈소판증, 두드러기, 발진, 발열, 약간 disulfiram 같은 증상
Tinidazole(Tindamax)	음식과 함께 250 – 500 mg tabs. 투여방법은 적응증에 따라 다름.	**Metronidazole과 비슷한 화학 구조**이지만 더 편안하게 느낌. 발작/말초 신경병증 보고됨. **부작용**: 금속맛(4 – 6%), 오심(3 – 5%), 식욕부진(2 – 3%)
항원충약제/장관외 기생충 장관외 기생충		
Antimony compoundsNUS CDC의 Stibogluconate sodium(Pentostam) 혹은 Meglumine antimonate(Glucantime) – 프랑스 상품명	IV 사용: vial에 100 mg antimony/mL. 사용전 D5W 50 mL에 희석한다. 적어도 10분 이상에 걸쳐서 주입한다.	**첫 10일 동안 부작용.** 두통, 피로, 높은 lipase/amylase, 임상적 췌장염. 10일 후: 높은 AST/ALT/ALK/PHOS. **주의: 30 – 60% 가역송 T wave 변화. QTc 연장 위험성, 신장 배설, 신부전의 경우 용량조절. 간에서 대사; 간부전인 경우 용량 조절. 안티몬 복합체 형성 때문에 일반 약의 독성이 증가할 수 있다.**
Artemether – Lumefantrine, 경구 투여 (Coartem, FDA 승인)	정제는 20 mg의 Artemether과 120 mg의 Lumefantrine이 들어있다. 음식과 섭취. 정제를 빻아서 몇 스푼의 물과 혼합 가능.	**QTc 연장**: 선천성 long QTc 환자, 급사 또는 long QTc 가족력 또는 QTc 연장약물 복용시 사용 하면 안됨(표 10A 117쪽 Fluoroquinolones 밑에 있는 리스트 참조). Artemether는 CYP3A4를 유도할수 있고 Artemether와 Lumefantrine 둘다 CYP3A4에 의해 대사 된다(약물 – 약물 상호작용인 〈표 22A〉 254쪽 참조). 30% 이상 성인은 부작용을 경험: 두통, 식욕부진, 현기증, 관절통, 근육통
Artesunate, IV Ref: NEJM 358:1829, 2008	CDC Malaria Branch에서 구할 수 있다. 매 0, 12, 24, 48시간에 2.4 mg/kg IV 투입	**Quinine보다 효과적이고 quinidine보다 안전하다.** CDC 연락처(770 – 488 – 7759 혹은 770 – 488 – 7100). 간 또는 신부전에 대한 용량 조절 필요 없음. 알려진 약물 상호 작용 없음.
Atovaquone(Mepron) Ref.: ACC 46: 1163, 2002	현탄액: 1 tsp(750 mg) PO bid 750 mg/5 mL	부작용 때문에 치료 중단 환자는 9%; 발진 22%, GI 20%, 두통 16%, 불면증 10%, 열 14%

주의 : "CDC"라 표기된 CDC Drug Service에서 약제 구할 수 있음. 연락처 (+1) (404) 639 – 3670[혹은 – 2888(팩스)]. **찾기 거려운 항기생충제에 대한 자료와 연락 정보는 181쪽의 〈표 13D〉 참조.**

계열, 물질, 일반명(상표명)	보통 성인 복용량	이상 반응/해설
항원충제: 비-장관 원충/장관외 기생충 (계속)		
Atovaquone and proguanil(Malarone) P. falciparum의 예방을 위한; 미국에는 P. vivax. Generic의 자료가 많지 않다.	**예방**: 1 tab PO(250 mg + 100 mg) 음식과 q24h **치료**: 3일 동안 4 tabs PO(1000 mg + 400 mg) 음식과 하루에 한번씩 성인 tab: 250/100 mg; 소아 tab: 62.5/25 mg. 소아 용량: 예방 각주 1 166쪽; 치료 167쪽 해설 참고	치료 임상 시험시 이상반응: 성인: 복통 17%, 오심/구토 12%, 두통 10%, 현기증 5%. 1%에서 치료 중단. 증상 없는 약한 ALT/AST 상승. 소아-기침, 두통, 식욕부진, 구토, 복통. 〈표 22〉 약제 상호작용 참조. G6PD 결핍 환자도 안전하게 사용 가능. 소아는 정제를 빻아서 우유 또는 다른 액체 영양소와 함께 섭취 가능. 신부전: CrCl이 30 mL/min 미만인 경우 금기.
Benznidazole(CDC Drug Service)	7.5 mg/kg per day po. 100 mg정	**50%의 환자에서 광과민성.** GI: 복강 통증, 메스꺼움/구토/식욕부진. CNS:지남력장애, 불면증, 단일수축(twitching)/발작, 감각이상, 다발신경염. **임산부에게 금지**
Chloroquine phosphate(Aralen)	용량 다양-Malaria 화학적 예방법과 치료, 165-167쪽 참조.	경도: 식욕부진/메스꺼움/구토, 두통, 어지러움, 흐려보임, 어두운 피부 환자에게는 가려움. 주요: 류마티스 관절염의 치료 지연은 망막병으로 이어짐. 건선 악화시킬 수 있음. 광견병 백신에 대한 반응 저해할 수 있음. **간질 환자에게 금지**
Dapsone re 메트헤모글로빈혈증 참조	100 mg po q24h	TMP-SMX 이후의 발진 있는 환자에게 사용됨. **Dapsone은 일반적으로 후천성 메트헤모글로빈혈증의 원인이 됨**(NEJM 364:957, 2011). Dapsone의 대사는 힘철(heme iron)을 정상 +2에서 +3전하로 전환(O_2 운반 못함). 정상 혈액 농도 1%; 10% 농도에서 청색증; 30-40% 농도에서 두통, 피로, 빈맥, 어지러움; 60% 농도가 되면 산증 & 혼수 60%; 70-80%에 이르면 사망. 낮은 G6PD가 위험 요소. 치료: 메틸렌블루 1-2 mg/kg IV 5분 이상 × 1회
Eflornithine(Ornidyl) (WHO 혹은 CDC Drug Service)	아프리카 트리파노소마증(african trypanosomiasis)에 200 mg/kg IV(천천히) q12h × 7일	1/2 환자에게 설사. 1/2 환자에게 구토, 복통, 빈혈/백혈구감소증, 발작, 탈모, 황달, 난청. 임산부에게 금지
Fumagillin	안 점적 + po. 20 mg po tid. Leiter's: 800-292-6772	유해 사례: 호중구감소증 & 혈소판감소증
Mefloquine	말라리아 예방에 250 mg 정/주: 치료에 1250 mg × 1 혹은 750 mg & 이후 500 mg 6-8시간 동안. 미국에서: 250 mg정 = 228 mg base. 미국 외에서: 275 mg정 = 250 mg base	대략 3%에서 부작용. 경도: 두통, 과민, 불면, 허약, 설사. **독성 정신병, 발작 일어날 수 있음.** quinine, quinidine, 혹은 halofantrine과 함께 사용하지 말 것. 드물게: QT 간격 연장과 독성 표피괴사융해(Ln 349:101, 1997). **신경정신적 부작용 고려하여 자가 치료하면 안됨.**
Melarsoprol(Mel B. Arsobal) (CDC)	성인 용량은 파동편모충증(trypanosomiasis) 참조. 소아 용량: 0.36 mg/kg IV, 이후 3.6 mg/kg q 1-5일로 점진적 증가, 도합 9-10회.	**치료 후 뇌병증(2-10%) 그 중 50%가 사망, 치료로 인한 이차적 사망의 위험률 8-14%.** prednisolone 1 mg/kg/day po가 뇌병증을 낮출 수 있음. 기타: 심장 손상, 단백뇨, 복통, 구토, 말초신경병증, Herxheimer양 반응, 소양증.
Miltefosine(Impavido) Med Left 56:89, 2014 2014년에 FDA 승인, 그러나 현재 미국에 상품없음.	50 mg po bid(체중 33-44 kg); 50 mg po tid(체중 ≥45 kg). 28일간 치료.	IND를 위해 CDC와 연락. **임신 중 금기**; 기형 위험, 다양한 부작용; 내장리슈만편모증(kala-azar) 환자, 최대 40%까지 구토, 17%에서 설사; "멀미", 두통 & creatinine 증가. 간으로 대사; 사실상 소변 배출 없음.
Nifurtimox(Lampit) (CDC) (Bayer사에 의해 생산)	8-10 mg/kg/day po div. 4x/day 90-120일간.	**40-70%의 환자에게 부작용.** GI: 복통, 오심/구토. CNS: 다발신경염(1/3), 지남력장애, 불면, 단일수축(twitching), 발작, 피부 발진. G6PD 결핍과 용혈.
Pentamidine(NebuPent)	300 mg 분무제로 q경구, IM으로도 사용.	저혈압, 저칼슘혈증, 고혈당에 이은 저혈당, 췌장염, 호중구 감소증(15%), 혈소판감소, 신독성. 기타: 오심/구토, 간검사 상승, 발진.

주의 : "CDC"라 표기된 CDC Drug Service에서 약제 구할 수 있음. 연락처 (+1) (404) 639-3670[혹은-2888(팩스)]. **찾기 어려운 항기생충제에 대한 자료와 연락 정보는 181쪽의 〈표 13D〉 참조.**

계열, 물질, 일반명(상표명)	보통 성인 복용량	이상 반응/해설
항원충제: 비-장관 원충/장관외 기생충 (계속)		
Primaquine phosphate	26.3 mg(=15 mg base). 성인 용량은 30 mg base po daily.	**G6PD 결핍 환자에게는 헤모글로빈뇨와 용혈성 빈혈 유발 가능, 특히 아프리카, 아시아인에게. 메트헤모글로빈증.** 굶고 있는 환자라면 오심/복통(CID 39:1336, 2004). **임신 중 사용은 금기**
Pyrimethamine(Daraprim, Malocide) **Fansidar**(25-500 mg)으로 sulfadoxine과 결합	100 mg po, 이후 25 mg/day. 폴리닌산(leucovorin)의 비용	**주요 문제는 혈액학적:** 거대적혈모구빈혈, 백혈구 감소, 혈소판 감소. 골수 억제를 감소시키기 위해서 5 mg folinic acid 투여, 톡소플라즈마증에 사용되는 약과는 약물 상호작용 하지 않음. 고용량의 pyrimethamine을 투여할 경우 folinic acid는 하루 10-50 mg 투여. Pyrimethamine+sulfadiazine은 카르티닌 결핍으로 인한 의식을 변화시킬 수 있음(AJM 95:112, 1993). 기타: 발진, 구토, 설사, 구강건조.
Quindine gluconate 심장독성 참조: LnID 7:549, 2007	부하 용량 10 mg(quindine base 6.2 mg)/kg IV ˊ-2시간 이상, 이후 quindine gluconate 0.02 mg/kg/min의 지속적 주입. Lilly 회사로 부터 compassionate use를 위해 이용 가능.	**quinidine/유사 quinine의 부작용:** (1) IV bolus 주사는 치명적인 저혈압 유발 가능, (2) 과인슐린성 저혈당증, (3) 기저선의 25% 이상으로 QT 간격 크다면 IV quindine 주입 속도를 낮출 것, (4) 신장 청소율과 체내 분포양의 감소 때문에 사용 후 3일 째에 용량을 30-50% 낮춤.
Quinine sulfate(Qualaquin)	324 mg 정. 미국에서 IV 약제 없음. 클로로퀸 내성 열원충의 경구 치료: 624 mg po tid × 3일. 이후(tetracycline 250 mg po qid 혹은 doxy 100 mg bid) × 7일	키니네중독증; 이명, 두통, 복통, 시야 흐림. 드물게: 혈액 질환, 약열, 천식, 저혈당. 500명의 환자 중 < 1%로 일과성 시각상실(AnIM 136:339, 2002). **QTc와 중증근육무력증, 시신경염, 혹은 G6PD 결핍의 경우 사용 금지.**
Spiramycin(Rovamycin)	1 gm po q8h(해설 참조)	GI와 알레르기 반응 발생. Palo Alto Medical Foundation Toxoplasma Serology Lab: 650-853-4828 이나 U.S. FDA 301-796-1600에서 무료로 구할 수 있음.
Sulfadiazine	1-1.5 gm po q6h	설파제의 부작용에 대해서는 120쪽의 표 10A 참조
Sulfadoxine & pyrimethamine 병합(Fansidar)	500 mg sulfadoxine & 25 mg pyrimethamine 함유	두 약제 모두 긴 반감기: Sulfadoxie 169시간, pyrimethamine 111시간-일주일에 한번 투약 가능. 아프리카에서는 말라리아에 대한 간헐적 예방 요법(Intermittent preventative treatment; ITPp)으로 임산부에게 경험적 사용: 임산부에게 3 set times로 용량 결정. HIV 양성일 경우 모체와 태아 사망률 감소. Expert Rev Anti Infect Ther 8:589, 2010 참조. **스티븐스-존슨 증후군과 독성 표피괴사융해로 인한 치명적 사망 보고.** 신배설-신손상 있을 경우 주의.
선충(nematodes), 흡충(trematodes), 및 조충(cestodes) 치료를 위한 약제		
Albendazole(Albenza)	적응증에 따라 용량 다양. 음식과 함께 복용: 기름진 식단이 흡수 증진.	**임신시 위험 C군**: 임신 검사 음성 후 투약. 복통, 오심/구토, 탈모, 혈청 transaminase 증가, 드물게 백혈구 감소증.
Diethylcarbamazine(CDC)	사상충증(filariasis) 치료 위해 사용	두통, 어지러움, 메스꺼움, 열. 성충이 죽을 때 사람에서 염증 반응 발생 가능: 열, 두드러기, 천식, 위장관 이상(**Mazzoti 반응**). **임신 중 금기.**
Ivermectin(Stromectol, Mectizan) (3 mg정 & 머릿니에 국소 0.5 로션). 공복에 복용	분선충증(Strongyloides) 용량: 200 µg/kg/day po × 2일 회선사상충증(Onchocercariasis): 150 µg/kg × 1po 옴: 200 µg/kg po × 1; AIDS라면, 14일 기다림 & 반복	경미한 부작용: 열, 가려움, 발진. 회선사상충증 치료에 있어, 가벼운 림프절병, 두통, 뼈/관절 통증 보일 수 있음. 성충이 죽을 때 사람에서 염증 반응 발생 가능: 열, 두드러기, 천식, 위장관 이상(**마조티 반응**).
Mebendazole(Vermox) 미국에서는 구할 수 없지만, 다른 곳에서는 폭넓게 구할 수 있음.	적응증에 따라 용량 다양.	드물게 복강 통증, 메스꺼움, 설사 유발. 임신 & 2세 미만 소아에게 사용 금지.

주의 : "CDC"라 표기된 CDC Drug Service에서 약제 구할 수 있음. 연락처 (+1) (404) 639-3670[혹은 -2888(팩스)]. **찾기 어려운 항기생충제에 대한 자료와 연락 정보는 181쪽의 〈표 13D〉 참조.**

〈표 13B〉 충제의 용량과 선택적 이상반응

계열, 물질, 일반명(상표명)	보통 성인 복용량	이상 반응/해설
선충(nematodes), 흡충(trematodes), 및 조충(cestodes) 치료를 위한 약제 (계속)		
Praziquantel(Biltricide)	기생충에 따라 용량 다양; 〈표 13A〉 참조	경미: 어지러움/나른함, 오심/구토, 발진, 열. **안구 낭미충증에만 사용 중지.** 신경낭미충증의 잠재적 악화. 항경련제와 스테로이드로 대사 촉진; cimetidine 400 mg po tid로 인한 효과 무효화시킬 수 있음. 간 질병 진행되면 용량 줄임.
Pyrantel pamoate(일반의약품)	경구 투여. 모든 연령의 용량: 11 mg/kg(최대 1 gm까지) × 1회	드물게 위장관 이상, 두통, 어지러움, 발진
Suramin(Germanin) (CDC)	약제 분말 5 mL 물로 10% 용액 섞어 30분 이내 사용. 먼저 0.1 gm IV로 시험량 투약. 임신중에는 지양.	혈액뇌장벽 넘지 않음; 중추신경계 감염에는 효과 없음. 부작용: 구토, 가려움, 두드러기, 열, 감각이상, 단백뇨(원주 발생하면 사용 중지). 신장/간 질병 보일 경우 사용 금지. 혈관허탈로 인한 사망 보고됨.
Triclabendazole(Egaten) (CDC)	간질 간흡충감염(fasciola hepatica)에 사용 :10 mg/kg po × 1회. 12 – 24시간 안에 반복 할 수 있음. 250 mg 정.	부작용 ≥ 10%: 발한 및 복통 부작용 1 – 10%: 허약, 흉통, 열, 식욕부진, 메스꺼움, 구토. **주의: G6PD 결핍 혹은 간기능 손상이라면 주의해서 사용**

주의 : "CDC"라 표기된 CDC Drug Service에서 약제 구할 수 있음. 연락처 (+1) (404) 639 – 3670[혹은 – 2888(팩스)]. **찾기 어려운 항기생충제에 대한 자료와 연락 정보는 181쪽의 〈표 13D〉 참조.**

〈표 13C〉 호산구증가증을 유발하는 기생충(여행자의 호산구증가증)

빈번하고 심한 경우 (> 5000/μL)	중등증이나 현저한 경우 초기 감염	피부 이동증(Larval Migration); 만성 감염 중 나타나지 않거나 혹은 경미	기타
분선충(Strongyloides) (면역저하자의 경우 해당 사항 없음); 림프사상충증(Lymphatic Filariasis); 개회충증(Toxocaria) (피부유충이행증)	회충(Ascaris); 구충(Hookworm); 간흡충(Clonorchis); 폐흡충(Paragonimus)	후고흡충(Opisthorchis)	주혈흡충증(Schistosomiasis); 낭미충증(Cysticercosis); 편충(Trichuris); 광동주혈선충(Angiostrongylus); 비림프사상충증(Non-lymphatic filariasis); 턱구충(Gnathostoma); 간모세선충(Capillaria); 동양모양선충(Trichostrongylus)

〈표 13D〉 찾기 어려운 항기생충제에 대한 자료

출처	이용가능한 약제	연락처
CDC Drug Service	Artesunate, Benznidazole, Diethylcarbamazine(DEC), Eflornithine, Melarsoprol, Nifurtimox, Sodium stibogluconate, Suramin, Triclabendazole	www.cdc.gov/laboratory/drugservice/index.html (+1) 404-639-3670
WHO	아프리카 파동편모충증 치료에 대한 약제	simarrop@who.int; (+41) 794-682-726; (+41) 227-911-345 franco@who.int; (+41) 796-198-535; (+41) 227-913-313
Compounding Pharmacies, 전문 연구실, 기타 Expert Compounding Pharmacy	Quinacrine, Iodoquinol, niclosamide	www.expertpharmacy.org 1-800-247-9767; (+1) 818-988-7979
Fargon Compounding Pharmacy(전 Gallipot)	Quinacrine, Iodoquinol, Paromomycin, Diloxanide	www.fargon.com 1-800-423-6967; (+1) 651-681-9517
Leiter's Pharmacy	Fumagillin	www.leiterrx.com 1-800-292-6772, +1-408-292-6772
Victoria Apotheke Zurich는 외과 의사 처방전 보낼 경우 전세계 배달	Paromomycin(경구 및 국소), Triclabendazole, 기타 찾기 어려운 항기생충제	www.pharmaworld.com (+41) 43-344-6060
Palo Alto Medical Foundation, Toxoplasma Serology Lab	Spiramycin(배포에는 상담 필요)	(+1) 650-853-4828; toxlab@pamf.org

〈표 14A〉 항바이러스 요법*

HIV에는 〈표 14D〉 참조; 간염에는 〈표 14F〉와 〈표 14G〉 참조

바이러스/질환	약제/용량	부작용/해설
Adenovirus: 소아와 젊은 성인 호흡기계 감염의 원인 - 소아 및 젊은 성인에서 치명적 폐렴. 이식환자에서 60% 사망률(CID 43:331, 2006). 이식 환자에게 방광염의 잦은 원인. Adenovirus 14는 건강한 젊은 성인의 중증 폐렴과 관련(MMWR 56(45):1181, 2007). **임상 소견:** 열, 간효소 수치 상승, 백혈구감소증, 혈소판감소증, 설사, 폐렴 혹은 출혈방광염.	폐렴 혹은 HSCT[1]후 중증 환자의 경우: **Cidofovir** • 5 mg/kg/wk × 2주, 이후 q2주 + **probenecid** 1.25 gm/M²(cidofovir 투여 세시간전, 3 시간 후, 9 시간 후 투여). • 혹은 1 mg/kg IV 3x/wk adenovirus 출혈방광염의 경우(CID 40:199, 2005; Transplantation. 2006; 81:1398): 방광 내 **cidofovir**(방광에 식염 100 mL 주입 시 5 mg/kg)	면역저하 소아 8명 중 3명(CID 38:45, 2004) & HSCT 소아 10명 중 8명(CID 41:1812, 2005)에게 Cidofovir 치료는 성공적임. cidofovir는 virus load를 감소시킴. Ribavirin은 활성도가 다양함; C군 혈청형에 제한된 것으로 보임. Vidarabine과 Ganciclovir은 adenovirus에 대해 시험관 내 활성; 적거나 없는 임상 데이터. **Brincidofovir**(CMX 001 - Chimerix) 3기에서 경구 cidofovir 전구약물.
Coronavirus - SARS - CoV 중증 급성호흡기 증후군 (NEJM 348:1953, 1967, 2003) **MERS - CoV:** 중동호흡기증후군 (LnID 14:1090, 2014)	**SARS:** • Ribaviris - 효과 없음 • Interferon alfa ± 스테로이드 - 소수 증례 연구 자료. • 페길레이션된 IFN - α: 원숭이에게 효과 있음 • 낮은 용량의 스테로이드 또한 한 베이징 병원에서 성공적. 높은 스테로이드 용량은 심각한 진균 감염 증가시킴. • 산화 질소 흡입: 산소화 향상 및 흉부 X - ray 개선(CID 39:1531, 2004). **MERS:** Rebavirin po + PEGIFN 180 mcg/kg sc × 2주로 14일 생존 증가 (LnID 14:1090, 2014). 다른 요법:LnID 14:1136, 2014.	**SARS: 밀접 접촉으로 감염:** 효과적인 감염 제어 대책 활동[(**마스크 교환 자주**), 안보호, 가운, 안경]이 감염 막는 데에 중요. **MERS:** 의심 보균 숙주는 낙타와 기타 다른 동물 추정. 검토: Mayo Clinic Proc. 89:1153, 2014
Enterovirus(엔테로바이러스) - 수막염: 무균성 수막염의 가장 흔한 원인. 신속 CSF PCR 검사가 정확함; 유아에서 비용과 입원 기간을 단축(Peds 120, 2007)	**현재까지 치료 권장하지 않음.** 그러나, **pleconaril**(VP 63843)이 임상 시험 중	이중 맹검 위약 대조 연구에 포함된 21명의 엔테로바이러스성 무균성 수막염 신생아에서 Pleconaril의 임상적 효과 없음(PIDJ 22:335, 2003). 심한 두통동반 한 환아에서 일부 개선효과(AAC 2006 50:2409 - 14). 엔테로바이러스 D68은 중증 호흡기 질환 유발(MMWR 63:798 & 901, 2014).
출혈열 바이러스 감염: 종설 :LnID 6:203, 2006.		
콩고 - 크리미아 출혈열바이러스 (Congo-Crimean Hemorrhagic Fever; CCHF) 진드기 매개; 증상: 메스꺼움/구토, 열, 두통, 근육통, 및 혼미(1/3). 증후: 결막 충혈, 간비대, 점상출혈(1/3). 검사실 소견: 혈소판 감소, 백혈구 감소, ALT, AST, LDH & CPK 상승(100%)	경구 ribavirin, **초기 부하 용량 30 mg/kg** & 15 mg/kg q6h × 4일 & 이후 7.5 mg/kg q8h × 6일(WHO 권장) (해설 참조). 종설: Antiviral Res 78:125, 2008	파키스탄 의료 종사자들 3명 중 3이 완전 회복(Ln 246:472, 1995) & 이란에서는 확진 자 69명 중 61명(89%)니 생존(CID 36:1613, 2003). ribavirin으로 치료한 환자는 더 짧은 입원기간(7.7 vs. 10.3일), 그러나 터키 연구는 사망률과 수혈 요구량에 차이 보이지 않음(J Infection 52: 207 - 215, 2006). ribavirin과 dexamethasone이 효과적일 수 있음(281 환자) (CID 57:1270, 2013).

1) HSCT 조혈줄기세포이식

* 약어는 2쪽 참조. 주: 모든 권장 용량은(달리 지시하지 않은 경우에는) 성인을 위한 것이고 정상적인 신장 기능을 가정한다.

바이러스/질환	약제/용량	부작용/해설
출혈열 바이러스 감염 (계속)		
Ebola/Marburg(에볼라/마르부르크 병) HF(중앙아프리카) 에볼라 바이러스(EVD) 최대 발생: 서아프리카, 2014. U.S. CDC에서 진단 검사. 증상 시작 수 일 이내에, antigen capture-ELISA, IgM 항체 ELISA, NAAT 혹은 바이러스 배양으로 진단. 업데이트 http://emergency.cdc.gov.han/han00365.asp. 또한 참조: http://www.bt.cdc.gov/han/han00364.asp	**효과적인 항바이러스 치료제 없음**(J Virol 77 9733, 2003). **Brincidofovir**(Chimerix) (cidofovir의 실험적 전구약물) 이 몇몇 미국 사례에서 사용됨. 시험적 항체 요법 "ZMapp"다 동정적 사용으로 소수 선택된 환자에게 투약됨(Mapp Biopharmaceutical; http://mappbic.com/). Zmapp은 에볼라 바이러스 작은 분절 성분에 노출된 생쥐로 부터 추출한 3 mice mice antibody preparation임.	**노출 8-10일 후 전형적으로 증상이 돌발적 발생(범위는 2-21일).** 비특이적 증상, 열, 오한, 근육통, 불안 등의 증상 있을 수 있음. 열, 식욕부진, 천식/허약은 가장 일반적인 증상. 환자들은 미만성 홍반성 반구진 발진이 생기고 피부 가 박리될 수 있음(5-7일차) (주로 얼굴, 목, 몸통과 팔 등에). EVD는 흔한 질병인 말라리아, 장티푸스, 수막구균혈증 그리고 기타 바이러스 감염과 **혼동될 수 있음**(예: 폐렴). **위장관 증상:** 심한 물설사, 메스꺼움, 구토와 복통. **기타:** 흉통, 호흡 곤란, 두통과 착란 또한 발생할 수 있음. 환자들은 종종 결막 출혈 보임. 딸꾹질 보고됨. 발작 발생할 수 있음. 또한 대뇌부종 보고됨. 출혈은 보편적이지 않지만 이후 점상출혈, 반출혈/멍 혹은 진물의 형태로 정맥천자 부위와 점막출혈 부위에서 발현할 수 있음. 둔위 출혈은 일반적이지 않음. 임신 여성은 자연 낙태 경험할 수 있음.
폐 증후군 동반: 한타 폐 증후군(Hanta Pulmonary Syndrome), "sin nombre virus"	**ribavirin의 치료 효과 보고되지 않음.** (CID 39:1307, 2004). 질환의 조기 진단과 보조 치료가 회복에 핵심(주로 ICU).	감염된 설치류에서 나온 droppings에 노출된 후 급성으로 시작하는 열, 두통, 근육통, 객담없는 기침, 혈소판감소, PT 증가, 비심장성 폐부종과 호흡기능부전.
신 증후군 동반: 라사(Lassa), 베네수엘라, 한국, HF, Sabia, Argentinian HF, Bolivian HF, 후닌(Junin), 맞추포(Machupo)	**경구 ribavirin, 초기 부하 용량 30 mg/kg** & 15 mg/kg q6h × 4일 & 이후 7.5 mg/kg × 6일(WHO 권장) (해설 참조)	낮은 독성, 용혈 보고되나 치료 중지될 경우 회복. WBC, 혈소판, 간 혹은 신기능의 유의미한 변화 없음. 접촉자 관리 위해 CID 36:1254, 2003 참조.
뎅기 및 뎅기출혈열(DHF) www.cdc.gov/ncidod/dvbid/dengue/dengue-hcp.htm 열대 혹은 아열대 여행자에게(잠복기 4-7일) 열, 출혈, 혈소판감소, 혈액농축과 쇼크 있다면 뎅기로 간주. 바이러스 분리 혹은 혈청학으로 진단: 혈청은 CDC로 의뢰(전화 787-706-2399)	**항바이러스 요법에 대한 자료 없음.** 주의 깊은 혈악학적 모니터링과 수액 보충이 중요. 콜로이드 병행 치료가 효과적: 6% hydroxyethyl starch 가 한 연구에서 추천됨(NEJM 353:9, 2005). 종설: Semin Ped Infect Dis 16: 60-65, 2005.	CDC의 77개의 진단 중(2001-2004), 최근의 (2주) 캐리비안 섬 30%, 아시아 17%, 중앙 아메리카 15%, 남아메리카 15% 여행(MMWR 43:556, June 10, 2005). 뎅기 항체 음성인 중증 **DHF** 환자 5명에게 gamma globulin 500 mg/kg q24h IV 3-5일간; 급작스러운 혈소판 수 증가(CID 36:1623, 2003). 진단: IgM ELISA West Nile Virus 감염과 교차반응성 약간 있음. 뎅기열에 합당한 증상을 보이는 환자에게만 적용할 것.
웨스트나일(West Nile) 바이러스(JAMA 310:308, 2013) 모기, 수혈, 장기 이식, 모유 수유를 통해 전파되는 flavivirus. 새(> 200종)가 인간과 말과 함께 주요 우연한 숙주임. 미국 대유행 지속 중.	**현재까지 증명된 요법 없음.** 종설: Lancet Neurology 6: 171-181, 2007.	비특이적 열성 질환. 150명중 1례에서 수막뇌염, 무균성 수막염, 폴리오 유사 마비 발생(AnIM 104:545, 2004; JCI 113:1102, 2004). 장기 후유증(신경근육 허약 & 정신질환) 흔함(CID 43:723, 2006). 진단: 혈청과 CSF에서 IgM 항체 증가 & CSF PCR(State Health Dept./CDC. 연락). 혈액제 공급 시 미국에서는 검사 항목에 포함. 11/17 사례에서 혈청 지질분해효소 증가(NEJM 352: 420, 2005).
황열	**항바이러스 요법에 대한 자료 없음.** **예방 백신 지침:** (MMWR 51:RR17, 2002)	감수성 인구의 도시 집중으로 인해 아프리카와 남아메리카에서 재출현(Lancet Inf 5:604, 2005). 예방접종을 위한 환자 상태 진단: HIV환자, 특히 viral load가 억제되어 있거나 CD4 세포수가 높은 경우, IgM의 증가는 안전하고 효과적임(CID 48:659, 2009). 17D 균주를 이용한 purified whole-virus, inactivated, cell-culure derived vaccine(XRX-100)은 2 dose deescalation으로 안전성과 항체중화력이 인정됨. 제1상 연구. (N Eng J Med 2011 Apr 7; 364:1326)

* 약어는 2쪽 참조. 주: 모든 권장 용량은(달리 지시하지 않은 경우에는) 성인을 위한 것이고 정상적인 신장 기능을 가정한다.

바이러스/질환	약제/용량	부작용/해설
출혈열 바이러스 감염 (계속)		
치쿤구니아(Chikungunya) 열: brake bone fever 숲모기(Aedes)로 전파되는 자연 치유되는 아르보바이러스 질환. 대유행 가능성 높음(캐리비안)	**항바이러스 요법 없음.** 수액, 진통제, 해열제(NEJM 371:885, 2014).	임상 양상: 고열, 심한 근육통 & 두통, 근육 구진발진 간헐적으로 혈소판감소. 드물게 혈액 합병증. 진단은 IgM 항체 증가 혹은 혈청 NAAT(CDC, Focus Diagnostics).
SFTSV(Severe fever with thrombocytopenia syndrome virus)	**알려진 요법 없음**	Bunyaviridae군의 새로운 바이러스 중국에서 발견. 초기에는 anaplasma 감염으로 보임; 혈청학적 검사로 새로운 바이러스 확인. 작은소 참진드기(Haemaphysalis longicornis ticks)로 전염될 수 있음(N Engl J Med 2011; 364:1523-32).
간염 바이러스 감염	〈표 14F〉 (A&B형 간염), 〈표 14G〉 (C형 간염)참조.	
헤르페스바이러스 감염		
거대세포바이러스(CMV) 고위험군 환자: HIV/AIDS, 암 화학요법, 이식 후 참고: Transplantation 96:333, 2013; Am J Transplant 13(Suppl 4):93, 2013	**일차 예방화학요법**은 특정 이식 모집단을 제외하고는 권장하지 않음(〈표 16〉 참조). 높은 CMV DNA plasma VL과 CD4 < 100/mm³ 환자에게 선행요법. 사용한다면: **valganciclovir** 900 mg po q12h(CID 32:783, 2001). 저자의 권유: 6개월간 CD4 > 100이면서 ART에 반응 있다면 일차 예방화학요법은 생략(MMWR 53:98, 2004).	혈장 CMV DNA와 CMV 질환 발생의 위험과 연관됨. log_{10} 1 증가할 때 질병은 3.1배 증가(CID 28:758, 1999). 일차 예방화학요법을 받은 이식 환자의 5%에서 내성 보임(J Anitimicrob Chemother 65:2628, 2010). 지침: Transplantation 96:333, 2013.
CMV: 대장염, 식도염, 위염 증상은 질환 부위에 관련	경증: **Valganciclovir** 900 mg po bod 음식과 함께 × 14-21일 중증: **Ganciclovir** 5 mg/kg IV q12h × 14-21일 혹은 **Foscarnet**(60 mg/kg IV q8h 혹은 90 mg/kg q12h) × 14-21일 치료 후 억제 요법: **Valganciclovir** 900 mg po 1일 1회(CD4 > 100 이상으로 6개월 간 유지될 때 까지)	진단: 전혈 정량적 PCR에서 증가 확인 및 조직병리학적 진단
CMV: 신경 질환, 뇌염 척수염, 다발신경근병, 말초신경병증 증상은 질환 부위에 관련	위의 대장염, 식도염, 위염과 같이 치료	진단: 전혈 및/혹은 CSF에서 정량적 PCR로 증가 확인. **주의: AIDS 환자에게** 중증 혹은 치명적 IRIS 발생; CMV 요법 시작 하고 나서 2주 후에 ART 시작 할 것을 권장.
CMV: 폐렴 위험군: 이식 후 첫 6개월 & 예방화학요법 중지 후 3개월 침습 질환에 대한 증거 필요 진단: 전혈 정량 PCR 및/혹은 폐생검 조직병리학 양성 소견이 우선 시됨 참고: Transplant 96:333, 2013; Am J Transplant 13(Suppl 4): 93, 2013	바이러스 혈증이지만 무증상 또는 경증 질환: **Valganciclovir** 900 mg po bid(Am J Transplant 7:2106, 2007) 폐이식 환자나 AIDS 환자에서 중증 질환: **Ganciclovir** 5 mg/kg IV q12h (신부전시 용량 조절). CMV 면역글로블린(CytoGam) 추가를 지지하는 자료 있음. 임상적으로 치유되거나 혈액 PCR 검사 결과 음성일 때까지 치료; 최소 지속기간: 2주 Ganciclovir-내성일 경우: **Foscarnet**(60 mg/kg q8h 혹은 90 mg/kg q12h) IV(신부전 시 용량조절). 면역억제 감소 시도.	치료 후 억제 요법: 재발 위험 높을 경우 Valganciclovir 900 mg po 1일 1회 × 1-3개월 치료 실패하거나 재발할 경우 CMV 내성 의심. 유전형 내성검사 실시(CID 56:1018, 2013).

* 약어는 2쪽 참조. 주: 모든 권장 용량은(달리 지시하지 않은 경우에는) 성인을 위한 것이고 정상적인 신장 기능을 가정한다.

바이러스/질환	약제/용량	부작용/해설
헤르페스바이러스 감염 (계속)		
CMV: 망막염 HIV/AIDS에서 가장 흔한 눈 합병증. ART > 200이며 ART 중인 환자에서는 드뭄. ART 중이 아니라면, CMV 치료가 2주가 지나기 까지 기다렸다가 ART시작. 참조: aidsinfo.nih.gov/guidelines **CMV 면역회복 망막염**(CMV immune recovery retinitis): ART 시작 이후 발생하는 새로운 망막염. ART 혹은 Valganciclovir 멈추지 말 것. steroid 사용하지 않음.	시력을 위협하지는 않는 경우: **Valganciclcvir** 900 mg po bid 음식과 함께 × 14–21일, 이후 900 mg po 1일 1회 CD4 > 100 × 6개월 될 때 까지 시력 위협하는 경우(해설 참조): **Valganciclovir** + 유리체 내 **Ganciclovir** 2 mg(7–10일간 1–4회)	시력 위협하는 경우: 망막중심오목(fovea) 혹은 시신경의 두부(head) 옆으로 부터 1500 마이크론 이내. Valganciclovir 사용할 수 없을 경우, Ganciclovir 5 mg/kg IV q12h × 14–21일, 이후 5 mg//kg IV 1일 1회. Ganciclovir 내성 의심될 경우: Foscarnet(60 mg/kg q8h 혹은 90 mg/kg q12h) × 14–21일. Ganciclovir 안구 보철장치(ocular implants)는 더 이상 구할 수 없음.
이식환자에서 CMV: 예방화학요법에 대한 토의는 〈표 16〉 참조. CMV 질환은 종말기관 질환을 동반 하거나 동반하지 않는 CMV 증후군으로 발현할 수 있음. **CMV 치료에 대한 지침**(Transplantation. 2013:96(4):333; 및 Am J Transplant. 2013:13 Suppl 4:93. **Ganciclovir** 5 mg/kg IV q12h 혹은 **Valganciclovir** 900 mg po q12h(Am J Transplant 7:2106, 2007)이 효과적인 치료 옵션. 치료 기간은 개별화. 치료 연장: (1) CMV PCR 혹은 항원혈증이 발견되지 않을 때 까지, (2) 질환이 치료된 임상적 증거 보일 때까지, (3) 최소 2–3주간의 치료(Am J Transplant 13(Suppl 4):93, 2013; Blood 113:5711, 2009). 1–3개월의 이차 예방(Valganciclovir 900 mg 매일)의 적응증: 다량의 림프구 제거 항체와 같은 고용량 면역억제 치료를 받은 환자, 중증 CMV 질환, CMV 질환이 한번 이상 발병한 경우. HSCT 수여자: 약제 독성을 동반한 재발성 감염증의 위험성과 균형을 맞추는 유사 환자에서 이차 예방적 화학요법이 반드시 고려되어야 함.		
임신 중 CMV: Hyperimmune globulin 200 IU/kg(모체체중)을 1회 초기 임신 중 IV 투여하면, 신생아의 첫 해에 CMV 합병증 감소(CID 55:497, 2012).		
엡스타인바바이러스(EBV)–단핵구증 (Ln ID 3:131, 2003)	**치료 하지 않음**. 편도 폐쇄, CNS 합병증, 비장파열에 대하여 corticosteroids.	**비정형 림프구의 원인**: EBV, CMV, Hep A, Hep B, toxo, 홍역, 볼거리, 약물(Int Pediatr 18:20, 2003).
HHV–6–장미진(돌발피진)& 기타 소아 열성 질환의 원인으로 알려짐(NEJM 352:768, 2005). 이식 환자에게 열 & 발진 보고됨(JID 179:311, 1999). 조혈모세포이식 후 단핵구와 혈소판의 생착이 지연된 환자 110명(미국)의 환자 중 47%에서 재활성화가 확인됨(CID 40:932, 2005). 면역 저하 성인에게 수막뇌염 관련됨. 진단은 CSF의 PCR 양성으로 확인. **ganciclovir** 치료에 대한 반응으로 viral copy 수 감소함(CID 40:890 & 894, 2005). 혈전성 미세혈관 병증에 대해 Foscarnet 요법 효과적(Am J Hematol 76:156, 2004). Cidofovir은 차선 치료법(Bone Marrow Transplantation(2008) 42, 227–240)		
HHV–7–흔한 바이러스(인구의 90%의 이상이 3세 전후로 감염됨). 사람에서는 질환을 유발하지 않음. CD4 수용체를 통해 CD4 림프구 감염; 타액 통해 전파		
HHV–8–카포시 육종, Castleman병, 및 체강(body cavity) 림프종의 원인. 사하라 사막 이남 아프리카의 당뇨병과 관련 (JAMA 299:2770, 2008)	**항바이러스 치료 없음**. 효과적인 항–HIV요법이 도움이 될 수 있음.	국소 병변: 방사선 치료, 레이저 수술 혹은 병소내 화학요법. 전신: 화학요법. Castleman병은 ganciclovir(Blood 103:1632, 2004) & valganciclovir(JID 2006)에 반응
단순헤르페스바이러스(HSV 1 & 2형)		
안면신경마비(Bell's palsy) H. simplex가 가장 큰 원인으로 지목됨. 기타 원인 고려:VZV, HHV–6, 라임병	마비 발생 후 최대한 빨리: **Prednisone** 1 mg/kg po 분복 × 5일, 이후 5일간 5 mg bid로 감소(총 prednisone 10일) 대체: **Prednisone**(용량 위와 같이) + **Valaciclovir** 500 mg bid × 5일	이중 맹검 위약 플라시보 대조 전향성 임의선택실험에서 prednisone vs acyclovir cs(prednisone + acyclovir) vs 위약 대조함. 최선의 결과는 prednisone: 위약에서 85% 회복율, prednisone에서 96% 회복율, acyclovir과 prednisone의 결합에서 93%의 회복율(NEJM 357:1598@1653, 2007). **큰 규모 메타분석 확인: 스테로이드 단독, 효과적; 항바이러스제 단독, 효과 없음; 스테로이드 + 항바이러스, 스테로이드 단독보다 효과 덜함** (JAMA 302:985, 2009).

* 약어는 2쪽 참조. 주: 모든 권장 용량은(달리 지시하지 않은 경우에는) 성인을 위한 것이고 정상적인 신장 기능을 가정한다.

바이러스/질환	약제/용량	부작용/해설
헤르페스바이러스 감염/단순헤르페스바이러스(HSV 1 & 2형) (계속)		
뇌염 (저명한 종설: CID 35:254, 2002). 영국 실험(EID 9:234, 2003; Eur J Neurol 12:331, 2005; Antiviral Res: 71:141–148, 2006) HSV–1이 가장 일반적인 산발형 뇌염의 원인. 생존과 합병증으로부터의 회복은 치료시작할 당시의 의식상태와 관련됨. **조기 진단과 치료가 필수적**. NEJM 371:68, 2014.	**Acyclovir** IV 10 mg/kg IV(1시간 이상 주사) q8h × 14–21일. 12세 미만 소아는 20 mg/kg q8h. 비만 환자에 대한 용량 계산은 불명확. 과다 용량으로 인한 신독성 위험 줄이기 위해 각 용량을 1시간 이상씩 투약하는 것 합리적. 병적인 비만의 경우 실제 몸무게 사용.	acyclovir 요법으로 사망률이 70% 이상에서 19%로 감소. HSV–1 DNA의 CSF 에 대한 PCR 분석은 특이도 100%, 민감도 75–98%. 치료 3일 이내에 추출한 CSF 검체 8/33(25%)에서 PCR 음전; PCR 음전은 CSF 내 단백질이 낮고 백혈구가 10개/mm³ 미만인 것과 관련(CID 36:1335, 2003). 3일 후 모두 양성. 치료 성공 후에도 소아 27중 7명(27%)에서 재발 보고. 재발은 초기 acyclovir의 낮은 총량과 관련(재발군에서 285 ± 82 mg/kg vs. 462 ± 149 mg/kg, p < 0.03(CID 30:185, 2000; Neuropediatrics 35:371, 2004).
생식기 헤르페스: Sexually Transmitted Treatment Guidelines 2010: MMWR 59(RR–12), 2010.		
원발성(첫 감염)	**Acyclovir**(Zovirax 혹은 일반) 400 mg po tid × 7–10일 혹은	증상과 증후 해소에 2일 단축, 병변 치유에 4일 단축, 바이러스 배출 기간을 7일 단축. 재발을 예방하지 않음. 중증: 5 mg/kg IV q8h 5–7일
	Valaciclovir(Valtrex) 1000 mg po bid × 7–10일 혹은	acyclovir ester: 흡수 잘 되며, acyclovir보다 생체이용률 3–5배 높음
	Famciclovir(Famvir) 250 mg po tid × 7–10일	활성 성분인 penciclovir로 소화됨. 부작용과 활동 acyclovir과 유사. **Famciclovir** 250 mg po tid **acyclovir과 동일하게** 200 mg 하루 5회
간헐적 재발(episodic recurrence)	**Acyclovir** 800 mg po tid × **2일** 혹은 400 mg po tid × **5일** 혹은 **Famciclovir** 1000 mg bid × **1일** 혹은 125 mg po bid × 5일 혹은 Valacyclovir 500 mg po bid × **3일** 혹은 1 gm po 1회로 매일 × **5일** HIV 환자는 해설 참조	HIV 환자에서 간간이 재발하는 경우: **acyclovir** 400 mg po tid × 5–10일 혹은 **famciclovir** 500 mg po bid × 5–10일 혹은 **valacyclovir** 1 gm po bid × 5–10일
만성 매일 억제(Chronic daily suppression)	**잦은 재발 있는 환자에게 억제 요법은 생식기 헤르페스의 재발 빈도 70–80% 감소시킴(1년에 > 6회 재발)그리고 많은 경우 증상이 있는 유행 보고 없음.** **Acyclovir** 400 mg po bid, 혹은 **famciclovir** 250 mg po bid 혹은 valacyclovir 1 gm po q24h; 1년에 < 9회 재발 있는 환자의 경우 500 mg po q24h 이후 **Valacyclovir** 1 gm po q24h(500 mg에서 돌파 감염이 있을 경우) 사용 가능. HIV 환자는 해설 참조	HIV 환자에서 만성 억제 치료법: **acyclovir** 400–800 mg po bid 혹은 tid 혹은 **famciclovir** 500 mg po bid 혹은 **valacyclovir** 500 mg po bid
생식기, 면역 정상 상태		
잇몸구내염, 원발성(소아)	**Acyclovir** 15 mg/kg po 5회/일 × 7일	무작위 이중맹검 위약–대조군 연구 효능 입증(BMJ 314:1800, 1997).
각결막염 및 재발성 상피 각막염	**Trifluridine**(Viroptic), 1 점적 1%용액 q2h(최대 1일 9점적) 최대 21일(17쪽의 표 1 참조)	대조군 연구에서, idoxuridine보다 반응률 높음. acyclovir로 억제요법(400 mg bid) 은 안구 HSV의 재발률을 32%에서 19%로 낮춤(NEJM 339:300, 1998).
Mollaret 씨 재발성 "무균" 수막염 (주로 HSV–2) (Ln 363:1772, 2004)	항바이러스 요법의 대조군 시험 없음. 자연 치유됨. 치료할 경우, acyclovir(15–30 mg/kg/day IV) 혹은 valacyclovir 1–2 gm po qid가 사용되어야 함	CSF의 HSV에서 PCR 양성으로 진단 확인(EJCMID 23:560, 2004). 매일 억제 요법은 재발 빈도 낮출 수 있으나 임상 시험 없음. 경구 Valacyclovir 고찰: JAC 47:855, 2001.

* 약어는 2쪽 참조. 주: 모든 권장 용량은(달리 지시하지 않은 경우에는) 성인을 위한 것이고 정상적인 신장 기능을 가정한다.

바이러스/질환	약제/용량	부작용/해설
헤르페스바이러스 감염/단순헤르페스바이러스(HSV 1 & 2형) (계속)		
점막피부(생식기는 이전 쪽 참조) **입술, "열성수포":**		
면역이 정상인 사람 Ann Pharmacotherapy 38:705, 2004; JAC 53:703, 2004 참조	병변 보이기 전 전구증상증후군일 때 치료 시작 **약제** / **용량** / **증상 감소** **경구: Valacyclovir** 2 gm po q12h × 1일 ↓1일 **Famciclovir**[2] 500 mg po bid × 7일 ↓2일 **Acyclovir**[NFDA] 400 mg po 5회/일 (깨어있을 때 q4h) × 5일 ↓1/2일 **국소:** **Penciclovir** 1% 크림 q2h 낮동안 × 4일 ↓1일 **Acyclovir** 5% 크림[3] 6회/일(q3h) × 7일 ↓1/2일	Penciclovir(AAC 46:2848, 2002). 경구 acyclovir 5% 크림(AAC 46:2238, 2002). 경구 famciclovir(JID 179:303, 1999). famciclovir와 topical fluocinonide(0.05% Lindex gel) q8h × 5일 병행하면 famciclovir 단독에 비해 병변 크기와 통증 작아짐(JID 181:1906, 2000). Acyclovir 5% 크림 + 1% Hydrocortisone(Xerese)가 acyclovir 단독에 비해 효과적(AAC 58:1273, 2014).
헤르페스 생인손(Herpes Whitlow)	24쪽의 표 1 참조	
구강 입술 또는 생식기: 면역저하자		
(AIDS 환자 포함)과 중환자실의 중증환자/회음부 또는 얼굴 큰 괴사성 궤양(해설 참조). 임신시 원발성 HSV: 중증의 간염 포함한 전염 위험 증가, 임신 3기에서 가장 큰 위험(NEJM 370:2211, 2014).	**Acyclovir** 5 mg/kg IV(1시간 이상 주입) q8h × 7일(250 mg/M² 또는 400 mg po 5x/일 × 14–21일(해설 참조 만약 acyclovir–내성이 의심된다면) **또는** **Famciclovir:** HIV 감염자에서, 재발성 생식기 헤르페스에 대해 500 mg po bid × 7일 **또는** **Valacyclovir**[NAI]: HIV–감염자에서, 재발성 생식기 헤르페스에 대해 500 mg po bid × 5–10일 또는 만성 억제치료를 위해서 500 mg po bid.	**Acyclovir–내성 HSV: IV foscarnet** 90 mg/kg IV q12h × 7일. Famciclovir(500 mg po bid), valacyclovir(500 mg po bid) 또는 acyclovir(400–800 mg po bid)를 이용한 억제치료는 바이러스 배출과 임상적 재발을 감소.
임신과 생식기 단순헤르페스(H. simplex) (Herpes B virus): **Monkey bite** CID 35:1191, 2002	Acyclovir는 임신 첫 3개월에서도 안전. 출산시 acyclovir가 신생아 헤르페스의 위험/중증도를 감소시킨다는 증거 없음. 반면에, 활동성 병변이 있는 여성에서 C–section은 감염전파의 위험을 감소시킴. Obstet Gyn 106:845, 2006.	
Herpes simiae–원숭이 물림(Herpes B 바이러스) CID 35:1191, 2002.	**노출후 예방: Valacyclovir** 1 gm po q8h × 14일 또는 acyclovir 800 mg po 5x/일 × 14일. **질환의 치료**: (1) CNS 증상 없음: **Acyclovir** 12.5–15 mg/kg IV q8h 또는 ganciclovir 5 mg/kg IV q12h. (2) CNS 증상 있음: **Ganciclovir** 5 mg/kg IV q12h	원숭이로 부터 물림, 할큄, 및 타액의 눈 접종 후에 척수염과 출혈성 뇌염의 치명적 증례가 보고됨. 초기증상으로 발열, 두통, 근육통 및 미만성 샘병증, 2–14일의 잠복기(EID 9:246, 2003). 시험관내에서 다른 nucleosides에 비교하여 ACV와 ganciclovir의 활성이 낮음(penciclovir 또는 5–ethyldeoxyuridine이 더욱 활성이 높음; 임상자료가 필요함) (AAC 51:2028, 2007).

2) 오직 HIV 환자에게만 FDA 승인
3) 면역결핍 환자에게 승인

* 약어는 2쪽 참조. 주: 모든 권장 용량은(달리 지시하지 않은 경우에는) 성인을 위한 것이고 정상적인 신장 기능을 가정한다.

바이러스/질환	약제/용량	부작용/해설
헤르페스 수두-대상포진(Herpes Varicella-Zoster) 바이러스(VZV)		
수두: 백신접종이 수두의 발생율과 이환율을 현저히 감소시킴(MMWR 61:609, 2012). VZV 백신 지침(MMWR 56(RR-4), 2007).		
정상 숙주(수두, Chickenpox) 소아(2-12세)	**일반적으로 치료는 권장되지 않음. 경구 acyclovir**가 중증 수두에 이환될 중등도 위험이 있는 건강인에게 사용될 수 있음. 즉, > 12세; 만성 피부 또는 폐질환; 만성 salicylate 치료(Reye 증후군의 위험 증가). **acyclovir** 용량: 20 mg/kg po qid × 5일 투여(발진 시작 24시간 이내 시작) 또는 **valacyclovir** 20 mg/kg tid × 5일	Acyclovir가 새로운 병변의 출현을 늦추고 숫자를 감소시키며 소아에서 유병기간을 감소: 9일에서 7.6일로 감소(PIDJ 21:739, 2002). 소아에서 경구 acyclovir 투여량은 80 mg/kg/일 또는 3,200 mg/일을 넘어서는 안됨.
청소년, 젊은 성인	발진 24시간 이내에 시작: **valacyclovir** 1000 mg po tid × 5-7일 또는 **Famciclovir** 500 mg po tid(아마도 효과적이지만, 그러나 근거자료는 부족)	열의 기간, 치유까지 시간, 및 증상의 감소
임신 세번째 3개월 기간 동안 폐렴 또는 수두	**Acyclovir** 800 mg po 5x/일 또는 10 mg/kg IV q8h × 5일. 태아와 산모에 대한 위험과 이득은 불명확. 다수의 전문가가 특히 3번째 3개월에 치료를 권장. 일부는 VZIG(varicella-zoster immune globulin)을 추가.	임신 중 수두폐렴은 41% 사망률. Acyclovir는 발생율과 중증도를 감소시킴(JID 185:422, 2002). 만약 수두에 감수성이 있는 산모가 노출되었고, 노출 후 10일 내에 호흡기증상이 시작되었다면, acyclovir 투여를 시작.
면역손상 숙주	**Acyclovir** 10-12 mg/kg(500 mg/M2) IV(1시간 이상 주입) q8h × 7일.	류마티스관절염의 infliximab 치료중 파종성 일차 수두감염이 보고됨(J Rheum 31:2517, 2004). 고용량 acyclovir의 계속 주사(2 mg/kg/hr)가 중증 출혈성수두 환자 1예에서 성공적 효과(NEJM 336:732, 1997).
예방-노출 후 예방 여전히 미접종자에서 수두에 의한 사망자 발생(MMWR 56(RR-4):1-40, 2007).	**예방을 위한 CDC 권장:** 수두 증례의 < 5%와 수두-관련 사망의 > 50%이 20세 이상 성인에서 발생되기 때문에, CDC는 이 연령대에서 더욱 적극적인 접근을 권장함: **첫째, 수두-대상포진 면역글로불린**(VZIG) (125 units/10 kg(22 lbs) 체중 IM, 최대 625 units 까지; 최소 투여량은 125 units)을 합병증 발생의 위험이 높은 감수성이 있는 사람(HIV, 암, 임신, 및 steroid 치료와 같은 면역손상 상태)에게 노출 후 예방을 위해 노출 후 가능한 한 빨리(< 96시간) 투여를 권장. 만약 수두가 발생하면, 아래와 같이 **acyclovir** 치료를 신속하게(발진 시작 24시간 이내) 시작. 일부는 고-위험 환자에서 acyclovir로 추정 치료. **둘째**, 감수성이 있는 성인은 반드시 백신접종. 수두의 병력이 없거나 불확실한 성인(10-30%은 항체-음성일 것)에서 항체를 검사하고 음성인 사람은 백신접종. 셋째, 감수성이 있는 소아는 반드시 백신접종. 보편적으로 12-18개월 이전에 접종 권장. 그러나 어떤 연령에서도 접종가능.	
대상포진(shingles) (NEJM 369:255, 2013 참조)		
정상 숙주 • 50세 이상인 환자에서 효과적인 치료가 정립됨. • (대상포진 후 신경통의 치료에 대하여, CID 36:877, 2003; Ln 374:1252, 2009 참조) • 백신이 대상포진 및 대상포진 후 신경통을 감소시킴(NEJM 352:2271, 2005; JAMA 292:157, 2006). 고찰 J Am Acad Derm 58:361, 2008. • 대상포진 연관 급성 통증의 진통제(NEJM 369:255, 2013).	**[참조: 임상시험은 치료의 이득을 입증: 발진 시작 3일 이내에 치료를 받은 환자의 경우에만]** **Valacyclovir** 1,000 mg po tid × 7일(신부전에 대해 용량 조절) (〈표 17A〉 참조) **또는**	대상포진 발생후 6개월 동안 뇌졸중 위험이 증가함이 점점 알려짐. 임상적 대상포진 감염중 경구 항바이러스제는 방어 효과가 있을 수 있음(CID 58:1497, 1504, 2014).
	Famciclovir 500 mg tid × 7일. 신부전에 대해 용량 조절 (〈표 17A〉 참조) **또는**	치유까지 시간이 좀 더 빠름. 50세 이상의 환자에서 위약에 비하여 대상포진 후 신경통(PHN)이 감소. 급성통증과 PHN 감소에 famciclovir는 acyclovir와 유사(J Micro Immunol Inf 37:75, 2004). (Continued on next page)

* 약어는 2쪽 참조. 주: 모든 권장 용량은(달리 지시하지 않은 경우에는) 성인을 위한 것이고 정상적인 신장 기능을 가정한다.

바이러스/질환	약제/용량	부작용/해설
헤르페스 수두-대상포진(Herpes Varicella-Zoster) 바이러스(VZV) (계속)		
	Acyclovir 800 mg po 5x/일 × 7-10일 대상포진의 급성기 동안 불편감을 감소시키기 위해 50세 이상 환자에서 **prednisone을** 추가 투여. 투여로 대상포진 후 신경통의 발생율을 감소시키지 못함. 투여량: 1-7일에 30 mg po bid, 8-14일에 15 mg bid 그리고 15-21일에 7.5 mg bid.	4가지 위약-대조 임상시험(691명 환자)의 메타분석에서 acyclovir가 모든 방법에 의한 것 보다 약 2배 빠르게 통증을 해소하며 그리고 3개월과 6개월에 대상포진후 신경통을 감소시키는 것으로 밝혀짐(CID 22:341, 1996); 50세 이상에서 통증 해소까지의 중간 시간이 41일 대 101일. 대상포진 후 신경통에서, 대조임상시험은 통증을 조절하는데 **gabapentin, lidocaine 패취**(5%) 및 opioid 진통제의 효과를 입증(Drugs 64:937, 2004; J Clin Virol 29:248, 2004). **Nortriptyline과 amitriptyline**은 동등한 효과를 나타내며 그러나 nortriptyline이 더 잘견딤(CID 36:877, 2003). PHN의 치료에서 항바이러스제의 역할은 입증되지 않음(Neurol 64:21, 2005). 그러나 15명의 환자 중 8명이 IV acyclovir 10 mg/kg q8h × 14일 이어서 경구 valacyclovir 1 gm 3x/일 × 1개월 치료로 호전(Arch Neur 63:940, 2006). 고찰: NEJM 371:1526, 2014.
면역손상 숙주		
중증이 아닌 경우	**Acyclovir** 800 mg po 5x/일 × 7일. **(선택: Famciclovir** 750 mg po q24h 또는 500 mg bid 또는 250 mg 3x/일 × 7일 **또는 valacyclovir** 1000 mg po tid × 7일, 비록 두가지 약이 본 적응증에 대해서 FDA-승인을 받지 못하겠지만)	만약 진행된다면, IV로 전환. TNF-alpha 억제제 치료중인 류마티스관절염 환자는 VZV의 고위험군. 대상포진이 심할수록, 포진 후 신경통은 덜 함(JAMA 301:737, 2009).
중증: > 1 피부분절, 삼차신경 또는 파종성	**Acyclovir** 10-12 mg/kg IV(1시간 이상 주입) q8h × 7-14일. 노인 환자에서, 7.5 mg/kg까지 감량. 만약 신독성이 있고 환자가 호전되고 있다면, 5 mg/kg q8h까지 감량	HIV-감염 소아에서 HAART 치료 후 면역회복의 흔한 임상소견(J All Clin Immun 113:742, 2004). 치료는 반드시 72시간 이내에 시작되어야 함. 앞서 acyclovir 치료를 받은 HIV+ 환자에서 acyclovir-내성 VZV가 발생. **Foscarnet**(40 mg/kg IV q8h × 14-26일).

* 약어는 2쪽 참조.   주: 모든 권장 용량은(달리 지시하지 않은 경우에는) 성인을 위한 것이고 정상적인 신장 기능을 가정한다.

〈표 14A〉 항바이러스 요법

인플루엔자 A 와 B 그리고 새로운 인플루엔자 바이러스들 참고: http://www.cdc.gov/flu/professionals/antivirals/index.htm http://www.cdc/gov/flu/weekly/; NEJM 370:789, 2014.

백신 정보(http://www.cdc.goc/flu/professionals/acip/index.htm); Med Lett 56:97, 2014; MMWR 63:691, 2014.

- **Oseltamivir 및 zanamivir는 권장 약제.** Amantadine 및 rimantidine은 널리 퍼진 내성 때문에 사용하지 않는 것이 좋음.
- 지침: ACIP: (MMWR 60(RR01):1 - 24 2011) IDSA(COID 48:1003 - 1032, 2009)
- 2009년 새로운 H1N1(이전에 언급된 pandemic H1N1, pH1N1, H1N1 범유행 및 이전의 Swine flu) 알려짐. 현재는 세계적으로 H1N1주가 우세. 여전히 예전의 유행성 H1N1과의 구분은 사용되지만 관련성은 없음.
- 신속 인플루엔자 검사는 위양성 20 - 50%를 보일 수 있음.
- 가능한 증상 발현에 가까운 시점에 치료를 시작하고 반드시 증상 발현 48시간 이내여야함. 증상발현 48시간 이후 치료는 치료 효과 감소와 관련됨. 그러나 입원환자에서 발현후 5일까지 치료를 시작하는 것은 생존률을 향상시키는것과 관련(Clin Infect Dis 55:1198, 2012).
- 입원환자, 중증 또는 진행하는 인플루엔자 또는 나이 및 기저 질병으로 인한 높은 합병증 위험이 있는 모든 환자에서 경험적 치료를 시작하여야함.
- 세균성 폐렴 동반 여부 조사.
- 이외 사람에서 유발되는 중요한 인플루엔자 바이러스 질병.
  - **H3N2v 인플루엔자:** 2012년 여름에 159개의 인플루엔자 A/H3N2v 사례가 보고됨. 대부분 인플루엔자 A/H3N2v 사례는 돼지와 직접 접촉한 10세 이하의 어린이에게 발생. 이 변종은 neuraminidase 저해제, oseltamivir 및 zanamivir에 감수성. MMWR 61:619, 2012 참조.
  - **조류 인플루엔자 H5N1:** 2003년 아시아에서 재출현 및 대부분 Egypt, Nigeria, Djibouti 뿐 아니라 Asia 15개국에서 사람사례가 보고됨. 유통 은 가금류의 대량 사망과 연관. 수입 사례는 희귀 - 캐나다에서 1례. 2014년 1월, 648 확인된 사례 및 384 사망(59%). 사람 감염은 가금류와 밀접 접촉과 연관; 매우 제한된 사람간 전파. 사망률은 높은 바이러스 수치와 연관, 파종성 바이러스 및 높은 cytokine 활성(Nature Medicine 12:1203 - 1207 2006). oseltamivir에 감수성, 하지만 치료중 내성발생(NEJM 353:267 - 272 2005). oseltamivir 투여 및 IV zanamivir를 고려.
  - **조류 인플루엔자 H7N9**: 중국에서 2013 3월에 출현 및 2013년 여름 44건의 사망(33%) 동안 132 사례 확진. 2013초 겨울 ~2014년에 재출현사 례 및 계속해서 증가. 살아있는 새 시장에 밀접 접촉이 감염과 연관; 지금까지 극히 제한된 사람간 전파. 노인 및 질병이 있는 사람에서 높은 사망률. Oseltamivir가 대부분 효과적 하지만 모든 변종에 대해서는 아님. 지금까지 zanamivi 내성은 확정된 바 없음.

바이러스/질병	감수성(권장약제/용량)	내성	대체약제/부작용/해설
• **A/H1N1(유행성 H1N1과 유사하게 현재 계절성)** • 인플루엔자 B • 인플루엔자 A(A/H3N2, A/H3N3v*, A/H5N1, A/H7N9**)	**Oseltamivir** 성인: Oseltamivir 75 mg po bid × 5일 소아(1 - 12세 어린이): 유아 2주 - 11개월: 3 mg/kg bid × 5일 ≤ 15 kg: 30 mg bid × 5일 > 15 kg - 23 kg: 45 mg bid × 5일 > 23 kg - 40 kg: 60 mg bid × 5일 > 40 kg: 75 mg bid × 5일 또는 **Zanamivir** 2 흡입(각 5 mg) bid × 5일 또는 Peramivir 600 mg IV once daily × 5 - 10일 IV Zanamivir는 해설 참조	Amantadine 및 rimantadine(100%) *A/H3N2v 변종은 감수성 **A/H7N9는 oseltamivir에 내성(드묾)	• **A/H1N1:** 고용량(150 mg bid)는 H1N1에 대해 추가적 효과 없음. • **Zanamivir**는 7세 이하 어린이또는 반응성 기도 질환에게 권장되지 않음. • **IV zanamivir**는 위정체, 위 흡수장애, 위장관 출혈이 의심되는 인플루엔자 입원환자 또는 oseltamivir내성 인플루엔자 바이러스 감염 의심 또는 확진 환자에서 동정적 사용 IND 및 임상 시험하에 가능. • **인플루엔자 B:** 한 연구에서 치명적인 인플루엔자B 환자에게 고용량 oseltamivir 바이러스학적 이점을 제시. • **A/H5N1:** 높은 사망률, 시험용 신약을 고려. Zanamivir는 대부분 oseltamivir 내성 H5N1에 활성을 유지.

* 약어는 2쪽 참조. 주: 모든 권장 용량은(달리 지시하지 않은 경우에는) 성인을 위한 것이고 정상적인 신장 기능을 가정한다.

바이러스/질병	약제/용량	부작용/해설
홍역 백신미접종 소아 또는 성인에서 홍역 발생 보고 증가(MMWR 63:781, 2014; NEJM 371:358, 2014)		
소아	치료하지 않음 또는 **vitamin A** 200,000units/일 po × 2일	Vitamin A가 홍역의 중증도 감소시킬 수 있음.
성인	치료하지 않음 또는 **ribavirin** IV : 20-35 mg/kg/일 × 7일	성인에서 질환의 중증도 감소(CID 20:454, 1994).
Metapneumovirus(HMPV)		
경증 모세기관지염/기관지 수축으로부터 폐렴까지 모든 연령의 환자로부터 분리되는 paramyxovirus. 고찰: Sem Resp Crit Care Med 32:447, 2011.	**입증된 항바이러스 치료 없음.** (정맥내 주사 ribavirin이 일화적으로 사용되며 효과는 다양함)	호흡기감염이 있는 소아의 6-21%에서 human metapneumovirus가 분리됨(NEJM 350:443, 2004). RSV와 이중감염은 중증 모세기관지염과 연관됨(JID 191:382, 2005).
원숭이마마(Monkey pox) (orthopox virus) (참조 LnID 4:17, 2004).		
병든 프레이리 독(prairie dog) 접촉과 관련된 유행. 병원소는 수입 감비아거대쥐(Gambian giant rats)일 가능성(CID 58:260, 2014)	**입증된 항바이러스 치료 없음.** Cidofovir가 시험관내와 쥐 모델에서 효과.	12일의 잠복기, 그리고 나서 열, 두통, 기침, 샘병증, 및 머리, 몸체 및 사지에서 화농하고, 가운데가 오목 들어가고, 그리고 딱지가 지는 수포구진성 발진. 병원내에서 전파는 드묾
노로바이러스(Norwalk-like virus, 또는 NLV)		
비-세균성 위장관염 유행의 절대 다수를 차지(NEJM 368:1121, 2013)	**항바이러스 치료 없음.** 탈수된 체액 공급. 도염된 음식, 오염된 표면과 대변-경구 접촉, 또는 매개물(fomites)에 의한 전파.	갑작스런 발병의 오심, 구토, 및/또는 수양성 설사가 2~60시간 지속. Ethanol-기반 손소독제가 효과적(J Hosp Inf 60:144, 2005).
유두종바이러스(Papillomaviruses): 사마귀(Warts)		
외부 생식기 사마귀(External Genital Warts)	**환자 자가치료:** **Podofilox**(0.5% 용액 또는 겔): 2x/일 × 3일 동안 바르고, 4일째 중단; 4회 주기 반복; 또는 **Imiquimod** 5% 크림: 1일 1회 취침시 바름 3x/주, 최대 16주. **Sinecatechins**: 외부 생식기 사마귀에 3x/일 효과 또는 부작용 있을 때까지 바름. **의료인 치료:** 액화 질소를 이용한 냉동치료: 1-2주 마다 반복; 또는 Benzoin 팅크제에 포함된 10-25% **Podophyllin resin**. 필요시까지 매주 반복 치료; 또는 **Trichloroacetic acid**(TCA): 필요시까지 매주 반복 치료; 또는 외과적 절제.	**Podofilox**: 저렴하고 안전(임신중 안전성은 확보되지 않음). 치료 후 경증의 자극. **Imiquimod**: 경증 내지 중등증 발적 및 자극. 국소 imiquimod는 외음부 상피내종양의 치료에 효과적(NEJM 358:1465, 2008). 임신중 안정성은 확보되지 않음. **Sinecatechins**: 국소 자극, 발적, 통증, 가려움 **냉동치료**: 물집과 피부괴사가 빈번. **Podophyllin resin**: 치료받은 부위가 의복과 접촉하기 전에 반드시 공기중에 건조할 것. 주위 피부를 자극할 수 있음. **TCA**: 부식성. 주위 정상 피부에 심한 통증을 유발할 수 있음. 비누 또는 중탄산 나트륨으로 중화.
자궁경부 사마귀(Warts on cervix)	종양으로 진행에 대한 평가 필요.	산부인과 진찰 권장
질 사마귀(Vaginal warts)	액화 질소를 이용한 냉동치료 또는 **TCA**	
요도 사마귀(Urethral warts)	액화 질소를 이용한 냉동치료 또는 benzoin 팅크제에 포함된 10-25% **Podophyllin resin.**	
항문 사마귀(Anal warts)	액화 질소를 이용한 냉동치료 또는 benzoin 팅크제에 포함된 10-25% Podophyllin resin.	직장 사마귀를 조사하기 위한 직장경 검사 권장.

* 약어는 2쪽 참조.　주: 모든 권장 용량은(달리 지시하지 않은 경우에는) 성인을 위한 것이고 정상적인 신장 기능을 가정한다.

바이러스/질병	약제/용량	부작용/해설
유두종바이러스(Papillomaviruses): 사마귀(Warts) (계속)		
피부 유두종(Papillomas)	**국소 α-lactalbumin. Oleic acid**(사람 젖으로 부터). 매일 1회 적용, 3주 동안	위약에 비하여 병변의 크기와 재발을 감소($p < 0.001$) (NEJM 350:2663, 2004). 추가 연구가 필요.
파르보(Parvo) B19 바이러스(Erythrovirus B19). 참조 NEJM 350:586, 2004. 넓은 범위의 임상양상. **흔한 유증상 감염에 대한 치료 선택:**		
전염성 홍반(Erythema infectiosum)	증상적 치료 단독.	진단검사법: IgM 및 Igb 항체 역가. 아마도 더 나은 검사법: 혈액 parvovirus PCR. IVIG 투여량은 아직 표준화되지 않음; 시판 IVIG의 400 mg/kg IV × 5일 또는 10일 또는 1000 mg/kg IV × 3일 투여 권장. 기존의 용혈성 빈혈 환자에서 가장 극적인 빈혈. 골수는 거대 전적모구(giant pronormoblasts)와 함께 적혈구 성숙정지 소견.
관절염/관절통	비-스테로이드성 항염증약제(NSAID)	
일시적 골수무형성 위기(aplastic crisis)	수혈 및 산소	
태아 수종(fetal hydrops)	자궁내 수혈	
빈혈을 동반한 만성감염	**IVIG** 및 수혈(CID 56:968, 2013) 용량은 해설 참조.	
빈혈이 없는 만성감염	아마도 **IVIG**	
파포바바이러스/폴리오마바이러스(Papovavirus/Polyomavirus)		
진행성 다초점백색질뇌증(Progressive multifocal leukoencephalopathy, PML) 면역손상 환자에서 JC 바이러스에 의한 중증 말이집탈락병(demyelinating disease)	JC 바이러스에 대한 특이치료 없음. 두가지 일반적 접근법: 1. HIV 환자: HAART. Cidofovir가 효과있을 수 있음. 2. 면역억제치료의 중단 또는 감소.	Interferon alpha-2b, cytarabine, cidofovir 및 topotocan 치료의 실패. **Natalizumab** 면역억제치료는 PML과의 연관성 보고 때문에 일시적으로 시장에서 퇴출됨. Cidofivir에 대해서 엇갈린 보고. ART 시험환자에서 가장 효과적.
면역손상환자에서 BK바이러스 유도 신장병증과 출혈성 방광염.	가능한 한 면역억제의 감소. 일화성의 자료에 근거한 항바이러스 치료 권장. 만약 진행성의 신기능부전이 있으면, 1. 우선 **fluoroquinolone;** 2. **IVIG** 500 mg/kg IV; 3. **Leflunomide** 100 mg po 매일 × 3일, 그리고 10-20 mg po 매일; 4. 위의 모든 치료에 반응하지 않는 경우에만 **cidofovir**(용량에 대해 〈표 14B〉 참조)	소변 및/또는 혈장에서 바이러스 "부하"를 모니터하기 위해 PCR 사용. BK 출혈성 방광염에 대해 잠재적으로 효과적인 cidofovir의 보고(CID 49:233, 2009).
광견병(〈표 20B〉 참조, 250쪽; 진단 및 관리: www.cdc.gov/rabies)		
광견병 개는 세계적으로 50,000예/년에 달함. 미국에서 발생하는 대부분의 예는 원인 미상, 70%는 2가지 드묾 박쥐 종과 관련됨(EID 9:151, 2003). 초기 광견병에 걸린 장기 기증자가 4명의 수여자를 감염시켜(2 신장, 간 및 동맥) 모두 이식후 평균 13일에 광견병으로 사망(NEJM 352:1103, 2005).	**사망율 100%로서 오직 생존자는 질환/증상이 발병되기 전에 광견병 백신을 접종받은 사람**(CID 36:61, 2003). 박쥐에 물린 후 1개월에 광견병이 발병한 15세 여자가 7일 동안 혼수의 약제 유도(+ 기타 치료) 후에 생존함; 면역 예방은 받지 않았음(NEJM 352:2508, 2005).	Corticosteroids는 쥐에서 사망율 증가 및 잠복기 감소. 증상이 시작된 후 실패하는 치료법은 광견병 백신, 광견병 면역글로불린, 광견병 바이러스 중화항체, ribavirin, α-interferon, 및 ketamine을 포함. 노출 후 예방에 대해 참고 〈표 20B〉 250쪽.
호흡기융합체(Respiratory Syncytial) 바이러스(RSV) 신생아/유아에서 이병율의 주요 원인. 진단: RSV PCR을 위해 기도 면봉채취	모든 연령: 수액공급(hydration), 보조 산소, 천명 시, beta-agonist 실시. Corticosteroids: 소아-없음; 성인-아마도 분무 Ribavirin: 중증의 소아, 어른 RSV에 사용(CID 57:1731, 2013). 분무 Ribavirin + RSV 면역 글로불린: 면역손상 성인(HSCT) (CID 56:258, 2013).	성인에서, RSV는 65세 이상 환자에서 폐렴으로 인한 병원 입원의 10.6%, AECB의 11.4%, 천식의 7.2% 및 CHF의 5.4%에서 원인(NEJM 352:1749, 2005). RSV는 군입대 훈련병에서 임상적으로 중요한 호흡기질환의 11%에서 원인임(CID 41:311, 2005).

* 약어는 2쪽 참조. 주: 모든 권장 용량은(달리 지시하지 않은 경우에는) 성인을 위한 것이고 정상적인 신장 기능을 가정한다.

바이러스/질병	약제/용량	부작용/해설
광견병 (계속)		
RSV의 예방: (1) O_2 보충을 필요로 하는 미숙아 만성폐질환(과거, 기관지폐 형성이상, BPD) 인 24개월 미만 소아 또는 (2) 미숙아(< 32 임신주수)와 RSV 계절이 시작되는 시점에 6개월 미만 또는 (3) 선택적인 선천성심장기형의 환아	**Palivizumab**(Synagis) 15 mg/kg IM q월. 11－4월. 참조 Pediatrics 125:e16, 2010.	비용 때문에 사용에 제약. Academy of Pediatrics 의 지침에서 오직 29 임신주수(또는 더 일찍) 및 특정집단(예., 의미있는 심장 질환을 가진 유아)에서 Palivizumab의 사용 권장(Pediatrics 2014;134;415－420).
Rhinovirus(감기) 참조 Ln 361:51, 2003. 지역사회획득폐렴 소아의 약 1/2에서 발견됨; 병리기전에서 역할은 불명확(CID 39:681, 2004). 의미있는 하기도 감염 소아에서 라이노바이러스의 높은 분리율(Ped inf Dis 28:337, 2009).	항바이러스 치료의 적응증이 되지 않음(Ped Ann 34:53, 2005). 대증치료: • 비강내 **ipratropium bromide**(콧구멍마다 2회 분무 tid) • **clemastine** 1.34 mg 1－2 tab po bid－tid(OTC). • 아연 제품 피할 것(해설 참조).	증상 경감: ipratropium 비강 분무는 위약에 비하여 콧물과 재채기를 감소(AnIM 125:89, 1996). Clemastine (항히스타민)이 콧물과 재채기를 감소시키지만, 6－19%에서 코, 입 및 인후의 건조를 초래(CID 22:656, 1996). **Echinacea는** 효과 없음(CID 38:1367, 2004 & 40:807, 2005)－잊어버릴 것! 공중 보건 자문은 세 개의 처방전 없이 살수 있는 아연을 포함하는 감기 치료제품은 다수의 후각소실 보고 때문에 사용하지 말 것을 권장함(www.fda.gov/Safety/MedWatch/SafetyInformation/SafetyAlertsforHuman-MedicalProducts/ucm166996.htm).
로타바이러스(Rotavirus): 세계적으로 유아 및 소아에서 설사관련 질환의 가장 빈번한 밝혀진 원인이며, 매년 50만명의 소아가 사망	**항바이러스 치료제 없음**; 경구 수분 보충에 생명을 구함. 한 연구에서, **Nitazoxanide** 7.5 mg/kg 2x/일 × 3일 투여가 이집트 소아에서 질병의 기간을 75시간에서 31시간으로 감소. Rotavirus 또는 기타 변수에 다한 영향은 측정되지 않음(Lancet 368:100 & 124, 2006). 일상적인 사용을 권장하기에는 너무 빠름(Lancet 368:100, 2006).	**두 가지 생약독화 백신이 rotavius 설사와 병원입원을 예방하는데 매우 효과적이며(85와 98%) 안전함**(NEJM 354:1 & 23, 2006). ACIP는 영아에서 두 가지 백신, RV1 또는 RV5, 중 하나를 권장(MMWR 58(RR02):1, 2009).
SARS－CoV: 182쪽 참조		
천연두(NEJM 346:1300, 2002).	천연두 백신(만약 노출 4일 이내 라면)＋cidofcvir(용량은 불확실하지만 CMV와 유사할 것(5 mg/kg IV once weekly 2주 동안 이어서 once weekly 투여. 수분보충 및 Probenecid와 반드시 함께 사용할 것; 연락 CDC: 770－488－7100).	
접촉 우두(Contact vaccinia) (JAMA 288:1901, 2002).	백신접종으로부터: 점진적 우두(Progressive vaccinia)－백시니아 면역글로불린이 도움이 될 수 있음. 면역글로불린을 얻기위해, 연락 CDC: 770－488－7100(CID 39:759, 776 & 819, 2004).	
웨스트나일 바이러스: 183쪽 참조		

* 약어는 2쪽 참조. 주: 모든 권장 용량은(달리 지시하지 않은 경우에는) 성인을 위한 것이고 정상적인 신장 기능을 가정한다.

〈표 14B〉 항바이러스 약제(비 HIV)

약제명 일반명(상품명)	용량/투여경로(성인)	해설/부작용
CMV(참조 SANFORD GUIDE TO HIV/AIDS THERAPY)		
Cidofovir(Vistide)	5 mg/kg IV once 매주x 2회, 이어서 격주에 1회 **사전 정확한 시간에 IV 생리식염수로 수분을 보충, 그리고 매번 cidofovir 주사때 마다 probenecid를 반드시 사용:** 매 투여 전 3시간에 2 gm po 그리고 cidofovir 주사 종료 후 2시간 및 8시간에 추가로 1 gm 씩 투여. 매투여 전에 신기능(혈청 creatinine과 소변 단백)이 검사되어야 함(자세한 내용은 약품설명서 참조). 만약 크레아티닌 > 1.5 mg/dL, Crcl ≤55 ml/min 또는 뇨단백 ≥100 mg/dL이면 금기.	**이상반응:** 신독성: 용량의존성 근위뇨세관 손상(Fanconi-유사 증후군): 단백뇨, 당뇨, 중탄산염뇨증, 인산염뇨증, 다뇨증(신성요붕증, creatinine 증가. 생리식염수로 사전에 수분 보충, probenecid 투여, 투여간격 연장등을 동시 병행하여 사용을 가능케 하지만 여전히 높은 신독성. 기타 주요 독성: 호중구감소증(필요 시 G-CSF 투여); 눈: 매달 안구내압 검사. 만약 안압이 50% 감소 또는 포도막염 발생시 cidofovir 중단. **Black Box 경고.** 2회 용량 이하 투여후 신기능 부전 발생 할 수 있음. 신독성 약제 투여중인 환자에서 금기. 백혈구 감소 검사. 동물에서, 발암성, 기형발생, 정자 감소 및 생식능력 감소 야기. FDA에서 오로지 HIV 환자의 CMV 망막염의 적응증. **해설:** 치료중에 신기능에 변화가 있다면 투여량은 반드시 감량 또는 중단되어야 함. 혈청 creatinine이 0.3-0.4 mg/dL 증가되면, cidofovir 투여량은 5 mg/kg에서 3 mg/kg으로 감량되어야 함; 기준치보다 0.5 mg/dL 이상 증가 또는 3+ 단백뇨가 발생하면(2+ 단백뇨에 대해, 환자를 주의깊게 관찰하고 투여중단을 고려), cidofovir 투여중단.
Foscarnet(Foscavir)	유도: 90 mg/kg IV, 1.5-2시간에 걸쳐 주사, q12h **또는** 60 mg/kg IV, 1시간에 걸쳐 주사, q8h 유지: 90-120 mg/kg IV, 2시간에 걸쳐 주사, q24h 신기능장애에 대해 용량 조절(〈표 17A〉 참조)	주사 속도를 조절하기 위해 주입펌프(infusion pump)를 이용. **이상반응: 주요 독성은 신기능장애(환자의 1/3).** 주입관련 이온화 저칼슘혈증 유발 가능: 부정맥, 강직, 이상감각, 정신상태 이상 증상. 주입속도를 느리게 및 Ca^{++}을 낮추는 약물을 피하라, 예; pentamidine. —↑ creatinine, 단백뇨, 신성 요붕증, ↓K^+, ↓Ca^{++}, ↓Mg^{++}. 적절한 수액보충이 독성을 감소시킬 수 있음. 기타: 두통, 경증(100%); 피로(100%); 오심(80%), 열(25%). 중추신경계: 경련. 혈액: ↓WBC, ↓Hgb. 간: 간기능 검사↑. 신경염. 음경 및 구강 궤양.
Ganciclovir(Cytovene)	IV: 5 mg/kg q12h × 14일(유도) 5 mg/kg IV q24h 또는 6 mg/kg 5x/wk(유지) 신기능장애에 따른 용량 조절(〈표 17A〉 참조)	**이상반응: Black Box 경고:** 동물에서 혈구감소증, 발암성/최기형성 및 무정자증. 15%에서 절대 호중수구수가 500/㎣ 이하로 감소, 혈소판감소증 21%, 빈혈 6%. 열 48%. 위장관 50%: 오심, 구토, 설사, 복통 19%, 발진 10%. 혼란, 두통, 정신장애 및 경련. 중성구감소증은 과립구집락자극인자(G-CSF 또는 gm-CSF)에 반응할 수 있음. 중증 골수억제가 zidovudine 또는 azathioprine의 병용투여로 증가될 수 있음. 32%에서 주로 중성구감소증 때문에 중단/간헐 치료. 혈관외 유출(extravasation)을 피할 것.
Valganciclovir(Valcyte)	450 mg tablets; 음식과 함께 복용. 경구용액: 50 mg/mL. 성인용량 900 mg. 치료(유도): 음식과 함께 900 mg po q12h; 예방(유지): 900 mg po q24h. 신기능장애에 따른 용량 조절(〈표 17A〉 참조)	경구 ganciclovir보다 ganciclovir의 전구물질로 생체이용률이 더 우수함: 음식과 복용시 60%. 임신카테고리: C(기형발생 있을 수 있음, 피임제 복용 여성 주의). **부작용:** ganciclovir와 유사. 용량 제한 호중구감소증, 빈혈, 저혈소판증 유발할 수 있음. 급성 신부전 발생할 수 있음. 설사(16-41%), 오심(8-30%), 구토(3-21%). **CMV 망막염**(시력을 위협하는 병변): 900 mg po q12h + 유리체내 Ganciclovir: 900 mg po q12h × 14-21일, 이어서 유지용량 900 mg po q24h.
헤르페스바이러스(Herpesvirus)		
Acyclovir (Zovirax 또는 일반약)	용량: 〈표 14A〉 참조, 여러 가지 적응증에 대해. 400 mg 또는 800 mg tab 200 mg cap 현탁액 200 mg/5 mL 5% 연고 또는 크림 IV 주사제 신기능 장애환자에서 투여용량(〈표 17A〉 참조).	**po:** 일반적으로 잘 견딤. 종종 설사, 현기, 관절통. 덜 빈번하게 발진, 피로, 불면증, 열, 월경 비정상, 여드름, 인후통, 근육경련, 림프절병증. **IV:** 정맥염, 정맥내 침윤으로 소포병변에 부식, CNS(1%): 졸음증, 떨림, 혼돈, 환각, 섬망, 경련, 혼수-모두 회복가능. 신장(5%): ↑creatinine, 혈뇨, 고용량투여시 신세뇨관에 결정화할 수 있음 → 폐쇄성 요로병증(빠른 주입, 탈수, 신부전 및 투여량 증가가 위험을 높임). 적절한 사전 수분보충으로 그러한 신독성을 예방할 수도 있음. 간: ↑ALT, AST. 드묾: 중성구감소증, 발진, 발한, 저혈압, 두통, 오심.
Famciclovir(Famvir)	125 mg, 250 mg, 500 mg tabs 적응증에 따른 투여용량(약품설명서 및 〈표 14A〉 참조).	Penciclovir로 대사됨. **이상반응:** acyclovir와 유사, 두통, 오심, 설사, 및 어지럼증 포함 그러나 발생율은 위약군과 차이 없음. 식사와 관련 없이 복용 가능. 투여량은 만약 CrCl < 60 mL/min인 경우 감량해야 됨(약품설명서와 186쪽 〈표 14A〉, 및 242쪽 〈표 17〉 참조). 음식 또는 음식없이 복용 할 수 있음.

* 약어는 2쪽 참조. 주: 모든 권장 용량은(달리 지시하지 않은 경우에는) 성인을 위한 것이고 정상적인 신장 기능을 가정한다.

약제명 일반명(상품명)	용량/투여경로(성인)	해설/부작용
헤르페스바이러스(Herpesvirus) (계속)		
Penciclovir(Denavir)	국소 1% 크림	증상이 시작될 때 입술헤르페스 재발 부위에 도포, 그리고 나서 깨어있는 동안 q2h × 4일 잘 견딤.
Trifluridine(Viroptic)	국소 1% 용액: 1방울 q2h(최대 9방울/일) 각막 재상피화때까지, 그리고 투여용량을 줄여서 7일 이상(1방울 q4h × 적어도 5방울/일), 총 치료기간이 21일을 넘지말 것.	경증 작열감(5%), 안검부종(3%), 점상 각막병증, 간질(stromal) 부종. HSV 각결막염 또는 재발성 상피각막염에 사용.
Valacyclovir(Valtrex)	500 mg, 1 gm tabs 적응증과 신기능에 따른 투여용량 : (약품설명서 및 〈표 14A〉 & 〈표 17A〉 참조).	Acyclovir의 ester 전구-약물로서 잘 흡수되며, 생체이용율은 acyclovir 보다 3-5배 높음. **이상반응은** acyclovir와 유사(참조 JID 186:540, 2002). 혈전성 혈소판감소자반증/용혈성 요독증후군이 8 gm/일을 투여받은 임상시험에 참여한 진행성 HIV 환자와 장기이식 수여자에서 보고됨.
Valacyclovir(Valcyte)	450 mg tablets; 음식과 함께 복용. 경구용액: 50 mg/mL. 성인용량 900 mg. 치료(유도): 음식과 함께 900 mg po q12h; 예방(유지): 900 mg po q24h. 신기능장애에 따른 용량 조절(〈표 17A〉 참조)	경구 ganciclovir보다 ganciclovir의 전구물질로 생체이용률이 더 우수함: 음식과 복용시 60%. 임신카테고리: C(기형발생 있을 수 있음, 피임제 복용 여성 주의). **부작용:** ganciclovir와 유사. 용량 제한 호중구감소증, 빈혈, 저혈소판증 유발 할 수 있음. 급성 신부전 발생 할 수 있음. 설사(16-41%), 오심(8-30%), 구토(3-21%). **CMV 망막염**(시력을 위협하는 병변): 900 mg po q12h + 유리체내 Ganciclovir: 900 mg po q12h × 14-21일, 이어서 유지용량 900 mg po q24h
간염		
Adefovir dipivoxil (Hepsera)	10 mg po q24h(정상 CrCl에서); 〈표 17A〉 참조. 신기능 장애인 경우. 10 mg tab	0.2-2.5 mM(IC50)에서 B형간염바이러스(HBV)에 활성이 있는 무고리(acyclic) 뉴클레오티드 유사체. Cmax와 T1/2에 대해 〈표 9〉 참조. lamivudine 내성주에 활성 및 시험관내 entecavir- 내성주에 대해 활성. 내성을 최소화하기 위해, lavmivudine 내성 바이러스에 lamivudine과 병용투여; 만약 치료시에 바이러스 수가 1,000 copies/mL 이상일 시 대체 치료법을 고려. 일차적으로 신장배설-용량조절. 음식 상호반응 없음. 일반적으로 부작용이 거의 없음. 그러나 nucleoside 유사체와 관련된 젖산혈증 및 치료중단 시 B형 간염의 심한 악화와 관련된 **Black Box 경고.** 10 mg/일에서 지연된 신독성의 잠재성. 신기능 모니터, 특히 기존의 신부전 환자 또는 신부전의 기타 위험이 있는 경우. 임신 카테고리 C군. **치료중단시 간염이 악화될 수 있음**; 환자의 최대 25%가 12주 이내에 ALT가 정상의 10배 이상 상승; 보통 재치료에 반응하거나 또는 자연치유, 그러나 간 대상부전(decompensation)이 일어남. **HIV 감염 환자에서 adefovir 사용하지 말 것.**
Entecavir (Baraclude)	0.5 mg q24h. Lamivudine 또는 telbivudine에 효과가 없거나 또는 내성이라면: 1 mg/일. Tabs: 0.5 mg & 1 mg; 경구 용액: 0.05 mg/mL. 공복에 복용.	Lamivudine-내성 돌연변이주를 포함한 HBV에 대해 효과가 있는 뉴클레오시드 유사체. 이상반응이 최소로 보고됨: 환자의 22%에서 두통, 피로, 어지러움증, 및 오심이 보고됨. 탈모증, 아나필락토이드 반응이 보고되었음. 젖산혈증의 가능성 및 투여 중단시 B형 간염의 악화(**Black Box 경고**). HIV 동시 감염환자에서 단일 항레트로바이러스약제로 사용하지 말 것; M134 돌연변이가 출현할 수 있음(NEJM 356:2614, 2007). 신기능장애에서 투여용량을 조절(참조 242쪽 〈표 17A〉).

* 약어는 2쪽 참조. 주: 모든 권장 용량은(달리 지시하지 않은 경우에는) 성인을 위한 것이고 정상적인 신장 기능을 가정한다.

〈표 14B〉 항바이러스 약제(비 HIV)

약제명 일반명(상품명)	용량/투여경로(성인)	해설/부작용
간염 (계속)		
Interferon α는 α-2a (Roferon-A), **α-2b** (Intron-A)로 사용 가능	C형 간염 병합치료에 대해, 보통 Roferon-A 및 Intron-A를 3million units 1주에 3회 피하주사:	약물, 미리 재워진 주사기, 용액 바이알 또는 분말 제형으로 사용가능 **Black Box 경고**: 중증 신경정신계 영향, 자가면역질환, 허혈성질환, 감염을 초래 또는 악화시킬 가능성을 포함. 이상의 어느 것이라도 의심되면, 치료 중단. **이상반응: 인플루엔자-유사 증후군**이 흔함, 특히 치료 첫 1주 동안: 열 98%, 피로 89%, 근육통 73%, 두통 71%. **위장관:** 식욕부진 46%, 설사 29%. 중추신경계: 어지러움증 21%. 발진 18%, Stevens Johnson 또는 박리성피부염으로 진행 될 수 있음. 탈모증, ↑TSH, 자가면역 갑상선질환(갑상선 기능저하-또는-항진증). 혈액: ↓**백혈구** 49%, ↓혈색소 27%, ↓혈소판 35%. interferon/ribavirin과 적혈구 생성 촉진 약제를 함께 복용중인 환자에서 항체매개 적혈구계 무형성증이 시판 후 보고. 최대 1/3에서 급성 가역적 청력소실과/또는 이명(Ln 343:1134, 1994). 시신경염(망막 출혈, cotton wool 반, 색각 감소)이 보고됨(AIDS 18:1805, 2004). 투여용량은 개별 반응 또는 부작용, 그리고 제품, 적응증(예: HCV 또는 HBV) 그리고 투여방법(단독 또는 병합 투여)에 따라 조절(또는 중단)이 될 수 있음(개별 약물의 설명서 그리고 ribavirin이 병합사용된다면 자세한 설명을 참조).
PEG interferon α-2b (PEG-Intron)	0.5-1.5 μg/kg 피하주사 q wk	
Pegylated-40k interferon α-2a (Pegasys)	180 μg 피하주사 q wk	
Lamivudine(3TC) (Epivir-HBV)	**B형 간염**에 대한 투여량: 100 mg po q24h. 신부전시 용량 조절(참조 설명서). 100 mg 알약, 5 mg/mL 경구용액.	**Black Box 경고:** 주의, 투여용량이 HIV 치료량에 비하여 낮음. 본 제형을 사용하기전에 HIV 동시감염을 배제해야함; 젖산혈증/간 지방증; 투약중단시 간질환의 중증악화가 발생 가능. 치료중 lamivudine 내성인 YMDD 돌연변이체가 출현 가능. **이상반응:** 〈표 14D〉 참조
Ledipasvir + Sofobuvir (Harvoni)	혼합 제제(Ledipasvir 90 mg + Sofosbuvir 400 mg) 1tab po once daily	유전형 1HCV에 NS5A/NS5B 저해제 복합제. Ribavirin 또는 Interferon 제외한 HCV 치료의 첫 번째 약제. 경증/중등도 신 기능 장애 또는 간 기능장애 용량 조절 없음. 가장 빈번한 부작용: 피로(16%), 두통(14%), 오심(7%), 설사(3%), 불면증(5%). 제산제 및 H2 차단제는 ledipasvir의 흡수 방해. 약제 용해도는 PH증가함에 따라 감소. ledipasvir 및 제산제 치료는 적어도 4시간 간격을 두고 분리하여 투여할 것을 권장.
Ribavirin (Rebetol, Copegus)	C형 간염에 대해 interferon과 함께 병합 사용. 200 mg 캡슐과 40 mg/mL 경구용액(Rebetol) 또는 200 mg과 400 mg 알약(Copegus). (참조 투여용량에 대한 설명).	**Black Box 경고**: HCV에 대한 ribavirin 단독요법은 효과 없음; 용혈성 빈혈이 심장악화를 초래할 수 있음; 기형발생/배아살해가능(**임신 Category X**). 약물이 6개월 동안 지속될 수 있으므로 여성 또는 성상대자가 치료 종료후 적어도 6개월 동안 임신을 피할 것. Ccr > 50 mL/min인 환자에게만 사용 승인됨. 또한 중증 심장질환 또는 일부 혈색소병증 환자에서 사용되어서는 안됨. ARDS가 보고됨(Chest 124:406, 2003). **부작용:** 용혈성빈혈(용량 감소 또는 투약중단이 필요할 수 있음), 치과/치주 질환, 그리고 동시 사용되는 inteferon의 모든 부작용(참조 위). 시판후조사: 망막박리, 청력감소, 과민반응. 특정 요법에 대해 〈표 14A〉 참조. 그러나 투여는 사용 interferon, 체중, HCV 유전형에 따라 다르며, 그리고 부작용(특히 용혈의 정도, 심장질환 유무에 따라 다른 기준)에 따라 조절(또는 투여 중단). **Intron A(interferon alpha-2b)와 같이 투여하는 Rebetrol 첫 투여량은 체중에 따라:** 75 kg 이하에 대해 400 mg am 및 600 mg pm, 그리고 75 kg 이상에 대해 600 mg am 및 600 mg pm, 그러나 승인된 Peginterferon 투여량은 식사와 함께 400 mg am 및 400 mg pm. Peg-interferon alpha-2a와 같이 투여하는 Copegus의 투여량과 기간은 유전형 1 또는 4(75 kg 이하에 대해 1000 mg/일, 2회 분할 그리고 75 kg 이상에 대해 1200 mg/일, 2회 분할 × 48주) 보다 유전형 2 또는 3(800 mg/일, 2회 분할 × 24주)에 대해서 적음; HIV/HCV 동시 감염환자에서, 투여량은 유전형과 무관하게 800 mg/일(자세한 내용은 개별약제의 설명서 참조, 초기 투여 및 심장질환 유무에 따른 투여용량 조절기준 포함).
Simeprevir(Olysio)	음식과 함께 150 mg 1 캡슐 po once daily + Ribavirin과 Interferon 모두	NS3/4A 저해제. HCV 유전형 1a 환자의 Q80K 다형성(polymorphism) 검사 필요; 만약 존재한다면 대체 요법 고려. 임산부 및 여성 파트너가 임신중인 남성에서 금기(위험 카테고리 C); ribavirin 과 함께 복용시 우려(위험 카테고리 X). 경증, 중등도 또는 중증의 신 기능 장애 환자에서 용량 조절 안함; 경증의 간 기능장애에 용량 조절 안함. 가장 빈번한 부작용(Ribavirin, Interferon과 병용투여시): 발진, 가려움, 오심. CYP3A 저해제는 simeprevir의 혈장농도에 영향.
Sofosbuvir(Solvadi)	음식과 함께 400 mg 1 tab po once daily + Pegylated Interferon 및 Ribavirin 모두. 혼합제제는, Ledipasvir 참조.	HCV 유전형 1, 2, 3, 4의 NS5B 저해제. 간이식 대기 환자 및 HIV-1/HCV 동시 감염 환자에서 효과 입증. 경증에서 중등도의 신 기능장애에 용량 조절 안함. 경증, 중등도, 또는 중증의 간 기능장애에서 용량 조절 안함. 가장 빈번한 부작용(interferon 및 ribavirin과 병용투여시): 피로, 두통, 오심, 불면증, 빈혈. Rifampin 및 St. John's wort가 Sofosbuvir의 농도를 변화시킬 수 있음.

* 약어는 2쪽 참조. 주: 모든 권장 용량은(달리 지시하지 않은 경우에는) 성인을 위한 것이고 정상적인 신장 기능을 가정한다.

약제명 일반명(상품명)	용량/투여경로(성인)	해설/부작용
간염 (계속)		
Telbivudine (Tyzeka)	**HBV:** 600 mg 경구 q24h, 음식과 무관하게. 신부전에서 투여용량 조절, Ccr < 50 mL/min(해설 참조). 600 mg 알약; 100 mg/5 mL 용액	B형 간염의 치료에 사용허가된 경구용 뉴클레오시드 유사체. Lamivudine에 비하여 우수한 치료효과 및 월등한 바이러스억제(NEJM 357:2576, 2007). **Black Box 경고:** 젖산혈증/간지방증, 그리고 투약중단시 B형 간염의 중증 악화 가능성. 다른 뉴클레오시드와 비교하여 낮은 미토콘드리아 독성으로 잘 견디며, 투여량을 제한하는 독성은 관찰되지 않음(Medical Letter 49:11, 2007). 근육통, 근육병증, 그리고 횡문근융해증이 보고됨. 말초신경병증. eAg+ 환자 치료시 유전형 내성율은 1년에 4.4%, 2년에 21.5%로 증가. Lamivudine과 마찬가지로 YMDD 돌연변이체가 선택됨. Lamivudine과 병합치료는 단독치료에 비하여 열등한 효과(Hepatology 45:507, 2007).
인플루엔자 A		
Amantadine(Symmetrel) **또는 Rimantadine**(Flumadine) 인플루엔자 B 본질 적 내성	**Amantadine** 100 mg caps, tabs; 50 mg/5 mL 경구용액 또는 시럽. 치료 또는 예방: 100 mg po bid; 또는 65세 이상 100 mg/일; CrCl ≤50 mL/min일 때 투여용량 감량. **Rimantadine** 100 mg tabs; 50 mg/5 mL 시럽. 치료 또는 예방: 100 mg po bid, 또는 노인요양원환자 또는 중증간질환 또는 CrCl ≤10 mL/min일 때 100 mg/일. 소아에서 rimantadine은 예방목적으로만 허가됨.	**부작용/독성: CNS**(경증일 수 있음: 신경증, 불안, 집중력 장애, 및 머리가 어찔어찔함). 심각: 섬망, 환각, 및 경련 – 은 높은 혈장 약물농도를 초래하는 신부전, 특히 노인환자, 경련성질환, 또는 정신질환의 과거력이 있었던 사람에서 관련됨.
인플루엔자 A와 B – 두가지 약제에 대하여, 증상 시작 48시간 이내에 투여 시작		
Zanamivir(Relenza) 7세 이상(치료), 5세 이상(예방).	분말은 특별히 제작된 호흡 촉발 기구를 이용하여 흡입. 약물이 포함된 블리스터(blister)는 zanamivir 5 mg 포함. **치료:** 2회 흡입(10 mg) bid × 5일. **예방:** 2회 흡입(10 mg) 1일 1번 × 10일(가족내 접촉) – 28일(지역사회 유행).	흡입투여로 인플루엔자 A와 B의 뉴라미니다제에 대하여 작용하며 그리고 호흡기상피세포로 부터 바이러스의 방출을 방해. 흡입투여량의 약 4 – 17%가 혈장내로 흡수됨. 신장으로 배설, 그러나 낮은 흡수로 신부전시 용량 감소는 필요하지 않음. 최소 부작용: < 3% 기침, 부비동염, 설사 오심 및 구토. 기도질환의 과거병력이 있거나 또는 없는 환자에서 **호흡기 이상반응의 보고로, 기저 호흡기질환 환자에서 사용을 피하여야 함** 알레르기반응 및 신경정신부작용이 보고되었음. **주의: nebulizer 또는 기계 호흡기에 사용하기 위하여 zanamivir 분말을 희석하지 말 것(MedWatch report of death). 정맥내 주사용 zanamivir**가 응급 IND 심의를 통하여 동정적 사용(compassionate use)이 가능함. 서식을 위해 GSK연락(919 – 315 – 5215), 이어서 FDA 연락(301 – 796 – 1500 또는 301 – 796 – 9900).
Oseltamivir(Tamiflu) 1세 이상 환자 (치료 또는 예방)	성인에서: **치료,** 75 mg po bid × 5일; 중증환자 또는 고도비만환자에 대해 150 mg po bid 사용하지만 이는 FDA승인 받지 않음. **예방,** 75 mg po 1일 1회 × 10일 – 6주(참조 소아에서 체중에 따른 투여용량 설명서). CrCl ≤30 mL/min일 때 용량조절. 30 mg, 45 mg, 75 mg caps; 경구 현탁액을 위한 분말.	활성물질 GS 4071의 ethyl ester로서 위장관에서 잘 흡수됨(80% 생체이용율). T½ 6 – 10시간; 신장으로 변화되지 않은채 배설. 15%에서 이상반응; 설사 1.6%, 오심 0.5%, 구토, 두통. 음식과 함께 복용으로 오심 감소. 드물게 중증 피부반응(독성표피괴 사용해, Stevens – Johnson 증후군, 다형홍반). **섬망** 및 비정상적 행위 보고됨(CID 48:1003, 2009). 비 치명적 질병에서 고용량 투여의 이점 없음; 권장되지 않음(CID 57:1511, 2013).
Peramivir (Rapivab)	600 mg IV 1회 용량(급성 단순성 인플루엔자)	급성 단순성 인플루엔자 1회 용량 사용 FDA승인 적응증. 입원 환자에 대한 승인된 용량 없지만 200 – 400 mg IV daily × 5일 이 임상시험에서 사용됨. H275Y oseltamivir 내성 독감은 peramivir에 대해 중등도의 내성을 가짐.
호흡기융합체(Respiratory Syncytial) 바이러스(RSV) 단일클론 항체		
Palivizumab(Synagis) 고 – 위험 소아에서 RSV 감염의 예방을 위해서 사용됨.	15 mg/kg IM q 월(RSV 유행계절 동안) 100 mg vial(1회 주사용)	바이러스 표면에 있는 F 당단백에 대한 **단클론 항체**; 부작용은 매우 적음. 종종 ↑ALT. 아나필락시 반응 < 1/105 환자; 급성 과민반응 < 1/1,000. 시판 후 조사 보고: URI, 중이염, 발열, 혈소판 감소, 주사부위 반응. 고위험 영아 및 소아에서 다클론 면역글로불린에 비해서 선호됨.

* 약어는 2쪽 참조. 주: 모든 권장 용량은(달리 지시하지 않은 경우에는) 성인을 위한 것이고 정상적인 신장 기능을 가정한다.

〈표 14B〉 항바이러스 약제(비 HIV)

약제명 일반명(상품명)	용량/투여경로(성인)	해설/부작용
사마귀(Warts) 치료법은 오로지 외부 생식기 및/또는 항문주위 뾰족 콘딜로마(Condylomata acuminata)에 대한 약물설명서로 부터(참조 적응증, 요법, 연령제한에 대한 특정 설명서)		
Interferon α-2b(Intron A)	병소의 기저부에 1million units 주사, 1주 3회 또는 격일로 최대 3주 동안, 한코스에 최대 5개의 병소.	인터페론은 독감양 질환과 기타 전신반응을 나타낼 수 있음. 88%가 적어도 한가지의 부작용 경험. **Black box 경고:** 알파 인터페론은 신경정신계, 자가면역질환, 허혈성 또는 감염성 질환을 초래 또는 악화시킬 수 있음.
Interferon α-n3(Alferon N)	각각 콘딜로마의 기저부에 0.05 mL 주사, 한 세션당 총 0.5 mL까지, 1주 2회 최대 8주 동안.	독감유사 증후군 및 과민반응. 쥐 IgG, 달걀 단백질, 또는 neomycin에 대한 알레르기 환자에서 사용금기.
Imiquimod (Aldara)	5% 크림. 취침전에 얇게 바름, 6-10시간 후에 씻어냄. 1주 3회 최대 16주 동안.	발적, 가려움 및 작열감. 독감유사 증후군 및 햇볕화상에 대한 감수성 증가(UV 피할 것).
Podofilox (Condylox)	0.5% 겔 또는 용액을 1일 2회, 3일 동안, 4일째 휴지; 최대 4 싸이클 사용 가능.	국소반응-50%에서 통증, 작열감, 염증. 전신반응 없음. 궤양발생 가능. 설명서에 따라 치료면적을 제한할 것.
Sinecatechins(Veregen)	15% 연고. 각각 콘딜로마에 0.5cm 연고를 1일 3회 적용, 치유될 때까지, 16주를 넘기지 말 것.	적용부위 반응으로 궤양, 포경(phimosis), 요도구멍협착증(meatal stenosis), 균교대감염(superinfection) 발생 가능.

* 약어는 2쪽 참조. 주: 모든 권장 용량은(달리 지시하지 않은 경우에는) 성인을 위한 것이고 정상적인 신장 기능을 가정한다.

〈표 14C〉 치료 가능한 병원성 바이러스에 대한 권장 항바이러스제의 요약

바이러스	항바이러스제														
	Acyclovir	Amantadine	Adefovir Entecavir Lamivudie Tenofovir	Sofosbuvir Simeprevir	Cidofovir	Famciclovir	Foscarnet	Ganciclovir/ Valganciclovir	αInterferon 또는 PEG INF	Oseltamivir	Ribavirin	Rimantadine	Valacyclovir	Valganciclovir	Zanamivir
아데노바이러스	–	–	–	–	+	–	–	±	–	–	–	–	–	±	–
BK 바이러스	–	–	–	–	+	–	–	–	–	–	–	–	–	–	–
거대 세포 바이러스(CMV)	±	–	–	–	+++	±	++	+++	–	–	–	–	±	+++	–
B형 간염	–	–	+++	–	–	–	–	–	+++	–	±	–	–	–	–
C형 간염	–	–	–	+++	–	–	–	–	+++*	–	+++*	–	–	–	–
단순 헤르페스 바이러스(HSV)	+++	–	–	–	++	+++	++	++	–	–	–	–	+++	++	–
인플루엔자 A 인플루엔자 B	–	±*	–	–	–	–	–	–	– –	+++*** ++	–	±**	–	–	+++ ++
JC 바이러스	–	–	–	–	+	–	–	–	–	–	–	–	–	–	–
호흡기 융합 바이러스(RSV)	–	–	–	–	–	–	–	–	–	–	+	–	–	–	–
수두-포진바이러스 (VZV)	+	–	–	–	+	++	++	+	–	–	–	–	+++	+	–

*1st line rx = 표 14G 참조　** Influenza B is intrinsically resistant　*** 2008년에 고도내성 H1N (non-swine); Swine H1N1은 감수성.

– = 효과 없음.　± = 효과 가능; + = 효과 있음, 3차 요법(임상적으로 가장 덜 효과적).
++ = 효과 있음, 2차 요법(임상적으로 덜 효과적); +++ = 효과 있음, 1차 요법(보통 임상적으로 효과적).

〈표 14D〉 치료 받은 적이 없는 성인(HIV/AIDS)에서 항레트로바이러스 초기 치료

A. 개요

- 치료 경험 없는 성인에서 항레트로바이러스 치료(ART).
- 지침: www.aidsinfo.nih.gov 및 IAS – USA in JAMA 312:410, 2014.
- 치료제의 구성:
  - □ **이중 뉴클레오사이드/뉴클레오타이드 역전사 저해제(NRTI 성분) [Dual–nucleoside/–nucleotide reverse transcriptase inhibitor(NRTI component)] + 아래 중 하나:**
    - ■ **비 뉴클레오타이드 역 전사 저해제(NNRTI) [Non – nucleoside reverse transcriptase inhibitor(NNRTI)] 또는**
    - ■ **단백질 분해효소 억제제(PI) [Protease Inhibitor(PI)] 또는**
    - ■ **가닥 전이 통합효소 억제제(STII) (Strand – Transfer Integrase Inhibitor)**
- 구성약제의 선택은 다음과 같은 인자를 고려:
  - □ 바이러스 내성 검사 결과
  - □ 임신(예; Efavirenz피할 것 – 임신 위험카테고리 D)
  - □ HIV 상태(예; Nevirapine은 CD4 > 250 cells/μL인 여성 및 CD4 > 400 cells/μL인 남성에서 금기)
  - □ 잠재적 약물 상호작용 또는 부작용; 견딤정도에 특별 초점(낮은 정도의 부작용이라도 순응도에 극심한 영향 끼칠 수 있음)
  - □ 동반질환(예; PIs의 지질 영향, 간 또는 신장 질환, 심혈관계 질환 위험, 화학품 의존도, 정신질환)
  - □ 복용법의 편의성. 복합제제는 편리성을 높이며, 그러나 종종 두가지 약제 성분을 개별적으로 처방하는 것이 선호되는데, 예를 들면 신장질환 환자에서 용량 조절이 필요한 경우.
  - □ HLA – B5701 시험은 Abacavir 사용전 요구됨(ABC)
  - □ 만약 Maraviroc을 고려한다면 복합수용체 친화성 측정할 것(MVC)

B. 선호되는 요법(비임신)

1 tablet 복합제	**Atripa**(Tenofovir/Emtrocitabine/Efavirenz) 1 tablet 1일 1회 qhs 또는 **Stribild**(Elvitegravir/Cobicistat/Emtricitabine/Tenofovir) 1 tablet 1일 1회 또는 **Complera/Eviplera**(Emtricitabine/Tenofovir/Rilpivirine) 음식과 함께 1 table 1일 1회(VL > 100,000 cells/mL일 때 피할 것) 또는 **Triumeq**(Abacavir/3TC/Dolutegravir) 1 tablet 1일 각 1회(경고 아래 참조)
NNRTI 다중 tablets 요법 (택1)	**Truvada**(Tenofovir/Emtricitabine) + **Efavirenz** 1 tablet 각 1일 1회 qhs또는 **Epzicom/Kivexa**(Abacavir/3TC) + **Efavirenz** 1 tablet 각 1일 1회 qhs(경고 아래 참조) 또는
Ritonavir – boosted PI 다중tablets 요법 (택1)	**Truvada**(Tenofovir/Emtricitabine) + **Atazanavir/r** 1 tablet 각 1일 1회 또는 **Epzicom/Kivexa**(Abacavir/3TC) + **Atazanavir/r** 1 tablet 각 1일 1회(경고 아래 참조) 또는 **Truvada**(Tenofovir/Emtricitabine) + **Darunavir/r** 1 tablet 각 1일 1회 또는
INSTI 다중 tables 요법	**Truvada**(Tenofovir/Emtricitabine) + **Raltegravir** 1 tablet 각 1일 1회 또는 **Truvada**(Tenofovir/Emtricitabine) + **Dolutegravir** 1 tablet 각 1일 1회 또는 **Epzicom/Kivexa**(Abacavir/3TC) + **Dolutegravir** 1 tablet 각 1일 1회(경고 아래 참조) 또는

- NNRTI = 비 뉴클레오타이드 역 전사 저해제, PI = 단백질 분해효소 저해제, INSTI = 가닥 전이 통합효소 저해제, /r = ritonavir 추가된
- 경고:
  - Epzicom/Kivexa(Abacavir/3TC) 포함 요법: 오로지 HLA－B5701 음성인 환자에서 사용. 기저 HIV RNA < 100,000 c/mL인 환자에서 Abacavir사용 주의 할 것(이는 Dolutegravir가 요법의 고정약제일 때 적용하지 않음).
  - 만약 여성에서 CD4 수 > 250 cells/μL 및 남성에서 CD4 > 400 cells/μL이면 Nevirapine 사용하지 말 것. 생명을 위협하는 과민반응으로 이어 질 수 있음.
- 복합제제는 편리성을 높이며, 그러나 종종 두가지 약제 성분을 개별적으로 처방하는 것이 선호되는데. 예를 들면 신장질환 환자에서 용량 조절 필요한 경우.
- Rilpivirine은 바이러스 양 < 100,000인 환자에서 최적으로 사용됨.
- Raltegravir 800 mg 1일 1회는 400 mg bid 만큼 효과 있지 않음.

C. 대체 요법(임신이 아닌 경우)

NNRTI 다제요법(Multi－tablet regimens) (한 가지 선택)	**Epzicom/Kivexa**(Abacavir/3TC)＋**Rilpivirine** 각 1정씩 1일 1회(경고문 참조) 또는 **Epzicom/Kivexa**(Abacavir/3TC)＋**Nevirapine** 각 1정씩 1일 1회(경고문 참조) 또는 **Truvada**(Tenofovir/Emtricitabine)＋**Nevirapine** 각 1정씩 1일 1회(경고문 참조) 또는
병용(Boosted) PI 다제요법 (한 가지 선택) **/c = cobicistat** **/r = ritonavir**	**Epzicom/Kivexa**(Abacavir/3TC)＋**Atazanavir/c** 각 1정씩 1일 1회(경고문 참조) 또는 **Truvada**(Tenofovir/Emtricitabine)＋**Atazanavir/c** 각 1정씩 1일 1회 또는 **Truvada**(Tenofovir/Emtricitabine)＋**Oarunavir/c** 각 1정씩 1일 1회 또는 **Epzicom/Kivexa**(Abacavir/3TC)＋**Oarunavir/c** 각 1정씩 1일 1회(경고문 참조) 또는 **Epzicom/Kivexa**(Abacavir/3TC)＋**Oarunavir/r** 각 1정씩 1일 1회(경고문 참조) 또는 **Epzicom/Kivexa**(Abacavir/3TC)＋**Kaletra**(Lopinavir/r) 각 1정씩 1일 1회(경고문 참조) 또는 **Truvada**(Tenofovir/Emtricitabine) 1정 1일 1회＋**Kaletra**(Lopinavir/r) 1정 1일 1회
Nucleoside 제외 (또는 제한) 요법	**Darunavir/r** 1정 1일 1회, 음식과 함께＋Raltegravir 400 mg bid 또는 **Kaletra**(Lopinavir/r) 1정 1일 1회＋Raltegravir 400 mg bid 또는 **Kaletra**(Lopinavir/r)＋Lamivudine 각 1정씩 1일 1회

- Nevirapine 400 mg(Viramune XR)이 선호되는 제형이다.
- Nevirapine를 Abacavir과 병용할 때는 특이 과민반응의 중복 가능성 때문에 주의하서 사용해야 한다.
- Etravirine와 Rilpivirine 은 NNRTI 내성 돌연변이들(예를 들어, 기준치에서 K103N)을 가진 환자들의 경우에 선택 가능한 약제들이다. 전문가와의 상담이 권장된다.
- 병용 PIs 제제들은 하루에 1회 또는 2회 투여될 수 있다.
- Cobicistat은 현재 PI－병용 약제의 하나로 이용 가능하다.
- 비병용 PIs 제제들은 더 이상 권장되지 않는다.
- Maraviroc은 일차 치료에 더 이상 권장되지 않지만 내성을 가진 바이러스의 경우나 이차 요법으로(또는 그 이후의 요법으로) 사용될 수 있다.

D. 임신 중 요법들

• 치료시작의 시점과 약제 선택은 개별화 되어야 한다. • 바이러스 내성 검사가 실시되어야 한다. • 약제들의 장기적인 효과는 알려지지 않았다. • 일부 약제는 위험하거나 사용이 금지된다(Didanosine, Stavudine, Efavirenz).	• 14일간의 도입(lead-in) 기간 뒤에 **Combivir**(Zidovudine/Larnivudine) 1정 bid + **Nevirapine** 1정 bid(식후 또는 절식 상태에서) 또는 각 1정씩 1일 1회, 또는 • **Combivir**(Zidovudine/Lamivudine) 1정 bid + **Kaletra** 2정 bid(음식과 상관없이)

E. 항레트로바이러스제의 중요한 특징들(*CPE = CSF penetration effectiveness: 1-4)

1. Nucleoside/Nucleotide 역전사효소 저해제들(Nucleoside/Nucleotide Reverse Transcriptase Inhibitors) (NRTIs)의 중요한 특징들

모든 약제들은 블랙박스 경고문을 포함한다: 젖산증/간지방증(지방간)의 위험. 또한, 지방 재분포 및 축적의 위험. 병용 요법의 경우, 구성 약제들에 관한 경고문들 참조.

* **CPE(CNS 침투 효과) 값:** 1 = 침투 정도 낮음 2 - 3 = 침투 정도 중간 4 = CNS로의 침투 정도 가장 높음(AIDS 25:357, 2011).

성분명/ 상품명	제제	일반 성인 용량과 음식의 영향	흡수율(%), 경구	혈청 반감기 (시간)	세포 내 반감기 (시간)	CPE*	배설	주요 부작용/해설 (〈표 14E〉 참조)
Abacavir (ABC; Ziagen)	300 mg 정제 또는 20 mg/mL 내복액	300 mg po bid 또는 600 mg po q24h. 식사해도 무방.	83	1.5	20	1	간 대사, 대사물질들의 신장 배설, 82%	**과민반응:** 발열, 발진, 구역/구토, 권태감, 설사, 복통, 호흡기 증상들(600 mg 용량의 경우에 심각한 반응들이 증가할 가능성이 있다.) **재투여하지 않도록 한다!** 800-270-0425로 보고한다. **사용 전에 HLA-B*5701에 대한 시험을 한다.** **〈표 14E〉의 해설 참조.** 연구들은 VL이 100,000인 환자들의 경우 ABC/3TC 요법에 관해 우려를 제기한다(www.niaid.nih.gov/news/newsreleases/2008/actg-5202bulletin.htm). ABC 사용의 경우 심혈관계 유해사례에 관해 논란 있음. 큰 규모의 메타분석은 위험증가를 보여주지 않음(JAIDS 61, 441, 2012).
Abacavir(ABC)/ lamivudine (Epzicom 또는 Kivexa)	필름코팅정제 ABC 600 mg + 3TC 300 mg	1정 1일 1회 (권장되지 않음)	개별 구성 약제들 참조.					(개별 구성 약제들에 대해 참조) **블랙박스 경고문** - VL이 100,000 copies/mL 미만인 경우에 대해선 자료가 제한적임. 바이러스에 대한 효과가 낮으므로 일차 치료법으로 권장되지 않음.
Abacavir(ABC)/ lamivudine(3TC)/ dolutegravir(DTV) (Triumeg)	필름코팅정제 ABC 600 mg + 3TC 300 mg + DTV 50 mg	1정 po 1일 1회						
Abacavir(ABC)/ lamivudine(3TC)/ zidovudine(AZT) (Trizivir)	필름코팅정제: ABC 300 mg + 3TC 150 mg + ZDV 300 mg.	1일 1정 po(체중이 40 kg 미만이거나, CrCl이 50 mL/min 미만이거나, 간기능 손상의 경우에는 권장하지 않음)						

성분명/ 상품명	제제	일반 성인 용량과 음식의 영향	흡수율(%), 경구	혈청 반감기 (시간)	세포 내 반감기 (시간)	CPE*	배설	주요 부작용/해설 (〈표 14E〉 참조)
E. 항레트로바이러스제들의 중요 특징들 (*CPE = CSF 침투 효과: 1–4) **1. Nucleoside 또는 Nucleotide 역전사효소 저해제(NRTIs)의 중요 특징들** (계속)								
Didanosine (ddI Videx 또는 Videx EC)	125, 200, 250, 400 enteric–coated caps; 100, 167, 250 mg 내복액용 분말	60 kg 이상인 경우에는 보통 400 mg 장용성 필름코팅 캡슐 po q24h. 식전 30분 전이나 식후 2시간 후에 복용. 으깨지 않음. 60 kg 미만: 250 mg EC po q24h. 식사로 혈중 농도 감소. 해설 참조.	30–40	1.6	25–40	2	신장 배설, 50%	**췌장염**, 말초신경병증, 젖산증과 hepatic steatosis(간지방증) (드물지만 생명을 위협할 수 있고, 특히 임신 중에 stavudine과 병용하는 경우에는 그럴 가능성이 있다). 망막 및 시신경 변화. **ddI과 TDF의 병합요법은 일반적으로 피하지만 만약 사용한다면** ddI–EC의 용량을 400 mg에서 250 mg EC q24h로(또는 체중 60 kg 미만의 성인의 경우에는 250 mg EC에서 200 mg EC로) 줄이도록 한다. **독성의 증가와 이 병합요법의 효과의 감소 가능성에 대해서 모니터링하도록 한다. CD4 감소의 결과를 가져올 가능성이 있다.**
Emtricitabine (FTC, Emtriva)	200 mg 캡슐; 10 mg per mL 내복액.	200 mg po q24h. 음식과 함께 복용해도 무방함.	93(캡슐), 75(내복액)	약 10	39	3	신장 배설86%	내약성 양호; 두통, 구역, 구토, 설사 들이 이따금 일어나고, 피부 발진은 드물게 일어남. 피부의 과다색소 침착. lamivudine과 분자구조에서만 약간 다름(5–fluoro 치환). **FTC를 중단한 후 환자들에게서 B형 간염의 악화가 보고됨.** B형 간염 환자들의 경우에는 FTC를 중단한 후 최소 7개월간 모니터링 한다; 일부는 B형 간염 바이러스에 대한 치료가 필요할 수 있다.
Emtricitabine/ tenofovir disoproxil fumarate (Truvada)	필름코팅정제: FTC 200 mg + TDF 300 mg	CrCl가 50 mL/min 이상인 경우에, 1정 po q24h. 음식과 함께 복용해도 무방함.	92/25	10/17			주로 신장/신장	개별 약제들에 대한 설명들 참조. **블랙박스 경고문–FTC를 중단한 후 B형 간염의 악화** 그러나 B형 간염과 HIV 바이러스에 동시에 감염된 환자들의 경우에는 선호되는 요법.
Emtricitabine/ tenofovir/efavirenz (Atripla)	필름코팅정제: FTC 200 mg + TDF 300 mg + efavirenz 600 mg	1정 po q24h 공복에, 가급적 취침시에 복용. CrCl이 50 mL/min 미만이면 사용하지 않는다.	(개별 구성 약제들 참조)					18세 미만의 환자에게는 권장되지 않는다(개별 구성 약제들에 대한 경고문 참조). 구성 약제들을 중단한 환자들에게서 **B형 간염의 악화**가 보고됨 일부는 B형 간염 바이러스에 대한 치료가 필요하다(tenofovir가 선호됨). **임신범주 D**–Efavirenz는 태아에 해를 끼칠 수 있다. 임신 중이거나 임신 가능성이 있는 여성의 경우에는 피한다.

〈표 14D〉 치료 받은 적이 없는 성인(HIV/AIDS)에서 항레트로바이러스 초기 치료

성분명/ 상품명	제제	일반 성인 용량과 음식의 영향	흡수율(%), 경구	혈청 반감기 (시간)	세포 내 반감기 (시간)	CPE*	배설	주요 부작용/해설 (〈표 14E〉 참조)
E. 항레트로바이러스제들의 중요 특징들 (*CPE = CSF 침투 효과: 1-4) **1. Nucleoside 또는 Nucleotide 역전사효소 저해제(NRTIs)의 중요 특징들** (계속)								
Emtricitabine/ tenofovir/rilpivirine (Complera/Eviplera)	필름코팅정제: FTC 200 mg + TDF 300 mg + RPL 25 mg	1정 po q24h, 음식과 함께.	(개별 구성 약제들 참조)					개별 구성 약제들 참조. HIV RNA 수치가 100,000 c/ml 미만인 환자들의 경우에 선호되는 요법 PPI 약제들과 함께 병용해선 안된다.
Lamivudine (3TC: Epivir)	150, 300 mg 정제 10 mg/mL 내복액	150 mg po bid 또는 300 mg po q24h. 음식과 함께 복용해도 무방함.	86	5-7	18	2	신장 배설, 최소의 대사	**B형 간염 용량이 아니라, HIV 용량을 사용한다.** 일반적으로 내약성 양호. **3TC를 중단한 후 B형 간염 악화의 위험.** B형 간염 환자들의 경우에는 3TC를 중단한 후 최소 7개월 간 감시한다 일부는 B형 간염 바이러스에 대한 치료가 필요할 수 있다.
Lamivudine/ abacavir (Epzicom)	필름코팅정제: 3TC 300 mg + abacavir 600 mg	1정 po q24h. 음식과 함께 복용해도 무방함. CrCl이 50 mL/min 미만이거나 간기능 손상의 경우에는 권장하지 않음.	86/86	5-7/1.5	16/20	(개별 구성 약제들 참조)	주로 신장 배설/대사	개별 약제들에 대한 설명들 참조. **Abacavir 과민반응에 대한 블랙박스 경고문**(600 mg 용량의 경우에는 심각한 반응들이 다소 더 빈번할 수 있음)과 3TC의 B형 간염에 관한 경고문에 유의한다. 사용 전에 HLA-B*5701에 대해 시험을 한다.
Lamivudine/ zidovudine (Combivir)	필름코팅정제: 3TC 150 mg + ZDV 300 mg	1정 po bid. CrCl이 50 mL/min 미만이거나 간기능 손상의 경우에는 권장하지 않음. 음식과 함께 복용해도 무방함.	86/64	5-7/ 0.5-3		(개별 구성 약제들 참조)	주로 신장 배설/대사 후 glucuronide의 신장 배설	개별 약제들에 대한 설명 참조. **블랙박스 경고문**-3TC를 중단한 환자들의 경우 B형 간염의 악화.
Stavudine (d4T: Zerit)	15, 20, 30, 40 mg 캡슐; 1 mg per mL 내복액	60 kg 이상: 40 mg po bid. 60 kg 미만: 30 mg po bid. 음식과 함께 복용해도무방함.	86	1.2-1.6	3.5	2	신장 배설 40%	부작용 때문에 미국의 보건후생부에 의해 일차 요법으로 권장되지 않는다. **모든 NRTI 약제들 중에서, lipoatrophy(지방조직위축증), 고지혈증, 젖산증의 발생율이 가장 높다.** 췌장염. 말초 신경병증. (didenosine에 관한 설명들 참조.)
Tenofovir disoproxil fumarate (TOF: Viread) - a nucleotide	**300 mg 정제**	CrCl 50 mL/min 이상: 300 mg po q24h 음식과 함께 복용해도 무방함 고지방식의 경우에 **흡수 증가.**	39 (음식과 함께) 25 (절식상태에서)	17	60 미만	1	신장 배설	두통, 구역/구토, **신기능장애 사례들 보고됨**: 사용 전에 신장 기능을 확인한다(CrCl가 50 cc/min 미만인 경우에는 용량 감량이 필요함): 신독성이 있는 약물의 병용을 피한다. 한 연구는 TOF와 함께 NNRTI를 병용투여한 경우에 비해 PI(주로 lopinavir/ritonavir)를 병용투여한 환자들의 경우에 48주 시점에서 신장 기능의 항상을 발견했다(JID 197:102, 2008). ddI와의 병용을 피한다. Atazanavir와 lopinavir/ritonavir를 병용한 경우, tenofovir 농도 증가: 부작용에 대해 모니터링 한다. **블랙박스 경고문-tenofovir를 중단한 후에 B형 간염의 악화가 보고됨.** B형 간염 환자들에게 TOF를 중단하는 경우에 간효소 수치를 모니터링한다.

성분명/ 상품명	제제	일반 성인 용량과 음식의 영향	흡수율(%), 경구	혈청 반감기 (시간)	세포 내 반감기 (시간)	CPE*	배설	주요 부작용/해설 (〈표 14E〉 참조)
E. 항레트로바이러스제들의 중요 특징들 (*CPE = CSF 침투 효과: 1–4) **1. Nucleoside 또는 Nucleotide 역전사효소 저해제(NRTIs)의 중요 특징들** (계속)								
Zidovudine (ZOV, AZT; Retrovir)	100 mg 캡슐, 300 mg 정제; 10 mg per mL 정맥주사액; 10 mg/mL 경구용 시럽	300 mg po q12h. 음식과 함께 복용해도 무방함.	64	1.1	11	4	glucuronide로 대사되고, 소변으로 배설됨.	골수 억제, 위장관 불내성, 두통, 불면증, 권태감, 근육병.

2. 비–**Nucleoside** 역전사효소 저해제들(**NNRTIs**)의 선택된 특징들

성분명/ 상품명	제제	일반 성인 용량과 음식의 영향	흡수율(%), 경구	혈청 반감기 (시간)	세포 내 반감기 (시간)	CPE*	배설	주요 부작용/해설 (〈표 14E〉 참조)
Delavirdine (Rescriptor)	100, 200 mg 정제.	400 mg po 1일 3회. 음식과 함께 복용해도 무방함.	85	5.8	3		Cytochrome P450(3A 억제제). 51%가 소변으로 배설됨(5% 미만은 변화 없음)	4.3%에서 약제 사용을 중단할 정도의 중증 발진 발생. AST/ALT 증가와 두통. **이 약제의 사용은 권장되지 않는다.**
Efavirenz (Sustiva) 새 지침들은 임신 중인 여성에게 사용 가능하다고 권장하거나(WHO Guidelines), 임신으로 확인된 여성들에게 EFV를 계속 사용하는 것이 가능하다고(HHS Guidelines) 권장한다.	50, 100, 200 mg 캡슐; 600 mg 정제	600 mg po q24h 취침시, 공복에 복용. 음식에 의해 혈청농도가 상승할 가능성이 있고, 그것은 부작용의 위험을 증가시킬 수 있다.	**42**	40–55 해설 참조.	3		Cytochrome P4502B6 (3A 복합 유도제/억제제). 14–34%는 글루쿠로니화된 대사물로 소변으로 배설됨, 16–61%는 대변으로 배설됨.	1.7%에서 심각한 발진. 중추신경계 관련 부작용의 빈도가 높음: 기면, 꿈, 착란, 초조, 심각한 정신증상들. 일부 CYP286 다형들은 표준 용량 사용의 경우 예외적으로 높은 혈장 수치를 예고할 수 있다(CID 45: 1230, 2007). cannabinoid 약물검사에서 허위 양성 반응. 매우 긴 조직 반감기. **치료를 중단해야 하는 경우에는 동반 약제들을 중단하기 1–2주 전에 efavirenz를 중단하도록 한다.** 그렇지 않으면, 1–2일 후에는 혈액과 조직 내에, 또는 혈액이나 조직 내에, efavirenz만 있게 되므로, efavirenz에 대한 내성이 생길 위험이 있다. 일부에서는 efavirenz를 중단한 후에, 근간이 되는 NRTI에 PI 약제를 한 가지 추가하여 이 공백을 메운다(CID 42:401, 2006).

〈표 14D〉 치료 받은 적이 없는 성인(HIV/AIDS)에서 항레트로바이러스 초기 치료

성분명/ 상품명	제제	일반 성인 용량과 음식의 영향	흡수율(%), 경구	혈청 반감기 (시간)	세포 내 반감기 (시간)	CPE*	배설	주요 부작용/해설 (〈표 14E〉 참조)
E. 항레트로바이러스제들의 중요 특징들(*CPE = CSF 침투 효과: 1–4) **2. 비–Nucleoside 역전사효소 저해제들(NNRTIs)의 중요 특징들** (계속)								
Etravirine (Intelence)	100 mg 정제 200 mg 정제	200 mg 1일 2회 식후복용. 또한, 400 mg 1일 1회 투여도 가능.	**알려지지 않음 (절식상태에서 복용하면 전신 약물노출 감소)**	41	2		CYP 3A4(유도제)와 CYP 2C9, 2C19(억제제)에 의해 대사됨. 대변을 통해 추출.	NNRTIs 약제들이나 다른 약제들에 내성을 가진 HIV–1 바이러스를 가진 환자들에게 사용. 생체외에서 그러한 분리균들 대부분에 대해 작용. 발진이 흔하지만, 중증이 될 가능성은 드물다. 다수 약물상호작용의 잠재적 가능성이 있다. 일반적으로, 높은 수준의 내성에는 다수의 변이가 필요하다. 특이적 변이와 영향에 대해선 186쪽, 〈표 14E〉 참조. 약물상호작용 때문에, 병용 atazanavir, 병용 tipranavir, 또는 비병용 PI 약제들이나 다른 NNRTI 약제들과 함께 사용하지 않도록 한다.
Nevirapine (Viramune) Viramune XR	200 mg 정제; 50 mg per 5 mL 내복 현탁액; **XR 400 mg 정제**	200 mg po q24h x 14일, 그리고 나서 200 mg po bid(해설과 **블랙박스 경고문** 참조) 음식과 함께 복용해도무방함. **Viramune XR을 사용한다면, 1일 400 mg 투여를 하기 전에, 200 mg q24h 투여의 도입기간이 필요하다.**	90 미만	25–30	4		Cytochrome P450 (3A4, 2B6) 유도제; 80%는 글루쿠로니화된 대사물로 소변으로 배설됨, 10%는 대변으로 배설됨.	**블랙박스 경고문 – 치명적인 간독성.** 임신 중인 여성을 포함해, 특히 CD4가 250 이상인 여성들은 취약하다. 치료상의 이점이 위험보다 분명하게 크지 않으면 이 집단에는 사용을 피한다(www.fda.gov/cderdrug/advisory/nevirapine.htm). 간독성에 대한 집중적인 모니터링이 필요하다. CD4가 400 이상인 남성의 경우에도 위험이 증가한다. **중증 발진이 7% 발생하고, 중증의 또는 생명을 위협하는 피부 반응들이 2% 발생.** 그러한 반응들이 의심되는 경우에는 치료를 다시 시작하지 않는다. 2주간의 용량증가 기간이 피부 반응들을 감소시킬 가능성이 있다. 긴 반감기 때문에, nevirapine의 사용을 중단한다면, 병용 약제들을 며칠간 계속 사용하는 것을 고려한다.
Rilpivirine **(Edurant)**	**25 mg 정제**	**1일 25 mg, 음식과 함께 복용**	절대적 생체이용률은 알려져 있지 않음. 절식 상태에서는 최고혈중농도가 40% 낮아짐.	50	알려져 있지 않음.		간에서 Cyp3M에 의해 대사됨 25%는 변화 없이 대변으로 배설됨.	1일 50 mg 이상의 용량 사용시 QTC 연장됨. 흔한 부작용들: 우울증, 불면, 두통 및 발진. 다음 약제들과 병용투여하지 않도록 한다: carbamazepine, phenobarbital, phenytoin, rifabutin, rifampin, rifapenline, 프로톤펌프 억제제들, 또는 다회 용량의 dexamethasone. rilpivirine + TDF/FTC(Complera/Eviplera)의 고정용량 복합제가 승인되었다. **흡수에 위산이 필요하다. PPI와 함께 투여하지 않도록 한다.**

3. 단백질가수분해효소 억제제들(Protease Inhibitors) (PIs)의 중요 특징들

모든 PI 약제들의 특징들: 포도당 대사: 당뇨병의 발병 또는 포도당 조절능력 저하 지방 재분포 혈우병 출혈 가능성 고중성지방혈증 또는 고콜레스테롤혈증. 다음 사항들에 관해 주의하도록 한다: 잠재적인 약물상호작용과 사용을 금하는 경우들. PI를 복용한 몇몇 환자들에게서 QTC의 연장이 보고됨. 일부 PI 약제들은 생체외에서 HRLG 통로들을 차단할 수 있다(Lancet 365:682, 2005).

성분명/ 상품명	제제	일반 성인 용량과 음식의 영향	흡수율(%), 경구	혈청 반감기 (시간)	CPE*	배설	주요 부작용/해설 (〈표 14E〉 참조)
E. 항레트로바이러스제들의 중요 특징들(*CPE = CSF 침투 효과: 1–4) **3. 단백질가수분해효소 억제제들(Protease Inhibitors) (PIs)의 중요 특징들** (계속)							
Atazanavir (Reyataz)	100, 150, 200, 300 mg 캡슐	400 mg po q24h 음식과 함께 복용. Ritonavir–병용 용량(atazanavir 300 mg po q24h + ritonavir 100 mg po q24h), 음식과 함께 복용, ART 경험이 있는 환자들에게 권장됨. efavirenz 600 mg po q24h나 TDF 300 mg po q24h 와 병용할 때, 병용제제 용량을 사용하도록 한다. 완충 ddI와 사용하는 경우에는, ddI를 복용하기 2시간 전이나 ddI를 복용 후 한 시간 뒤에, 음식과 함께 복용한다.	경구 생체이용률 양호함 음식이 생체이용률을 향상시키고 약동학적 가변성을 감소시킨다. 제산저, H_2–차단제, 프로톤펌프 억제제에 의해서 흡수가 감소한다. PPIs 약제들과 H_2–차단제들과 함께 비병용 약제를 사용하는 것을 피한다. 제한된 용량의 위산 약제들이 사용된다면, H_2–차단제 복용 후 10시간 이상 뒤에나 PPI 복용 후 12시간 이상 뒤에, 병용 약제를 사용할 수 있다.	약 7시간	2	Cytochrome P450(3A4, 1A2, 2C9 억제제)와 UGT1A1 억제제, 13%가 소변으로 배설됨(7%는 변화 없음). 79%는 대변으로 배설됨(20%가 변화 없음)	지질 증가의 잠재적 가능성 낮음. 비증상성 비포합성 고빌리루빈혈증이 흔함. 특히 길버트 증후군의 경우에는 황달의 가능성 있음(JID 192:1381, 2005). 두통, 발진, 위장관 증상들. PR 간격의 연장(1도 방실 차단)이 보고됨. 기존의 자극전도계 질환이 있는 경우에는 주의가 필요하다. Efavirenz와 tenofovir의 결합은 atazanavir 노출을 증가시킴: atazanavir/ritonavir 요법을 사용한다 또한, atazanavir는 tenofovir 농도를 증가시킨다–부작용에 대해서 경계하도록 한다. TDF를 복용하고 H2 차단제를 필요로 하며 치료경험이 있는 환자들에게는 atazanavir 400 mg와 ritonavir 100 mg를 투여할 수 있다. PPIs들을 사용하지 않도록 한다. 신장 결석에 대한 보고 드묾.
Darunavir (Prezista)	400 mg, 600 mg, 800 mg 정제	[600 mg darunavir + 100 mg ritonavir] po bid, 음식과 함께 복용 또는 **[800 mg darunavir(400 mg 2정 또는 800 mg 1정) + 100 mg ritonavir] po 1일 1회 음식과 함께 복용 (ART 경험이 없는 환자들의 경우에 선호되는 요법)**	82% 흡수됨(ritonavir와 병용할 때). 음식이 흡수율을 높임.	약 15시간 (ritonavir와 함께 병용)		CYP3A에 의해 대사되며, CYP3A 억제제 중 하나이다.	sulfa 작용기를 포함. 발진과 구역 및 두통이 나타남. CYP3A에 의해서 대사되는 일부 약제들의 병용투여는 금지된다(상표를 확인한다). 간기능 이상이 있는 환자들의 경우에는 주의해서 사용한다(FDA에서 치료 초기의 산발적인 간기능 이상에 대해 경고함). 특히 처음 몇 개월간과 기존 간질환이 있는 경우에는 주의해서 모니터링 한다. 호르몬 피임의 실패를 유발할 가능성이 있다.
Fosamprenavir (Lexiva)	700 mg 정제, 50 mg/mL 내복 현탁액	1400 mg (700 mg 2정) po bid **또는** Ritonavir와 함께: [1400 mg fosamprenavir (2정) + ritonavir 100 mg 또는 200 mg] po q24h **또는** [700 mg fosamprenavir(1정) + ritonavir 100 mg] po bid	생체이용률은 확정되지 않음. 음식과 함께 복용해도 무방함.	7.7 Amprenavir	3	Amprenavir로 가수분해되고, cytochrome P450(3A4 기질, 억제제, 유도제)로 작용.	Amprenavir의 전구약물(prodrug). sulfa 작용기 포함. 심각한 약물상호작용의 잠재적인 가능성 있음(상표 참조). 스티븐스–존스 증후군을 포함해 발진 발생. 1일 단회 요법들: (1) PI–경험이 있는 환자에게는 권장되지 않음, (2) efavirenz와 함께 투여하는 경우에는 추가적인 ritonavir 필요(상표 참조). 두 배 병용 1일 단회 요법이 PI–경험이 있는 환자들에게는 권장된다. darunavir와 PI의 교차내성의 잠재적인 가능성이 있음.

〈표 14D〉 치료 받은 적이 없는 성인(HIV/AIDS)에서 항레트로바이러스 초기 치료

성분명/ 상품명	제제	일반 성인 용량과 음식의 영향	흡수율(%), 경구	혈청 반감기 (시간)	CPE*	배설	주요 부작용/해설 (〈표 14E〉 참조)
E. 항레트로바이러스제들의 중요 특징들(*CPE = CSF 침투 효과: 1 – 4) **3. 단백질가수분해효소 억제제들(Protease Inhibitors) (PIs)의 중요 특징들** (계속)							
Indinavir (Crixivan)	100, 200, 400 mg 캡슐. 제습제와 함께 원래의 용기에 보관.	400 mg 2 캡슐 (800 mg) po q8h, 공복에서 또는 가벼운 음식과 함께 복용. 장용성코팅제 Videx 와 함께 복용 가능. [ritonavir와 함께 복용하는 경우에는(예를 들어, 800 mg indinavir + 100 mg ritonavir po q12h), 음식에 대한 제한은 없음].	65	1.2–2	4	Cytochrome P450(3A4 억제제)	**수액투여를 유지한다. 신결석증,** 구역, 간접 빌리루빈 수치의 약간의 상승(Gilbert syndrome의 경우 황달), AST/ALT 증가, 두통, 무력증, 흐릿한 시야, 금속성 미각, 용혈. 소변의 백혈구 증가(> 100/hpf)는 신장염과 신수질 석회화 및 피질위축과 연관된다.
Lopinavir + ritonavir(Kaletra)	(200 mg lopinavir + 50 mg ritonavir), 그리고(100 mg lopinavir + 25 mg ritonavir) 정제. 정제들은 냉장보관이 필요하지 않다. 내복액: (80 mg lopinavir + 20 mg ritonavir) per mL. 냉장보관해야 하지만(77℉ 이하의) 실온에서 2달간 보관도 가능하다.	(400 mg lopinavir + 100 mg ritonavir) – 2정 po bid. efavirenz나 nevirapine, 또는 비병용 fosamprenavir와 함께 사용할 때, 치료경험이 있는 환자들의 경우에는 더 높은 용량이 필요할 가능성이 있다. [병용 약제들에서의 용량 조절이 필요할 수도 있다; 〈표 22B〉 참조.]	정제의 경우에는 음식의 영향 없음.	5 – 6	3	Cytochrome P450 (3A4 억제제)	구역/구토/설사(zidovudine과 함께 투여했을 때 더 심함), AST/ ALT 증가하고 췌장염 발생. 내복액은 42% 알코올. Lopinavir + ritonavir는 치료 경험이 있는 환자들이나 efavirenz, nevirapine, amprenavir, nelfinavir 중 하나를 병용하는 환자들은 제외하고, 4정의 일일 단회 용량(총 800 mg lopinavir + 200 mg ritonavir)으로 복용가능하다. PR과 QT의 연장 가능성이 있다. 심장 전도 이상이 있는 환자들의 경우나 유사한 효과를 갖는 약제들과 함께 사용하는 경우에는 주의해서 사용한다.
Nelfinavir (Viracept)	625, 250 mg 정제; 50 mg/gm 경구용분말	625 mg 2정(1250 mg) po bid, 음식과 함께 복용	20 – 80 음식에 의해 노출이 증가하고 가변성이 감소.	3.5 – 5	1	Cytochrome P450 (3A4 억제제)	설사. 생명을 위협하는 독성들을 가지며 CYP34A에 의해서 제거되는 약제들과의 병용투여는 금기이다. 효과가 낮으므로 일차 요법에서는 권장되지 않는다 **EMS에 대한 예전의 우려는 현재는 해소되었다.** **다른 ARV 고정 약제(anchor drug)들보다 바이러스 효과가 낮지만 임신 중인 여성들의 경우에 수용가능한 선택안이다.**
Ritonavir (Norvir)	100 mg 캡슐 600 mg per 7.5 mL 용액. 캡슐은 냉장보관하지만, 용액은 그렇게 하지 않음. 실온에서 한 달간 보관 가능하다.	정상 용량은 권장되지 않음(해설 참조). **드물게 예외는 있지만, 더 낮은 용량들의 ritonavir를 사용하여 다른 PI 약제들의 약동학을 향상시키기 위한 목적으로 배타적으로 사용됨.**	음식이 흡수를 높임.	3 – 5	1	Cytochrome P450. 강력한 3A4과 2d6의 억제제.	구역/구토/설사, 손발지각이상 및 입 주변의 지각이상, 간염, 췌장염, 미각 장애, CPK 증가와 요산 증가. **블랙박스 경고문** – 잠재적으로 치명적인 약물상호작용들. 약물 상호작용 다수 – 〈표 22A – 22B〉 참조.

성분명/ 상품명	제제	일반 성인 용량과 음식의 영향	흡수율(%), 경구	혈청 반감기 (시간)	CPE*	배설	주요 부작용/해설 (〈표 14E〉 참조)
E. 항레트로바이러스제들의 중요 특징들(*CPE = CSF 침투 효과: 1–4) **3. 단백질가수분해효소 억제제들(Protease Inhibitors) (PIs)의 중요 특징들** (계속)							
Saquinavir (Invirase – 경질캡슐 또는 정제) + **ritonavir**	Saquinavir 200 mg 캡슐, 500 mg 필름코팅 정제 ritonavir 100 mg 캡슐	[2정 saquinavir(1,000 mg) + 1 캡슐 ritonavir(100 mg)] po bid, 음식과 함께.	불규칙함, 4(saquinavir 단일 투여의 경우). ritonavir를 병용하여 증강하는 경우, 훨씬 더 안정적으로 흡수됨	1–2	1	Cytochrome P450 (3A4 억제제)	구역, 설사, 두통, AST/ALT 증가. saquinavir와 ritonavir의 병용투여에 rifampin을 병용하는 것을 피한다: 간염 위험 증가. **블랙박스 경고문** – Invirase는 오직 ritonavir와만 병용투여할 수 있다. QT 연장 가능성. 심장 전도 이상이 있는 사람들에게나 비슷한 효과를 가진 약물들과 함께 사용할 때는 주의해서 사용한다.
Tipranavir (Aptivus)	250 mg 캡슐. 미개봉상태의 약병은 냉장보관한다. 개봉한 약병은 2달 안에 사용한다. 100 mg/mL 용액	[500 mg(two 250 mg 캡슐) + ritonavir 200 mg] po bid, 음식과 함께.	흡수 낮음. 고지방식의 경우 흡수 증가. Al^{+++}와 Mg^{++}을 포함하는 제산제를 복용하는 경우, 흡수 감소.	5.5–6	1	Cytochrome 3A4 그러나 ritonavir 의 경우에는, 대부분의 약물이 대변으로 배설된다.	Sulfa 작용기를 포함함. **블랙박스 경고문 – 치명적/비치명적 뇌출혈, 간염, 치명적인 간부전의 보고들 있음.** 특히 B형 간염이나 C형 간염 같은 간질환에는 신중하게 사용하도록 한다 중등도와 중증의 간질환(Child-Pugh class B–C)에는 사용을 금한다. LFT 수치를 모니터링한다. 어떤 약제들의 병용투여는 사용을 금하고 있다(상표를 확인한다). **항레트로바이러스 치료를 상당히 많이 받아온 환자나 다수의 PI 약제들에 내성을 가진 바이러스에 사용.** etravirine 수치가 76% 감소하므로, tipranavir와 etravirine을 병용투여하지 않는다.

4. 융합 억제제들의 중요 특징들

성분명/ 상품명	제제	일반 성인 용량과 음식의 영향	흡수율(%), 경구	혈청 반감기 (시간)	CPE*	배설	주요 부작용/해설 (〈표 14E〉 참조)
Enfuvirtide (T20, Fuzeon)	재구성되었을 때 90 mg/mL의 1회용 물약병. 물약병들은 실온에서 보관해야 한다. 재구성된 물약병들은 24시간만 냉장 보관할 수 있다.	90 mg(1 mL) 피하주사. bid. 현재 염증이 있는 부위를 피하고, 주사 위치를 순환적으로 바꾼다.	84	3.8	1	성분 아미노산으로의 이화작용 후에 체내 아미노산풀에서 아미노산들의 재순환. 배설 경로들은 사람에게는 실시되지 않음. CYP3A4, CYP2 d6, CYP1A2, CYP2C19 또는 CYP2E1 기질들의 대사를 바꾸지 않음.	국소반응부위 반응들이 98% 발생하고 4%의 경우에는 투약 중단. 홍반과 경결이 80–90%까지 발생. 결절과 낭종이 80%까지 발생. **과민반응들 보고됨**(발열, 발진, 오한, 구역/구토, 혈압 저하 또는/그리고 AST/ALT 증가) – 과민반응들이 발생하는 경우에는 치료를 재시작하지 않는다. 기저요법의 경우를 포함해서, 말초신경병증 8.9%, 불면증 11.3%, 식욕감소 6.3%, 근육통 5%, 임파선염이 2.3%, 호산구증가증이 10%까지 발생. 세균성 폐렴 발생율 증가.

5. CCR-5 보조수용체 길항제들의 중요 특징들

성분명/ 상품명	제제	일반 성인 용량과 음식의 영향	흡수율(%), 경구	혈청 반감기 (시간)	CPE*	배설	주요 부작용/해설 (〈표 14E〉 참조)
Maraviroc (Selzentry)	150 mg, 300 mg 필름코팅정제	음식과 상관없이 복용: - 병용약제들이(tipranavir/ritonavir를 제외한)PI들을 비롯한 CYP3A 억제제와 함께(CYP3A 유도제를 포함하거나 포함하지 않는) delavirdine를 포함하는 경우에는 150 mg bid. - NRTIs, tipranavir/ritonavir, nevirapine 등의 중요하게 상호작용하는 약제들이 없는 경우에는 300 mg bid - 병용약제가(강한CYP3A 억제제가 없는) efavirenz를 포함해서 CYP3A 유도제를 포함하는 약제인 경우에는 600 mg bid.	300 mg 용량의 경우 33% 추정	14-18	3	CYP3A와 P-glycoprotein 기질. (CYP3A에 의한) 대사산물들은 소변보다 대변으로 배설되는 것이 많음.	**블랙박스 경고문-간독성.** 간독성에 앞서서 발진이나 호산구 증가 또는 IgE의 증가가 선행할 수 있음. 주의: MVC 임상시험에서 간독성이 발견되지 않음. 블랙박스 경고문은 잠재적인 CCR5 계열 효과에 대한 우려 때문에 삽입되었음. 간부전증과 신부전증의 경우에 대한 자료가 부족함 두 가지 경우에 혈압 저하의 위험이 증가할 가능성이 있다는 우려가 증가. 현재 다제내성균을 가진 치료경험이 있는 환자들에게 사용. **치료 실패는 CXCR4-지향성 바이러스 또는 혼합 지향성 바이러스(mixed-tropic virus)의 등장과 관련되므로, 사용 전에 CCR-S-지향성 바이러스에 대해 기록한다.**

6. 통합효소억제제들(Stand Transfer Intergrase Inhibitors)의 중요 특징들

성분명/ 상품명	제제	일반 성인 용량과 음식의 영향	흡수율(%), 경구	혈청 반감기 (시간)	CPE*	배설	주요 부작용/해설 (〈표 14E〉 참조)
Raltegravir (Isentress)	400 mg 필름코팅정제	400 mg po bid, 음식과 상관없이 복용	알려져 있지 않음.	~9	3	UGT1A1에 의해 글루쿠로니화되고, 대변과 소변으로 배설됨. (따라서 ritonavir 병용에의한 증강을 필요로 하지 않는다.)	다제내성 바이러스를 가진, 치료경험이 없는 환자들이나 치료경험이 있는 환자들에게 사용. 내약성 양호. 위약의 경우와 유사한, 구역, 설사, 두통, 발열. CK 증가와 횡문근융해증 보고됨: 관계는 분명하지 않음. 우울증 이력이 있는 환자들에게서 우울증 증가. 내성에 대한 유전적 장벽(genetic barrier)이 낮음. CPK 증가와 근염과 횡문근융해증 보고됨. 스티븐스-존슨 증후군은 드묾. 씹는 경우에 경구 흡수가 더 좋아짐(CID 57:480, 2013).

성분명/ 상품명	제제	일반 성인 용량과 음식의 영향	흡수율(%), 경구	혈청 반감기 (시간)	CPE*	배설	주요 부작용/해설 (〈표 14E〉 참조)
E. 항레트로바이러스제들의 중요 특징들(*CPE = CSF 침투 효과: 1 - 4) **6. 통합효소억제제들(Stand Transfer Intergrase Inhibitors)의 중요 특징들** (계속)							
Elvitegravir/ cobicistat(Stribild)	150 mg - 150 mg	150 mg - 150 mg 1일 1회, **음식과 함께 또는 공복에 복용.**	**10% 미만**	12.9 (Cobi, 3.5(ELV)	알려지지 않음.	**elvitegravir** 대사의 대부분은 CYP3A 효소에 의해 매개된다. Elvitegravir도 UG-T1A1/3 효소에 의해 글루쿠로니화를 겪는다. **Cobicistat**는 CYP3A에 의해 대사되고, 약간은 CYP2D6에 의해 대사된다.	다제내성 바이러스를 가진, 치료 경험이 없는 환자들이나 치료 경험이 있는 환자들에게 사용. 일반적으로 내약성 양호. Cobicistat의 사용은 근위 관형 효소(proximal tubular enzyme)의 억제를 통해 혈청 creatinine을 0.1 mg/dl까지 증가시킨다; 이것은 실제로 사구체여과치(GFR)의 감소를 가져오지는 않지만, MDRD식 또는 Cockcroft Gault식 계산에 의해 eGFR 에서 잘못된 표면상의 감소를 가져온다. 일반적인 부작용들은 ritonavir(cobi)와 tenofovir/FTC의 경우에 관찰되는 것들과 유사하다.
Elvitegravir (Vitekta) (EVG)	85 mg, 150 mg 정제	• EVG 85 mg 1일 1회 + ATV/r 300/100 mg po 1일 1회 • EVG 85 mg 1일 1회 + LPV/r 400/100 mg po bid • EVG 150 mg 1일 1회 + DRV/r 600/100 mg po bid • EVG 150 mg 1일 1회 + FOS/r 700/100 mg po bid • EVG 150 mg 1일 1회 + TPV/r 500/200 mg po bid	자료 없음.	8.7	**없음**	담즙 배설, CYP3A에 의해 대사됨.	내약성 양호, 경미한 설사
Dolutegravir (Tivicay)	50 mg	50 mg po 1일 1회 50 mg po BID(통합효소억제제에 대한 내성이 존재하거나, EFV, FOS, TIP, Rif 중의 하나를 병용투여하는 경우에)	알려져 있지 않음.	14	4	UGT1A1에 의해 글루쿠로니화됨(따라서 ritonavir나 cobicistat의 병용이 필요하지 않다).	과민반응(드묾); 가장 흔한 부작용: 불면증(3%), 두통(2%), 구역/구토(1%), 발진(1% 미만). IRIS에 대해서 주시한다. C형 간염이 있는 환자들의 경우에 간기능검사 수치(LFT)의 상승이 있는지 주시한다.

F. 치료법 선택에서의 다른 고려사항들

주의: ART의 시작이 중요한 임상적 결과들을 수반하는 면역 재구성 증후군을 유발할 수 있다. 〈표 11B〉, Sanford Guide to HIV/AIDS Therapy 참조(AIDS Reader 16:199, 2006).

1. 내성검사: 현재의 내성율을 고려할 때, 항레트로바이러스 치료 실패로 인해 치료 변경을 해야 할 때와 불충분한 바이러스 반응이 관찰되었을 때 및 임신한 여성의 경우에는, 급성감염증후군을 가진 환자들을 비롯해서 모든 환자들의 경우에 치료 시작 전에 내성검사가 권장된다(검사 결과를 기다리는 동안 치료를 시작하고 일단 결과가 도착하면 치료를 조정할 수도 있다). **환자가 4주 이상 ART 치료를 받지 않았거나 HIV RNA가 1,000 c/mL 미만인 경우에는 내성검사가 권장되지 않는다.** 〈표 6F〉, SANFORD GUIDE TO HIV/AIDS THERAPY 참조.	2. 약제에 의해서 유발되는 포도당 대사와 지질 대사의 혼란(〈표 14E〉 참조) 3. 약제에 의해서 유발되는 lactic acidosis(젖산증)과 다른 FDA "블랙박스 경고문들"(〈표 14E〉 참조) 4. 약물상호작용들(〈표 22B〉 참조) 5. 임신 중일 때의 위험(〈표 8〉 참조) 6. 여성과 아동에의 사용(〈 〉 참조) 7. 신장 기능이상이나 간 기능이상이 있는 환자들에게의 투약(〈표 17A, 17B〉 참조)

* **CPE(CNS 침투 효과) 값:** 1 = 침투 정도 낮음 2 - 3 = 침투 정도 중간 4 = CNS로의 침투 정도 가장 높음(AIDS 25:357, 2011).

〈표 14E〉 항레트로바이러스제와 부작용

(www.aidsinfo.nih.gov)

약제명: 성분명(상품명)	가장 흔한 부작용	가장 중요한 부작용
뉴클레오사이드 역전사효소 억제제(Nucleoside Reverse Transcriptase Inhibitors; NRTI) 모든 뉴클레오사이드/뉴클레오티드 역전사효소 억제제(nucleoside/nucleotide RTIs)에 대한 블랙박스 경고문: 젖산증/간지방증, 치명성 잠재. 지방 재분포와 면역 재구성 증후군(지연성 자가면역 증후군 포함)이 관찰되었다는 경고도 포함.		
Abacavir(Ziagen)	두통 7 – 13%, 구역 7 – 19%, 설사 7%, 권태감7 – 12%	**블랙박스 경고문** – 권태감, 발열, 위장관 불쾌감, 발진, 기면과 호흡기 증상들을 수반하는 과민반응의 발생률이 8%로 가장 흔히 보고됨; 근육통, 관절통, 부종, 지각이상은 덜 흔하게 나타남. **과민반응이 의심되는 경우에는 즉시 사용을 중단한다. 재투여는 금지된다**; 생명을 위험할 가능성이 있다. 1일 단회 투여법에서 중증 과민반응이 더 흔하게 나타난다. HLA – B*5701 대립 유전자는 백인 집단에서 과민반응의 증가를 예측한다; B*5701 대립유전자를 가진 환자들은 배제하는 것이 과민반응 발생률을 현저하게 감소시켰다(NEJM 358:568, 2008; CID 46:1111 – 1118, 2008). DHHS 지침들은 B*5701에 대한 검사를 할 것과 HLA – B*5701 검사 결과가 음성인 경우에만 abacavir를 포함하는 요법을 사용하는 것을 권장한다; 모든 집단에서 주의가 필요하다. 심근경색증 위험 증가의 가능성이 제기되었다(JID 201:318, 2010). 다른 연구들은 심근경색증의 위험 증가를 발견하지 못했다(CID 52: 929, 2011). FDA에 의한 무작위 배정 임상시험들의 한 메타분석은 심근경색증의 위험 증가를 보여주지 않았다(www.fda.gov/drugs/drugsafety/ucm245164.htm). 그러나, abacavir가 사용되었을 때 잠재적으로 변경 가능한 위험요소들을 최적화하기 위해서 주의가 권장된다.
Didanosine(ddI) (Videx)	설사 28%, 구역 6%, 발진 9%, 두통 7%, 발열 12%, 고요산혈증 2%	**췌장염 1 – 9%. 블랙박스 경고문 – 치명적인 췌장염과 비치명적인 췌장염 사례**들이 ddI를 투여받는 환자들에게서 나타났고, 특히 d4T 또는 d4T + hydroxyurea와 함께 투여하는 경우에 발생했다. ddI + d4T 요법의 경우, 임신 중에 치명적인 젖산증이 발생했다. 말초 신경병증이 20% 발생했으며, 12%는 용량 감량을 필요로 했다. Ribavirin과 함께 사용되면 독성이 증가한다. TDF와의 병용은 독성의 증가와 더불어 치료효과의 감소 가능성 때문에 일반적으로 피한다; CD4의 감소를 가져올 가능성이 있다. 드물게, 망막의 변화 또는 시신경병증이 발생한다. 시판 후 조사에서 당뇨병과 횡문근융해증이 보고되었다. 심근경색증의 위험 증가 가능성은 연구 중이다(www.fda.gov/CDER; JID 201:318, 2010). 시판 후 조사에서, 복수, 정맥류, 비종을 수반하는 비간경변성 문맥 고혈압이 보고되었다. 다음도 참조: Clin Infect Dis 49:626, 2009; Amer J Gastroenterol 104: 1707, 2009.
Emtricitabine(FTC) (Emtriva)	내약성 좋음. 두통, 설사, 구역, 발진, 피부 과색소침착.	(다른 NRTIs 약제들의 경우처럼) 젖산증의 잠재적인 가능성 있음. **다음도 블랙박스 경고문에 포함됨 – 약제 중단 시 B형 간염의 심각한 악화가 보고됨 – B형 간염을 가진 환자의 경우 수개월간 임상 및 실험실 모니터링을 한다.** FTC를 중단하는 경우 B형 간염 치료가 필요할 수도 있다.
Lamivudine(3TC) (Epivir)	내약성 좋음. 두통 35%, 구역 33%, 설사 18%, 복부 통증 9%, 불면증11%(모두 ZDV과 병용시에). 소아에서는 췌장염이 더 흔함.	**블랙박스 경고문.** 반드시 B형 간염 용량이 아니라 HIV 용량을 사용하도록 한다. **약제 중단 시 B형 간염의 악화. lamivudine을 중단한 B형 간염을 가진 환자들은 수개월간 임상 및 실험실 모니터링을 필요로 한다.** 3TC를 중단하는 경우 B형 간염 바이러스 치료가 필요할 수도 있다.
Stavudine(d4T) (Zerit)	설사, 구역, 구토, 두통	**말초 신경병증** 15 – 20%. 췌장염 1 %. 다른 NRTI들보다, 젖산증, 간지방증, 지방조직위축증/지방이상증 들을 더 자주 유발하는 것으로 보인다. **블랙박스 경고문 – d4T + ddI 병합요법의 경우에 치명적인 또는 비치명적인 췌장염 발생.** 독성의 증가와 치료효과의 감소 가능성 때문에 TDF와의 병용은 일반적으로 피한다(그러나 ddI의 용량 감량을 필요로 할 수도 있다); CD4의 감소를 가져올 가능성이 있다. 드물게, 망막의 변화 또는 시신경병증이 발생한다. 당뇨병과 횡문근융해증이 시판 후 조사에서 보고됨. **d4T + ddI 를 투여 받는 임신 중인 여성들에게서 치명적인 젖산증/지방증이 발생.** 치명적인 혹은 비치명적인 젖산증과 중증 간지방증이 d4T를 투여 받는 환자들에게 일어날 수 있다. 간질환의 위험 요인들이 있는 환자들의 경우에는 특히 신중하게 사용해야 하지만, 젖산증은 알려진 위험 요인들이 없는 환자들에게서도 일어날 수 있다. ribavirin과 병용 시 독성 증가의 가능성이 있다. 젖산증 상황에서 (호흡 부전을 포함해서) Guillain – Barre 증후군의 임상 양상과 유사한 근력저하가 일어날 수 있다(드뭄).
Zidovudine(ZDV, AZT) (Retrovir)	구역 50%, 식욕부진 20%, 구토 17%, **두통 62%.** 다음도 보고됨: 무력증, 불면증, 근육통, 손톱 색소침착. 모든 용량의 요법에서 거대적혈모구빈혈이 예상된다.	**블랙박스 경고문 – 혈액학적 독성, 근육병, 빈혈**(< 8 gm, 1%), 과립백혈구감소증(< 750, 1.8%). 내생적 혈청 erythropoietin 수치가 500 milliUnits/mL 이하이면, 빈혈이 epoetin에 반응을 보일 수도 있다. Ribavirin과 병용하면 독성이 증가한다. Ribavirin과의 병용투여는 권장되지 않는다. interferon alfa ± ribavirin와 함께 zidovudine을 병용하는 경우, HIV/HCV 동시감염 환자들에게서 대상부전 간질환이 발생할 수 있다.

약제명: 성분명(상품명)	가장 흔한 부작용	가장 중요한 부작용
뉴클레오사이드 역전사효소 억제제(Nucleotide Reverse Transcriptase Inhibitor; NtRTI) 모든 nucleoside, nucleotide RTIs 약지들에 대한 블랙박스 경고문: 젖산증/간지방증이 발생하며, 잠재적으로 치명적. 또한 지방 재분포와(발병이 지연되는 자가면역 증후군을 포함하는) 면역 재구성 증후군이 관찰되었다는 경고들도 포함. (계속)		
Tenofovir disoproxil fumarate (TDF) (Viread)	설사 11 %, 구역 8%, 구토 5%, 고창 4%(일반적으로 내약성 좋음)	**블랙박스 경고문 – tenofovir를 중단한 환자들의 경우에 심각한 B형 간염의 악화가 보고됨.** 약물을 중단한 경우에는 주의해서 모니터링 한다; TDF를 중단하는 경우 B형 간염 치료를 필요로 할 수 있다. Fanconi syndrome를 비롯해, TDF로 인한 신장 손상의 보고들(CID 37:e174, 2003; J AIDS 35:269,204; cu: 42:283, 2006). TDF + ddl 요법의 경우, Fanconi 증후군과 요붕증이 보고됨(AIDS Reader 19:114, 2009). 신기능이 약간 저하되는 정도가 NRTIs를 투여한 경우보다 TDF를 투여한 경우에 더 큰 것으로 보이고(CID 51 :296, 2010), NNRTI 대신에 PI제와 함께 TDF를 투여 받는 환자들의 경우에 신기능이 저하되는 정도가 더 클 가능성이 있다(JID 197:102, 2008; AIDS 26:567, 2012). 10,000명 이상의 HIV – 감염 개인들을 추적한, 한 VA 연구에서, TDF 노출이 단백뇨의 위험 증가, 더 급속한 신기능 저하, 만성 신장질환과 중요하게 연관되었다(AIDS 26:867, 2012). 기존의 신기능장애 또는 신독성이 있는 약을 복용 중인 환자들의 경우에는 특히 주의해서 Ccr 수치와 혈청 인산 농도와 소변검사 결과를 모니터링 한다. TDF는 또한 골 소실 위험 증가와도 연관된 것으로 보인다. 한 ACTG 비교치료 임상시험의 하위연구에서 TDF – FTC에 무작위 배정되었던 환자들은, ABC – 3TC로 치료받은 환자들에 비해, 96주 시점에 척추와 관골의 골밀도(BMD)에서 더 큰 감소를 경험했다(JID 203:1791, 2011). 병적 골절의 이력이 있거나 골다공증이나 골 소실의 위험이 있는 환자들의 경우에는 골밀도(BMD)를 모니터링 하는 것을 고려한다.
비 – 뉴클레오사이드 역전사효소 억제제(Non – Nucleoside Reverse Transcriptase Inhibitors; NNRTI). ART 치료의 경우에 지방 재분포와 면역 재구성이 일어날 수 있음이 label에 부착됨.		
Delavirdine(Rescriptor)	구역, 설사, 구토, 두통	**피부 발진**이 18%에서 발생, 대부분의 경우에 투약을 계속하거나 재시작할 수 있다. Stevens – Johnson 증후군과 다형 홍반이 드물게 보고되었다. 5% 미만의 환자들에게서 간효소 수치가 증가함.
Efavirenz(Sustiva)	**중추신경계(CNS) 부작용**들 52%; 어지러움, 불면증, 경면, 집중력 손상, 정신과적 증상과 비정상적인 꿈 등의 증상이 나타난다; 증상은 1차 또는 2차 투약 뒤에 심해지고 2 – 4주에 걸쳐서 호전된다; 투약 중단률 2.6%. 발진 26%(비교 약제들에서는 17%); 종종 경구 항히스타민제의 투여로 호전된다; 투약 중단률 1.7%. CEDIA DAU 다중 THC 분석에 의한, cannabinoid에 대한 소변검사에서 위양성 반응을 유발할 수 있다. 대사산물이 benzodiazepine계 약물에 대한 소변검사에서 위양성 반응을 유발할 수 있다(CID 48:1787, 2009).	**주의:** CNS 부작용은 운전능력과 다른 위험한 활동들에 대한 능력들을 손상시킬 수 있다. 중증 우울증(2.4%)과 자살적 사고(0.7%)를 포함해 심각한 신경정신과적 증상들이 보고됨. 간효소 수치 상승. 전격성 간부전이 보고됨(FDA 상표 참조). 영장류에서 최기성이 보고됨; 임신 범주 D – **태아에 해를 끼칠 가능성이 있으므로 임신 여성이나 임신 가능성이 있는 여성에게는 사용을 피한다.** 주: 단일 피임법은 어떤 것이든 100% 신뢰할 수 없다. 차단피임법에 더해 한 가지 피임법을 더 사용할 것을 권장하며 efavirenz 중단 후 12주가 경과할 때까지 계속한다. CYP3A4에 의해 대사되는 일부 약제들과의 병용은 금지된다. CYP – 2B6 G516T 대립유전자에 대해 동형성인 환자들에서의 느린 대사는 독성 악화와 불내성의 결과를 가져올 수 있다. 이 대립유전자는 흑인과 여성의 경우에 훨씬 흔하다(CID 42:408, 2006). Stevens – Jonson 증후군과 다형 홍반이 시판 후 조사에서 보고되었다.
Etravirine(Intelence)	발진 9%, 일반적으로 경미하거나 중등도이고 자연적으로 해소됨; 발진에 대한 임상시험에서 2% 투약중단. 여성의 경우에 더 흔하게 발생. 구역 5%.	중증 발진[다형 홍반, 독성표피괴사용해(TEN), Stevens – Johnson 증후군]이 보고되었다. 과민반응들이 발진과 전신증상과 간부전을 포함하는 장기 기능장애를 수반하며 발생할 수 있다(FDA label 참조). CYP450 – 매개 약물상호작용의 잠재적 가능성. 시판 후 조사에서 횡문근융해증이 보고되었다.
Nevirapine(Viramune)	**발진 37%**: 보통 치료 첫 6주간에 발생. 15 – 16주간의 치료 기간 중에 발생. 발진 발생을 낮추기 위해서 14일의 유도 기간에 대한 권장사항들을 따르도록 한다(〈표 14D〉 참조). 여성들은 중증 발진 위험이 7배 증가할 수 있다(CID 32:124, 2001). 50%가 약제 중단 2주 내에 해소되고, 80%가 1달 내로 해소됨. 6.7%의 투약 중단률.	**블랙박스 경고문 – 심각한, 생명을 위협하는 피부 반응들이 보고됨:** Stevens – Johnson 증후군과 독성표피괴사용해과 과민반응이 일어나거나 호산구 증가증과 전신 증상을 동반하는 약물 발진(DRESS)이 일어남(ArIM 161:2501, 2001). 중증 발진의 경우에는 즉시 투약을 중단하고 재시작하지 않는다. 임상시험에서 prednisone의 사용이 발진 위험을 높임. **블랙박스 경고문 – 생명을 위협하는 간독성이 치료 첫 12주 동안 2/3 환자에서 발생한 것으로 보고됨.** 전반적으로 간염 발병률은 1%이다. 기존 ALT 또는 AST 수치 증가가 있고/있거나 만성 B형 간염이나 C형 간염의 이력이 있는 환자들의 경우에 발병하기 쉽다(Hepatol 35:182, 2002). 임신 중인 여성을 포함해서 CD4 수치가 250 이상인 여성들은 위험이 증가한다. 다른 선택안이 없는 경우를 제외하고 이 집단에는 사용을 피한다. CD4 수치가 400이상인 남성들도 위험이 증가한다. 특히 치료 첫 12주 동안은 집중적으로 임상적 모니터링과 LFT 수치 모니터링을 한다. 임상적 간독성이나 심각한 피부 반응 또는 과민반응이 일어나면, 투약을 중단하고 절대 재투여하지 않는다.

〈표 14E〉 항레트로바이러스제와 부작용

약제명: 성분명(상품명)	가장 흔한 부작용	가장 중요한 부작용
비-뉴클레오티드 역전사효소 억제제(Non-Nucleotide Reverse Transcriptase Inhibitor; NNRTI) (계속)		
Rilpivirine(Edurant)	두통(3%), 발진(3%; 0.1%에서는 투약 중단), 불면증(3%), 우울 장애(4%). 정신장애로 인해 1%에서 투약 중단. 간효소 증가 관찰됨.	CYP3A를 유도하거나 위액의 pH를 증가시키는 약제들은 rilpivirine의 혈장농도를 감소시킬 가능성이 있어서 rilpivirine과의 함께 투여하는 것을 피해야 한다. 여기에는 일부 항경련제들과, rifamycin계 약제들, PPI 약제들, dexamethasone 및 St. John's wort가 포함된다. 치료 용량을 초과하는 용량에서, rilpivirine은 QTc 간격을 증가시킬 수 있다; QTc를 증가시키는 것으로 알려진 다른 약제들과 병용할 때 주의해서 사용하도록 한다. 자살 시도나 자살성 사고를 포함하는 우울 장애를 유발할 가능성이 있다. 전반적으로, efavirenz보다 신경정신과적 부작용들을 덜 유발하는 것으로 보인다(JAIDS 60:33, 2012).
단백질 분해효소 억제제(protease inhibitors; PI) 설사가 흔한 부작용이다(crofelemer 125 mg bid가 도움이 될 수 있지만 가격이 비싸다). 포도당 대사 이상과 이상지질혈증 및 지방 재분포 증후군은 잠재적인 문제들이다. PI를 복용하는 환자들은 골감소증과 골다공증이 발병하게 될 위험이 증가할 수 있다. 자연적인 출혈의 단편적인 사례들이 PI로 혈우병 치료를 받고 있는 HIV+ 환자들에게 발생한 것으로 보고되었다. 류마티스성 합병증들이 보고되었다(An Rheum Dis 61:82, 2002). QTc 연장의 잠재적 가능성(Lancet 365:682, 2005). **모든 PI 약제들에 대한 주의사항**-배설에 있어서 CYP3A나 다른 효소들에 의존적이고 그 때문에 혈중농도의 증가가 심각한 독성을 유발할 수 있는 약제들과 모든 PI 약제들의 병합투여는 사용이 금지될 수 있다. ART는 면역 재구성 증후군을 유발할 수 있고, 그것은 자가면역 증후군의 초기 또는 후기 양상들을 포함할 수 있다. 다른 잠재적 위험 요인들을 고려한 후에도, 다른 항레트로바이러스 치료를 받는 여성들에 비해서 ritonavir-병용 PI 제제를 투여 받는 여성들에게서 조산이 증가한 것으로 나타남(CID 54: 1348, 2012).		
Atazanavir(Reyataz)	비증상성 비포합고빌리루빈혈증이 최대 60%까지 발생. 황달 7-9% 발생[특히 Gilbert 증후군이 있는 경우에 발생) (JID 192: 1381, 2005)]. 중등도에서 중증까지의 부작용들: 설사 1-3%, 구역 6-14%, 복부 통증 4%, 두통 6%, 발진 20%.	PR 간격의 연장[1도 방실차단(AV block)이 5-6%에서 발생] 보고됨; 드물게 2도 방실차단 발생. QTc 증가와 염전성 심실빈맥이 보고됨(CID 44:e67, 2007). 급성 간질성 신염(Am J Kid Dis 44:E81, 2004)과 요로 결석증(atazanavir 결석)이 보고됨(AIDS 20:2131, 2006; NEJM 355:2158, 2006). HBV 또는 HCV에 동시 감염된 환자들에게서 transanimase의 잠재적인 증가 가능성. 중증 피부발진들(Stevens-Johnson 증후군, 다형 홍반과 독성 발진, 또는 DRESS 증후군)이 보고됨.
Darunavir(Prezista)	기저요법의 경우에, 두통 15%, 구역 18%, 설사 20%, amylase 증가 17%. 발진이 치료 환자 10%에서 발생; 0.5% 투약 중단.	0.5%에서 간염 발생, 일부는 치명적인 결과를 가져옴. HBV 또는 HCV 동시감염이 있거나 다른 간기능장애를 가진 환자들의 경우에는 주의해야 한다. 임상적 증상들과 LFT 수치들을 모니터링 한다. Stevens-Johnson 증후군과 독성표피괴사용해 및 다형홍반 발생. sulfa 작용기를 포함함. 주요한 약물상호작용의 잠재적 가능성 있음. 호르몬 피임제의 실패를 유발할 가능성이 있음.
Fosamprenavir(Lexiva)	피부 발진-20%(3-8%는 중등도이거나 그보다 심함), 구역, 두통, 설사.	드물게 Stevens-Johnson 증후군, 용혈성 빈혈. amprenavir의 전구약물. sulfa 작용기 포함. 시판 후 경험에서 혈관부종과 신석증이 보고됨. 심근경색증의 잠재적인 위험 증가(FDA label 참조). 시판 후 경험에서 혈관부종, 입 감각이상, 심근경색증, 신석증 들이 보고됨. 권장 용량보다 높은 용량에서 LFT 수치 증가 관찰됨 기존의 간 이상이 있는 환자들에게서 위험 증가. Amprenavir를 병용하는 경우, 급성 용혈성 빈혈이 보고됨.
Indinavir(Crixivan)	간접 빌리루빈 증가 10-15%(2.5 mg/dl 이상 증가, 특히 Gilbert 증후군이 있는 환자들의 경우에는 확연한 황달을 수반할 가능성이 있음) (JID 192: 1381, 2005). 구역 12%, 구토 4%, 설사 5%. 금속성 미각, 손발톱주위염과 내향성 발톱이 보고됨(CID 32: 140, 2001).	**신장 결석.** 집합관(collecting system)에서의 indinavir 결정(crystal)으로 인해 생김. 신석증이 성인의 12%에서 발생하고, 소아의 경우에는 발생률이 더 높음. 충분한 수분공급으로 위험을 최소화한다(최소 48 oz. 물/일) (AAC 42:332, 1998). 간질성 신염과 신피질위축이 비증상성 소변 백혈구 증가와 연관되어 보고됨. 세 명의 환자에게서 중증 간염이 보고됨(Ln 349:924, 1997). 용혈성 빈혈이 보고됨.
Lopinavir/Ritonavir(Kaletra)	위장관: **설사** 14-24%, 구역 2-16%. q24h 투약의 경우 설사가 더 자주 일어남.	20-40%까지 지질 이상 발생. 축적성 노출로 MI의 위험 증가 가능성(JID 201:318, 2010). PR 간격 증가, 2도 또는 3도 심차단 기록됨. QTc 증가와 염전성 심실빈맥(torsades)에 대한 시판 후 보고들: 선천적인 QTc 연장의 경우나 QTc 연장을 가져오거나 염전성 심실빈맥의 가능성을 증가시킬 수 있는 다른 상황에는 사용을 피한다. 대상부전 간질환을 수반하는 간염; 기존 간질환이 있는 환자들의 경우에는 특히 주의한다. 췌장염. 다리의 염증성 부종(AIDS 16:673, 2002). Stevens-Johnson 증후군과 다형 홍반 보고됨. 내복액의 높은 약물농도에 유의한다. 신생아의 경우에 내복액(ethanol과 propylene glycol 포함)의 잠재적인 독성.

약제명: 성분명(상품명)	가장 흔한 부작용	가장 중요한 부작용
단백질 분해효소 억제제(protease inhibitors) (PI) (계속)		
Nelfinavir(Viracept)	경미하거나 중등도의 **설사** 20%. 귀리겨 정제나 칼슘제, 또는 경구 지사제(예를 들어, loperamide, diphenoxylate/atropine sulfate)가 설사를 조절하는데 사용될 수 있다.	약물상호작용의 잠재적 가능성. 분말은 phenylalanine를 포함.
Ritonavir(Norvir) (현재, 주된 용법은 다른 항레트로바이러스제의 수치를 향상시키는 것인데, 정상 용량의 ritonavir를 투여할 경우의 독성증가와 약물상호작용 때문이다)	위장관 부작용: 초콜릿 우유나 Ensure나 Advera와 함께 복용 시 쓴 뒷맛이 감소; 구역 23%, 초회 용량의 esc(적정) 요법에 의해 감소; 구토 13%; 설사 15%. 입 주변 감각이상 5-6%. 100 mg bid 이상의 용량은 위장관 부작용 증가와 지질 대사 이상과 연관된다.	**블랙박스 경고문**은 여러 중요한 약물상호작용과 관련된다 - P450 CYP3A와 CYP2 D6 체계를 억제 - 생명을 위협할 가능성이 있다(〈표 22A〉 참조). ritonavir와 corticosteroid계의 병용 사용의 경우, 후자를 흡입이나 경막외주사 또는 1회의 근육주사에 의해 투여한 경우들을 포함해서, 몇 건의 의원성 쿠싱증후군이 보고됨. 드물게 Stevens-Johnson 증후군과 독성표피괴사용해 아나필락시스 발생. 원발성 방실차단(그리고 더 높은 등급의 방실차단)과 췌장염이 보고됨. 치사의 경우를 포함하는 간 부작용들. 특히 HBV와 HCV를 포함해서 기존 간질환이 있는 환자의 경우에는 치료 기간 동안 LFT 수치를 주의해서 고니터링 한다.
Saquinavir(Invirase: 경질캡슐, 정제)	**설사**, 복부 불쾌감, 구역, 두통	**경고 - Invirase는 ritonavir와만 병용하도록 한다.** 마늘 캡슐을 피하고(SQV 혈중농도를 감소시킬 가능성이 있다) 프로톤 펌프 억제제들과 병용할 때 신중하게 사용한다(SQV 혈중농도의 증가는 중요하다). saquinavir/ritonavir 의 사용은 QTc 간격을 연장시킬 수 있고, 드물게 2도 또는 3도 심차단을 유발할 가능성이 있다: 염전성 심실빈맥(torsades)이 보고됨. 연장된 QTc를 가지고 있는 환자들이나, QTc 연장의 위험이 있는 약을 복용하거나 그런 위험을 가져올 수 있는 다른 증상들(예를 들어, K+ 또는 mg++의 수치가 낮음)을 가진 환자들의 경우에는 사용이 금지된다(http://www.fda.gov/drugs/DrugSafety/ucm230096.htm, May 25, 2011 접속). 완전 방실차단이 있거나 그런 위험이 있으면서 심박 조율기를 가지고 있지 않는 환자들에게는 사용이 금지된다. 기존 간질환이 있는 환자들이나 rifampin을 병용투여 받는 환자들의 경우에 간독성이 발견됨. 드물게 Stevens Johnson 증후군 발생.
Tipranavir(Aptivus)	구역과 구토, 설사, 복부 통증. 발진 8-14% 발생. 여성에게서 더 흔하고 ethinyl estradiol을 복용하는 여성들에게서는 33% 발생. 주요한 지질 대사 영향들.	**블랙박스 경고문 - 간염과 치명적인 간부전과 연관됨.** B형 간염 또는 C형 간염의 동시간염의 경우에 간독성의 위험. 광선과민증 피부 반응들 가능성. 중등도 또는 중증의 간부전(Child-Pugh Class B 또는 C)의 경우에는 사용이 금지된다. **치명적인/비치명적인 두개내 출혈과 연관된다(혈소판응집을 억제할 수 있다).** 출혈 위험이 있는 환자들의 경우에는 주의한다. 주요한 약물상호작용에 대한 잠재적 가능성. sulfa 작용기와 vitamin E를 포함
융합억제제(Fusion Inhibitor)		
Enfuvirtide(T20, Fuzeon)	국소 주사부위 반응들(98%에서 최소 한 건의 국소 주사부위 반응 발생, 4%는 주사부위 반응으로 인해 투약 중단) (통증 및 불쾌감, 경화증, 홍반, 결절과 낭종, 가려움증과 반상출혈. 설사 32%, 구역 23%, 피로 20%.	세균성 폐렴 발생률 증가(3.2 건의 폐렴/100 환자년), **과민반응.** 1% 이하 발생(발진, 발열, 구역과 구토, 오한, 경직, 저혈압, 혈청 간 transaminase 수치 증가); 재노출로 발생할 수 있다. 약제 중단 후에 지속성 판형 건선에서 enfuvirtide peptide를 포함하는 amyloid의 피부 축적이 보고됨(J Cutan Pathol 39:220, 2012).
CCR5 보조수용체 길항제들(CCR5 Co-receptor Antagonists)		
Maraviroc(Selzentry)	ARV 기저요법의 경우에: 기침 13%, 발열 12%, 발진 10%, 복부 통증 8%. 또한, 어지러움, 근육통, 관절통도 발생. 상기도감염과 단순포진바이러스 감염 위험 증가.	**블랙박스 경고문 - 간독성.** 알레르기성 증상들(발진, 호산구 수치 증가 또는 IgE 수치 증가)이 선행할 수 있다. B형 간염이나 C형 간염을 가진 환자들의 경우에는 주의해서 사용한다. 허혈성 심질환/심근경색이 1.3% 발생. 특히 신기능장애를 가진 환자들의 경우에는 저혈압과 체위성 실신을 유발할 수 있다. CYP3A 유도제, 억제제들과 중요한 약물상호작용. 악성의 장기적인 위험은 알려지지 않음. 시판 후 조사에서 Stevens-Johnson 증후군이 보고됨. ART 치료경험이 없는 개인들의 임상시험 기간 동안 일반적으로 안전성 프로파일이 양호하게 나옴(JID 201: 803, 2010).
통합효소억제제(Integrase Inhibitors)		
Raltegravir(Isentress)	설사, 두통, 불면증, 구역. LFT 수치 증가는 HBV 또는 HCV에 동시감염된 환자들에게서 가장 흔함.	과민반응이 일어날 수 있다. 발진과 Stevens-Johnson 증후군과 독성표피괴사용해가 보고됨. 간부전이 보고됨. CK 수치 증가와 근육병과 횡문근융해증이 보고됨(AIDS 22:1382, 2008). 기존 우울증의 증가가 환자 4명에게서 보고됨; 모두 정신과적 약제들의 조절 후에 raltegravir를 계속 투약할 수 있었다(AIDS 22:1890, 2008). 츄어블정은 phenylalanine을 포함.

〈표 14E〉 항레트로바이러스제와 부작용

약제명: 성분명(상품명)	가장 흔한 부작용	가장 중요한 부작용
통합효소억제제(Integrase Inhibitors) (계속)		
Elvitegravir + Cobicistat(Stribild), Elvitegravir(Vitekta)	구역과 설사가 두 가지 가장 흔한 부작용이다. cobicistat의 근위 관형 효소의 억제로 인해, GFR의 감소 없이, 혈청 creatinine 수치가 0.1 - 0.15 mg/dL 증가.	**Ritonavir나 tenofovir와 같은 블랙박스 경고문.** 드물게 젖산증 증후군 발생. 신독성 때문에 치료 전 사구체 여과율(eGFR)이 70 cc/min 미만인 경우에는 치료를 시작해서는 안된다. 순차적인 혈청 creatinine 수치와 요단백과 요중 포도당 수치를 추적하도록 한다. 혈청 creatinine 수치가 기준치보다 0.4 mg/dl 이상 상승하는 경우에는 투약을 중단한다.
Dolutegravir(Tivicay)	불면증과 두통(2 - 4%)	발진과 간손상이 보고됨. 2 - 3%에서 ALT/AST 수치 증가. 세뇨관 분비에서 creatinine과의 경쟁으로 인해 혈청 creatinine 수치가 평균 0.1rng/dl 증가. GFR 수치는 변화 없음.

〈표 14F〉 A형 간염과 A형 간염의 치료

A형 간염 바이러스(HAV)

1. **약제/용량:** 치료하지 않음. 노출된 지 2주 이내라면, IVIG 0.02 mL per kg 1M 1회로 예방. 무작위 임상 시험 결과, 백신이 IVIG와 동등한 효과를 보이며 최근 더 선호되는 추세(NEJM 357:1685, 2007).
2. **HAV 중복감염(Superinfection):** 만성 C형 간염 바이러스(HCV) 감염 상태에서 HAV와의 중복감염이 발생한 환자들 중 40%에서 전격성 간부전이 발생했다(NEJM 338.'286, 1998). HBV 감염 상태에서 급성 A형 간염이 발생한 환자들의 경우에도 비슷한 자료가 있다(Ann Trap Med Parasitol 93:745, 1999). **따라서, 모든 HBV와 HCV 환자들에게 HAV 백신으로 백신접종을 할 필요가 있다.**

HBV 치료[종설: 선별검사와 치료(AnIM 161:31, 58, 2014)]

HBeAg	HBV DNA; "바이러스 부하(viral load)"	ALT	섬유증*	치료** IFN = interferon; NUC = nucleoside/tide 유사체	해설
+	> 20,000	< 2 x ULN	F0 - F2	관찰	현재의 치료는 효과가 적다 치료 여부를 결정하는데 조직생검이 유용하다. 노령이고 간세포암의 가족력이 있으면 치료하는 추세.
+	> 20,000	< 2 x ULN	F3 - F4	치료: IFN 또는 NUC	**비대상성 간경변증의 경우에는 IFN을 사용하지 않는다.**
+	> 20,000	> 2 x ULN	어느 단계에나	치료: IFN 또는 NUC	INF의 경우에 HBeAg 음성과 HBsAg 음성 상태로의 혈청형 전환 가능성이 더 높다.
-	< 2000	< 1 x ULN	어느 단계에나	관찰	F4의 경우에는 치료를 할 수도 있다; **비대상성 간경변증의 경우에는 IFN을 사용하지 않는다.**
-	2,000 - 20,000	< 2 x ULN	F0 - F2	관찰	

HBeAg	HBV DNA; "바이러스 부하(viral load)"	ALT	섬유증*	치료** IFN = interferon; NUC = nucleoside/tide 유사체	해설
-	2,000 - 20,000	< 2 x ULN	F3 - F4	치료: NUC 또는 (IFN)	HBeAg 음성이면 NUCs가 선호된다; 치료기간은 분명하게 정의되어 있지 않음. 확실히 1년 이상이어야 함. 만성 치료의 가능성 있음(무기한으로).
-	> 20,000	> 2 x ULN	어느 단계에나	치료: NUC 또는 IFN	HBeAg 음성이면 NUCs가 선호된다; 치료 기간은 만성 치료/무기한.

AASLD HBV Treatment Guidelines에서 수정(www.aasld.org) Lok/McMahon, Hepatology, 2009; 50, p. 1 - 36

* 치료시기와 방법을 결정할 때 간 생검이나 fibrosure assay법이 도움이 될 수 있음.

** 아래에 제시된 치료 방법들

HBV 치료 요법들. 보통 단일약제요법으로 충분하다; HIV 동시감염의 경우에는 병합요법 사용.

	약제/용량	해설
선호되는 요법들	**Pegylated - Interferon - alpha 2a** 180 μg sc 1주 1회 또는 **Entecavir** 0.5 mg po 1일 1회 또는 **Tenofovlr** 300 mg po 1일 1회.	PEG - IFN: 48주 동안 치료한다. Entecavir: Lamivudine에 대한 내성이 존재하면 Entecavir를 사용하지 않는다. Entecavir/Tenofovir: HBeAg으로 부터 anti - HBe로의 혈청형 전환이 일어난 후에 최소 24 - 48주 동안 치료한다. HBeAg 음성 환자들의 경우에 무기한 만성 요법. 신손상에 대한 용량 조절이 필요.
대체 요법들	**Lamlvudine** 100 mg po 1일 1회 또는 **Telbivudine** 600 mg po 1일 1회 또는 **Emtricitabine** 200 mg po 1일 1회(임상시험용) 또는 **Adefovir** 10 mg po 1일 1회	이러한 대체 약제들은 병합요법의 경우를 제외하고는 드물게 사용된다. 사용될 때 높은 내성 발생률 때문에 단기 요법으로 제한한다. 1차 요법으로 권장되지 않는다. Adefovir의 사용은 대부분 Tenofovir에 의해서 대체되었다. .
동시 감염 환자의 경우에 선호되는 요법	**Truvada**(Tenofovir 300 mg + Emtricitabine 200 mg) po 1일 1회 + 또 하나의 항 - HIV 약제.	가능하다면 완전 억제성 항 - HIV/항 - HBV 요법의 일부로 모든 환자의 경우에 사용한다. **무기한으로 치료를 계속한다.**

〈표 14G〉 HCV 치료 요법들과 반응

1. 치료 적응증.

모든 만성 C형 간염 환자들을 치료한다. 섬유증이 더 진행(F3/F4)한 환자와 HCV로 인한 동반 기저 질환이 있는 환자를 우선 치료한다. 치료의 유형과 기간은 유전자형을 토대로 한다. Pegylated interferon(Peg－IFN)은 더 이상 권장되지 않는다; DAA +/－ ribavirin을 우선 선택한다.

2. 치료 반응의 정의

없음(Null)	12주 시점에 HCV 바이러스 부하를 2 log 이상 감소시키는데 실패함(PEG－IFN 치료에 해당됨).
치료종료 반응(End of Treatment Response: ETR)	치료 종료 시 측정되지 않음
재발	치료 종료 시 측정되지 않지만(ETR), 치료 중단 후 12주 이내에 바이러스 부하가 다시 증가하거나 측정되는 경우.
지속적 바이러스학적 반응(Sustained Virologic Response: SVR)	치유! 치료 종료 시 측정되지 않고, 치료 중단 후 12주를 넘어서도 측정되지 안음.

3. C형 간염 치료 요법

- 조직생검이 HCV 감염의 단계를 결정하는 하나의 '절대적인 기준'이고, HCV 치료의 이상적 시기를 결정하는 일부 상황에서는 도움이 된다. 조직생검을 할 수 없을 때는 "비침습적인" 검사들이 종종 진행된 섬유증 또는 간경변증의 상대적인 가능성을 평가하는데 이용된다. 간섬유화 스캔(Fibroscan, elastography)이 현재 미국과 세계 대부분 지역에서 간섬유증을 진단하는 하나의 수단으로 승인되었다. 10 kPa(Kilopascals) 이상의 탄성초음파 수치들은 심각한 섬유증(F3 또는 F4 질환)과 상관 관계를 갖는다.
- 내성 검사: 일부 DAA 약제들(직접 작용형 약제들), 예; 단백질 분해효소 억제제에 대한 감수성의 감소와 연관되는 다형성들을 결정할 수 있는 유전자형 약제 내성 검사법들이 이용가능하다. **그러나 대부분의 DAA 약제들에게 대한 내성 전달 변이가 확인되었을 때도 치료반응이 일반적으로 유지되기 때문에 내성 검사는 통상적으로 권장되지 않는다.**
- **치료결정에 관한 중요 유의사항:** 더 새로운 약제들이 개발 중이고 치료의 선택안들이 급속하게(즉, 일년에 몇 번씩) 변하고 있다. webedltion.sanfordguide.com 또는 hcvguidelines.org에서 최신 정보들을 계속 확인하도록 한다.

만성 HCV 환자들을 위한 1차 치료		
재치료와 특이 집단(예를 들어, 비대상성간경변증 환자들에 관해선 다음 사이트 참조: www.hcvguidelines.org.		
약제	**약어**	**제형/용량**
Boceprevir	BOC	더 이상 권장되지 않음
Dasabuvir	DBV	250 mg 정 po 1일 2회
Paritaprevir＋Ritonavir＋Ombitasvir	PTV/r/OBV	고정용량복합정제(Paritaprevir 150 mg＋Ritonavir 100 mg＋Ombitasvir 25 mg) po 1일 1회
Pegylated Interferon(alfa 2a)	PEG－IFN	1주에 180 mcg sc

약제	약어	제형/용량
Ribavirin	RBV	체중을 토대로 한 투약: 1,000 mg(75 kg 미만) 또는 1200 mg(75 kg 이상) po 1일 2회
Simeprevir	SMV	150 mg 정 po 1일 1회
Sofosbuvir	SOF	400 mg 정 po 1일 1회
Sofosbuvir + Ledipasvir	SOF/LDV	고정용량복합정제(Sofosbuvir 400 mg + Ledipasvir 90 mg) po 1일 1회
Telaprevir	TVR	더 이상 권장되지 않음

유전자형	권장요법	대체요법	비권장 요법
1a	• **SOF/LDV** × 12주 또는 • **PTV/r/OBV + DBV + RBV × 12주** 또는 • **SOF/SMV ± RBV** × 12주	없음	• SOF + RBV × 24주 • SOF + PEG - IFN/RBV × 12주 • SMV + PEG - IFN/RBV × 24주 또는 48주(RGT) TVR + PEG - IFN/RBV × 24주 또는 48주(RGT) • BOC + PEG - IFN/RBV × 28주 또는 48주(RGT) • PEG - IFN/RBV × 48 주 • PEG - IFN나 RBV, 또는 DAA 약제 중 하나를 사용하는 단일요법. PEG - IFN이나 병용 DAA 요법들로 치료하지 않는다. 참조 www.hcvguidelines.org
1b	• **SOF/LDV** × 12 주* 또는 • **PTV/r/OBV + DBV ± RBV**(간경변증) × 12주 또는 • **SOF + SMV** × 12 주	없음	
2	SOF + RBV × 12 - 16주 (간경변증인 경우에는: 치료과정 연장)	없음	• PEG - IFN/RBV × 24주 • PEG - IFN나 RBV, 또는 DAA 약제 중 하나를 사용하는 단일요법 • TVR이나 BOC 또는 SMV를 포함하는 모든 요법
3	**SOF + RBV** × 24주	**SOF + PEG - IFN/RBV** × 12주	• PEG - IFN/RBV × 24 - 48주 • PEG - IFN나 RBV 또는 DAA 약제 중 하나를 사용하는 단일요법 • TVR이나 BOC 또는 SMV를 병용하는 어떤 요법이든 가능
4	• **PTV/r/OBV + DBV + RBV** × 12주 또는 • **SOF + RBV** × 24주 또는 • **SOF/LDV** × 12주	• **SOF + PEG - IFN/RBV** × 12주 • **SOF/SMV +/- RBV** × 12주	• SMV × 12주 + PEG - IFN/RBV × 24 - 48주 • SMV × 12주 + PEG - IFN/RBV × 24 - 48주 • PEG - IFN나 RBV, 또는 DAA 약제 중 하나를 사용하는 단일요법 • TVR 또는 BOC를 포함하는 모든 요법
5	**SOF + PEG - IFN + RBV** × 12주	**PEG - IFN + RBV** × 48주	• PEG - IFN나 RBV, 또는 DAA 약제 중 하나를 사용하는 단일요법 • TVR 또는 BOC를 포함하는 모든 요법
6	**SOF/LDV** × 12주	**SOF + PEG - IFN + RBV** × 12주	

* 선별된 환자들의 경우에는 8주 치료가 사용될 수 있다(참조 www.hcvguidelines.org)
치료법들은 변경될 것이다. 치료법들에 관한 최신 변경된 내용은 다음 사이트들에서 확인: webedition.sanfordguide.com, www.hcvguidelines.org

〈표 15A〉 세균 감염별 항미생물 예방화학요법*

원인균/질환/상태	예방화학요법 약제 약제/용량/투여경로/기간	해설
그룹 B 연쇄상 구균 질환(Group B streptococcal disease; GBS), 신생아: 치료적 접근 [**CDC Guidelines,** MMWR 59(RR-10):1, 2010]:		

임신 여성-분만시 항미생물적 예방화학치료 치료 절차:
1. 임신 35-37주 시점에 모든 임신 여성을 질도말과 직장도말로 선별검사를 한다(다음과 같은, 예방적 치료에 대한 다른 적응증이 존재하지 않는 경우에 검사를 한다: 이 임신 기간 중에 GBS 세균뇨가 있거나 침투성 GBS 질환을 가진 이전에 출산한 아기가 있음; 그때에도 감수성검사에 배양검사가 유용할 가능성이 있다). 수송배지를 사용한다; GBS는 실온에서 최대 96시간까지 생존한다. **도말 배양 검사가 양성이면 진통 기간 동안 치료.**
2. 이전에 출산한 아기가 침투성 GBS 감염을 가지고 있거나, 이 임신 기간 중에 GBS 세균뇨가 있었다면, 진통 기간 동안 치료.
3. GBS 상태가 알려져 있지 않지만 다음 조건 중의 하나가 존재한다면 치료: (a) 임신 37주 미만 시점에 출산 [참조 MMWR 59(RR-10): 1, 2010 algorithms for preterm labor and preterm premature rupture of membranes] 또는 (b) 양막 파열 시간이 18시간 이상 또는 (c) 분만시 체온이 100.4℉ 이상(38.0℃ 이상). 양막염이 의심되면, 광범위 항생제 사용범위는 그룹 B 연쇄상 구균에 작용하는 약제를 포함해야한다.
4. 분만시 GBS에 대한 NAAT 검사 결과가 양성이면 치료.
5. 다음의 경우에는 치료를 권고하지 않는다: 임신 35-37주 시점에 질/직장 배양검사가 음성이거나 양막 파수 없이 진통 시작 전에 제왕절개 수술을 하는 경우(표준 외과적 예방적 치료 사용).
		진통 동안 사용되는, 신생아의 조기 발병 그룹 B 연쇄상 구균 질환에 대한 예방적 치료 요법들:
		Penicillin G 5 million Units IV(1차 용량) 그 후에 출산시까지 2.5-3 million Units IV q4h
		대체: Ampicillin 2 gm IV(1차 용량) 그 후에 출산 시까지 1 gm IV q4h
		
		페니실린 알레르기가 있는 환자들:
		• 아나필락시스의 위험이 높지 않은 환자: **Cefazolin** 2 gm IV(1차 용량) 그 후에 출산시까지 1 gm IV q8
		• P-lactam계 약제에 의한 아나필락시스의 위험이 높은 환자:
		  ▫ 병균이 clindamycin과 erythromycin 둘 다에 감수성을 보인다거나, **또는** erythromycin에 내성이 있지만, 유도 내성이 없다는 것을 보여주는 D-zone test(또는 대등한 검사)에 의해서 clindamycin에 감수성이 있다는 것이 확인되었다면: **Clindamycin** 900 mg IV q8h 출산시까지 투여.
		  ▫ 병균의 감수성이 알려져 있지 않고, **clindamnycin에** 대한 유도 내성이 없다는 것이 배제된 것이 아니라면, 또는 환자가 clindamycin에 알레르기가 있다면: **Vancomycin** 1 gm IV q12h 출산시까지 투여

예방적 치료를 받은 산모의 신생아	detailed algorithm in MMWR(RR: 10): 1, 2010 참조.	
조산, 조기 양막 파수: 그룹 B 연쇄상 구균 질환 Cochrane Database Rev 12:CD00:1058, 2013; Obstet & Gyn 124:515, 2014; Am J Ob-Gyn 07:475, 2012.	페니실린 알레르기가 없는 경우: (**AMP** 2 gm IV q6h × 48h, 그 후에 **AM-CL** 875/125 po bid × 5일) + **Azithro** 1 gm po × 1회 투여량(생식기 mycoplasma 균종에 대해 **Azithro**) 경미한 비-IgE 페니실린 알레르기 반응, 예를 들어, 발진만 발생한 경우: **Cefazolin** 1 gm, IV q8h × 48h, 그 후에 (**Cephalexin** 500 mg po q6h × 5일 + **Azithro** 1 gm po × 1회 투여량) 중증 IgE-매개 페니실린 알레르기: (**Clinda** 900 mg IV q8h × 48h + **Gent** 7 mg/kg IV 1일 1회 × 2일), 그 후에 (**Clinda** 300 mg po tid × 5일 + **Azithro** 1 gm po × 1회 투여량)	
비장절제술 후 균혈증. 보통 피낭성 세균: pneumococci, meningococci, H. flu type B; 균혈증: Enterobacter, S. aureus, Capnocytophaga, P. aeruginosa. 치명적 말라리아와 중증 바베스열원충증의 위험도 있음.	단백결합 폐렴구균, B형 H. influenzae, 수막구균 백신(CID 58:309, 2014). 일일 예방적 치료, 무비증 소아(매일, 연령: 최소 5개월에서 1세까지): **Amox** 125 mg po bid(연령: 2개월-3세); **Amox** 250 mg po bid(연령: 3세 이상-5세). 발진만 발생하는 것과 같은, 알레르기인 경우에는: **Cephalexin** 250 mg po bid. IgE-매개 반응인 경우에는, 좋은 선택제가 없다. 아동과 성인에서의 발열: **AM-CL** 875/125 po bid(성인), 90 mg/kg po div bid(아동); 대체 요법: (**Levo** 750 mg po 또는 **Moxi** 400 mg po) 1일 1회. 즉각적인 medical care를 받도록 한다. 일부에서는 부비동 처치 또는 기도 처치 전에 **Amox** 2 gm po 를 권한다.	

성적인 노출(sexual exposure)		
성폭행 생존자 [가능한 병인들과 위험들, MMWR 59(RR-12):1, 2010 참조] 전반적인 치료법에 대한 검토에 대해선: NEJM 365:834, 2011.	[(**Ceftriaxone** 250 mg IM)]+(**Metronidazole** 2 gm po 단회 용량으로)+[(**Azithromycin** 1 gm po 1회) 또는 (**Doxycycline** 100 mg po bid 7일간)]	• 다음에 관해 전문가의 조언을 얻는다: 법의학적 검사와 검체, 임신, 신체적 외상, 심리적 지지. • gonococci와 chlamydia에 대해서 적절한 부위에서 검사한다(NAAT). T. vaginalis에 대해 습식 도말검사(그리고 배양검사)를 확인하고, 필요하다면 세균성 질염과 Candida에 대한 검체를 확인한다. • syphilis, HIV, HBV 들에 대한 혈청학적 판단; HCV는 성행위에 의해 쉽게 전염되지 않지만, 고위험 상황에서는 검사를 고려한다(MMWR 60:945, 2011). • HBV 백신의 노출 후 프로토콜과, 상황에 따라 필요하다면 HIV에 대한 노출 후 예방 요법을 시작한다(〈표 15D〉 참조). • 1-2주 안에 성전파성 질환들에 대해 후속 검사를 한다; 초기에 예방 요법을 실시하지 않았거나 증상이 있는 경우에 다시 검사한다. • Syphilis, HIV, HBV에 대해(그리고 하는 경우에는 HCV에 대해서도) 후속 혈청검사를 6주, 3개월, 6개월 시점에 한다. 주: 임질 치료에 ceftriaxone가 cefixime보다 선호됨. cefixime은 인두염에 효과가 덜 하고 cephalosporin계 약제들에 감수성이 감소한 균종들이 나타나기 시작하고 있다: cefixime에 대한 감수성이 감소한 균종들이 ceftriaxone에 대한 감수성이 감소한 균종들보다 더 널리 퍼져 있다(MMWR 60:873, 2011). 만약 ceftriaxone이 이용가능하지 않다면 cefixime 400 mg po 1회가 ceftriaxone 대신 사용될 수 있다(출처: CDC STD treatment update MMWR 61:590, 2012). Azithromycin이 doxycycline보다 선호되는데 cephalosporin계 약제에 대해 감소된 감수성을 가진 일부 임균에 대해서도 작용하기 때문이다(MMWR 60:873, 2011). cephalosporin계에 알레르기가 심한 환자들에서는 azithromycin 2 gm po 1회가 ceftriaxone 대신에 사용될 수 있다.
특이 성매개 질환들의 경우에 연락한다.	특이 병원체들에 대한 전반적인 지침들에 대해서는 다음 참조: MMWR 59(RR-10): 1, 2010.	
매독 노출		검사결과는 음성일 수 있으므로, 3개월 이내에 노출에 대해 추정적 치료. 21쪽, 〈표 1〉 참조. 노출이 90일 이상 전에 일어났다면, 진단을 하거나, 경험적으로 치료한다(MMWR 59(RR-12): 1, 2010).
겸상적혈구증. 가능성 있는 병인: S. pneumoniae. (위의 비장절제술 후 감염 참조) 참고문헌: 2009 Red Book Online, Amer Acad Pediatrics	5세 미만 아동: **Penicillin V** 125 mg po bid. 5세 이상: **Penicillin V** 250 mg po bid. (아동의 경우 대체 요법: 하루에 Amoxicillin 20 mg per kg)	생후 2개월이 될 때까지 예방적 치료를 시작한다(Pediatrics 106:367, 2000).: 최소 5세가 될 때까지 계속한다. 중단 시기는 개별화되어야 한다. 폐구균, Hib, 독감, 수막구균을 포함하여 연령에 적절한 백신들 접종. 감염을 치료할 때, penicillin에 대한 비감수성을 가진 폐구균의 가능성을 고려한다.

〈표 15B〉 성인에서 외과 수술 감염을 예방하기 위한 항생제 예방요법*

2013 Guidelines: Am J Health Syst Pharm 70:195, 2013

일반적 설명:

- 적절한 효과를 얻기위해, 항생제는 수술 절개 두시간 이내 시작되어야 한다. vancomycin과 FQs는 1 – 2시간의 주입 시간을 필요로 할 수 있으므로, 외과적 절개를 하기 2시간 전에 투여를 시작한다.
- 대부분 항생제 투여는 수술 전 1회 투여.
- 예방적 치료 약제의 반감기의 2배를 초과하여 지속되는 수술에는, 수술 중 보충 투여가 필요할 수도 있다.
- BMI가 30 이상인 환자들에게는 용량조절이 바람직하다.
- 예방화학요법은 위험이 따른다.: 예를 들어, C. difficile colitis, 알레르기 반응들.
- S. aureus의 비강정착에 대한 적극적인 검사와 chlorhexidine 세척과 비강내 mupirocin의 사용이 수술부위 감염을 줄이는 전략이다.
- 일반적으로, 권장사항들은 Surgical Care Improvement Project(SCIP)의 권장사항들과 일치한다.

Vancomycin의 용법:

- 많은 흔한 예방적 치료 적응증에, β – Iactam계 약제에 대해 알레르기가 있거나 불내성(intolerance)을 가진 환자들의 경우에는 vancomycin이 β – Iactam계 약제에 대한 대안으로 간주된다.
- vancomycin의 사용은 methicillin에 내성을 가진 staphylococci에 의한, 수술 후 감염률이 높은 의료센터나 이러한 것에 대한 위험이 높은 환자들의 경우에는 투여가 정당하다.
- 흔히 사용되는 β – Iactam계 약제들과 달리, vancomycin은 그람음성균에 대해 작용하지 않는다. **특정한 수술들 뒤에 그람음성균이 우려사항이 될 때는 적절한 in vitro 작용을 가진 2차 약제를 추가하는 것이 필요하거나 바람직할 수 있다.** 비알레르기 환자의 경우에는 cefazolin을 vancomycin과 병용하거나, 또는 β – Iactam계 약제들에 불내성을 보이는 환자들의 경우에는 vancomycin과 또 다른 그람음성균 치료 약제(예를 들어, aminoglycoside, fluoroquinolone, 알레르기가 없다면 아마도 aztreonam; 지역적 내성 양상과 환자 요인들이 선택에 영향을 줄 수 있음)를 병용할 수 있다.
- vancomycin의 주입은, 특히 너무 급속한 경우에는, 저혈압이나 히스타민 배출의 다른 임상 양상들(red person syndrome)을 가져올 수 있다. 이것이 vancomycin에 대한 알레르기를 나타내지는 않는다.

수술 유형	예방적 치료	해설
심혈관 수술		
심혈관 수술에서 항생제적예방치료는 다음 수술들의 경우에 이로운 것으로 입증되었다: • 복부 대동맥의 재건 • 서혜부 절개를 포함하는 다리에의 수술 • 인공삽입물/이물질을 삽입하는 모든 혈관 수술 • 허혈로 인한 하지절단술 • 심장 수술 • 영구적인 심박 조율기(Circulation 121:458, 2010) • 심장 이식	**Cefazolin** 1 – 2 gm(체중 120 kg 미만) 또는 3 gm(체중 120 kg 초과) IV 단회 용량으로, 또는 q8h 1 – 2일간, 또는 **cefuroxime** 1.5 gm IV 단회 용량으로, 또는 q12h 총용량 6 gm 투여, 또는 **vancomycin** 1 gm IV 단회 용량으로 또는 q12h 1 – 2일간, 체중이 90 kg 초과하는 환자의 경우에는, vanco 1.5 gm IV를 단회 용량으로 사용 또는 q12h 1 – 2일간. Cefazolin을 다음과 같이 재투여: CrCl이 30 mL/min 이상이면 q4h, 또는 CrCl이 30 mL/min 미만이면 q8h. S. aureus에 대해 비즙 배양검사가 양성으로나온 환자들의 경우에는, 수술 전날 저녁과 수술 후 5일 동안 1일 2회 **비강내 mupirocin** 사용을 고려하도록 한다. Mupirocin 내성이 보고된 바 있다.	**시기와 기간:** 수술 전 1회 주사가 아마도 수회 투여 하는 것 만큼 효과적임. 심도자법에는 예방적 치료는 필요하지 않음. 인공심장판막의 경우, 흉골후방 배액 카테터를 제거한 후에 또는 우회로조성술)을 마친 후 2차 용량 투여 후에, 예방적 치료를 중단하는 것이 관행이다. MRSA의 빈도가 높은 병원에서나, 고위험 환자들이나 MRSA 정착 환자들 및 페니실린 알레르기환자들의 경우에는, **vancomycin**이 바람직할 수 있다. 페니실린 알레르기 환자들이나 vancomycin 알레르기환자들의 경우에는 Clindamycin 900 mg IV가 또 하나의 대안이다.

수술 유형	예방적 치료	해설
위, 담낭, 결장 수술		
위십이지장/담낭 수술 위십이지장 수술, 경피 내시경하 위루술(고위험인 경우로 제한) 포함, 췌십이지장절제술(Whipple procedure)	**Cefazolin**(1–2 gm IV) 또는 **cefoxitin**(1–2 gm IV) 또는 **cefotetan**(1–2 gm IV) 또는 **ceftriaxone**(2 gm IV) 단회 용량으로(일부에서는 추가 용량들 q12h 2–3일간 투여). 해설 참조.	위십이지장 수술(PEG 관 설치술): 위험도가 높은 것들은 현저한 비만, 폐색, 위산 감소, 운동성 저하이다. CrCl가 30 mL/min 초과이면 cefazolin q4h과 cefoxitin q2h를 다시 투여한다; CrCl가 30 mL/min 이하이면 각각 q8h, q4h 투여.
담낭 수술, 복강경 담낭적출술 포함	위험 낮음, 복강경수술: 예방적 치료 없음. 개복 담낭적출술: **cefazolin, cefoxitin, ampicillin–sulbactam**	담낭 고위험 또는 개복 수술: 70세 이상, 급성 담낭염, 비기능성 담낭, 폐색성 황달, 또는 총담관 결석. 담관염의 경우에는 예방적 치료가 아니라, 감염 질환으로 간주하고 치료한다.
내시경 역행 췌담관 조영술	폐색이 없으면 치료하지 않음. 폐색이 있는 경우에는: **Ciprofloxacin** 500–750 mg po 또는 400 mg IV 수술 2시간 전에, 또는 **PIP–TZ** 4.5 gm IV 수술 1시간 전에	대부분의 연구들은 **적절한 배액을 달성**하는 것에 의해 수술 후 담관염 또는 패혈증이 예방되며 예방적 치료 항생제의 이익은 더 이상 없게 된다는 것을 보여준다; (예방적 치료가) 가장 큰 이익을 얻는 것은 완전한 배액을 할 수 없을 때일 것으로 예상. Gastraint Endosc 67:791, 2008; Gut 58:868, 2009 참조.
결장 수술 다음의 결합을 권장한다: • 기계적인 수술 전 장 처치 • 경구 항생제(해설 참조) • 정맥주사 항생제	**비경구 요법들**(응급 치료 또는 선택적 치료): [Cefazolin 1–2 gm IV + **metronidazole** 0.5 gm IV] (해설 참조) 또는 **cefoxitin이나 cefotetan** 1–2 gm IV(이용가능하면) 또는 **Ceftriaxone** 2 gm IV + **Metro** 0.5 gm IV 또는 **ERTA** 1 gm IV Beta–lactam 알레르기, 해설 참조	**경구 요법들: Neomycin + erythromycin.** 수술 전 날: (1) 10 am 4 L polyethylene glycol 전해질 용액(Colyte, GoLYTELY) po 2시간 이상. (2) 유동식만 가능. (3) 1 pm, 2 pm, 11 pm에, neomycin 1 gm + erythro base 1 gm po. (4) 자정 이후에 금식. 대체 요법들은 잘 연구되어 있지 않다; GoLYTELY 1–6 pm, 그 후에 neomycin 2 gm po + metronidazole 2 gm po, 7 pm와 11 pm에. 비경구적 요법만큼 경구 요법도 효과적; 경구 요법에 더하여 비경구적요법이 요구되지는 않지만 종종 사용됨(Am J Surg 189:395, 2005). 연구에 의해, **Ertapenem**이 cefotetan보다 효과가 있지만, C. difficile의 약간의 증가와 연관된다는 것이 발견되었다(NEJM 355:2640, 2006). **Beta lactam 알레르기: Clindamycin** 900 mg IV + (**Gentamicin** 5 mg/kg 또는 **Aztreonam** 2 gm IV 또는 **Ciprofloxacin** 400 mg IV)
내장파열: Peritoneum/Peritonitis, Secondary, 47쪽, 〈표 1〉 참조.		
두경부수술		
	Cefazolin 2 gm IV(1회 투여) (일부는 **metronidazole** 500 mg 추가; Treat Guide Med Lett 7:47, 2009) **또는** **Clindamycin** 600–900 mg IV(1회 투여) ± **gentamicin** 1.5 mg/kg IV(1회 투여) (〈표 10D〉 참조, 체중에 따른 투여량 계산)	두경부 수술에서 항균제 예방은 구강/인두 점막을 침범하는 수술에서만 효능이 있음(예; 후두 또는 인두종양) 그러나 예방에도 불구하고, 높은 창상감염율 깨끗한, **오염되지 않은 두경부 수술은 예방이 필요 없음.** CrCl > 30 mL/min이면 cefazolin q4h 또는 CrCl ≤ 30 mL/min이면 q8h 재투여
신경외과 수술		
청결, 비–삽입물; 예; 개두술	**Cefazolin** 1 gm IV × 1회. 대체약제: **vanco** 1 gm IV × 1회; 체중 90 kg 초과하는 환자에게는 1회 투여에 vanco 1 gm IV을 사용	clindamycin 900 mg IV가 vanco–알러지 또는 beta–lactam 알러지가 있는 환자에게 대체약제이다. CrCl > 30mL/min이면 cefazolin q4h 또는 CrCl ≤ 30 mL/min이면 q8h 재투여
청결, 오염(부비동, 또는 비/구인두를 통과)	**Clindamycin** 900 mg IV (1회 투여)	영국에서 amoxicillin–clavulanate 1.2 gm IV^NUS 또는 (cefuroxime 1.5 gm IV + metronidazole 0.5 gm IV) 권장
CSF 단락수술: 경막내 펌프	**Cefazolin** 1–2 gm (체중 < 120 kg) 또는 3 gm(체중 > 120 kg) IV 1회. 대체약제: **vanco** 1 gm IV 1회; 체중 90 kg 초과하는 환자에게는 1회 투여에 vanco 1.5 gm IV 또는 **Clindamycin** 900 mg IV	Methicillin 내성 포도구균의 감염 유행이 높은 병원에서 무작위 연구는 CSF 단락감염 감염의 예방에 cefazolin 보다 vancomycin이 더욱 효과적임을 입증(J Hosp Infect 69:337, 2008). CrCl > 30 mL/min이면 cefazolin q4h 또는 CrCl ≤ 30 mL/min이면 q8h 재투여

〈표 15B〉 성인에서 외과 수술 감염을 예방하기 위한 항생제 예방요법

〈표 15B〉 성인에서 외과 수술 감염을 예방하기 위한 항생제 예방요법

수술 유형	예방적 치료	해설
산과/부인과 수술		
질 또는 복부 자궁절제술	**Cefazolin** 1–2 gm 또는 **cefoxitin** 1–2 gm 또는 **cefotetan** 1–2 gm 또는 ampicillin–sulbactam 3 gm, IV 수술 전 30분에	대체약제: (**Clindamycin** 900 mg IV 또는 **Vancomycin** 1 gm IV)+(1회 투여에 **Gentamicin** 5 mg/kg 또는 **Azteronam** 2 gm IV 또는 **Ciprofloxacin** 400 mg IV) 또는 (**Metronidazole** 500 mg IV+**Ciprofloxacin** 400 mg IV)
양막의 조숙 파열 또는 활동성 분만에 대해 제왕절개	**Cefazolin** 1–2 gm IV (해설 참조). 대체약제: 1회 투여 용량에 **Clindamycin** 900 mg IV+(**Gentamicin** 5 mg/kg IV 또는 **Tobramycin** 5 mg/kg IV)	예방은 자궁내막염과 상처 감염의 위험을 감소시킨다. 전통적 접근은 아기에게 항생제가 노출되는 것을 피하기 위해 탯줄을 클램프로 꽉 잡은 후에 항생제를 투여해 왔다. 하지만, 연구에서 피부 절개 전에 예방을 투여하는 것이 수술부위 감염(Obstet Gynecol 115:187, 2010 Amer J Obstet Gynecol 199:301.e1 와 310:e1, 2008)과 자궁내막염(Am J Obstet Gynecol 196:455.e1, 2007) 을 더 적게 일으킨다는 결과가 나왔다.
수술적 유산(첫 3개월)	첫 3개월: **Doxycycline** 300 mg po: 100 mg 시술 1시간전+200 mg 시술 후	메타 분석은 모든 위험군에서 항생제 예방의 이득을 입증.
정형외과 수술		
고관절 대치술, 척추 융합	심장수술과 동일	관습적으로 "Hemovac"제거 후 중단. 2013 가이드라인은 수술 24시간 이내 예방 중단을 권장(Am J Health Syst Pharm 70:195, 2013).
전 관절 대치술(고관절 이외)	**Cefazolin** 1–2 gm IV 수술전(± 2차 투여) 또는 **vancomycin** 1 gm IV 1회 투여 또는 **Clindamycin** 900 mg IV.	2013 가이드라인은 수술 24시간 이내 예방 중단을 권장(Am J Health Syst Pharm 70:195, 2013). 지혈대 팽창 전에 투저하는 것이 일반적. S. aureus 이 많이 서식한다면 코안 mupirocin.
폐쇄 골절의 내부 고정을 이용한 개방 교정	**Ceftriaxone** 2 gm IV 1회	네델란드 외상 연구에서 3.6%(ceftriazone) 대 8.3%(위약군) 감염이 발견됨(Ln 347:1133, 1996). 여러 가지 대체 항생제가 감염의 위험을 감소시킬 수 있음(Cochrane Database Syst Rev 2010:CD 000244).
원위부 시술과 관련된 혈행성 감염으로부터 인공관절을 보호하기 위해 화학예방(플레이트, 핀 및 스크류가 있는 환자는 위험한 것으로 여기지 않음).	• 2003년 미국정형외과학회는 미국치과학회 및 미국비뇨기학회와 함께 균혈증을 일으킬 수 있는 시술중 삽입된 인공관절 감염을 예방하기 위한 항생제 화학예방법에 대한 전문가 권장지침을 개발함(J Am Dental Assn 134:895, 2003; J Urol 169:1796, 2003). 본 지침은 균혈증 위험에 따라 시술을 구별하고, 관절 감염의 위험을 증가시키는 환자요인을 기술하고(인공관절 삽입 후 첫 2년 동안 모든 환자 포함), 항생제 선택을 제안함(참조 Med Lett 47:59, 2005 및 고찰 Infect Dis Clin N Amer 19:931, 2005). • 2009년 2월 미국 정형외과학회의 정보 발표는 감염의 위험을 높일 수 있는 환자요인을 나열하였으며, 그러나 인공관절 대치 수술을 받은 모든 환자에서 균혈증을 초래할 수 있는 어떤 침습적인 시술에 대하여 항생제 화학 예방요법이 고려될 수 있다고 권장하였음(http://aaos.org/about/papers/advistmt/1033.asp). • 편집자는 후자의 접근법이 과도하게 광범위하여 이득의 확실한 증거없이 다수의 환자를 항생제 노출의 위험에 빠지게 하는 것으로 생각됨. 심내막염의 예방 지침에서 기술된 바와 같이, 일상 생활중에도 일시적인 균혈증은 발생할 수 있음(Circulation 2007;116:1736). • **최근 전향적, 증례–대조군 연구는 치과시술에 대한 항생제 화학예방이 인공 무릎/고관절 감염의 위험요인이 아닌 것으로 결론(Clin Infect Dis 50:8, 2010).** • 관절환자의 경우, 포도상구균이 인공관절감염의 흔한 원인균이기 때문에, 포도상구균에 감염된 또는 집락화된 조직을 침범하는 시술에 대하여 항–포도상구균의 β–lactam 또는 vancomycin(미생물의 감수성에 의거하여) 화학예방이 적절함. 기타 상황에서 결정은 개별환자에 따라 판단하여 내림; 현재로서는 위에 인용한 2003년 지침이 결정을 내리는 근거로서 최선의 정보를 제공하는 것으로 판단됨. 우리는 미래에 근거기반 권장안을 개발하는데 필요한 자료를 제공할 수 있는 증례–대조군 또는 기타 연구를 기대하고 있음.	
복막투석 카테터 삽입	**Vancomycin** 1 gm 시술 전 12시간에 1회 투여.	221 pts 안에 삽입 후 14일 동안 복막염이 효과적으로 억제됨. Vanco 1%, cefazolin 7%, 위약 12% (p=0.02) (Am J Kidney Dis 36:1014, 2000).

수술 유형	예방적 치료	해설
비뇨기과 수술/시술 • 참조 미국비뇨기과학회(AUA)의 Best Practice Policy Statement(J Urol 179:1379, 2008)와 2013 가이드라인(Am J Health Syst Pharm 70:195, 2013). • 요로병원균에 효과적인 항생제의 선택은 지역적인 내성 양상에 따라 변경이 필요할 수 있음; 장내 그람음성세균에서 TMP-SMX와/또는 fluoroquinolone(FQ) 내성 증가에 대한 우려.		
방광경	• 소변이 깨끗한 환자에서 예방항생제는 일반적으로 권장되지 않음(그러나 AUA는 숙주의 몇몇 잠재적인 위험요인(예: 고령자, 면역손상환자, 해부학적 이상 등)이 있는 환자에서 FQ 또는 TMP-SMX를 권장.) • 시술전 요로감염 환자는 분리병원균에 대해 효과가 있는 항생제를 이용하여 치료함.	
방광경을 이용한 시술	**Ciprofloxacin** 500 mg po(**TMP-SMX** 1DS tablet po는 내성율이 낮은 인구집단중에서 대체약제로 사용가능).	포함되는 시술은 요관경, 조직 생검, 고주파요법, TURP 등. 가능하다면 시술 전에 표적 치료로 요로감염을 치료하라
경직장 전립선 생검	**Ciprofloxacin** 500 mg po 조직검사 전 12시간 그리고 첫 투여 후 12시간에 반복 투여. 해설 참조.	균혈증 발생율 **CIP** 7% 대 **gentamicin** 37% (JAC 39:115, 1997). 시술전 30-60분에 **Levofloxacin** 500 mg 투여가 저-위험 환자에서 효과적; 위험이 증가되는 경우 추가적 투여가 필요(J Urol 168:1021, 2002). FQ-내성 세균들로 인한 심각한 균혈증은 FQ화학예방을 받는 환자들과 맞닥뜨려왔다. 임상의들은 감염을 암시하는 증상을 즉시 보고하도록 환자에게 조언해야 한다. 수술 전 예방은 우세하는 세균의 민감성 프로파일에 근거하여 기관의 기초로 결정되어야 한다. 2번째 또는 3번째 세대 Cephalosporine 또는 1회 투여 gentamicin의 추가가 제안되었음에도 불구하고 ESBL-생산과 gent-내성 세균으로 인한 감염이 발생해왔다(Urol 74:332, 2009).
기타		
유방수술, 헤르니아 봉합술	**Cefazolin** 1-2 gm IV 1회 투여 또는 **Ampicillin-sulbactam** 3 gm IV 1회 투여 또는 **Clindamycin** 900 mg IV 1회 투여 또는 **Vancomycin** 1 gm IV 1회 투여(체중이 90 kg 초과한다면 1.5 gm)	청결 수술에 대한 화학예방의 이익은 명확하지 않음. 항생제는 유방암 수술에서 수술 부위 감염의 위험을 낮출 수 있음(즉시 복원을 시험한 연구는 아님), 그러나 사용된 약제는 매우 다양하였음(Cochrane Database Sys Rev 2006;(2): CD005360). 서혜부 헤르니아 복원에 대하여, 한 연구는 그물망을 이용한 복원에 있어 화학예방이 유익함을 보고함(J Hosp Infect 62:427, 2006). 또 다른 연구는 항생제가 집합된 인구집단 또는 인공물질(그물망)로 재생된 환자에서 감염 위험을 낮출 수 있을 것으로 결론, 그러나 이상의 자료는 보편적으로 항생제 사용을 권장 또는 거부하는데 확고한 권장안을 만들 수 있을 만큼 충분하지 않음(Cochrane Database Sys Rev 2007;(3):CD003769).

〈표 15C〉 기저 심장질환이 있는 환자에서 세균성 심내막염을 예방하기 위한 항균제 예방요법*

2007년, 미국 심장학회(AHA)의 세균성 심내막염의 예방에 대한 지침이 갱신됨. 도출된 문서(Circulation 2007;116:1736-1754 및 http://circ.ahajournals.org/cgi/reprint/116/15/1736)는 또한 미국 감염병학회의 지지를 받았으며, 과거의 권장안에 비하여 많은 변화가 있음.

- 치과 시술에 대한 항생제 화학예방은 현재 가장 심각한 합병증으로서 심내막염의 발생우려가 높은 사람을 위주로 시행됨. 위장관 또는 비뇨생식기 시술에 대해서는 더 이상 감염성 심내막염 예방을 위한 화학예방이 권장되지 않음. 다음은 새로운 AHA 권장안을 반영하여 차용한 것임. 해설과 자세한 내용은 원전 논문을 참조.

심내막염 예방을 위한 환자 선택				
심내막염관 관련된 고위험 심장상태를 갖고 있는 환자	다음을 포함하는 치과 시술을 받는 사람	다음을 포한하는 침습적 호흡기 시술을 받는 사람	위장관 또는 비뇨생식기계의 침습적 시술을 받는 사람	피부 및 연조직의 침습적 시술을 받는 사람
인공 심장 판막 과거 감염성 심내막염 선천성 심장질환, 다음중 하나를 가진: • 인공물질을 이용하여 완전 교정된 심장결손(오직 첫 6개월 동안만) • 부분적으로 교정, 그러나 인공물질 근처에 잔존 결손 • 교정되지 않은 청색성 선천성 심장질환 • 외과적으로 시술된 단락술 또는 통로 심장이식 후 판막병증	잇몸 조직, 치근단 주위, 또는 구강 점막을 천공하는 어떤 시술. **항생제 화학예방이 권장됨[2].** (치과시술에 대한 예방요법에 대한 아래표 참조) (다음의 경우 화학예방은 권장되지 않음: 일반적인 마취제 주사(감염된 부위를 관통하지 않는 한), 치과 X-선, 유치의 탈락, 교정기구의 조정, 또는 교정 브래킷 또는 제거가능한 기구의 장착)	호흡기 점막의 절개. **항생제 화학예방 고려**(치과시술에 대한 예방요법에 대한 아래표 참조) 또는 확립된 감염의 치료를 위해 **항생제 화학예방이 권장됨.** (구강 세균총에 대해서 치과시술에 대한 예방요법에 대한 아래표 참조 그러나 S. aureus가 우려될 때 항-포도구균 항생제 포함)	심내막염 예방만을 위해서 화학예방은 더 이상 권장되지 않음. **그러나 다음과 같은 방법이 합리적:** 장구균의 요로감염이 있는 환자에서 • 대기중인 비뇨생식기 시술전에 치료 • 비선택 시술[1]에 대해서 수술 전후 요법으로 장구균에 효과적인 약제 포함† 기존의 비뇨생식기 또는 위장관 감염이 있는 환자 또는 수술부위감염 또는 패혈증 예방을 위해 수술전후 항생제를 투여받는 사람에 대해 • 수술전후 항생제[1]로서 항-장구균의 효과가 있는 약제를 포함하는 것이 합리적‡	치료 약제에 staphylococci과 β-hemolytic streptococci에 효과가 있는 것을 포함.

† 항-장구균 효과가 있는 항생제는 penicillin, ampicillin, amoxicillin, piperacillin, vancomycin 및 기타. 가능하면 항생제 민감성 검사 시행(참조 〈표 5〉 고도내성세균).

‡ 2008년 AHA/ACC의 심장판막질환에 대한 최신 지침은 증거의 수준을 반영하여 "합리적(is reasonable)"이라는 용어를 사용(Circulation 118:887, 2008).

치과, 시술에 대한 예방요법		
상황	약제	요법[1]
일반 경구 화학예방	Amoxicillin	성인 2 gm; 소아 50 mg/kg; 시술 전 1시간에 경구 투여
경구약제를 먹지 못하는 경우	Ampicillin[2]	성인 2 gm, 소아 50 mg/kg; 시술 전 30분 이내에 IM 또는 IV 투여
Penicillin 알레르기	Cephalexin[3] 또는	성인 2 gm, 소아 50 mg/kg; 시술 전 1시간에 경구 투여
	Clindamycin 또는	성인 600 mg, 소아 20 mg/kg; 시술 전 1시간에 경구 투여
	Azithromycin 또는 clarithromycin	성인 500 mg, 소아 15 mg/kg; 시술 전 1시간에 경구 투여
Penicillin 알레르기이며, 경구약제를 복용하지 못하는 경우	Cefazolin[3] 또는	성인 1 gm, 소아 50 mg/kg; 시술 전 30분 이내에 IV 또는 IM 투여
	Clindamycin	성인 600 mg, 소아 20 mg/kg; 시술 전 30분 이내에 IV 또는 IM 투여

1) 소아의 총투여량은 성인 투여량을 넘지 말 것. AHA는 모든 투여는 시술전 30-60분에 시행되는 것으로 명시.
2) AHA는 대체약제로 cefazolin 또는 ceftriaxone(적절한 투여량)을 열거.
3) Cephalosporins은 penicillins 또는 기타 β-lactams에 대한 즉시형 과민반응(두드러기, 혈관부종 또는 아나필락시스)이 있는 개인에서 사용되어서는 안됨. AHA는 cefazolin에 대해 가능한 대체약제로 ceftriaxone을 제시; 그리고 cephalexin에 대한 대체약제로 동등한 투여량의 기타 1세대 또는 2세대 cephalosporin을 제시.

〈표 15D〉 HIV-1와 B형 및 C형 간염 노출의 치료*

B/C형 간염과/또는 HIV-1의 전파 위험이 있는(예; 주사침 자상) 혈액, 음경/질 분비물 또는 기타 감염 가능한 체액 또는 조직에의 직업적 노출

직업적 노출에 대한 자유 상담, 전화(PEPline) 1-888-448-4911[정보를 얻을 수 있는 싸이트 www.aidsinfo.nih.gov].

치료에 있어 일반적 단계:

1. 즉시 상처 세척/점막을 씻어냄(부식약품의 사용 또는 창상을 짜내는 것은 권장되지 않음; 소독제와 관련한 자료는 없음).
2. 다음을 시행하여 위험 평가: (a) 노출의 특성 파악; (b) 의학적 병력, 위험한 행위에 의한 노출원을 결정/평가 & B/C형 간염, HIV에 대한 검사; (c) B/C형 간염과 HIV에 대해 노출된 개인의 평가와 검사.

B형 간염 직업적 노출 예방 (MMWR 62(No.10, Suppl):1, 2013)

노출된 사람의 백신 상태	노출원		
	HBs Ag 양성	HBs Ag 음성	상태 불명 또는 검사 불가능†
백신 미접종	HBIG 0.06 mL/kg IM 투여 및 HB 백신 접종	HB 백신 접종	HB 백신접종 시작
백신 접종 (항체 상태 모름)	노출된 사람에서 anti-HBs 검사: 만약 titer ≥10 milli-IUs/mL, 치료 필요 없음 만약 titer <10 milli-IUs/mL, HBIG+1회 H3 백신** 투여	치료 필요 없음	노출된 사람에서 anti-HBs 검사: 만약 titer ≥ 10 milli-IUs/mL, 치료 필요 없음§ 만약 titer < 10 milli-International units/mL, HB 백신 1회 접종**

§ 과거 HBV에 감염되었던 사람은 재감염에 대한 면역이 있으며 노출 후 화학예방이 필요 없음.

확인된 백신 연속접종 반응자(titer ≥ 10 milli-International units/mL)에 대해, 항체 농도의 모니터 또는 추가접종은 현재 권장되지 않음. 1차 HB 백신 연속접종에 대해 확인된 무-반응자(<10 milli-International units/mL)로 HBsAg+ 원인 **또는** 의심되는 고-위험 원인제공자에 노출된 경우-HB G 치료와 백신 연속 접종의 재시작 또는 1개월 간격으로 HBIG 2회 투여. 2차 백신 연속접종 후 무-반응자에 대해, 1개월 간격 HBIG 2회 투여가 새로운 노출에 대한 우선 권장되는 방법.

알려진 고위험 노출원인 경우, 노출원이 HBs Ag 양성인 경우와 마찬가지로 치료.
** 백신반응의 평가/확인을 추적하고 연속접종을 완결.

B형 간염 비직업적 노출 & 잠복 B형 간염의 재활성화

비 직업적 노출(MMWR 59(RR-10):1, 2010)

- HBsAg 양성인 사람의 혈액 또는 성적 분비물에 노출
  - 경피적(물림, 주사침)
  - 성폭행
- 성 노출 24시간 이내에 또는 비경구 노출(주사기) 이후 7일 이내에 면역화학 예방을 시작하라.
- HBIG 와 HBV 백신 사용을 위한 직업적 노출 가이드라인을 사용하라

잠복 HBV의 재활성화(Eur J Cancer 49:3486, 2013; Seminar of Liver Dis 33:167, 2013; Crit Rev Oncol-Hematol 87:12, 2013)

- 치료의 일부가 악성으로 선택했을 때, 항 CD 20개의 단일클론 항체 투여가 요구되는 환자
- FDA 승인을 받은 항 CD 20개의 약 두 개: ofatumumab(Arzerral) & rituximab(Rituxan)
- 항-CD 20 약을 시작하기 전에, HBsAg와 항 IgG HB 핵심항체 검사와 함께 잠복 HBV를 검사하라
- 환자가 잠복 HBV를 가지고 있고 항-CD 20 치료가 필수적이라면, 효과적인 항-HBV 약제를 치료에 포함해야 한다.

〈표 15D〉 HIV-1와 B형 및 C형 간염 노출의 치료*

B형 간염 비직업적 노출 & 잠복 B형 간염의 재활성화 (계속)

C형 간염 노출

노출된 사람과, 만약 가능하면, 노출 원인제공자 둘 다에 대해 C형 간염 항체검사. 만약 원인제공자가 양성 또는 미상이고 노출된 사람이 음성이면, HCV RNA(1 - 3주간 혈액에서 검출 가능) 및 HCV 항체(3개월째에 90%가 혈청전환)에 대한 추적 HCV 검사가 권장됨. **권장 예방 방법이 없음;** 혈청 면역글로불린은 효과 없음. 치료가 만성 간염으로 진행의 위험을 감소시킬 수 있기 때문에 조기 감염을 모니터. 노출 후 8 - 12주에 바이러스혈증이 지속되는 사람은 pegylated interferon의 한 코스 치료를 받아야 됨(Gastro 130:632, 2006 & Hpt. 43:923, 2006). 〈표 14G〉 참조. 증례 - 대조연구는 직업적 HCV 전파의 위험요인을 밝힘: 동맥/정맥내에 있었던 주사침에 의한 자상, 심부 손상, 남자 의료인, 감염원 VL > 6log10 copies/mL

HIV: 직업적 노출 치료 [출전 CDC 권장안, Infect Control Hosp Epi 34: 875, 2014

- **HIV에 대한 노출후 예방(PEP)**의 시작을 결정하는 것은 노출된 의료종사자(HCW)와 협력하여 결정하는 임상적 판단임. 판단의 근거는:
  1. 원인 환자가 HIV 감염자일 가능성: 고-위험 활동의 병력이 있으면 ↑ - 주사 약제사용, 확인된 HIV+ 사람과 성관계, 다수의 상대자와 보호되지 않은 성관계(이성 또는 동성), 1978~1985년 생산된 혈액의 수혈. 진행된 HIV를 시사하는 임상 증후(설명되지 않는 소모증, 야간 발한, 아구창, 지루성 피부염 등)가 있으면 ↑
  2. 노출의 형태(감염된 원인환자로부터 주사침 자상 300 - 400건 당 약 1건이 HIV 전파).
  3. PEP 의 효능과 관련된 자료가 제한적(Cochrane Database Syst Rev. Jan 24;(1):CD002835, 2007).
  4. PEP 약제의 유의한 이상반응 및 잠재적인 약제 상호작용.

  잠재적으로 감염성이 있는 것으로 생각되는 물질: 혈액, 조직, 정액, 질 분비물, CSF, 윤활, 흉막, 복막, 심장막 및 양막 액; 그리고 기타 눈에 띄는 혈액성 체액. 정상적으로 액체는 눈에 띄게 혈액성이 아니라면 감염력이 낮은 것으로 생각됨. 포함되는 것: 소변, 구토물, 대변, 땀, 침, 비분비물, 눈물 및 객담.
- 만약 감염 원인제공자가 **HIV 양성 확진자 또는 감염되었을 가능성이 있는 경우이며 노출의 상태가 PEP를 필요로 한다면**, 항레트로바이러스 약제가 즉시 투여 시작되어야 함. 만약 감염원인 제공자가 HIV 항체 음성이면, **감염원인 제공자가 급성 HIV 감염인 것으로 의심되지 않는다면** 약제 투여가 중단될 수 있음. 의료종사자는 PEP 사용 여부와 상관없이 3~4주, 3 및 6개월에 재검사되어 함(혈청 양전의 대부분은 3개월에 발생; 6개월 이후에 지연 양전은 극히 드문 상황). 의료인에서 HIV RNA 검사는 위-양성 때문에 HIV 감염의 진단에 사용되어서는 안됨(특히 낮은 titers에서) 그리고 이 검사는 확진된 HIV 감염에만 사용이 허가됨[가능한 예외 상황은 만약 항체검사가 아직 음성일 수도 있는 노출 후 첫 4 - 6주 이내에 환자가 급성 HIV(단핵구증-유사) 증후군의 증후를 나타낸 경우.]
- HIV에 대한 PEP는 보통 **4주** 동안 투여 그리고 부작용을 감시. 권장: 기초 전**체혈구검사**, **신장 및 간기능 검사** 시행 그리고 **2주에 반복** 검사. PEP중인 의료종사자의 50 - 75%는 경증 부작용(오심, 설사, 근육통, 두통 등)을 나타내며, 그러나 최대 ½에서 PEP를 중단해야 될 정도로 중증 부작용. PEP와 관련된 의문이 있을 경우 감염성 질환/HIV 전문가에게 자문을 요청하는 것이 중요. **임신, 신기능 장애, 치료 - 경험한 원인제공자와 같은 특수한 상황에서 전문가의 도움을 요청할** 것.

직업적 노출 후 HIV 노출후 예방(PEP)을 위한 3단계: [최근 CDC 권장, www.aidsinfo.nih.gov에서 확인].

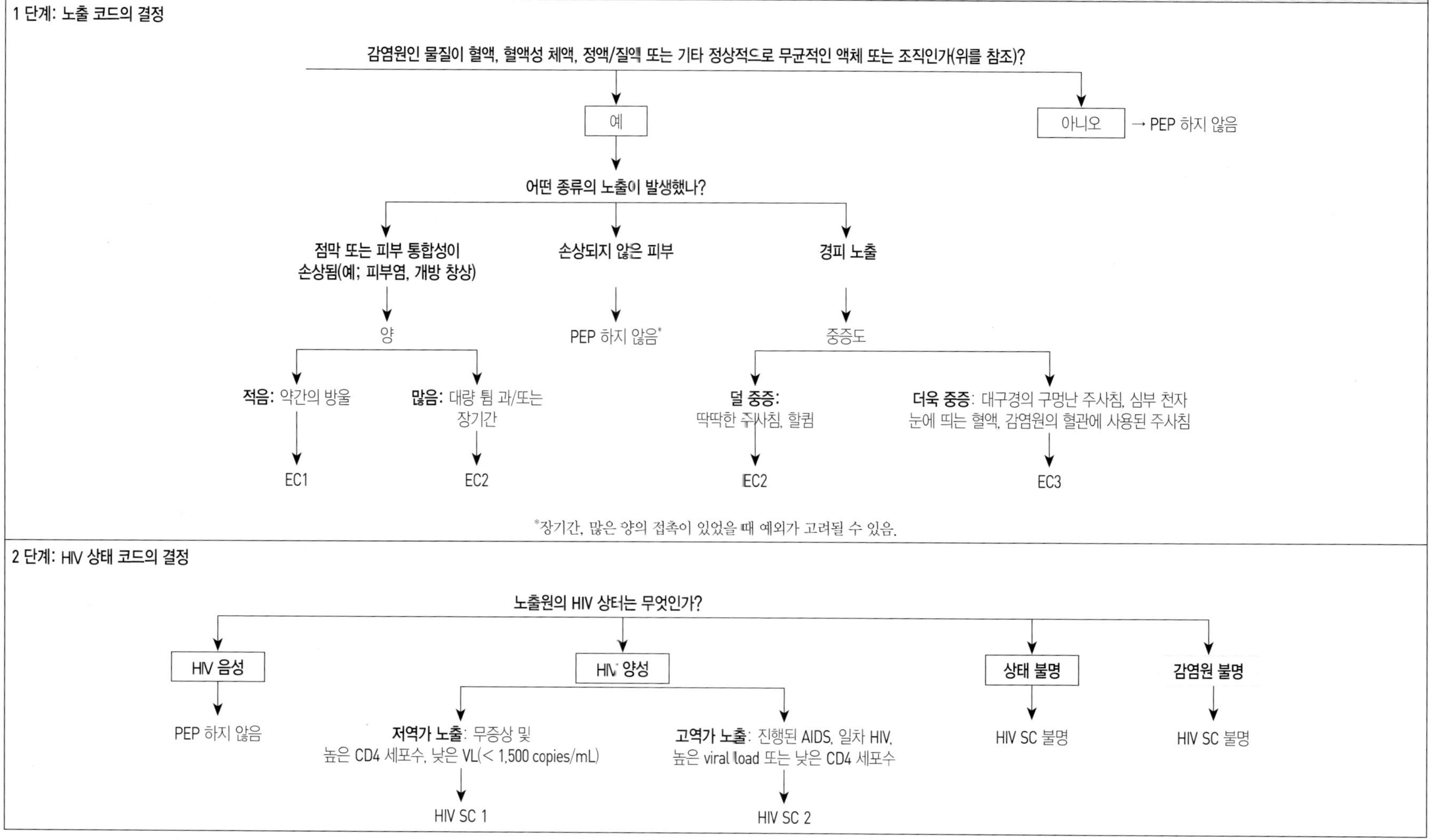

〈표 15C〉 HIV-1와 B형 및 C형 간염 노출의 치료*

〈표 15D〉 HIV-1와 B형 및 C형 간염 노출의 치료*

직업적 노출 후 HIV 노출후 예방(PEP)을 위한 3단계 (계속)

3 단계: 노출후 예방(PEP) 권장의 결정

EC	HIV SC	PEP
1	1	기본요법[a] 고려
1	2	권장 기본요법[a,b]
2	1	권장 기본요법[b]
2	2	권장 확장요법
3	1 또는 2	권장 확장요법
1, 2, 3	불명	만약 노출상황이 HIV 노출의 위험을 시사하면, 기본요법 고려[c]

[a] 직업적 상황에서 점막노출 후 주사침 자상에 비교하여 감염의 위험이 낮다는 추정에 근거하여
[b] 또는, 확장요법[1] 고려.
[c] 고위험 환경에서, 사례별로 확장요법[1] 고려.

24시간 내내, 긴급 전문가 자문이 가능:
National Clinicians' Post-Exposure Prophylaxis Hotline
(PEPline) 전화 1-888-448-4911(1-888-HIV-4911) 그리고
웹 사이트 http://www.ucsf.edu/hivcntr

요법: (4주 동안 치료; 매 2주 마다 약제 부작용 감시)
기본요법: ZDV+3TC, 또는 FTC+TDF, 또는 대체약제로 **d4T+3TC.**
확장요법: 기본요법 + 다음 중 한 가지: lopinavir/ritonavir(우선약제), 또는 (대체약제로서) atazanavir/ritonavir 또는 fosamprenavir/ritonavir. Efavirenz가 고려될 수 있음(임신 또는 임신 가능한 상황은 예외-**임신 범주 D**). 그러나 CNS 증상이 문제될 수 있음[**nevirapine을 사용하지 말 것;** 중증 이상반응은 의료종사자에서 보고된 간괴사 포함(MMWR 49:1153, 2001)].
기타 요법이 고안될 수 있음. 만약 가능하다면, 감수성 자료 또는 감염원인 환자의 치료력(만약 안다면)에 근거하여 내성 가능성이 없는 항레트로바이러스 약제를 사용. 만약 ART-치료 경험 감염원 또는 임신 또는 임신 가능성이 있는 경우라면 전문가자문을 구함.
주의: 일부 전문가는 PEP가 필요할 때마다 확장요법이 적용되어야 한다는 견해를 갖고 있음. 확장요법은 ART-경험 감염원 환자의 수가 증가함에 따라 또는 결정 알고리즘에서 노출의 정확한 범위에 대한 의문이 있을 때 유리할 가능성이 있음. 수학적 모델 연구는 어떤 상태 하에서, 기본요법의 전 과정을 완료하는 것이 조기에 중단된 확장 요법보다 낫다는 것을 증명함. 그러나, 확장 PEP 요법으로 이상반응이 증가되지만, 반드시 중단율이 증가되는 것은 아님.

HIV-1에 대한 비-직업적 노출시 노출 후 예방
[출전, CDC 권장안, MMWR 54(RR2), 확인 가능 www.cdc.gov/mmwr/indrr2005.html].

성접촉 또는 정맥내 마약 사용자에 의한 주사침 공유를 통한 HIV 전파의 위험이 직업적 주사침 자상 노출의 위험에 도달되거나 넘어설 수 있기 때문에, HIV+ 감염원으로부터 혈액 또는 기타 감염되었을 가능성이 있는 체액(예; 생식기/직장 분비물, 모유)에 비-직업적 노출이 있었던 사람에서 PEP를 고려하는 것이 합리적임. 노출건 당 HIV 획득의 위험은 행위(주사침 공유와 수동적 항문성교에 대해, ≥ 0.5%; 삽입 질 또는 항문 성교로는 약 10배 낮음, 0.05-0.07%)에 따라 다름. 성폭행의 생존자에게 뚜렷한 또는 눈에 보이지 않는 외상병변은 위험을 증가시킬 수 있음.
평가전 72시간 이내에 HIV+ 감염물질에 비-직업적 노출을 통한 HIV 획득의 위험이 있는 환자에 대해, DHHS 권장안은 우선 권장요법[efavirenz(임신 또는 임신 위험이 없는–임신 범주 D)+(3TC 또는 FTC)+(ZDV 또는 TDF)] **또는** [lopinavir/ritonavir+(3TC 또는 FTC)+ZDV] 또는 몇몇 대체 약제요법중의 하나[참고 〈표 14D〉 와 MMWR 54(RR-2):1, 2005]을 사용한, 항레트로바이러스 **확장요법(expanded regimen)**으로 28일 치료하는 것임. 예방 실패가 보고되었음, 그리고 노출로부터 PEP 시작까지 기간이 긴 것과 관련될 수 있음; 이는 만약 사용되어야 한다면, PEP를 즉시 시작해야 됨을 지지하는 것.
불확실한 영역: (1) 확장요법이 2제 요법보다 우수하다고 입증되지 않음, (2) 평가전 노출이 72시간 초과하여 경과되었다면 PEP가 권장되지 않지만, PEP가 일부 사례에서는 효과가 있을 수 있음, (3) 감염 원인환자의 HIV 상태가 불명일 때, 치료 여부와 약제 선택은 특정 상황의 평가에 기초하여 개별적으로 결정되어야 함.
B형 간염, C형 간염(참고 위의 직업적 PEP), 및 세균성 성매개질환(〈표 15A〉 참조)에 대한 노출 평가 및 적응증에 따른 치료. Hep B와 세균성 병원균에의 성노출에 대한 DHHS 권장안은 MMWR 55(RR-11), 2006 참조. 백신 미접종자 또는 HepB 백신 연속접종 완료에 반응하지 않는 자는 HBsAg-양성자의 혈액 또는 체액에 경피적 또는 점막 노출된지 가능하면 24시간 이내에 Hep B 백신과 함께 Hep B 면역글로불린을 받아야 되며, 추적하여 백신접종을 완료함. HepBsAg-상태가 불명인 감염원에 노출된 백신 미접종자 또는 백신접종을 완료하지 못한 사람은 백신을 접종받아야 되며 백신 스케쥴을 완료해야 됨. 참고 MMWR 55(RR-11), 2006, 다른 상황에서 자세한 내용과 권장안에 대해.

〈표 16〉 정상 신기능 성인에서 사람 조혈모세포이식(HSCT) 또는 고형장기이식(SOT)의 기회감염 예방

일반적 설명

이식수술을 시행하고 있는 병원은 맞닥뜨린 감염, 대표 환자, 그 장소에서 사용할 수 있는 자원에 적합한 기회감염의 예방을 위한 자세한 프로토콜을 가지고 있을 것임. 예방요법은 계속 바뀌며, 한 병원에서 사용되고 있는 프로토콜은 다른 병원의 것과 다를 것임. 이식환자의 진료는 해당분야의 전문 의사에게 맡겨져야 함.

참고:

HCT: IDSA가 승인한, 더 이전의 것을 갱신한 전문가 가이드라인 MMWR 49(RR-10):1, 2000: Biol Blood Marrow Transpl 15:1143, 2009에서. 이 가이드라인은 이 표에 언급되지 않은 추가적 감염을 위한 예방에 대한 권장안을 제공하고, 여기 포함된 감염들에 대한 더 상세한 정보를 제시한다.

SOT: 실질기관 이식받는이들의 CMV 대처를 위한 세계이식학회 전문가 패널의 권장안: Transplantation 89:779, 2010에서, SOT를 따르는 감염의 최신 시간표 :Amer J Transpl 9 (suppl 4):S3, 2009에서

기회감염(위험군)	이식의 형태	예방요법
CMV (수여자+또는 제공자+/수여자−) Ganciclovir 내성: 위험, 감지, 관리 (CID 56: 1018, 2013)	SOT	**화학적 예방: Valganciclovir** 900 mg po q24h. 대체 요법은 **Ganciclovir** 100 mg pc 3x/1일, **Ganciclovir** 5 mg/kg IV 1×/1일, **Valacyclovir** 2 gm po 4×/1일(신장만, 참조를 보라), CMV IVIG 또는 IVIG. 또한, **선제 치료를 고려하라**(이식 후 3-6개월 동안 매주 PCR (또는 항원혈증)으로 CMV 바이러스 혈증을 감시하라. 바이러스혈증이 감지되면, 바이러스혈증이 Valganciclovir 900 mg po bid 또는 Ganciclovir 5 mg/kg q12h IV를 시작하라, 그러나 2주 이내로 선제 접근이나 이차적 화학 예방이 뒤따르지 않도록. 화학적예방 대 선제적 치료 rx 비교되는: CID 58: 785, 2014. CMV hyper IVIVG 는 고위험 폐, 심장/폐, 심장 또는 췌장 장기이식수용자에게 예방 보조약이다. 투여용량: 이식 72시간 내에 그리고 2, 4, 6, 8주에 150 mg/kg ; 12, 16주에는 100 mg/kg.
	HCT	선제 전략: 이식 후 3-6개월 동안 매주 PCR(또는 항원혈증)로 CMV 바이러스 혈증을 후기 발병 CMV 질병(만성 대숙주성 이식편병, 요구되는 전신 치료, 고용량 스테로이드를 받는 환자, 제거된 T세포 또는 탯줄혈액 이식 수용자, 그리고 CD4 < 100 세포/mL) 위험이 있는 환자들에게 더 지속적인 모니터링를 위해 고려하면서 감시하라. 위에 있는 것처럼 CMV 바이러스혈증이나 항원혈증 식별시 치료를 시작하라. **Valganciclovir** 900 mg po a24h로 화학적 예방(이식후-)을 고려하라. 출전 National Comprehensive Cancer Network Guidelines on Prevention and Treatment of Cancer-Related Infections, 1판, 2013, Blood 113:5711, 2009, 그리고 Biol Blood Marrow Transpl 15:1143, 2009.
B형 간염	SOT	HBV에 대한 항바이러스 치료에 대해, 참고 〈표 14B〉, 195쪽에서 197쪽. 이식과 제공자-유래 감염의 예방 후 HBV 재감염의 예방에 대해서, Am J Transplant 9: S116, 2013을 보라.
	HCT	항-HBC 양성과 항-HBs 양성을 가진 환자, 그러나 활성 바이러스성 복제 없이, 간기능 검사↑ 를 위해 감시될수 있다. HBV-DNA +의 존재와 그 때 주어진 선제치료
혈청 양성	SOT	**Acyclovir** 400 mg po bid, 이식 후 조기에 시작(Clin Micro Rev 10:86, 1997).
	HCT	**Acyclovir** 250 mg/m² IV q12h 또는 200 mg **또는 Acyclovir** 400 mg에서 800 mg po bid, 조건화 부터 생착 또는 점막염 소실 때까지. 이 요구하는 HSV의 지속적인 제거를 위해서는, 더 높은 용량(Acyclovir 800 mg po bid)이 출현할 내성을 최소화하기 위해 권장된다.

〈표 16〉 정상 신기능 성인에서 사람 조혈모세포이식(HSCT) 또는 고형장기이식(SOT)의 기회감염 예방

기회감염(위험군)	이식의 형태	예방요법
Aspergillus sp.	SOT	폐와 심장/폐 이식: 흡입된 **Amphotericin B** 제제와/또는 mold-경구 활성 아졸이 흔히 사용되나, 적정치료 요법은 결정되지 않음. 분무용 **Amphotericin B** 6 mg q8h (또는 25 mg/1일) 또는 분무용 **LAB** 25 mg/1일 또는 **Voriconazole** 200 mg po bid 또는 **Itraconazole** 200 mg po bid. 59개 센터가 Aspergillus를 97% 표적화한 폐 이식 수용자에게 6개월간 보편적 화학예방을 사용한다. 대부분은 Voriconazole만 또는 흡입된 Amphotericin B와 섞어서 사용한다.(Am J Transplant 11:361, 2011). 집중 면역 억제 기간동안 화학적 예방 재시작을 고려할 것. 간 이식: 고위험, 재이식 그리고/또는 이 요구하는 콩팥-재배치 요법에서만 고려할 것. SOT에서 aspergillus 예방의 권장은(Am J Transplant 13:228, 2013)에서 찾을 수 있다.
	HCT/Heme malignancy	aspergillus에 대항하는 화학적 예방 지시는 식대주질환을 가진 헤마토크리트와 중성구감소증을 가진 MDS와 AML을 포함한다. Posaconazole 200 mg po tid 승인된 이 지시(NEJM 356:335, 2007 과 NEJM 356:348, 2007) 또한 화학적 예방을 위해 승인된(300 mg po 하루에 두 번, 그리고 300 1일) Posaconazole ER 알약. 후향 분석은 Voriconazole이 식대주질환을 가진 steroid 처치 환자에게 효율적일 것이라는 연구결과를 발표하였으나(Bone Marrow Transpl 45: 662, 2010), 이 지시는 승인되지 않았다. Amphotericin B와 echinocandins도 대체 약제이다.
Candida sp. (CID 38:161, 2004).	SOT	고위험환자(간, 소장, 신장)에게 선택적으로 고려할 것: 고위험환자(재이식, 투석)에게 선택적으로 고려할 것. **Fluconazole** 400 mg 이식 후 4주 동안 매일. (Amer J Transpl 13:200, 2013)
	HCT	**Fluconazole** 400 mg po 또는 iv 하루에 한 번 이식 시작일부터 생착 또는 지속적으로 ANC > 1,000일 때, 또는 **Posaconazole** 용액 200 mg po tid 또는 Posa ER 알약(300 mg po 하루에 두 번, 그리고 300 1일). 고위험 환자(식대주 질환을 가지고 있거나 지속적인 중성구감소증) 에서 사용 승인됨, 또는 Micafungin 50 mg iv 하루에 한 번.
Coccidioides immitis	모든	**Fluconazole** 200-400 mg po q24h(Transpl Inf Dis 5:3, 2003;Am J Transpl 6:340, 2006). 참조 COID 21:415, 2008. 풍토병 지역의 한 병원에서 접근을 위해; 예를 들어, 활성 감염 증거가 없는 양성 혈청학 , Fluconazole 400 mg q24h 이식 후 첫 해동안, 그 뒤로는 200 mg q24h.
Pneumocystis jiroveci	SOT	**TMP-SMX:** 1 single-strength tab po q24h 또는 1 double-strength tab po 매일 한 번, 3-7일/주. 기간: 신장: 6개월~1년:동종 (Amer J Transpl 9(suppl 3): S59, 2009); 심장, 폐, 간: 1년 이상에서 평생동안(Am J Transpl 4(Suppl.10):135, 2004) Atovaquone 투여량 < 1,500 mg/일에서 돌파 pneumocystis 감염이 보고됨(CID 38:e76, 2004). Toxo D+/R- 심장이식 환자에서, 평생 TMP-SMX 예방투여에 앞서 3개월간 pyrimethamine/sulfa 투여가 권장됨[참고 Am J Transpl 4(Suppl.10):142, 2004 강력한 pyri-sulfa 요법 및 대체약제]. Toxo 예방에 대한 고찰, 참조 Clin Microbiol Infect 14:1089, 2008.
	HCT	**TMP-SMX:** 1 SS tab po q24h 또는 1 DS tab po 매일 한 번 또는 3일/1주 동안 하루에 한 번, 이식 후 생착부터 6개월 이상까지.
Toxoplasma gondii	SOT	**TMP-SMX** (1 SS tab po q24h 또는 1 DS tab po 매일 한 번)* 이식 후 6개월 동안 3-7일/주 (참조 Clin Micro Infect 14:1089, 2008).
	HCT	**TMP-SMX** 1 single-strength tab po q24h 또는 1 double-strength tab po 매일 한 번 또는 3일/1주 동안 하루에 한 번, 이식 후 생착부터 6개월 이상 까지 혈청반응양성 동종이식 수용자에게
Trypanosoma cruzi	심장	장기 또는 수혈로 전파될 수 있음(CID 48:1534, 2009). 의심되는 환자에서 기생충에 대한 말초 혈액도말 검사(MMWR 55:798, 2006). 면역억제동안 재활성화의 위험은 다양함(JAMA 298:2171, 2007 & JAMA 299:1134, 2008, J Cardiac Fail 15:249, 2009). 만약 공여자 또는 수여자가 Chagas 질환 확진자라면, 치료 선택권을 위해 CDC 연락(전화 770-488-7775 또는 긴급 770-488-7100). Am J Transplant 11: 672, 2011

〈표 17A〉 신부전을 가진 성인 환자에게 항균 약제 투여량

- 신부전 적응에 필요가 없는 약제들을 목록화하기 위해
- 신부전 적응은 사구체 여과율을 반영하는 크레아티닌 청소율(CrCl) 예측치를 바탕으로 함.
- **예측 CrCl을 계산하기 위한 다른 방법들이 비만이 아닌 환자와 비만인 환자를 위해 제안됨.**
  - □ 이상 체중(IBW) 계산
    - ■ 남자: 50 kg + 2.3 kg/inch over 60 inches height
    - ■ 여자: 45 kg + 2.3 kg/inch over 60 inches height
  - □ 비만은 이상체중에서 20% 이상을 넘을 때 또는 신체질량지수(BMI) > 30일 때로 정의
- 예측 CrCl의 계산, 참조[NEJM 324:2473, 2006(비만이 아닌), AJM 84:1053, 1988(비만인)]
  - □ **비만이 아닌 환자**
    - ■ 이상 체중을 kg로 계산(위에 있는 것처럼)
    - ■ 예측 CrCl을 결정하기 위해 다음의 공식을 사용

$$\frac{(140 - \text{나이})\ (\text{이상체중}\langle kg\rangle)}{72 \times \text{혈청크레티아닌}} = \begin{array}{l}\text{CrCl in mL/min(남성)}\\ \text{여성은 위 계산값} \times 0.85\text{(예정)}\end{array}$$

  - □ **비만 환자**
    - ■ 이상 체중에서 체중 ≥ 20% 또는 신체질량지수 > 30
    - ■ 예측 CrCl을 결정하기 위해 다음의 공식을 사용

$$\frac{(137 - \text{나이}) \times [(0.285 \times \text{체중}\langle kg\rangle) + (12.1 \times \text{신장}\langle m^2\rangle)]}{51 \times \text{혈청크레티아닌}} = \text{CrCl in mL/min(비만 남성)}$$

$$\frac{(146 - \text{나이}) \times [(0.287 \times \text{체중}\langle kg\rangle) + (9.74 \times \text{신장}\langle m^2\rangle)]}{60 \times \text{혈청크레티아닌}} = \text{CrCl in mL/min(비만 여성)}$$

- 예측 CrCl ≥ 90 mL/min 이면, 투여량을 위해 〈표 10A〉, 〈표 10D〉 참조
- 어떤 무게가 mg/kg 기초 투여량을 계싼하기 위해 사용되어야 하나?
  - □ 이상체중보다 20%를 넘지 않는다면, 모든 약제를 위해 환자의 실제 체중을 사용하라.
  - □ **비만 환자에게** (이상 체중에서 체중 ≥ 20% 또는 신체질량지수 > 30)
    - ■ **Aminoglycosides**: 이상체중 + 0.4(실제체중 − 이상 체중) = 조정된 체중
    - ■ **Vancomycin**: 비만이든 아니든 실제 체중
    - ■ **다른 모든 약제**: 불충분한 데이터(Pharmocotherapy 27: 1081, 2007).
- 6–12 시간 동안 느리거나 지속적인 확장 매일 투석(**SLEEDD**)을 위해, CRRT로 적용. 더 자세한 것은, 참조 CID 49: 433, 2009; CCM 39: 560, 2011.
- 일반 참조: Drug Prescribing in Renal Failure, 5th ed., Aronoff, et al.(eds) (Amer College Physicians, 2007 and drug package inserts).

〈표 17A〉 신부전을 가진 성인 환자에게 항균 약제 투여량

항균	반감기(정상/말기신장질환) 시간	정상 신장기능을 위한 투여량	방법 (각주 참조)	예측 크레티아닌 청소율(CrCl), mL/min			혈액투석, CAPD	해설 & CRRT를 위한 투여량
				> 50 – 90	10 – 50	< 10		
항균 항생제 **Aminoglycoside 항생제 : 전통적인 다수의 매일 투여량 – 신장 질환을 위한 적용**								
Amikacin	1.4 – 2.3/ 17 – 150	7.5 mg/kg q12 또는 15 mg/kg 매일 한 번(아래 참조)	I	7.5 mg/kg q12h 또는 15 mg/kg 매일 한 번	30 – 50: 7.5 mg/kg q24h **CRRT를 위해 동일한 투여량** 10 – 30: 7.5 mg/kg q48h	7.5 mg/kg q72h	HEMO: 7.5 mg/kg AD CAPD: 하루에 L 투석액당 15–20 mg 상실(해설 참조)	**고유량(high flux) 혈액투석** 막은 예측할 수 없는 aminoglycoside 청소율, 수단 이식 후 약제 수준 효율성과 독성을 위한 **CAPD**로, 약동학은 매우 다양 – **혈청 수준을 점검할 것.** CAPD를 위한 일반적인 방법: 투석액 2리터 qid 또는 1일 8리터 (8L × 20 mg을 줄 것 1일에 L당 160 mg amikacin 부가물 IV 상실)
Gentiamicin, Tobramycin (감시 수준)	2 – 3/20 – 60	1.7 mg/kg q8h. 하루 한 번 매일, 투여량은 아래에	I	5 – 7 mg/kg 매일 한 번 또는 1.7–2.3 mg/kg q8h	1.7 mg/kg q12 – 48h **CRRT를 위해 동일한 투여량** SLEEDD 투여량을 위한 해설 참조	1.7 mg/kg q48 – 72h	HEMO: 3 mg/kg AD. 농도를 모니터. CAPD: 하루에 L 투석액당 3 – 4 mg 상실	
Netilmicin[NUS]	2 – 3/35 – 72	2 mg/kg q8h. 하루 한 번 매일, 투여량은 아래에	I	2 mg/kg q8h 또는 6.5 mg/kg 매일 한 번	2 mg/kg q12 – 24h **CRRT를 위해 동일한 투여량**	2 mg/kg q48h	HEMO: 3 mg/kg AD CAPD: 하루에 L 투석액당 3 – 4 mg 상실	비만 환자의 조정체중: [이상체중 + 0.4(체중 – 이상체중)] (CID 25:112, 1997).
Streptomycin	2 – 3/30 – 80	15 mg/kg (최대, 1 gm의) q24h. 하루 한 번 매일, 투여량은 아래에	I	15 mg/kg q24h	15 mg/kg q24 – 72h **CRRT를 위해 동일한 투여량**	15 mg/kg q72 – 96h	HEMO: 7.5 mg/kg AD CAPD: 하루에 L 투석액당 20 – 40 mg 상실	위중한 환자에서 Gent SLEDD 투여량: SLEDD 시작 30분 전 부터 6 mg/kg IV q48h로 시작함. SLEDD시작하기 전에(매일 SLEDD: q48h Gent) (AAC54:3635, 2010).

매일 한 번 aminoglycoside 치료: 신부전 적응(참조 OD 투여량/정상 신장 기능을 위해서 〈표 10D〉)

크레아티닌 청소율 (mL/min)	> 80	60 – 80	40 – 60	30 – 40	20 – 30	10 – 20	< 10–0
약제	q24h 투여량(mg/kg)					q48h 투여량(mg/kg)	q72h 투여량과 AD
Gentamicin/Tobramycin	5.1	4	3.5	2.5	4	3	**2**
Amikacin/kanamycin/streptomycin	15	12	7.5	4	7.5	4	**3**
Isepamicin[NUS]	8	8	8	8 q48h	8	8 q72h	**8 q96h**
Metilmicin[NUS]	6.5	5	4	2	3	2.5	**2**

축약 키: 적용 방법: **D** = 투여량 적용, **I** = 간격 적용; **CAPD** = 지속 외래 복막 투석; **CRRT** = 지속 신장 재배치 치료; **HEMO** = 혈액투석; **AD** = 혈액투석 후에; **"부가"** 또는 **"추가의"**는 혈액 투석 동안 상실한 약제를 대체하기 위한 것이다 – CrCl < 10 mL/분을 위한 요법 지속을 넘어서는 추가적 약제.

항균	반감기(정상/말기신장질환) 시간	정상 신장기능을 위한 투여량	방법 (각주 참조)	예측 크레티아닌 청소율(CrCl), mL/min			혈액투석, CAPD	해설 & CRRT를 위한 투여량
				> 50 – 90	10 – 50	< 10		
Carbapenem 항생제								
Doripenem	1/18	500 mg IV q8h	D&I	500 mg IV q8h	**≥30 – ≤50**: 250 mg IV q8h **>10 – <30**: 250 mg IV q12h	데이터 없음	CRRT: 500 mg q8h(JAC 69:2508, 2014) HEMO,CAPD: 데이터 없음	
Ertapenem	4/ > 4	1 gm q24h	D	1 gm q24h	0.5 gm q24h(CrCl < 30) CRRT: 1 gm q24h (AAC 58:1320, 2014)	0.5 gm q24h	HEMO: CrCl < 10으로서 투여량; HD에 6시간 미만으로 투여되었다면, 부가물로 AD 150 mg 줄 것	
Imipenem (해설 참조)	1/4	0.5 gm q6h	D&I	250 – 500 mg q6 – 8h	250 mg q6 – 12h **CRRT를 위한 투여량: 0.5 – 1 gm bid** (AAC 49:2421, 2005)	125 – 250 mg q12h	HEMO: 투여량 AD CAPD: CrCl < 10을 위한 투여량	↑ potential for seizures if recommended doses exceeded in pts with CrCl <20 mL per min. See pkg insert, esp. for pts < 70 kg
Meropenem	1/6 – 8	1 gm q8h	D&I	1 gm q8h	1 gm q12h **CRRT를 위해 동일한 투여량**	0.5 gm q24h	HEMO: 투여량 AD CAPD: CrCl < 10을 위한 투여량	
Cephalosporin 항생제: 선택된 **부모** CEPHALOSPORINS								
Cefazolin	1.9/40 – 70	1–2 gm q8h	I	q8h	q12h **CRRT와 동일한 투여량**	q24–48h	HEMO: 추가 0.5 – 1 gm AD CAPD: 0.5 gm q12h	
Cefepime	2.2/18	2 gm q8h(최대 투여량)	D&I	2 gm q8h	2 gm q12 – 24h **CRRT와 동일한 투여량**	1 gm q24h	HEMO: 추가 1 gm AD CAPD: 1 – 2 gm q48h	
Cefotaxime, Ceftizoxime	1.7/15 – 35	2 gm q8h	I	q8–12h	q12 – 24h **CRRT와 동일한 투여량**	q24h	HEMO: 추가 1 gm AD CAPD: 0.5 – 1 gm q24h	ESRD에서 cefotaxime 활성 대사물, 간 & 신장부전을 위해 투여를 더 ↓
Cefotetan	3.5/13 – 25	1 – 2 gm q12h	D	100%	1 – 2 gm q24h **CRRT와 동일한 투여량**	1–2 gm q48h	HEMO: 추가 1 gm AD CAPD: 1 gm q24h	CRRT 투여량: 750 mg q12h
Cefoxitin	0.8/13 – 23	2 gm q8h	I	q8h	q8 – 12h **CRRT와 동일한 투여량**	q24–48h	HEMO: 추가 1 gm AD CAPD: 1 gm q24h	측정으로 인한 방해가 혈청 크레아티닌을 거짓으로 증가시킬지도
Ceftaroline	1.6/–	600 mg IV q12h	D	600 mg q12h	**30 – 50**: 400 mg q12h **15 – 30**: 300 mg q12h	< 15 : 200 mg q12h	HEMO: 200 mg q12h	모든 투여를 위해 1시간 주입
Ceftazidime	1.2/13 – 25	2 gm q8h	I	q8 – 12h	Q12 – 24h **CRRT와 동일한 투여량**	q24 – 48h	HEMO: 추가 1 gm AD CAPD: 0.5 gm q24h	1/2 용량이 투석된 이후, 투석 후 용량은 최대 3 gm.

축약 키: 적용 방법: **D** = 투여량 적용, **I** = 간격 적용; **CAPD** = 지속 외래 복막 투석; **CRRT** = 지속 신장 재배치 치료; **HEMO** = 혈액투석; **AD** = 혈액투석 후에; **"부가"** 또는 **"추가의"**는 혈액 투석 동안 상실한 약제를 대체하기 위한 것이다 – CrCl < 10 mL/분을 위한 요법 지속을 넘어서는 추가적 약제.

〈표 17A〉 신부전을 가진 성인 환자에게 항균 약제 투여량

항균	반감기(정상/말기신장질환) 시간	정상 신장기능을 위한 투여량	방법 (각주 참조)	예측 크레티아닌 청소율(CrCl), mL/min			혈액투석, CAPD	해설 & CRRT를 위한 투여량
				> 50 – 90	10 – 50	< 10		
항균 항생제 (계속)								
Ceftobiprole	2.9 – 3.3/21	500 mg IV q8 – 12h	I	500 mg IV q8 – 12h	**≥ 30 & ≤ 50**: 500 mg q12h 2시간이 넘는 **≥ 10 & < 30**: 250 mg q12h 2시간이 넘는	데이터 없음	데이터 없음	
Cefuroxime sodium	1.2/17	0.75 – 1.5 gm q8h	I	q8h	q8–12h **CRRT와 동일한 투여량**	q24h	HEMO: 투여량 AD CAPD: CrCl < 10을 위한 투여량	
Fluoroquinolone Antibiotics								
Ciprofloxacin	3 – 6/6 – 9	500 – 750 mg po (또는 400 mg IV) q12h	D	100%	50 – 75% CRRT 400 mg IV q24h	50%	HEMO: 250 mg po 또는 200 mg IV q12h CAPD: 250 mg po 또는 200 mg IV q8h	
Gatifloxacin[NUS]	7 – 14/11 – 40	400 mg po/IV q24h	D	400 mg q24h	400 mg, 그 후에 200 mg q24h **CRRT와 동일한 투여량**	400 mg, 그 후에 200 mg q24h	HEMO: 200 mg q24h AD CAPD: 200 mg q24h	
Gemifloxacin	7/ > 7	320 mg po q24h	D	320 mg q24h	160 mg q24h	160 mg q24h	HEMO: 160 mg q24h AD CAPD: 160 mg q24h	
Levofloxacin	6 – 8/76	750 mg q24h IV, PO	D&I	750 mg q24h	**20-49**: 750 q48h	**< 20**: 한 번에 750 mg, 그 후 500 mg q48h	HEMO/CAPD: CrCl < 20을 위한 투여량	CRRT 750 mg 한 번, 그 후에 500 mg q48h, FDA 승인을 받지 않았음에도 불구하고.
Ofloxacin	7/28–37	200 – 400 mg q12h	D	200 – 400 mg q12h	200 – 400 mg q24h **CRRT와 동일한 투여량**	200 mg q24h	HEMO: CrCl < 10을 위한 투여량, AD CAPD: 300 mg q24h	
Macrolide Antibiotics								
Clarithromycin	5 – 7/22	500 – 1000 mg q12h	D	500 mg q12h	**500 mg q12 – 24h**	500 mg q24h	HEMO: 투여량 AD CAPD: 없음	CrCl 10 – 50으로서 CRRT
Erythromycin	1.4/5 – 6	250 – 500 mg q6h	D	100%	**100%**	50 – 75%	HEMO/CAPD/CRRT: 없음	ESRD 고용량을 가진 내이독성

축약 키: 적용 방법: **D** = 투여량 적용, **I** = 간격 적용; **CAPD** = 지속 외래 복막 투석; **CRRT** = 지속 신장 재배치 치료; **HEMO** = 혈액투석; **AD** = 혈액투석 후에; **"부가"** 또는 **"추가의"**는 혈액 투석 동안 상실한 약제를 대체하기 위한 것이다 – CrCl < 10 mL/분을 위한 요법 지속을 넘어서는 추가적 약제.

항균	반감기(정상/말기신장질환) 시간	정상 신장기능을 위한 투여량	방법 (각주 참조)	예측 크레티아닌 청소율(CrCl), mL/min			혈액투석, CAPD	해설 & CRRT를 위한 투여량
				> 50 – 90	10 – 50	< 10		
항균 항생제 (계속)								
기타 항균 항생제								
Colistin (Polymysin E) 105명의 환자를 바탕으로 (AAC 55L3284, 2011). 모든 투여는 mg로 Colistin "기초"와 관련있다.	< 6/ ≥ 48	참조 〈표 10A〉, 119쪽, 부하용량과 유지용량	D&I	**3.5 × [(1.5 × CrClN) + 30] × (환자 체표면적(m²)/1.73 m²)** = Colistin 기제의 전체 매일 투여량. 나누고 q12h를 줄 것 **CrCln** = 체표면적(BSA)을 바탕으로 해 정상화돈 CrCl: 환자 체표면적 〈m²〉/1.73m².			**간헐 투석**: • 투여량 계산: 3.5(30) = 105 mg(CrCl 은 0). • 투석이 없는 날에는, bid로 나뉜 105 mg 전체 매일 투여량을 줄 것. • 투석일에는, 투석막에 의한 colistimethate 여과 때문에 50%까지 투여량 부가 필요 • 그러므로, 투석일에 전체 투여량은 150 mg; 투여량 반은 혈액투석의 마지막 시간동안 그리고 두 번째 반은 12시간 후에 나누어 줄 것.	**CAPD:** • 160 mg q24h(현대 CAPD를 배치는 가능하지 않음) **CRRT:** • 평균 혈청 항정 상태 3.5 μm/mL 농도를 위해, 전체 매일 투여량은 672 mg; **투여량은 투석막에 의한 약제 제거 때문에 필수적으로 높다.** 이론적 근거: 목표 혈청 수준으로 3.5 μm/mL × 목표 혈청 수준의 각 1 μm/mL에 192mg = 전체 매일 투여량. I.e., 3.5 × 192 = 672. 데이터 참조 AAC 55: 3284, 2011.
Dalvavancin	150 – 260/ –	1000 mg 1회, 그리고 500 mg 1주 후에	D	변화 없음	< 30 750 mg 1회, 그 후에 375 mg 1주 후에		정기적으로 예정된 HEMO: 적용하지 않음	
Daptomycin	9.4/30	4 – 6 mg/kg 하루에	I	4 – 6 mg/kg 하루에	CrCl < 30, 6 mg/kg q48h CRRT: 8 mg/kg q48h (CCM 39:19, 2011)		HEMO & CAPD: 6 mg/kg q48h(가능하다면 q48h 투석 동안 또는 투석 후에), 다음 계획된 투석이 72시간 이후라면, 9 mg/kg을 줄 것 (AAC 57:864, 2013; JAC 69:200, 2014).	
Linezolid	5 – 6/6 – 8	600 mg po/IV q12h	없음	600 mg q12h	600 mg q12h **CRRT를 위해 동일한 투여량**	600 mg q12h AD	HEMO: CrCl < 10 으로서는 CAPD & CRRT: 적용하지 않음	2 대사물의 축적 – 알려지지 않은 위험 (JAC 56:172, 2005)
Metronidazole	6 – 14/7 – 21	7.5 mg/kg q6h	D	100%	100% **CRRT를 위해 동일한 투여량**	50%	HEMO: CrCl < 110 으로서 투여량 AD CAPD: CrCl < 110 으로서 투여량	
Nitrofurantoin	0/5/1	50 – 100 mg	D	100%	피할 것	피할 것	적용할 수 없음	
Sulfamethoxazole(SMX)	10/20 – 50	1 gm q8h	I	q12h	q18h CAVH를 위해 동일한 투여량	q24h	HEMO: 추가 1 gm AD CAPD: 1 gm q24h	
Teicoplanin[NUS]	45/62 – 230	6 mg/kg 하루에	I	q24h	q48h **CRRT를 위해 동일한 투여량**	q72h	HEMO: CrCl < 10 으로서 투여량 CAPD: CrCl < 10 으로서 투여량	
Telithromycin	10/15	800 mg q24h	D	800 mg q24h	600 mg q24h (< 30 mL/min)	600 mg q24h	HEMO: 600 mg AD CAPD: 데이터 없음	CrCl < 30이면, 매일 한 번 600 mg 까지 투여량을 줄일 것. 간과 신장 부전 둘 다가 있다면, 투여량은 매일 한 번 400 mg.

축약 키: 적용 방법: **D** = 투여량 적용, **I** = 간격 적용; **CAPD** = 지속 외래 복막 투석; **CRRT** = 지속 신장 재배치 치료; **HEMO** = 혈액투석; **AD** = 혈액투석 후에; **"부가"** 또는 **"추가의"**는 혈액 투석 동안 상실한 약제를 대체하기 위한 것이다 – CrCl < 10 mL/분을 위한 요법 지속을 넘어서는 추가적 약제.

〈표 17A〉 신부전을 가진 성인 환자에게 항균 약제 투여량

항균	반감기(정상/말기신장질환) 시간	정상 신장기능을 위한 투여량	방법 (각주 참조)	예측 크레티아닌 청소율(CrCl), mL/min			혈액투석, CAPD	해설 & CRRT를 위한 투여량
				> 50 – 90	10 – 50	< 10		
항균 항생제 (계속)								
Telavancin	7 – 8/17.9	10 mg/kg q24h	D&I	10 mg/kg q24h	**30 – 50:** 7.5 mg/kg q24h	**< 30:** 10 mg/kg q48h	데이터 없음	데이터 없음
Temocillin		1 – 2 gm q12h	I	1–2 gm q12h	**1 – 2 gm q24h**	1 gm q48h	HEMO: 1 gm q48h AD CAPD: 1 gm q48h	
Trimethoprim (TMP)	11/20 – 49	100 – 200 mg q12h	I	q12h	> 30: q12h 10 – 30: q18h **CRRT와 동일한 투여량**	q24h	HEMO: 투여량 AD CAPD: q24h	CRRT 투여량: q18h
Trimethoprim – sulfamethoxazole – DS(TMP 구성요소에 근거한 투여량)								
치료(TMP 구성요소에 근거한)	TMP로	5 – 20 mg/kg/day 나눠진 q6 – 12	D	투여량 적용 없음	**30 – 50:** 투여량 적용 없음 **10 – 29:** 투여량 50%까지 줄일 것	추천되지 않음; 그러나 사용된다면: 5 – 10 mg/kg q24h	추천되지 않음; 그러나 사용된다면: 5 – 10 mg/kg q24h AD CRRT: 5 – 7.5 mg/kg q8h	
TMP – MX 화학적 예방	TMP로	1 알약 po q24h 또는 주당 3회	변화 없음	100%	100%	100%		
Vancomycin[1]	6/200 – 250	1 gm q12h	D&I	15 – 30 mg/kg q12h	15 mg/kg q24 – 96h	7.5 mg/kg q2 – 3일	HEMO: 15 – 20 μm/mL의 최저 농도를 위해, 1일 안에 다음 투석이 있다면 15 mg/kg를 줄 것; 2일 안에 다음 투석이 있다면 25 mg/kg을 줄 것; 3일 안에 다음 투석이 있다면 35 mg/kg을 줄 것 (CID 53:124, 2011)	CAVH/CWH: 500 mg q24 – 48h. 새로운 혈액투석막 ↑ vanco의 clear.; **농도를 점검**
Penicillins								
Amoxicillin	1/5 – 20	250 – 500 mg q8h	I	q8h	q8 – 12h	q24h	HEMO: 투여량 AD CAPD: 250 mg q12h	IV amoxicillin 미국 CRRT에서는 사용불가: CrCl 10 – 50을 위한 투여용량
Ampicillin	1/7 – 20	250 mg – 2 gm q6h	I	q6h	q6 – 12h	q12 – 24h		
Amoxicillin/Clavulanate[2]	1.3 AM/1 5 – 20/4	500/125 mg q8h (해설 참조)	D&I	500/125 mg q8h	250 – 500 mg AM 구성요소 q12h	250 – 500 mg AM 구성요소 q24h	HEMO: CrCl < 10으로; 투석 후 추가 투여량	**mL당 CrCl ≤ 30이면, 875/125 또는 1,000/62.5 AM/CL을 사용하지 말 것**
Amoxicillin ext. rel. 정	1.5/?	775 mg 매일 한 번		매일 한 번	CrCl < 30, 데이터 없음, 사용 피할 것			

1) 신부전이라면, 농도를 측정하기 위해 EMIT 검사를 사용할 것; RIA에 의해 과예측된 농도 또는 형광 면역분석법.
2) 신장이 아니라 간에 의해 청소된 클라부라네이트. 그러므로 병합 투여량이 감소했을 때, 클라부라네이트 결핍이 발생할 수 있다(JAMA 285:386, 2001).

축약 키: 적용 방법: **D** = 투여량 적용, **I** = 간격 적용; **CAPD** = 지속 외래 복막 투석; **CRRT** = 지속 신장 재배치 치료; **HEMO** = 혈액투석; **AD** = 혈액투석 후에; **"부가"** 또는 **"추가의"**는 혈액 투석 동안 상실한 약제를 대체하기 위한 것이다 – CrCl < 10 mL/분을 위한 요법 지속을 넘어서는 추가적 약제.

항균	반감기(정상/말기신장질환) 시간	정상 신장기능을 위한 투여량	방법 (각주 참조)	예측 크레티다닌 청소율(CrCl), mL/min			혈액투석, CAPD	해설 & CRRT를 위한 투여량
				> 50 – 90	10 – 50	< 10		
항균 항생제 (계속)								
Ampicillin(AM)/Sulbactam(SB)	1(AM)/1(SB) 9(AM)/10(SB)	2 gm AM + 1 gm SB q6h	I	q6h	q8 – 12	q24h	HEMO: 투여량 AD CAPD: 2 gm AM/1 gm SB q24h	CRRT 투여량: 1.5 AM/0.75 SB q12h
Aztreonam	2/6 – 8	2 gm q8h	D	100%	50 – 75% **CRRT를 위해 동일한 투여량**	25%	HEMO: 추가 0.5 gm AD CAPD: CrCl < 10으로 투여량	기술적으로 β – lactam antibiotic.
Penicillin G	0.5/6 – 20	0.5 – 4백만 U q4h	D	0.5 – 4백만 U q4h	0.5 – 4백만 U q8h **CRRT를 위해 동일한 투여량**	0.5 – 4백만 U q12h	HEMO: 투여량 AD CAPD: CrCl < 10으로 투여	1.7 mEq 칼륨/백만 단위. ↑발작 잠재적. ESRD에 최대 용량 일마다 천만 단위.
Piperacillin	1/3.3 – 5.1	3 – 4 gm q4 – 6h	I	q4–6h	q6 – 8h **CRRT를 위해 동일한 투여량**	q8h	HEMO: 2 gm q8h + 1 gm 추가 AD CAPD: CrCl < 10으로 투여용량	1.9 mEq 나트륨/gm
Pip(P)/Tazo(T)	0.71 – 1.2 (둘 다)/2 – 6	3.375/4.5 gm q6 – 8h	D&I	100%	2.25 gm q6h < 20 q8h **CRRT를 위해 동일한 투여량**	2.25 gm q8h	HEMO: CrCl < 10을 위한 투여량 + 추가 0.75 gm AD CAPD: 4.5 gm q12h; CRRT: 2.25 gm q6h	
Ticarcillin	1.2/13	3 gm q4h	D&I	1–2 gm q4h	1 – 2 gm q8h **CRRT를 위해 동일한 투여량**	1 – 2 gm q12h	HEMO: 추가 3.0 gm AD CAPD: CrCl < 10을 위한 투여량	gm당 5.2 mEq 나트륨
Ticarcillin/Clavulanate[2]	1.2/11 – 16	3.1 gm q4h	D&I	3.1 gm q4h	3.1 gm q8 – 12h **CRRT를 위해 동일한 투여량**	5gm q12h	HEMO: 추가 3.1 gm AD CAPD: 3.1 gm q12h	각주2 참조
Tetracycline 항생제								
Tetracycline	6 – 10/57 – 108	250–500 mg qid	I	q8–12h	q12 – 24h **CRRT를 위해 동일한 투여량**	q24h	HEMO/CAPD/CAVH: 없음	ESRD에서 피할것
항진균 항생제								
Anphtericin B & 지질계 ampho B	24h – 15 낮에//변경 없음	비지질: 0.4 – 1 mg/kg/1일 ABLC: 5 mg/kg/1일 LAB: 3–5 mg/kg/day	I	q24h	q24h **CRRT를 위해 동일한 투여량**	q24h	HEMO/CAPD/CRRT: 용량 조절 불필요.	생리식염수로 ampho B의 독성을 줄이기 위함: cycloserine A, aminoglycoside, pentamidine은 독성을 증가
Fluconazole	37/100	100 – 400 mg q24h	D	100%	50%	50%	HEMO: 권고 투여량 AD의 100% CAPD: Dose for CrCl <10	CRRT: 200 – 400 mg q24h
Flucytosine	3 – 6/75 – 200	37.5 mg/kg q6h	I	q6h	q12h **CRRT를 위해 동일한 투여량**	q24h	HEMO: 투여량 AD CAPD: 0.5 – 1 gm q24h	목표는 최고혈중농도 >25 mcg per mL 그리고 < 100 mcg per mL

축약 키: 적용 방법: **D** = 투여량 적용, **I** = 간격 적용; **CAPD** = 지속 외래 복막 투석; **CRRT** = 지속 신장 재배치 치료; **HEMO** = 혈액투석; **AD** = 혈액투석 후에; **"부가"** 또는 **"추가의"**는 혈액 투석 동안 상실한 약제를 대체하기 위한 것이다 – CrCl < 10 mL/분을 위한 요법 지속을 넘어서는 추가적 약제.

〈표 17A〉 신부전을 가진 성인 환자에게 항균 약제 투여량

〈표 17A〉 신부전을 가진 성인 환자에게 항균 약제 투여량

항균	반감기(정상/말기신장질환) 시간	정상 신장기능을 위한 투여량	방법 (각주 참조)	예측 크레티아닌 청소율(CrCl), mL/min			혈액투석, CAPD	해설 & CRRT를 위한 투여량
				> 50 – 90	10 – 50	< 10		
항진균 항생제 (계속)								
Itraconazole, posoln	21/25	100 – 200 mg q12h	D	100%	100% **CRRT를 위해 동일한 투여량**	50%	HEMO/CAPD: 경구 투여법: 100 mg q12–24h	
Itraconazole, IV	21/25	200 mg IV q12h	–	200 mg IV bid	운반체(cyclodextrin)의 축적 때문에 CrCl < 30 이면 IV itra를 사용하지 말 것			
Posaconazole, IV	20 – 66/ND	300 mg IV q24h	–	300 mg IV q24h	IV 운반체(cyclodextrin)의 축적 때문에 추천되지 않음; po rx로 전환을 고려하라			
Terbinafine	36 – 200/?	250 mg po 1일에	–	q24h	사용이 연구되지 않았다. 약제를 피하기를 권장함.			
Voriconazole, IV	비직선 운동	6 mg/kg IV q12h 시간 2, 그 후에 4 mg/kg q12h	–	변화 없음	CrCl < 50 mL/분 이면, IV 운반체(cyclodextrin)의 최소 축적. po 또는 DC로 전환 **CRRT를 위해서**: 4 mg/kg po q12h			
항기생충 항생제								
Pentamidine	3 – 12/73 – 18	4 mg/kg/day	I	q24h	q24h **CRRT를 위해서 동일한 투여량**	q24 – 36h	HEMO: 4 mg/kg q48 AD	
Quinine	5 – 16/5 – 16	650 mg q8h	I	650 mg q8h	650 mg q8 – 12h **CRRT를 위해서 동일한 투여량**	650 mg q24h	HEMO: 투여량 AD CAPD: CrCl < 10을 위한 투여량	현저한 조직 축적
항결핵 항생제(참조 http://11ntcc.ucsd.edu/TB								
Amikacin/Streptomycin(234쪽 참조)								
Bedaquiline	24 – 30	400 mg po qd* 2주, 그 후에 200 mg tiw X 22주		경중도 신장 장애에는 사용하지 않음; **심한 신장 장애 또는 ESRD라면 주의해서 사용할 것**				
Capreomycin		15 mg/kg q24h	I	15 mg/kg q24h	15 mg/kg q24h CRRT: 25 mg/kg q24h (최대 2.5 gm q24h)	15 mg/kg AD 3 ×/1주	HEMO: 15 mg/kg AD 3 ×/1주	
Cycloserine		10 – 15 mg/kg/day, 2분할투여량으로	I	10 – 15 mg/kg/day 2분할투여량으로	CrCl 10 – 20: 10–15 mg/kg q12 – 24h	10 – 15 mg/kg q24h	HEMO: 10 – 15 mg/kg AD 3 ×/1주	

축약 키: 적용 방법: **D** = 투여량 적용, **I** = 간격 적용; **CAPD** = 지속 외래 복막 투석; **CRRT** = 지속 신장 재배치 치료; **HEMO** = 혈액투석; **AD** = 혈액투석 후에; **"부가"** 또는 **"추가의"**는 혈액 투석 동안 상실한 약제를 대체하기 위한 것이다 – CrCl < 10 mL/분을 위한 요법 지속을 넘어서는 추가적 약제.

항균	반감기(정상/말기신장질환) 시간	정상 신장기능을 위한 투여량	방법 (각주 참조)	예측 크레티아닌 청소율(CrCl), mL/min			혈액투석, CAPD	해설 & CRRT를 위한 투여량
				> 50–90	10–50	< 10		
항결핵 항생제(참조 http://11ntcc.ucsd.edu/TB (계속)								
Ethambutol	4/7–15	15–25 mg/kg q24h	I	15–25 mg/kg q24h	**CrCl 30–50:** 15 mg/kg q24–36h **CRRT를 위해 동일한 투여량** **CrCl 10–20을 위해:** 15–25 mg/kg q24–48h	15–25 mg/kg q48h	HEMO: 20 mg/kg 3×/1주 AD CAPD: 25 mg/kg q48h	
Ethionamide	2/9	250–500 mg q12h	D	500 mg bid	500 mg bid	250 mg bid	HEMO/CAPD/CRRT: 투여량 적용 없음	
Isoniazid	0.7–4/8–17	5 mg/kg/day (최대 300 mg)	D	100%	100% **CRRT를 위해 동일한 투여량**	100%	HEMO: 투여량 AD CAPD: CrCl < 10을 위한 투여량	
Pyrazinamide	9/26	25 mg/kg q24h(최대 투여량 2.5 gm q24h)	D	25 mg/kg q24h	CrCl 21–90: 25 mg/kg q24h **CRRT를 위해 동일한 투여량** CrCl 10–20을 위해: 25 mg/kg q48h	12–25 mg/kg 3×/1주	HEMO: 25 mg/kg 3×/1주 AD CAPD: no reduction	
Rifampin	1.5–5/1.8–11	600 mg 1일에	D	600 mg q24h	300–600 mg q24h **CRRT를 위해 동일한 투여량**	300–600 mg q24h	HEMO: 적용하지 않음 CAPD: CrCl < 10을 위한 투여량	생물학적 활성 대사물
항바이러스/항 레트로바이러스 제								
Acyclovir, IV	2–4/20	5–12.4 mg/kg q8h	D&I	100% q8h	100% q12–24h	50% q24h	HEMO: 투여량 AD CAPD: CrCl < 10을 위한 투여량	급격한 IV 주입은 Cr.CRRT ↑을 야기할 수 있다. 투여량: 5–10 mg/kg q24h
Adefovir	7.5/12	10 mg po q24h	I	10 mg q24h	10 mg q48–72h[3]	10 mg q72h[3]	HEMO: 10 mg q 1주 AD	CAPD: 데이터 없음; CRRT: 투여량?
Amantadine	12/500	100 mg po bid	I	q12h	q24–48h	q 7일	HEMO/CAPD: CrCl < 10을 위한 투여량	CRRT: CrCl 10–50을 위한 투여량
Atripla	각 약제들 참조	200 mg emitricitabine + 300 mg tenofovir + 600 mg efavirenz	I	CrCl < 50이면 사용하지 말 것				

Cido fo vir – **복잡한 용량** – 포장 삽입물 참조

3) 출전: Transplantation 80: 1086, 2005

축약 키: 적용 방법: **D** = 투여량 적용, **I** = 간격 적용; **CAPD** = 지속 외래 복막 투석; **CRRT** = 지속 신장 재배치 치료; **HEMO** = 혈액투석; **AD** = 혈액투석 후에; **"부가"** 또는 **"추가의"**는 혈액 투석 동안 상실한 약제를 대체하기 위한 것이다 – CrCl < 10 mL/분을 위한 요법 지속을 넘어서는 추가적 약제.

〈표 17A〉 신부전을 가진 성인 환자에게 항균 약제 투여량

〈표 17A〉 신부전을 가진 성인 환자에게 항균 약제 투여량

항균	반감기(정상/말기신장질환) 시간	정상 신장기능을 위한 투여량	방법 (각주 참조)	예측 크레티아닌 청소율(CrCl), mL/min > 50 – 90	10 – 50	< 10	혈액투석, CAPD	해설 & CRRT를 위한 투여량
항바이러스/항레트로바이러스제 (계속)								
Induction	2.5/알려지지 않음	5 mg/kg 2주 동안 주당 한 번	–	5 mg/kg 주당 한 번	CrCl ≤ 55 mL/분 을 가진 환자에서 금기로 나타난			주요 독성은 신장의. 중등도/중증 신장 질환을 가진 환자에게 효능, 안전성 또는 약동학적 데이터 없음
Maintenance	2.5/알려지지 않음	5 mg/kg q2wks	–	5 mg/kg q2wks	CrCl ≤ 55 mL/분 을 가진 환자에서 금기로 나타난			
Didanosine 정[4]	0.6 – 1.6/4.5	125 – 200 mg q12h	D	200 mg q12h	200 mg q24h	<60kg: 150mg q24h >60kg: 100mg q24h	HEMO: 투여량 AD CAPD/CRRT: CrCl < 10을 위한 투여량	불완전 데이터를 바탕으로, 데이터는 예측치이다.
		400 mg q24h 장용정 (창자도착알약)	D	400 mg q24h	125–200 mg q24h	**EC정을 사용하지 말 것**	HEMO/CAPD: CrCl < 10을 위한 투여량	**< 60 kg & CrCl < 10 mL/분 이면, EC정을 사용하지 말 것**
Emitricitabine (CAPX)	10/ > 10	200 mg q24h	I	200 mg q24h	**30 – 49:** 200 mg q48h **10 – 29:** 200 mg q72h	200 mg q96h	HEMO: CrCl < 10을 위한 투여량	경구 용액에 대해서는 package insert 참조
Emitricitabine + Tenofovir	각 약제 참조	200 – 300 mg q24h	I	변화 없음	**30 – 50:** 1정 q48h	**CrCl < 30:** 사용하지 말 것		
Entecavir	128 – 149/?	0.5 mg q24h	D	0.5 mg q24h	0.1 – 0.25 mg q24h	0.05 mg q24h	HEMO/CAPD: 0.05 mg q24h	투석일에 투석 후 줄 것
Famciclovir	2.3 – 3/10 – 22	500 mg q8h	D&I	500 mg q8h	500 mg q12 – 24h	250 mg q24h	HEMO: 투여량 AD CAPD: 데이터 없음	CRRT: 적용할 수 없음

항균	반감기(정상/말기신장질환) 시간	CrCl(mL/분/kg 체중 – 오직 Foscarnet을 위해	> 1.4	> 1 – 1.4	> 0.8 – 1	> 0.6 – 0.8	> 0.5 – 0.6	> 0.4 – 0.5	<0.4	해설 & CRRT를 위한 투여량
Foscarnet (CMV 투여량). 투여량 적용은 예측에 근거한다. 체중(kg)으로 나뉜 CrCl	18 – 88 시간의 말단 반감기와 함께정상 반감기(T1/2) 3시간. ESRD와 함께 매우 긴 반감기	유도: 60 mg/kg IV q8h X 2 – 3주	60 q8h	45 q8h	50 q12h	40 q12h	60 q24h	50 q24h	사용하지 말 것	더 상세한 것은 package insert 참조
		유지: 90 – 120 mg/kg/일 IV	120 q8h	90 q24h	65 q24h	105 q48h	80 q48h	65 q48h	사용하지 말 것	

4) 출전: NRTIs와 NNRTIS를 위해: Kidney International 60:821, 20015

축약 키: 적용 방법: **D** = 투여량 적용, **I** = 간격 적용; **CAPD** = 지속 외래 복막 투석; **CRRT** = 지속 신장 재배치 치료; **HEMO** = 혈액투석; **AD** = 혈액투석 후에; **"부가"** 또는 **"추가의"**는 혈액 투석 동안 상실한 약제를 대체하기 위한 것이다 – CrCl < 10 mL/분을 위한 요법 지속을 넘어서는 추가적 약제.

항균	반감기(정상/말기신장질환) 시간	정상 신장기능을 위한 투여량	방법 (각주 참조)	예측 크레티다닌 청소율(CrCl), mL/min			혈액투석, CAPD	해설 & CRRT를 위한 투여량
				> 50 – 90	10 – 50	< 10		
항바이러스/항레트로바이러스제 (계속)								
Ganciclovir	3.6/30 IV	유도 5 mg/kg q12h IV	D&I	**70 – 90:** 5mg/kg q12h **50 – 60:** 2.5mg/kg q12h	**25 – 49:** 2.5 mg/kg q24h **10 – 24:** 1.25 mg/kg q24h	1.25 mg/kg 1주당 3번	HEMO: 투여량 AD CAPD: CrCl < 10을 위한 투여량	연속적 정맥간 혈액투석여과: 2.5 mg/kg IV 매일 한 번(AAC 58:94, 2014)
		유지 5 mg/kg q24h IV	D&I	2.5 – 5.0 mg/kg q12h	0.6 – 1.25 mg/kg q24h	0.625 mg/kg 1주당 3번	HEMO: 0.6 mg/kg AD CAPD: CrCl < 10을 위한 투여량	
	PO	1 gm tid po	D&I	0.5 – 1 gm tid	0.5 – 1 gm q24h	0.5 gm 1주당 3번	HEMO: 0.5 gm AD	
Maraviroc	14 – 18/자료 없음	300 mg bid		300 mg bid				동시 CYP3A 억제제이면, 증가된 부작용 위험
Lamivudine	5 – 7/15 – 35	300 mg po q24h	D&I	300 mg po q24h	50 – 150 mg q24h	25 – 50 mg q24h	HEMO:투여량 AD, CAPD: CrCl < 10을 위한 투여량, CRRT: 100 mg 첫 번째 날, 그 후에 50 mg/일.	
Oseltamivir, therapy	6 – 10/ > 20	75 mg po bid–치료	I	75 mg q12h	**30 – 50:** 75 mg bid **< 30:** 75 mg 매일 한 번	데이터 없음	HEMO: 30 mg ad 투석하지 않는 날[5]; CAPD: 30 mg 주당 한 번	CrCl < 30이면 화학적 예방을 위한 투여량: 75 mg 매일 한 번 CRRT: 75 mg po bid
Peramivir		600 mg 매일 한 번	P&I	600 mg q24h	**31 – 49:** 200 mg q24h **10 – 30:** 100 mg q24h	100 mg(1회 용량) 그 후에 15 mg q24h	HEMO: 100 mg (1회 용량) 그 후에 100 mg 2시간 AD (투석일에만)	CRRT: http://www.dcd.gov/h1nflu/eva/peramivir.htm
Ribavirin	크레아티닌 청소율 < 50 mL/분 인 환자에게는 조심해서 사용할 것							
Rlmantadine	13 – 65/오래 계속되는	100 mg bid po	I	100 mg bid	100 mg q24h – bid	100 mg q24h	HEMO/CAPD: 데이터 없음	주의해서 사용할 것, 적은 데이터
Stavudine, po	1 – 1.4/5.5 – 8	30 – 40 mg q12h	D&I	100%	50% q12 – 24h	≥ 60 kg: 20 mg/일 < 60 kg : 15 mg/일	HEMO: CrCl < 10 로서 투여량 AD CAPD: 데이터 없음 CRRT: 전체 투여량	
Stribild		1정 매일		CrCl < 70이면: 금기	CrCl < 50이면: 계속하지 말 것			
Telbivudine	40–49/데이터 없음	600 mg po 매일	I	600 mg q24h	**30 – 49:** 600 mg q48H **< 30:** 600 mg q72h	600 mg q96h	HEMO: CrCl < 10 으로서 AD	

5) HEMO 체중 근거 투여량 적용, 연령 > 1세 어린이들에게는(각 HEMO 후 투여량): ≤15 kg: 7.5 mg; 16–23 kg: 10 mg; 24–40kg: 15 mg; > 40 kg: 30 mg(CID 50:127, 2010).

축약 키: 적용 방법: **D** = 투여량 적용, **I** = 간격 적용; **CAPD** = 지속 외래 복막 투석; **CRRT** = 지속 신장 재배치 치료; **HEMO** = 혈액투석; **AD** = 혈액투석 후에; **"부가"** 또는 **"추가의"**는 혈액 투석 동안 상실한 약제를 대체하기 위한 것이다 – CrCl < 10 mL/분을 위한 요법 지속을 넘어서는 추가적 약제.

〈표 17A〉 신부전을 가진 성인 환자에게 항균 약제 투여량

항균	반감기(정상/말기신장질환) 시간	정상 신장기능을 위한 투여량	방법 (각주 참조)	예측 크레티아닌 청소율(CrCl), mL/min			혈액투석, CAPD	해설 & CRRT를 위한 투여량
				> 50 – 90	10 – 50	< 10		
항바이러스/항레트로바이러스제 (계속)								
Tenofovir, po	17/?	300 mg q24h		300 mg q24h	**30 – 49:** 300 mg q48h **10 – 29:** 300 mg 172 – 96h	데이터 없음	HEMO:300 mg q7d 또는 HEMO[6] 12시간 후에	
Valacyclovir	2.5/3.3/14	1 gm q8h	D&I	1 gm q8h	1 gm q12 – 24h **CRRT를 위해 동일한 투여량**	0.5 gm q24h	HEMO: 투여량 AD CAPD: CrCl < 10을 위한 투여량	CAVH 투여량: CrCl 10 – 50으로서는
Valganciclovir	4/67	900 mg po bid	D&I	900 mg po bid	450 mg q24h 450 mg까지 매 다른날에	사용하지 말 것	Package insert 참조	
Zalcitabine	2/ > 8	0.75 mg q8h	D&I	0.75 mg q8h	0.75 mg q12h **CRRT를 위해 동일한 투여량**	0.75 mg q24h	HEMO: 투여량 AD CAPD: 데이터 없음	CRRT 투여량: CrCl 10 – 50에 대해서
Zidovudine	1.1 – 1.4/1.4 – 3	300 mg q12h	D&I	300 mg q12h	300 mg q12h **CRRT를 위해 동일한 투여량**	100 mg q8h	HEMO: CrCl < 10을 위한 투여량 AD CAPD: CrCl < 10을 위한 투여량	

6) 급성 신부전과 판코니 증후군 보고됨.

축약 키: 적용 방법: **D** = 투여량 적용, **I** = 간격 적용; **CAPD** = 지속 외래 복막 투석; **CRRT** = 지속 신장 재배치 치료; **HEMO** = 혈액투석; **AD** = 혈액투석 후에; **"부가"** 또는 **"추가의"**는 혈액 투석 동안 상실한 약제를 대체하기 위한 것이다 – CrCl < 10 mL/분을 위한 요법 지속을 넘어서는 추가적 약제.

〈표 17B〉 신기능부전에서 용량조절이 필요 없는 향균제

항목에 따라

항균제		항진균제	항결핵제	항바이러스제	
Azithromycin	Minocycline	Anidulafungin	Bedaquiline	Abacavir	
Ceftriaxone	Moxifloxacin	Caspofungin	Ethionamide	Atazanavir	Nelfinavir
Chloramphenicol	Nafcillin	Itraconazole 경구용액	Isoniazid	Darunavir	Nevirapine
Ciprofloxacin XL	Oritavancin	Ketoconazole	Rifampin	Delavirdine	Raltegravir
Clindamycin	Polymyxin B	Micafungin	Rifabutin	Efavirenz	Ribavirin
Doxycycline	Pyrimethamine	Posaconazole, **po only**	Rifapentine	Enfuvirtide[1]	Saquinavir
Linezolid	Rifaximin	Voriconazole, **po only**		Fosamprenavir	Simeprevir[2]
	Tedizolid			Indinavir	Sofobuvir[2]
	Tigecycline			Lopinavir	Tipronavir

1) Enfuvirtide: CrCl〈 35mL/min 인 환자들에게 연구되지 않음. 사용하지 말 것.
2) CrCl < 30 mL/min에 대한 자료 없음

〈표 17C〉 비만인 경우 항생제 용량

비만 환자의 수가 증가하고 있다. 직관적으로 볼 때, 몇몇 약제들의 평균 투여량은 효과적인 혈청 농도에 도달하지 못할 지도 모른다. 비만 환자에 대한 항생제 용량에 대한 자료가 축적되고 있다. 몇몇 데이터는 추가 비준을 필요로 함에도 불구하고, 아래 표는 현재 알려진 것들을 반영한다. **비만은 이상 체중을 20% 이상 넘거나, 신체 질량 지수(BMI) > 30일 때로 정의한다.** 투여량 = 비만 환자에서 투여량 계산을 위해 제안된 체중, 또는 적용가능하다면 특정 용량. 일반적으로 표에서 약제가 없는 것은 출판된 문헌에 적절한 정보가 부족한 것이다.

약제	투여량	해설
Acyclovir	**Ideal BW** 사용 예: HSV encephalitis에는 이상 체중의 10 mg/kg을 줄 것 q8h	7명 비만인 자원자의 자료(아직 출판 안됨) (Davis, et al., ICAAC 초록, 1991).
Aminoglycosides	**Adjusted BW** 사용 예: 중증 환자, Gentamicin 또는 Tobramycin(Amikacin 아님) 조정체중의 7 mg/kg IV q24h (해설 참조)	조정 체중 = 이상 체중 + 0.4(조정 체중 − 이상 체중). 출전: Pharmacother 27:1081, 2007. 혈류역학이 안정될 때, 투여량을 낮추기 위해 농도를 따를 것
Cefazolin (수술적 화학적 예방)	필요한 투여량 조정 금지: 2 gm × 1 투여량 (3시간 안에 반복?)	상반되는 자료; 투여반복과 고용량에 대하여. 신체질량지수 40 − 80인 환자 연구. 출전: Surg 136:738, 2004, Eur J Clin Pharmacol 67: 985, 2011; Surg Infect 13:33, 2012.
Cefepime	보통의 투여량 증가: 보통의 q12h 대신에 2 gm IV q8h	비만 치료 수술을 진행하는 10명의 환자로 부터 자료(평균 신체질량지수 48) ; regimen yields free T > MIC of 60% for MIC of 8 μg/mL. Ref: Obes Surg 22:465, 2012.
Daptomycin	**실제 체중** 사용 예: 실제 체중의 4 − 12 mg/kg IV q24h	7명의 비만지원자가 참가한 단일 투여 약동학 연구 자료. 출전: Antimicrob Ab Chemother 51: 2741, 2007.
Flucytosine	**이상 체중** 사용 예: 효모균성뇌막염, 이상 체중의 25 mg/kg을 줄 것 po q6h	비만 환자 한 명으로 부터의 데이터 출전: Pharmacother 15:251, 1995.
Levofloxacin	**투여용량 조절 불필요** 예: 750 mg po/IV q24h	13명의 비만 환자로 부터 데이터; 연구 결과가 다양하여 불확실한 자료 . 출전: Antimicrob Ab Chemother 55: 3240, 2011; J Antimicrob Chemother 66:1653, 2011.
Linezolid	요구되는 **투여용량 조절 불필요** 예: 600 mg po/IV q12h	150 kg 체중까지의 20명의 비만 자원자로 부터의 자료는 표준 투여량이 비만이 아닌 환자와 유사한 AUC 값을 보임. 최근 사례보고에서, MRSA 폐렴을 앓는 265 kg 남성에게 표준 투여량은 치료 효과를 감소시킴. 출전: Antimicrob Ag Chemother 57:1144, 2013; Ann Pharmacother 47: e25, 2013.
Moxifloxacin	요구되는 **투여용량 조절 불필요** 예: 400 mg po/IV q24h	위 우회술을 진행하는 12명의 비만 환자로 부터의 자료. 출전: J Antimicrob Chemother 66: 2330, 2011
Oseltamivir	요구되는 **투여용량 조절 불필요** 예: 75 mg po q12h	10명의 비만 자원자로 부터의 데이터, 250 kg 초과자에게 치료 불확실, 150 mg을 주는 것은 괜찮음 po q12h). 출전: J Antimicrob Chemother 66: 2083, 2011.
Piperacillin − tazobactam	6.75 gm IV 4시간에 걸쳐서 그리고 매 8시간 마다. 신부전 환자에 대한 자료는 없음.	확정적 자료는 없음. 실제 체중 > 130 kg 이고 신체질량지수 > 40 kg/m^{2}인 14명의 비만 환자를 바탕으로. 출전: INT J Antimicrob Ab 41:52, 2013. MIC ≤ 16 mcg/mL인 병원체인 경우 고용량 필요. 요독증 환자에게 출혈 경향이 증가할 지도 모름.

1) Ref. for NRTIs and NNRTIs: Kidney International 60:821, 2001

약어는 2쪽 참조.

약제	투여량	해설
Vancomycin	**Actural BW** 사용 예: 중증질환 환자에게 실제 체중의 25–30 mg/kg 정맥주입. 이후에 실제 체중의 15–20 mg/kg IV q8h–12h(1.5–2시간 이상 주입). 1회 투여량 2 gm 이상 금지. 최저치를 점검할 것	24명의 비만 환자로 부터 자료: Vancomycin 반감기는 Vd가 약간만 변해도 감소하는 것으로 보임. 출전: Eur J Clin Pharmacol 54:621, 1998
Voriconazole po	용량 조절 필요 없음 예: 400 mg po q12h × 2회 용량 그 후에 200 mg po q12h. 최저 농도를 점검할 것 (Voriconazole과 함께 투여할 경우 용량을 줄이는 것이 일반적임.	3명의 자원 대상에서 경구 voriconazole의 2-way cross-over 연구에 의하면, 용량조절이 불필요하였으나 1명의 대상자는 adjusted BW를 사용하는 것으로 보임(지지 자료 없음). 출전: Antimicrob Ag Chemother 55:2601, 2011; Clin Infect Dis 53:745, 2011.

〈표 18〉 항균제와 간 질환: 용량 조절*

아래 알파벳 순서의 목록은 **간 질환이 있으면 용량조절이 필요한 항생제 목록이다. 자세한 내용은 PDR이나 약품설명서를 참조**

항균제		항진균제	항바이러스제[§]	
Ceftriaxone	Nafcillin	Caspofungin	Abacavir	Indinavir
Chloramphenicol	Rifabutin	Itraconazole	Atazanavir	Lopinavir/ritonavir
Clindamycin	Rifampin	Voriconazole	Darunavir	Nelfinavir
Fuscidic acid	Synercid**		Delavirdine	Nevirapine
Isoniazid	Telithromycin++		Efavirenz	Rimantadine
Metronidazole	Tigcycline		Enfuvirtide	Ritonavir
	Tinidazole		Fosamprenavir	Stribild

[§] 항레트로바이러스제에 대한 출전: CID 40L174, 2005　　** Quinupristin/dalfopristin　　++ Telithro: 신장 & 간 부전에서 감량

〈표 19〉 성인에서 CAPD 복막염의 치료*

(Periton Dial Intl 30:393, 2010)[1]

경험적 복막 내 치료: 미결의 배양 결과(MRSA에서 각주[2] 참조)

약제		잔뇨량	
		하루 < 100 mL	하루 > 100 mL
(Cefazolin 또는 Vanco) + Ceftazidime	같은 bag에서 혼합할 수 있음	bag당 1 gm, q24h	하루에 20 mg/kg〈체중〉/bag, q24h
		3 gm LD, 그 후에 1 – 2 gm IP q24h(AAC 58:19, 2014)	하루에 20 mg/kg〈체중〉/bag, q24h

특정 복막내 치료를 위한 약제 용량 – 알려진 배양결과. 주석: 적은 po 약제 지시됨

약제	간헐적 주입(하루 한 번)		지속적 주입(리터당 교환)	
	무뇨의	비 – 무뇨의	무뇨의	비 – 무뇨의
Amphotericin B	NA	NA	MD 1.5 mg	NA
Ampicillin	250 – 500 mg po bid	ND	LD 금지, MD 125 mg	ND
Amp-sulbactam	2 gm q12h	ND	LD 1 gm, MD 100 mg	LD 1 gm, MD ↑25%
Cefazolin	15 mg/kg	20 mg/kg	LD 500 mg, MD 125 mg	LD 500 mg, ↑ MD 25%
Cefepime	하루 한번 교환시 1 gm	1.25 gm	LD 500 mg, MD 125 mg	LD 500 mg, ↑ MD 25%
Ceftazidime	1000 – 2000 mg	ND	LD 500 mg, MD 125 mg	LD 500 mg, ↑ MD 25%
Ciprofloxacin	500 mg po bid	ND	LD 50 mg, MD 25 mg	ND
Daptomycin			LD 100 mg, MD20 mg	LD 500 mg, ↑ MD 25%
Fluconazole	200 mg q24h	ND	200 mg q24h	ND
Gentamicin	0.6 mg/kg	↑ 투여량 25%	추천되지 않음	추천되지 않음
Imipenem	한 번 교환에 1 gm q12h		LD 250 mg, MD 50 mg	LD 250 mg, ↑ MD 25%
Itraconazole	100 mg q12h	100 mg q12h	100 mg q12h	100 mg q12h
Metronidazole	250 mg po bid	ND	250 mg po bid	ND
TMP-SMX	160/800 mg po bid	ND	LD 320/1600 mg po, MD 80/400 mg po q24h	ND
Vancomycin	15 – 30 mg/kg q 3 – 7일	↑ 투여량 25%	LD 1 gm, MD 25 mg	LD 1 gm, ↑ MD 25%

CAPD(continous ambulatory peritoneal dialysis) = 지속 외래 복막 투석

카테터 제거를 적응증. 1) 1 mo 안에 같은 원인균의 재발; 2) 5일 안에 치료에 반응 실패; 3) exit site와 tunnel 감염; 4) 진균 복막염; 5) 장내세균감염(장 천공의미)

1) 별도의 표시가 없으면 모든 용량 IP: LD = 부하 용량(loading dose), MD(maintenace dose) = 유지 용량, ND(no date) = 데이터 없음; NA(not applicable) = 적용할 수 없음 – 정상 신부전처럼 투여. 무뇨의 = 하루에 < 100 mL, 비 – 무뇨의 = 하루에 > 100 mL

2) MRSA를 위한 치료가 아님. 그람 염색에서 그람 양성구균이 있으면, vanco를 추가할 것

약어는 2쪽 참조.

〈표 20A〉 파상풍 예방, 상처 분류, 예방접종

상처;상해 분류		
임상적 특징	다상풍 이환 가능성 높은 경우	파상풍 이환 가능성 낮은 경우
상처 발생 시기	6시간 초과	6시간 이내
형상	별모양, 박리	직선
깊이	1 cm 초과	1 cm 이내
상처의 기전	날아오는 것에 맞음, 압손상, 화상, 동상	날카로운 표면(유리, 칼)
괴사 조직	있음	없음
오염물(오염물, 타액, 기타.)	있음	없음

예방접종 일정				
파상풍 예방접종 이력	깨끗하지 않은 상처 파상풍 이환 가능성 높은 경우		깨끗한 상처 파상풍 이환 가능성 낮은 경우	
	Td.[1, 2]	Tetanus Immune Globulin	Td.[1, 2]	Tetanus Immune Globulin
모르거나 3회 미만 접종[3]	필요	필요	필요	불필요
3회 이상 접종	불필요[4]	불필요	불필요[5]	불필요
참고:MMWR 60:13, 2011, MMWR 61:468, 2012; MMWR 62:131, 2013(pregnancy) G15051015K				

1) Td = Tetanus & diphtheria toxoids, adsorbed(adult). 이전에 Tdap 접종받지 않은 경우, Td 대신 Tdap 1회 접종(MMWR 61::468, 2012).
2) 7세 미만에서는 DTaP 접종; 7세 이상은 Td가 tetanus toxoid 단독 보다 우선; 따라잡기 예방접종이 필요하면 Tdap 1회 접종 가능.
3) 예방접종을 완료하지 않은 경우.
4) 마지막 추가접종 이후 5년을 초과한 경우 필요.
5) 마지막 추가접종 이후 10년을 초과한 경우 필요.

〈표 20B〉 노출 후 광견병 예방

모든 상처는 즉시 비누와 물로 철저히 세척되어야 함. 이는 실험동물의 90%를 보호하는 것으로 입증됨! [1]

동물 유형	동물에 대한 평가 및 처분	권장 예방법
개, 고양이, 흰족제비(담비)	건강하고 10일 동안의 관찰이 가능한 경우	동물이 증상을 나타내지 않는다면 시작하지 말고, 이후 즉시 HRIG + 백신
	광견병이 의심되거나 광견병인 상태	즉시 HRIG + 백신
	불명(놓친 경우)	공중보건담당자 자문
스컹크, 너구리, 박쥐*, 여우, 코요테, 대부분의 육식동물들	광견병 간주	즉시 백신 접종
가축, 말, 설치류, 토끼; 산토끼, 다람쥐, 햄스터, 기니 피그, 게르빌루스쥐, 얼룩다람쥐, 쥐, 생쥐, 마멋(우드척)	사례별	공중보건담당자 자문. 다람쥐, 햄스터, 기니 피그, 게르빌루스 쥐, 얼룩다람쥐, 쥐, 생쥐, 다른 작은 설치류, 토끼, 산토끼가 문 것은 대부분 광견병 노출후예방이 필요하지 않다.

* 최근 미국에서 인간 광견병의 대부분의 경우는 은색털박쥐 또는 드물게 큰 갈색박쥐와의 접촉(물림이 아님) 때문이나 비접촉 박쥐에 노출된 경우 광견병에 걸릴 위험은 대단히 낮다(CID 48:1493, 2009). 더 자세한 사항: CID 30:4, 2000; JAVIMA 219:1687, 2001; CID 37:96, 2003(travel medicine advisory); Ln 363:959, 2004; EID 11:1921, 2005; MMWR 55(RR–5), 2006.

노출 후 광견병 예방접종 일정

과거에 예방접종을 받지 않았다면	
치료	**요법**[2]
국소적인 상처 세척	**모든 노출 후 치료는 즉시 모든 상처를 비누와 물로 철저히 세척함으로 시작해야 한다.**
인간 광견병 면역 글로불린(HRIG)	0일차에 몸무게 1 kg당 20 units 1회 투여. 해부학적으로 가능하다면, 모든 투여량을 상처 주위로 침윤시켜야 하며, 나머지는 둔부에 IM로 투여되어야 한다. 계산된 HRIG 양이 모든 상처에 주사하기 충분하지 않다면, 추가적 상처 부위 주위에 침윤을 허용하는 것은 생리식염수로 희석되어야 한다. **HRIG은 같은 주사기로, 또는, 백신으로 같은 해부학적 위치에 투여되면 안 되며,** 또는 백신 접종 시작 이후 7일 이상 지난 후에 투여되면 안 된다. HRIG가 항체의 활발한 생산을 부분적으로 억제할 수 있기 때문에, 권장 접종량 이상 투여해서는 안 됨.
백신 접종	Human diploid cell vaccine(HDCV), rabies vaccine adsorbed(RVA), 또는 purified chick embryo cell vaccine(PCECV) 1.0 mL **근육주사(삼각근 부위4)**, 0, 3, 7, 14[5]일 각각에
과거에 예방접종을 받았다면[6]	
치료	**요법**[2]
국소 상처 세정	모든 노출 후 치료는 즉시 모든 상처를 비누와 물로 철저히 세척함으로 시작해야 한다.
HRIG	HRIG가 투여되면 **안 된다.**
백신	HDCV나 PCEC, 1 mL **근육주사(삼각근 부위 4)**, 0, 3일에 각 1회
올바른 백신 접종 부위	
연령군	**접종 부위**
어린이 & 성인	**삼각근**[4] 에만(**절대** 둔근에 하면 **안됨**)
영아 & 어린아이	넓적다리의 바깥면(전외측 넓적다리) 이 사용될수 있다.(**절대** 둔근에 하면 **안 됨**)

1) 출전 MMWR 48:RR – 1, 1999; CID 30L4, 2000; B.t. Matyas, Mass. Dept. of Public Health. MMWR 57:1, 2008
2) 이 요법들은 어린이를 포함한 모든 연령군에 적용할 수 있다.
3) 대부분의 보고된 노출후 치료 실패에서, 유일하게 확인된 결핍은 HRIG가 상처에 침윤시키는데 실패한 경우였다. (CID 22:228, 1996). 그러나, WHO 지침을 따랐던 동남아시아의 환자들에서 몇몇 실패가 보고되었다(CID 28:143, 1999).
4) **삼각근** 부위는 성인과 큰 아이들에게 예방접종이 가능한 **유일한** 위치이다. 영아와 어린아이들에게는, 넓적다리의 바깥면(전외측 넓적다리)이 이용될 수 있다. 백신이 절대 둔부에 접종되면 **안 된다.**
5) 이것은 ACIP의 권고와 새 데이터에 근거한 이전의 5회 용량(0, 3, 7, 14, 28일) 권고로부터의 변화임을 주의하라. 변화한 면역적격성이 있는 사람의 투여량 수는 변하지 않고, (0, 3, 7, 14, 28일에 5회 용량) 노출 전 예방을 위한 추천은 0, 7, 21일 또는 28일에 투여된 3회 용량으로 유지하는 것을 주의하라.(MMWR 59 (RR – 2), 2010).
6) HDCV, RVA, PCECV로 노출 전 백신접종의 병력이 있는 경우; HDCV, PCEC, rabies vaccine adsorbed(RVA)을 이용한 이전의 노출후예방; 다른 어떤 형의 광견병 백신을 이용한 이전의 예방접종을 받은 경우; 이전의 예방접종에 항체 반응이 확인된 경우

〈표 21〉 참조할 만한 인터넷 디렉토리

기관	전화/팩스	웹사이트
항기생충 약물 & 기생충학 정보		
CDC Drug Line	주중: 404 - 639 - 3670 저녁, 주말, 공휴일: 404 - 639 - 2888	http://www.cdc.gov/ncidod/srp/drugs/drug - service.html
DPDx: Lab ID of parasites		www.dcd.cdc.gov/dpdx/default.htm
Gorgas Course Tropical Medicine		http://info.dom.uab.edu/gorgas
Malaria	낮: 770 - 488 - 7788 다른 때: 770 - 488 - 7100 미국 수신자 부담: 855 - 856 - 4713	www.dcd.gov/malaria
Expert Compound. Pharm	800 - 247 - 9767/818 - 787 - 7256	www.uniquerx.com
세계 보건 기구(WHO)		www.who.int
기생충& 건강		www.dpd.cdc.gov/dpdx/HTML/Para_Health.htm
생물학적 테러		
Centers for Disease Control& Prevention	770 - 488 - 7100	www.bt.cdc.gov
Infectious Disease Society of America	703 - 299 - 0200	www.idsociety.org
Johns Hopkins Center Civilian Biodefense		www.jhsph.edu
Center for Biosecurity of the Univ. Of Pittsburgh Med. Center		www.upmc.biosecurity.org
US Army Medical Research Institute of Inf. Dis.		www.usamriid.army.mil
B형 간염		
Hepatitis B Foundation		www.hepb.org, www.natap.org
C형 간염		
CDC		www.cdc.gov/ncidod/diseases/hepatitis/C
Individual		http://hepatitis - central.com www.natap.org
HCV 가이드라인		www.hcvguidelines.org
HIV(사람면역결핍바이러스)		
General		
HIV InSite		http://hivinsite.ucsf.edu

〈표 21〉 참조할 만한 인터넷 디렉토리

기관	전화/팩스	웹사이트
HIV(사람면역결핍바이러스) (계속)		
Johns Hopkins AIDS Service		www.hopkins - aids.edu www.natap.org
Drug Interaction		
Johns Hopkins AIDS Service		www.hopkins - aids.edu
Liverpool HIV Pharm. Group		www.hiv-druginteractions.org
Other		http://AIDS.medscape.com
Prophylaxis/Treatment of Opportunistic Infections: HIV Treatment		www.aidsinfo.nih.gov
예방 접종		
CDC, Natl. Immunization Program	404-639-8200	www.cdc.gov/vaccines/
FDA, Vaccine Adverse Events	800-822-7967	www.fda.gov/cber/vaers/vaers.htm
National Network Immunization Info.	877-341-6644	www.immunizationinfo.org
Influenza vaccine, CDC	404-639-8200	www.cdc.gov/vaccines
Institute for Vaccine Safety		www.vaccinesafety.edu
직업적 노출, 혈행성 병원균(HIV, B & C형 간염)		
National Clinicians' Post-Exposure Hotline	888-448-4911	www.ucsf.edu/hivcntr
약물에 의한 Q-Tc 간격 연장		www.qtdrugs.org; www.crediblemeds.org
성매개 질환		www.cdc.gov/std/treatment/TOC2002TG.htm Slides: http://www.phac-aspc.gc.ca/slm-maa/slindes/index.html
여행자 정보: 예방접종, 말라리아 예방 등		
Amer. Soc. Prop. Med & Hyg.		www.astmh.org
CDC, general	877-394-8747/888-232-3299	http://wwwn.cdc.gov/travel/default.asp
CDC, Malaria:		www.cdc.gov/malaria
예방		http://wwwn.cdc.gov/travel
치료	770-488-7788	www.who.int/health_topics/malaria
MD Travel Health		www.mdtravelhealth.com
Pan American Health Organization		www.paho.org
세계 보건기구(WHO)		www.who.int/home-page

기관	전화/팩스	웹사이트
백신 & 예방접종법		
American Academy of Pediatrics		www.cispimmuniza.org
CDC, National Immunization Program		www.cdc.gov/vaccines
National Network for Immunization Information		www.immunizationinfo.org

〈표 21〉 참조할 만한 인터넷 디렉토리

〈표 22A〉 항균제간 약물간 상호작용

중요도 : ± = 이론/단편적; + = 중요할 것으로 추정; ++ = 확실하게 중요

2가지 이상 약제 사이 상호작용을 확인하기 위한 참조: http://www.drugs.com/drug_interactions.html 및 http://www.healthline.com/druginteractions

항감염제 (A)	기타 약제 (B)	효과	중요도
Abacavir	Methadone	↓ B의 농도	++
Amantadine (Symmetrel)	Alcohol	↑ CNS 효과	+
	항콜린약과 항파킨슨병약 (예; Artane, scopolamine)	↑ B의 효과: 구강 건조, 조화운동 불능, 흐려 보임, 불명료 언어, 독성 정신병	+
	Trimethoprim	↑ B와 A의 농도	+
	Digoxin	↑ B의 농도	±
Aminoglycosides – 비경구 (amikacin, gentamicin, kanamycin, netilmicin, sisomicin, streptomycin, tobramycin).	Amphotericin B	↑ 신독성	++
	Cis platinum(Platinol)	↑ 신독성과 이독성	+
	Cyclosporine	↑ 신독성	+
	신경근육차단제	↑ 무호흡 또는 호흡 마비	+
	Loop 이뇨제(예; furosemide)	↑ 이독성	++
	NSAIDs	↑ 신독성	+
	Non–polarizing muscle relaxants	↑ 무호흡	+
	방사선 조영제	↑ 신독성	+
	Vancomycin	↑ 신독성	+
Aminoglycosides–경구(kanamycin, neomycin)	**Warfarin**	↑ prothrombin time	+
Amphotericin B와 ampho B lipid formulations	항종양제	↑ 신독성 위험	+
	Digitalis	K+ ↓ 이면, ↑ B의 독성	+
	신독성 약제: aminoglycosides, cidofovir, cyclosporine, foscarnet, pentamidine	↑ A의 신독성	++
Ampicillin, amoxicillin	Allopurinol	↑ 발진의 빈도	++
Artemether – lumefantrine	CYP3A 억제제: amiodarone, atazanavir, itraconazole, ritonavir, voriconazole	↑ A의 농도; ↑ Q–Tc 간격	++
	CYP2D6 기질: flecainide, imipramine, amitriptyline	↑ B의 농도; ↑ Q–Tc 간격	++

항감염제 (A)					기타 약제 (B)	효과	중요도
Atazanavir					참조 – 단백 분해효소 억제제와 〈표 22B〉		
Atovaquone					Rifampin(아마도 rifabutin)	↓ 혈청 A의 농도; ↑ B의 농도	+
					Metoclopramide	↓ A의 농도	+
					Tetracycline	↓ A의 농도	++
Azole 항진균제 [**Flu** = fluconazole, **Itr** = itraconazole, **Ket** = ketoconazole **Posa** = posaconazole, **Vor** = voriconazole, + = 발생함, **빈칸** = 연구결과 상호작용이 없거나 또는 자료가 없는 경우(제약회사 데이터베이스에 있을 수 있음)]							
Flu	Itr	Ket	Posa	Vor			
+	+				Amitriptyline	↑ B의 농도	+
+	+	+	+	+	칼슘통로차단제	↑ B의 농도	++
	+			+	Carbamazepine(vori 사용 금기)	↓ A의 농도	++
+	+	+	+	+	Cyclosporine	↑ B의 농도, ↑ 신독성의 위험	+
	+	+			Didanosine	↓ A의 흡수	+
	+	+		+	Efavirenz	↓ A의 농도, ↑ B의 농도	++ (피할 것)
	+	+	+		H_2 차단제, 제산제, sucralfate	↓ A의 흡수	+
+	+	+	+	+	Hydantoins(phenytoin, Dilantin)	↑ B의 농도, ↓ A의 농도	++
	+	+			Isoniazid	↓ A의 농도	+
	+		+	+	Lovastatin/simvastatin	횡문근융해증이 보고됨; ↑ B의 농도	++
				+	Methadone	↑ B의 농도	+
+	+	+	+	+	Midazolam/triazolam, po	↑ B의 농도	++
+	+			+	Warfarin	↑ B의 농도	++
+	+			+	경구 혈당강하저	↑ B의 농도	++
			+	+	Pimozide	↑ B의 농도-**(피할 것)**	++
	+	+		+	단백분해효소 억제제	↑ B의 농도	++
	+	+		+	Proton pump 억제제	↓ A의 흡수, ↑ B의 농도	++
+	+	+	+	+	Rifampin/rifabutin(vori 사용 금기)	↑ B의 농도, ↓ 혈청 A의 농도	++
	+				Rituximab	B의 활동 억제	++
			+	+	Sirolimus(vori 및 posa 사용 금기)	↑ B의 농도	++
+		+	+	+	Tacrolimus	↑ B의 농도와 독성	++
+		+			Theophyllines	↑ B의 농도	+

〈표 22A〉 항균제간 약물간 상호작용

〈표 22A〉 항균제간 약물간 상호작용

항감염제 (A)					기타 약제 (B)	효과	중요도
Azole 항진균제 (계속)							
Flu	Itr	Ket	Posa	Vor			
		+			Trazodone	↑ B의 농도	++
+					Zidovudine	↑ B의 농도	+
Bedaqulline					Rifampin	↓ A의 농도	++
					Ketoconazole	↑ A의 농도	
Caspofungin					Cyclosporine	↑ A의 농도	++
					Tacrolimus	↓ B의 농도	++
					Carbamazepine, dexamethasone, efavirenz, nevirapine, phenytoin, rifamycin	↓ A의 농도; ↑ caspofungin 투여량 70 mg/d	++
Chloramphenicol					Hydantoins	↑ B, nystagmus, ataxia의 독성	++
					Iron salts, Vitamin B12	↓ B에 대한 반응	++
					단백분해효소 억제제 – HIV	↑ A와 B의 농도	++
Clindamycin(Cleocin)					Kaolin	↓ A의 흡수	+
					근육이완제, 예; atracurium, baclofen, diazepam	↑ 호흡 마비의 빈도/지속시간	+
					St. John's wort	↓ A의 농도	++
Cobisistat					참조 Integrase Strand Transfer Inhibitors		
Cycloserine					Ethanol	↑ 발작의 빈도	+
					INH, ethionamide	↑ 졸림/현기증의 빈도	+
Dapsone					Atazanavir	↑ A의 농도 – 피할것	++
					Didanosine	↓ A의 흡수	+
					경구 피임제	↓ B의 효과	+
					Pyrimethamine	↑ 골수에서의 독성	+
					Rifampin/Rifabutin	↓ A의 혈청농도	+
					Trimethoprim	↑ A와 B의 농도(methemoglobinemia)	+
					Zidovudine	May ↑ marrow toxicity	+
Daptomycin					HMG – CoA 억제제(statins)	Consider DC statin while on dapto	++
Delavirdine(Rescriptor)					참조 비 – 뉴클레오시드 역전사 효소 억제제(NNRTIs)와 〈표 22B〉		

항감염제 (A)	기타 약제 (B)	효과	중요도
Azole 항진균제 (계속)			
Didanosine(ddI) (Videx)	Allopurinol	↑ A의 농도–**피할 것**	++
	Cisplatin, dapsone, INH, metronidazole, nitrofurantoin, stavudine, vincristine, zalcitabine	↑ 말초신경염의 위험	+
	Ethanol, lamivudine, pentamidine	↑ 췌장염의 위험	+
	Fluoroquinolones	↓ 킬레이트화에 의한 흡수	+
	흡수에 낮은 pH를 필요로 하는 약제: dapsone, indinavir, itra/ketoconazole pyrimethamine, rifampin, trimethoprim	↓ 흡수	+
	Methadone	↓ A의 농도	++
	Ribavirin	↑ ddI 대사물의 농도 – **피할 것**	++
	Tenofovir	↑ A의 농도**(A의 용량 감소)**	++
Dolutegravir	참조 Integrase Strand Transfer 억제제		
Doripenem	Probenecid	↑ A의 농도	++
	Valproic acid	↓ B의 농도	++
Doxycycline	Aluminum, bismuth, iron, Mg^{++}	↓ A의 흡수	+
	Barbiturates, hydantoins	↓ A의 혈청 t/2	+
	Carbamazepine(Tegretol)	↓ A의 혈청 t/2	+
	Digoxin	↑ 혈청 B의 농도	+
	Warfarin	↑ B의 활성	++
Efavirenz(Sustiva)	참조 비–뉴클레오시드 역전사효소 억제제(NNRTIs)와 〈표 22B〉		
Elvitegravir	참조 Integrase Strand Transfer 억제제		
Ertapenem(Invanz)	Probenecid	↑ A의 농도	++
	Valproic acid	↓ B의 농도	++
Ethambutol(Myambutol)	Aluminum salts(didanosine buffer 포함)	↓ A와 B의 흡수	+
Etravirine	참조 비–뉴클레오시드 역전사효소 억제제(NNRTIs)와 〈표 22B〉		

Fluoroquinolones(**Cipro** = ciprofloxacin; **Gati** = gatifloxacin; **Gemi** = gemifloxacin; **Levo** = levofloxacin; **Moxi** = moxifloxacin; **Oflox** = ofloxacin)

Cipro	Gati	Gemi	Levo	Moxi	Oflox	기타 약제 (B)	효과	중요도
						주의: 빈칸 = 연구결과 상호작용이 없거나 또는 자료가 없는 경우(제약회사가 자료를 갖고 있을 수 있음)		
	+		+	+		**항부정맥제(procainamide, amiodarone)**	↑ Q–T 간격(torsade)	++
+	+		+	+	+	Insulin, 경구 혈당강하제	↑와 ↓ 혈당	++

〈표 22A〉 항균제간 약물간 상호작용

〈표 22A〉 항균제간 약물간 상호작용

항감염제 (A)						기타 약제 (B)	효과	중요도
Fluoroquinolones (계속)								
Cipro	Gati	Gemi	Levo	Moxi	Oflox	**주의: 빈칸** = 연구결과 상호작용이 없거나 또는 자료가 없는 경우(제약회사가 자료를 갖고 있을 수 있음)		
+						Caffeine	↑ B의 농도	+
+					+	Cimetidine	↑ A의 농도	+
+			+		+	Cyclosporine	↑ B의 농도	±
+	+		+	+	+	Didanosine	↓ A의 흡수	++
+	+	+	+	+	+	**양이온: Al^{+++}, Ca^{++}, Fe^{++}, Mg^{++}, Zn^{++}(제산제, 비타민, 유제품), citrate/citric acid**	↓ A의 흡수(약제간에 일부 차이)	++
+						Methadone	↑ B의 농도	++
+			+		+	**NSAIDs**	↑ 위험 CNS 자극/발작	++
+						Phenytoin	↑ 또는 ↓ B의 농도	+
+	+	+			+	Probenecid	↓ A의 신장 제거	+
+						Rasagline	↑ B의 농도	++
				+		Rifampin	↓ A의 농도(CID 45:1001, 2007)	++
+	**+**	**+**	**+**		**+**	**Sucralfate**	**↓ A의 흡수**	++
+						Theophylline	↑ B의 농도	++
+						Thyroid hormone	↓ B의 농도	++
+						Tizanidine	↑ B의 농도	++
+			+	+	+	Warfarin	↑ Prothrombin Time	+
Ganciclovir(Cytovene)와 **Valganciclovir**(Valcyte)						Imipenem	↑ 발작의 위험 보고	+
						Probenecid	↑ A의 농도	+
						Zidovudine	↓ A의 농도, ↑ B의 농도	+
Gentamicin						참조 Aminoglycosides–비경구		
Imipenem & Meropenem						BCG	↓ B의 효과–병용 피할것	++
						Divalproex	↓ B의 농도	++
						Ganciclovir	↑ 발작위험	++
						Probenecid	↑ A의 농도	++
						Valproic acid	↓ B의 농도	++
Indinavir						참조 단백분해효소 억제제와 〈표 22B〉		

Integrase Strand Transfer 억제제(INSTI): Dolutegravir(DTG), Raltegravir(RAL), Elvitegravir(ELV)					
항감염제 (A)			기타 약제 (3)	효과	중요도
DTG	RAL	Stribild(ELV)	주의: Stribild(elvitegravir + cobicistat – emtricitabine + tenofovir)를 수반하는 상호작용은 하나 이상의 구성 요소를 반영한다.		
×	×	×	Antacids(polyvalent cations)	↓ A의 농도 – 공간 선량	++
		×	Antiarrhythmics, digoxin	↑ B의 농도 – 모니터	+
	×		Atazanavir/RTV	↑ A의 농도 – 모니터	±
		×	Atorvastatin	↑ B의 농도 – 모니터	+
		×	Benzodiasepines	↑ B의 농도 – 모니터	+
		×	Beta – blockers	↑ B의 농도 – 모니터	+
		×	Bosentan	**↑ B의 농도 – 투약 용량을 적용하거나 피할 것**	++
		×	Buprenorphine	↑ B의 농도 – 모니터	+
		×	Buspirone	↑ B의 농도 – 모니터	+
		×	Calcium channel blockers	↑ B의 농도 – 모니터	+
×			Carbamazepine	**↓ A의 농도 – 피할 것**	++
		×		**↓ A의 농도, ↑ B의 농도 – 피할 것**	++
		×	Clarithromycin	↑ A와 B의 농도 – 모니터	+
		×	Clonazepam	↑ B의 농도 – 모니터	+
		×	Colchicine	↑ B의 농도 – 투약 용량을 적용할 것	+
		×	Cyclosporine	↑ B의 농도 – 모니터	+
		×	Dexamethasone	**↓ A의 농도 – 피할 것**	++
×			Dofetilde	**↑ B의 농도 – 피할 것**	++
×			Efavirenz	↓ A의 농도 – 모니터	++
	×			↓ A의 농도 – 피할 것	+
		×	Ethosuximide	↑ B의 농도 – 피할 것	+
×			Etravirine	**↓ A의 농도 – 피할 것**	++
	×			↓ A의 농도 – 모니터	
		×	Fluticasone	**↑ B의 농도 – 피할 것**	++
×			Fosamprenavir/RTV	**↓ A의 농도 – 투약 용량을 적용하거나 피할 것**	++
×		×	Fosphenytoin/phenytoin	**↓ A의 농도 – 피할 것**	++

〈표 22A〉 항균제간 약물간 상호작용

〈표 22A〉 항균제간 약물간 상호작용

항감염제 (A)			기타 약제 (B)	효과	중요도
Integrase Strand Transfer (계속)					
DTG	RAL	Stribild(ELV)	주의: Stribild(elvitegravir + cobicistat + emtricitabine + tenofovir)를 수반하는 상호작용은 하나 이상의 구성요소를 반영한다.		
		×	Fluconazole	**↑ A의 농도 - 피할 것**	++
		×	Itraconazole	**↑ A와 B의 농도 - 투약 용량을 적용하거나 피할 것**	++
		×	Ketoconazole	**↑ A와 B의 농도 - 투약 용량을 적용하거나 피할 것**	++
×			Metformin	↑ B의 농도 - 모니터	++
×			Nevirapine	**↓ A의 농도 - 피할 것**	++
	×		Omeprazole	↑ A의 농도 - 모니터	±
		×	Oral comtraceptives	**↓ 또는 ↑ B의 농도 - 피할 것**	++
×		×	Oxcarbazepine	**↓ A의 농도 - 피할 것**	++
×		×	Phenobarbital	**↓ A의 농도 - 피할 것**	++
		×	Phenothiazine	↑ B의 농도 - 모니터	+
		×	Phosphodiesterase - 5 억제제	**↑ B의 농도 - 투약 용량을 적용하거나 피할 것**	++
×			Primdone	↓ A의 농도 - 피할 것	++
×	×	×	Rifampin, rifabutin, rifapentine	**↓ A의 농도 - 투약 용량을 적용하거나 피할 것**	++
		×	Risperidone	↑ B의 농도 - 모니터	+
		×	Salmeterol	**↑ B의 농도 - 피할 것**	++
		×	Sirolimus	↑ B의 농도 - 모니터	+
×		×	St. John's wort	**↓ A의 농도 - 피할 것**	++
		×	SSRIs	↑ B의 농도 - 모니터	+
×	×	×	Sucralfate	↑ A의 농도 - 공간 선량	++
		×	Tacrolimus	↑ B의 농도 - 모니터	++
×			Tipronavir/RTV	**↓ A의 농도 - 모니터 - 투약 용량을 적용하거나 피할 것**	++
	×			↑ A의 농도 - 모니터	±
		×	Trazodone	↑ B의 농도 - 모니터	+
		×	Tricyclic antidepressants	↑ B의 농도 - 모니터	+
		×	Voriconazole	**↑ A와 B의 농도 - 투약 용량을 적용하거나 피할 것**	++
		×	Warfarin	↓ 또는 ↑ B의 농도 - 모니터	+
		×	Zolpidem("Z" drugs)	↑ B의 농도 - 모니터	+

항감염제 (A)			기타 약제 (B)	효과	중요도
Integrase Strand Transfer (계속)					
Isoniazid			**Alcohol, rifampin**	**↓ 간 손상의 위험**	++
			알루미늄 소금	↓ 흡수(금식)	++
			Carbamazepine, phenytoin	구역 및 구토, 눈떨림, 실조를 동반하는 B의 농도, ↑	++
			Itraconazole, ketoconazole	↓ B의 농도	+
			구강 혈당강하제	↓ B의 효과	+
Lamivudine			Zalcitabine	**상호 추론- 조합하지 마시오**	++
Linezolid(Zyvox)			아드레날린제	고혈압 위험	++
			숙성, 발효, 식초에 절인, 훈제 음식-티라민 ↑	고혈압 위험	+
			Clarithromycine	↑ A의 농도	++
			Meperidine	세로토닌 증후군 위험	++
			Rasagiline(MAO 억제제)	세로토닌 증후군 위험	+
			Rifampin	↓ A의 농도	++
			세로토닌 작동성 약제(SSRIs)	세로토닌 증후군 위험	++
Lopinavir			참조. 프로테아제 억제제		
Macrolides [**Ery** = erythromycin; **Azi** = azithromycin; **Clr** = clarithromycin; **+** = 발생함; **빈칸** = 연구결과 연구결과 상호작용이 없거나 자료가 없는 경우]					
Ery	Azi	Clr			
	+		칼슘통로차단제	↑ 혈청 B의 농도	++
+		+	Carbamazepine	↑ 혈청 B의 농도, 눈떨림, 오심, 구토, 조화운동불능	++ (erythro와 투여를 피할 것)
+		+	Cimetidine, **ritonavir**	↑ B의 농도	+
+			Clozapine	↑ 혈청 B의 농도, CNS 독성	+
		+	**Colchicine**	**↑ B의 농도(강력한, 치명적인)**	++ (피할 것)
+			Corticosteroids	↑ B의 효과	+
+	+	+	Cyclosporine	↑ 혈청 B의 농도와 독성	+
+	+	+	Digoxin, digitoxin	↑ 혈청 B의 농도(증례의 10%)	+
		+	Efavirenz	↓ A의 농도	++
+		+	Ergot alkaloids	↑ B의 농도	++
		+	Linezolid	↑ B의 농도	++

〈표 22A〉 항균제간 약물간 상호작용

〈표 22A〉 항균제간 약물간 상호작용

항감염제 (A)			기타 약제 (B)	효과	중요도
Macrolides (계속)					
Ery	Azi	Clr			
+		+	Lovastatin/simvastatin	↑ B의 농도; 횡문근융해증	++
+			Midazolam, triazolam	↑ B의 농도, ↑ sedative 효과	+
+		+	Phenytoin	↑ B의 농도	+
+	+	+	Pimozide	↑ Q-T 간격	++
+		+	Rifampin, rifabutin	↓ A의 농도	+
+		+	Tacrolimus	↑ B의 농도	++
+		+	Theophylline	↑ 혈청 B의 농도와 오심, 구토, 발작, 무호흡	++
+		+	Valproic acid	↑ B의 농도	+
+		+	Warfarin	아마도 ↑ 프로트롬빈 시간(PT)	+
		+	Zidovudine	↓ B의 농도	+
Maraviroc			Clarithromycin	↑ A의 혈청 농도	++
			Delavirdine	↑ A의 농도	++
			Itraconazole/ketoconazole	↑ A의 농도	++
			Nefazodine	↑ A의 농도	++
			Protease 억제제(tipranavir/ritonavir 이외)	↑ A의 농도	++
			항경련제: carbamazepine, phenobarbital, phenytoin	↓ A의 농도	++
			Efavirenz	↓ A의 농도	++
			Rifampin	↓ A의 농도	++
Mefloquine			β-아드레날린 차단제, 칼슘통로차단제, quinidine, quinine	↑ 부정맥	+
			Divalproex, valproic acid	↓ B의 농도와 발작	++
			Halofantrine	Q-T 연장	++ (피할 것)
			칼시뉴린 억제제	Q-T 연장(피할 것)	++
Meropenem			Imipenem을 참조.		
Methenamine mandelate 또는 hippurate			Acetazolamide, sodium bicarbonate, thiazide 이뇨제	소변 pH 증가에 따른 ↓ 항균 효과	++

항감염제 (A)	기타 약제 (B)	효과	중요도
Macrolides (계속)			
Metronidazole/Tinidazole	Alcohol	Disulfiram-양 반응	+
	Cyclosporine	↑ B의 농도	++
	Disulfiram(Antabuse)	급성 독성 정신병	+
	Lithium	↑ B의 농도	++
	Warfarin	↑ 항응고제 효과	++
	Phenobarbital, hydantoins	↑ B의 농도	++
Micafungin	Nifedipine	↑ B의 농도	+
	Sirolimus	↑ B의 농도	+
Nafcillin	Warfarin	↓ 와파린 효과	++
Nelfinavir	참조 단백분해효소 억제제 및 〈표 22E〉		
Nevirapine(Viramune)	참조 비-뉴클레오시드 역전사효소 억제제(NNRTIs)와 〈표 22B〉		
Nitrofurantoin	제산제	↓ A의 흡수	+

비-뉴클레오시드 역전사효소 억제제(NNRTIs): 단백분해효소 억제제와 상호작용에 대하여, 〈표 22B〉 참조. **Del** = delavirdine; **Efa** = efavirenz; **Etr** = etravirine; **Nev** = nevirapine

Del	Efa	Etr	Nev	기타 약제 (B)	효과	중요도
				동시투여 금기(의약품 첨부 문서를 보라)		
+		+		항경련제: carbamazepine, phenobarbital, phenytoin		++
+		+		항-마이코박테리아약: rifabutin, rifampin		++
+				항정신병약: pimozide		++
+	+	+		Benzodiazepines: alprazolam, midazolam, triazolam		++
+	+			Ergotamine		++
+	+	+		HMG-CoA 억제제(statins): lovastatin, simvastatin, atorvastatin, pravastatin		++
+		+		St. John's wort		++
				용량조절 필요:		
+				Amphetamines	↑ B의 농도-**주의**	++
+		+	+	항부정맥제: amiodarone, lidocaine, 기타	↓ 또는 ↑ B의 농도-**주의**	++
+	+	+	+	항경련제: carbamazepine, phenobarbital, phenytoin	↓ A와/또는 B의 농도	++
+	+	+	+	항진균제: itraconazole, ketoconazole, voriconazole	잠재적으로 ↓ B의 농도, ↑ A의 농도	++ (피할 것)
+			+	항거부반응 약제: cyclosporine, rapamycin, sirolimus, tacrolimus	↑ B의 농도	++

〈표 22A〉 항균제간 약물간 상호작용

〈표 22A〉 항균제간 약물간 상호작용

항감염제 (A)				기타 약제 (B)	효과	중요도
비-뉴클레오시드 역전사효소 억제제(NNRTIs) (계속)						
Del	Efa	Etr	Nev			
+			+	칼슘통로 차단제	↑ B의 농도	++
+		+	+	Clarithromycin	↑ B 대사물의 농도	++
+		+	+	Cyclosporine	↑ B의 농도	++
+		+		Dexamethasone	↓ A의 농도	++
+	+	+	+	Sildenafil, vardenafil, tadalafil	↑ B의 농도	++
+			+	Fentanyl, methadone	↑ B의 농도	++
+				위산억제제: 제산제, H-2 차단제, proton pump inhibitors	↓ A의 농도	++
	+	+	+	Methadone, fentanyl	↓ B의 농도	++
	+		+	경구 피임제	↑ 또는 ↓ B의 농도	++
+	+	+	+	단백분해효소 억제제-(〈표 21C〉 참조)		
+	+	+	+	**Rifabutin, rifampin**	↑ 또는 ↓ rifabutin의 농도; ↓ A의 농도-**주의**	++
+	+	+	+	St. John's wort	↓ B의 농도	
+		+	+	Warfarin	↑ B의 농도	++
Oritavancin				Warfarin	↑ B의 농도	++
Pentamidine, IV				Amphotericin B	↑ 신독성의 위험	+
				췌장염-관련 약제, 예; 알코올, valproic acid	↑ 췌장염의 위험	+
Piperacillin				Cefoxitin	Pseudomonas에 대해 길항작용	++
Pip-tazo				Methotrexate	↑ B의 농도	++
Polymyzin B				Curare 마비	피할 것: 신경근 봉쇄	++
Polymyxin E(Colistin)				Curare 마비	피할 것: 신경근 봉쇄	++
				Aminoglycosides, Ampho B, Vanco	↑ 신독성 위험	++
Primaquine				Chloroquine, dapsone, INH, probenecid, quinine, sulfonamides, TMP/SMX, 기타	↑ **G6PD-결핍 환자에서 용혈 위험**	++

항감염제 (A)								기타 약제 (B)	효과	중요도
단백분해효소 억제제－항－HIV 약제. (**Atazan** = atazanavir; **Darun** = darunavir; **Fosampren** = fosamprenavir; **Indin** = indinavir; **Lopin** = lopinavir; **Nelfin** = nelfinavir; **Saquin** = saquinavir; **Tipran** = tipranavir). 항레트로바이러스제와 상호작용, 〈표 22B〉 참조. 오직 **부분적인 명단－약품설명서 참조**										
Atazan	Darun	Fosam-pren	Indin	Lopin	Nelfin	Saquin	Tipran	**또한 참조** http://aidsinfo.nih.gov 2가지 이상 약제 사이 상호작용을 확인하기 위해서, 참조: http://www.drugs.com/drug_interactions.html 및 http://www.healthline.com/druginteractions		
								진통제:		
							+	1. Alfentanil, fentanyl, hydrocodone, tramadol	↑ B의 농도	+
	+				+	+	+	2. Codeine, hydromorphone, morphine, methadone	↓ B의 농도(JAIDS 41:563, 2006)	+
+	+	+	+	+	+		+	**항부정맥제: amiodarone, lidocaine, mexiletine, flecainide**	↑ B의 농도; **동시 투여하지 않거나 조심할 것**(약품설명서 참조)	++
	+		+	+	+	+		**항전간제: carbamazepine, clonaz-epam, phenytoin, phenobarbital**	↓ A의 농도, ↑ B의 농도	++
+		+	+				+	항우울제, 모든 tricyclic 계	↑ B의 농도	++
+	+						+	항우울제, 기타 모두	↑ B의 농도; pimozide 사용 금기	++
	+							항우울제: SSRIs	↓ B의 농도–피할 것	++
							+	항히스타민제	사용 금기	++
+	+	+	+	+	+		+	**Benzodiazepines 예; diazepam, midazolam, triazolam**	**↑ B의 농도－사용 금기**	++
+	+			+				Boceprevir	↓A, B의 농도	++
+	+	+	+	+	+	+	+	칼슘통로차단제(모든)	↑ B의 농도	++
+	+			+	+	+	+	Clarithro, erythro	↑ B의 농도, 만약 신기능장애인 경우	+
+	+			+	+		+	피임제, 경구	↓ A와 B의 농도	++
	+	+		+		+		Corticosteroids: prednisone, dexamethasone	↓ A의 농도, ↑ B의 농도	+
+	+	+	+	+	+	+	+	Cyclosporine	↑ B의 농도, 농도 측정	+
						+		Digoxin	↑ B의 농도	++
+	+	+	+	+	+	+	+	Ergot 유도체	**↑ B의 농도－사용 금기**	++
		+	+		+	+		Erythromycin, clarithromycin	↑ A와 B의 농도	+
			+		+	+		자몽(grapefruit) 주스(> 200 mL/일)	↓ indinavir와 ↑ saquinavir 농도	++
+	+	+	+	+	+	+		H2 수용체 차단제	↓ A의 농도	++
+	+	+	+	+	+	+	+	**HMG－CoA 환원효소 억제제 (statins): lovastatin, simvastatin**	**↑ B의 농도－사용 금기**	++
+								Irinotecan	**↑ B의 농도－사용 금기**	++

〈표 22A〉 항균제간 약물간 상호작용

항감염제 (A)								기타 약제 (B)	효과	중요도
단백분해효소 억제제 (계속)										
Atazan	Darun	Fosam-pren	Indin	Lopin	Nelfin	Saquin	Tipran			
	+	+	+	+	+	+	+	Ketoconazole, itraconazole, ? vori	↑ A의 농도, ↑ B의 농도	+
	+	+	+	+	+	+	+	Posaconazole	↑ A의 농도, B의 효과는 없음	++
				+			+	Metronidazole	Disulfiram 반응 가능성, 알코올	+
				+				Phenytoin(JAIDS 36:1034, 2004)	↑ A와 B의 농도	++
+	+	+	+	+	+	+	+	**Pimozide**	**↑ B의 농도-사용 금기**	++
+	+	+	+	+	+	+		Proton pump 억제제	↓ A의 농도	++
+	+	+	+	+	+	+	+	Rifampin, rifabutin	↓ A의 농도, ↑ B의 농도**(피할 것)**	++
+	+	+	+	+	+	+	+	Sildenafil(Viagra), tadalafil, vardenafil	다양함, 일부 ↑ 및 일부 ↓ B의 농도	++
+	+	+	+	+	+	+	+	**St. John's wort**	**↓ A의 농도-사용 금기**	++
+	+	+	+	+	+	+	+	**Sirolimus, tracrolimus**	**↑ B의 농도**	++
+								Tenofovir	↓ A의 농도-ritonavir 추가	++
	+		+	+				Theophylline	↓ B의 농도	+
+		+		+			+	Warfarin	↑ B의 농도	+
Pyrazinamide								INH, rifampin	아마도 ↑ 간독성의 위험	±
Pyrimethamine								Lorazepam	↑ 간독성의 위험	+
								Sulfonamides, TMP/SMX	↑ 골수 억제의 위험	+
								Zidovudine	↑ 골수 억제의 위험	+
Quinine								Digoxin	↑ digoxin 농도; ↑ 독성	++
								Mefloquine	↑ 부정맥	+
								Warfarin	↑ 프로트롬빈 시간(PT)	++
Quinupristin-dalfopristin (Synercid)								항-HIV 약제: NNRTIs와 PIs	↑ B의 농도	++
								항암제: vincristine, docetaxel, paclitaxel	↑ B의 농도	++
								칼슘통로차단제	↑ B의 농도	++
								Carbamazepine	↑ B의 농도	++
								Cyclosporine, tacrolimus	↑ B의 농도	++

항감염제 (A)	기타 약제 (B)	효과	중요도
단백분해효소 억제제 (계속)			
Quinupristin-dalfopristin (Synercid)	Lidocaine	↑ B의 농도	++
	Methylprednisolone	↑ B의 농도	++
(계속)	Midazolam, diazepam	↑ B의 농도	++
	Statins	↑ B의 농도	++
Rifamycins	참조 Integrase Strand Transfer Inhibitors		
Ribavirin	Didanosine	↑ B의 농도 → 독성-**피할 것**	++
	Stavudine	↓ B의 농도	++
	Zidovudine	↓ B의 농도	++
Rifamycins (rifampin, rifabutin)	Al OH, ketoconazole, PZA	↓ A의 농도	+
	Atovaquone	↑ A의 농도, ↓ B의 농도	+
참고: ArIM 162:985, 2002	Beta 아드레날린 차단제(metoprolol, propranolol)	↓ B의 효과	+
다음은 rifampin에 의해 대사 촉진이 유도되는 약제들의 일부 명단으로서, 결과적으로 예측되는 혈청 농도보다 낮아지게 됨.:	Caspofungin	↓ B의 수준-사용증가	++
ACE 억제제, dapsone, diazepam, digoxin, diltiazem, doxycycline, fluconazole, fluvastatin, haloperidol, moxifloxacin, nifedipine, progestins, triazolam, tricyclics, voriconazole, zidovudine	Clarithromycin	↑ A의 농도, ↓ B의 농도	++
(Clin Pharmacokinet 42:819, 2003).	Corticosteroids	↑ B의 대체 요구량	++
	Cyclosporine	↓ B의 효과	++
	Delavirdine	↑ A의 농도, ↓ B의 농도-피할 것	++
	Digoxin	↓ B의 농도	++
	Disopyramide	↓ B의 농도	++
	Fluconazole	↑ A의 농도2	+
	Amprenavir, indinavir, nelfinavir, ritonavir	↑ A의 농도(↓ A의 용량), ↓ B의 농도	++
	INH	INH를 독성 hydrazine으로 전환	++
	Itraconazole1, ketoconazole	↓ B의 농도, ↑ A의 농도 2	++
	Linezolid	↓ B의 농도	++
	Methadone	↓ 혈청 농도(중단)	+
	Nevirapine	**↓ B의 농도-피할 것**	++
	Warfarin	부족한 항응고 효과	++
	경구 피임제	↓ 효과; spotting, 임신	+

〈표 22A〉 항균제간 약물간 상호작용

〈표 22A〉 항균제간 약물간 상호작용

항감염제 (A)	기타 약제 (B)	효과	중요도
단백분해효소 억제제 (계속)			
Rifamycins (계속)	Phenytoin	↓ B의 농도	+
	단백분해효소 억제제	**↑A의 농도, ↓ B의 농도 - 주의**	++
	Qunidine	↓ B의 효과	+
	Sulfonylureas	↓ 저혈당 효과	+
	Tacrolimus	**↓ B의 농도**	++
	Theophylline	↑ B의 농도	+
	TMP/SMX	↓ A의 농도	+
	Tocainide	↓ B의 효과	+
Rimantadine	참조 Amantadine		
Ritonavir	참조 단백분해효소 억제제 그리고 〈표 22B〉		
Saquinavir	참조 단백분해효소 억제제 그리고 〈표 22B〉		
Stavudine	Ribavirin	↓ A의 농도 - **피할 것**	++
	Zidovudine	↓ 상호 간섭 - 병합하지 말 것	++
Strand Transfer Integrase Inhibitors(STIIs)	Integrase Strand Transfer Inhibitors 참조		
Sulfonamides	Cyclosporine	↓ cyclosporine 농도	+
	Methotrexate	↑ antifolate 활성	+
	경구 항응고제	↑ 프로트롬빈 시간(PT); 출혈	+
	Phenobarbital, rifampin	↓ A의 농도	+
	Phenytoin	↑ B의 농도; 눈떨림, 조화운동불능	+
	Sulfonylureas	↑ 혈당강하 효과	+
Telithromycin(Ketek)	Carbamazine	↓ A의 농도	++
	Digoxin	↑ B의 농도 - digoxin 농도 검사	++
	Ergot alkaloids	**↑ B의 농도 - 피할 것**	++
	Itraconazole; ketoconazole	↑ A의 농도; 용량 변경하지 않음	+
	Metoprolol	↑ B의 농도	++
	Midazolam	↑ B의 농도	++
	경구 항응고제	↑ 프로트롬빈 시간(PT)	+

항감염제 (A)	기타 약제 (B)	효과	중요도
단백분해효소 억제제 (계속)			
Telithromycin(Ketek)	Phenobarbital, phenytoin	↓ A의 농도	++
(계속)	Pimozide	**↑ B의 농도; QT 연장 - 피할 것**	++
	Rifampin	**↓ A의 농도 - 피할 것**	++
	Simvastatin 및 기타 "statins"	↑ B의 농도(↓ 근육병증의 위험)	++
	Sotalol	↓ B의 농도	++
	Theophylline	↑ B의 농도	++
Tenofovir	Atazanavir	↓ B의 농도 - ritonavir 추가	++
	Didanosine(ddl)	**↑ B의 농도(투약용량 줄임)**	++
Terbinafine	Cimetidine	↑ A의 농도	+
	Phenobarbital, rifampin	↓ A의 농도	+
Tetracyclines	참조 Doxycycline, plus:		
	Atovaquone	↓ B의 농도	+
	Digoxin	↑ B의 독성(수 개월 지속될 수 있음 - 환자의 최대 10% 까지)	++
	Methoxyflurane	↑ 독성; 다뇨증, 신부전	+
	Sucralfate	↓ A의 흡수(2시간 이상 투여 간격)	+
Thiabendazole	Theophyllines	↑ 혈청 theophylline, 오심	+
Tigecycline	경구 피임제	↓ B의 농도	++
Tinidazole(Tindamax)	참조 Metronidazole-유사한 제제, 유사한 상호작용이 예측됨.		
Tobramycin	참조 Aminoglycosides		
Trimethoprim	Amantadine, dapsone, digoxin, methotrexate, procainamide, zidovudine	↑ 혈청 B의 농도	++
	Potassium - sparing 이뇨제	↑ 혈청 K^+	++
	Repaglinide	↑ B의 농도(저혈당)	++
	Thiazide 이뇨제	↓ 혈청 Na^+	+
Trimethoprim-Sulfamethoxazole	Ace inhibitors	↑ 혈청 K+	+
	Amantadine	↑ B의 농도(독성)	
	Azathioprine	백혈구감소증 보고	
	Cyclosporine	↓ B의 농도, ↑ 혈청 creatinine	+

〈표 22A〉 항균제간 약물간 상호작용

〈표 22A〉 항균제간 약물간 상호작용

항감염제 (A)	기타 약제 (B)	효과	중요도
단백분해효소 억제제 (계속)			
Trimethoprim-Sulfamethoxazole (계속)	Loperamide	↑ B의 농도	+
	Methotrexate	골수 억제 증가	++
	경구 피임제, pimozide, 및 6-mercaptopurine	↓ B의 효과	+
	Phenytoin	↑ B의 농도	+
	Rifampin	↑ B의 농도	+
	Warfarin	↑ B의 활성	+
Valganciclovir(Valcyte)	Ganciclovir 참조		
Vancomycin	Aminoglycosides	↑ 신독성의 빈도	++
Zalcitabine(ddC) (HIVID)	Valproic acid, pentamidine(IV), alcohol, lamivudine	↑ 췌장염 위험	+
	Cisplatin, INH, metronidazole, vincristine, nitrofurantoin, d4T, dapsone	↑ 말초 신경염의 위험	+
Zidovudine(ZDV) (Retrovir)	Atovaquone, fluconazole, methadone	↑ A의 농도	+
	Clarithromycin	↓ A의 농도	±
	Indomethacin	↑ ZDV 독성 대사물의 농도	+
	Nelfinavir	↓ A의 농도	++
	Probenecid, TMP/SMX	↑ A의 농도	+
	Rifampin/rifabutin	↓ A의 농도	++
	Stavudine	**간섭 - 병합하지 말 것!**	++
	Valproic acid	↑ A의 농도	++

〈표 22B〉 비뉴클레오사이드 역전사효소 억제제(NNRTI)와 단백질분해효소 억제제간의 약물 상호작용

(Adapted from Guidelines for the Use of Antiretroviral Agents in HIV–Infected Adults & Adolescents; see www.aidsinfo.nih.gov)

약제명 (Abbreviation, Trade Name)	Atazanavir (ATV, Reyataz)	DARUNAVIR (DRV, Prezista)	Fosamprenavir (FOS-APV, Lexiva)	Indinavir (IDV, Crixivan)	Lopinavir/Ritonavir (LP/R, Kaletra)	Nelfinavir (NFV, Viracept)	Saquinavir (SQV, Invirase)	Tipranavir (TPV)
Delavirdine (DLV, Rescriptor)	근거 자료 부재	근거 자료 부재	**동시 투여 권고하지 않음**	DV 수준 40%. Dose IDV 600 mg q8h, DLV 표준	Expect LP 수준 to ↑. No dose data	NFV 수준 ↑ 2X; DLV 수준 ↓ 50%. 용량: 근거 자료 부재	SQV 수준 ↑ 5X 용량: SQV 800 mg q8h, DLV 표준	근거 자료 부재
Efavirenz (EFZ, Sustiva)	ATV AUC ↓ 74% 투약: EFZ 표준; 식사 중. ATA/RTV 300/100 mg q24h	두 약제의 표준 투약(용량)	FOS–APV 수준 ↓. 용량: EFZ standard; FOS–APV 1,400 mg + RTV 300 mg q24h or 700 mg FOS–APV + 100 mg RTV q12h	수준: IDV ↓ 31%. 용량: IDV 1,000 mg q8h. EFZ 표준	LP 수준↓ 40%. 용량: LP/R 533/133 mg q12h, EFZ 표준	표준 용량	수준: SQV ↓ 62%. Dose: SQV 400 mg + RTV 400 mg q12h	용량 변경 불필요
Etravirine (ETR, Intelence)	↑ ATV & ↑ ETR 수준	두 약제의 표준 투약(용량)	↑ FOS–APV 수준	↓ IDV 수준	↑ETR 수준, ↓ **LP/R 수준.**	↑NFV 수준	ETR 수준 33% ↓; SQV/R 변화 없음 두약제 모두 표준 투약(용량)	ETR 수준↓ TPV & RTV 수준 ↑ of **혼합을 피할것**
Nevirapine (NVP, Viramune)	혼합을 피할것 ATZ는 NVP 포화도를 25% 초과하게 증가시킴; NVP는 ATZ AUC를 42% 감소시킴.	두 약제의 표준 투약(용량)	주의해서 사용 NVP AUC는 14% 증가시킨다 (700/100 Fos/rit; NVP AUC inc 29%(Fos 1,400 mg bid).	IDV 수준 ↓ 28%. Dose: IDV 1,000 mg q8h 또는 RTV와 혼합; NVP 표준	LP 수준 ↓ 53%. 용량: LP/R 533/133 mg	표준 용량	용량: SQV + RTV 400/400 mg, both q12h	**표준 용량**

〈표 23〉 성분명과 상표명 비교 목록

성분명:상표명
Abelcet: Ampho B–lipid complex
Albenza: Albendazole
Aldara: Imiquimod
Alinia: Nitazoxanide
Altabax: Retapamulin
AmBisome: Ampho B–liposomal
Amikin: Amikacin
Amoxil: Amoxicillin
Ancef: Cefazolin
Ancobon: Flucytosine
Anspor: Cephradine
Antepar: Piperazine
Antininth: Pyrantel pamoate
Aptivus: Tipranavir
Aralen: Chloroquine
Asacol: Mesalamine
Atripla: Efavirenz/emtricitabine/tenofovir Augmentin, Augmentin ES–600
Augmentin KR: Amox. /clav.
Avelox: Moxifloxacin
Azactam: Aztreonam
Azulfidine: Sulfasalazine
Bactroban: Mupirocin
Bactrim: Trimethoprim/sulfamethoxazole
Baraclude: Entecavir
Biaxin, Biaxin XL: Clarithromycin
Biltricide: Praziquantel

성분명:상표명
Cancidas: Caspofungin
Cayston: Aztreonam(inhaled)
Ceclor, Ceclor CD: Cefaclor
Cedax: Ceftibuten
Cefizox: Ceftizoxime
Cefotan: Cefotetan
Ceftin: Cefuroxime axetil
Cefzil: Cefprozil
Cipro, Cipro XR: Ciprofloxacin & extended release
Claforan: Cefotaxime
Coartem: Artemether–Lumetantrine
Coly–Mycin M: Colistimethate
Combivir: ZDV+3 TC
Complera: Emtricitabine+tenofovir+rilpivirine
Crixivan: Indinavir
Cubicin: Daptomycin
Cyvene: Ganciclovir
Dalvance: Dalbavancin
Daraprim: Pyrimethamine
Dificid: Fidaxomicin
Diflucan: Fluconazole
Doribax: Doripenem
Duricef: Cefadroxil
Dynapen: Dicloxacillin
Edurant: Rilpivirine
Emtriva: Emtricitabine
Epivir, Epivir–HBV: Lamivudine

성분명:상표명
Epzicom: Lamivu+abacavir
Factive: Gemifloxacin
Famvir: Famciclovir
Fansidar: Pyrimethamine+sulfadoxine
Flagyl: Metrnidazole
Floxin: Ofloxacin
Flumadine: Rimantadine
Foscavir: Foscarnet
Fortax: Ceftazidime
Fulvicin: Griseofulvin
Fungizone: Amphotericin B
Furadantin: Nitrofurantoin
Fuzeon: Enfuvirtide(T–20)
Gantanol: Sulfamethoxazole
Gantrisin: Sulfisoxazole
Garamycin: Gentamicin
Halfan: Halofantrine
Hepsera: Adefovir
Herplex: Idoxuridine
Hiprex: Methenamine hipprate
HIVID: Zalcitabine
Humatine: Paromomycin
Ilosone: Erythromycin estolate
Ilotycin: Erythromycin
Incivek: Telaprevir
Intelence: Etravirine
Intro A: Interferon alfa

성분명:상표명
Invanz: Ertapenem
Invirase: Saquinavir
Isentress: Raltegravir
Kantrex: Kanamycin
Kaletra: Lopinavir/ritonavir
Keflex: Cephalexin
Ketek: Telithromycin
Lamisil: Terbinafine
Lamprene: Clofazimine
Lariam: Mefloquine
Levaquin: Levofloxacin
Lexiva: Fosamprenavir
Lorabid: Loracarbef
Macrodantin, Macrobid: Nitrofurantoin
Malarone: Atovaquone+proguanil
Mandelamin: Methenamine mandel
Maxaquine: Lonefloxacin
Maxipime: Cefepime
Mefoxin: Cefoxitin
Mepron: Atovaquone
Merrem: Meropenem
Minocin: Minocycline
Mintezol: Thiabendazole
Monocid: Cefonicid
Monurol: Fosfomycin
Moxatag: Amoxicillin extended release:
Myamnutol: Ethambutol

성분명:상표명
Mycamine: Micafungin
Mycobutin: Rifabutin
Mycostatin: Nystatin
Nafcil: Nafcillin
Nebcin: Tobramycin
NebuPent: Pentamidine
Nizoral: Ketoconazle
Norvir: Ritonavir
Noxafil: Posaconazole
Olysio: Simeprevir
Omnicef: Cefdinir
Omnipen: Ampicillin
Orbactiv: Oritavancin
Pediamycin: Erythro. Ethyl succinate
Pediazole: Erythro. Ethl succinate + sulfisoxazole
Pegasys, PEG-Intron: Interferon, peglyated
Pentam 300: Pentamidine
Pentasa: Mesalamine
Pipracil: Piperacillin
Polycillin: Ampicillin
Polymox: Amoxicillin
Poly-Rx: Polymyxin B
Prezista: Darunavir
Priftin: Rifapentine
Primaxin: Imipenem + cilastatin
Primson: Trimethoprim
Prostaphlin: Oxacillin
Rapivab: Peramivir

성분명:상표명
Rebetol: Ribavirin
Rebetron: Interferon: ribavirin
Relenza: Zanamivir
Rescriptor: Delavirdine
Retin A: Tretinoin Retrovir: Zodovudine(ZDV)
Reyataz: Atazanavir
Rifadin: Rifampin
Rifamate: INH + RIF
Rifater: INH + RIF + PZA
Rimactane: Rifampin
Rocephine: Ceftriazone
Selzentry: Maraviroc
Septra: Trimethoprim/sulfa
Seromycin: Cycloserine
Silvadene: Silver sulfadiazine
Sirturo: Bedaquiline
Sivextro: Tedizolid
Sklice: Ivermectin lotion
Spectracef: Cefditoren pivoxil
Sporanox: Itraconazole
Stoxil: Idoxuridine
Stribild: Elvitegravir + Cobicistat + Emtricit-abine + Tenofovir
Stromectol: Ivermectin
Sulfamylon: Mafenide
SulperazonNUS: Cefoperazone-sulbactam
Suprax: CefiximeNUS
Sustiva: Efavirenz

성분명:상표명
Symmetrel: Amantadine
Synagis: Palivizumab
Synercid: Quinupristin/dalfopristin
Taksta: Fusidic acid
Tamiflu: Oseltamivir
Tazicef: Ceftazidime
Teflaro: Ceftaroline
Tegopen: Cloxacillin
Tequin: Gatifloxacin
Thalomid: Thalidomide
Ticar: Ticarcillin
Tienam: Imipenem
Timentin: Ticarcillin-clavulanic acid
Tinactin: Tinaftate
Tinsamax: Tinidazole
Tivicay: Dolutegravir
Trecator SC: Ethionamid
Triumeq: Abacavir + Lamivudine + Dolutegravir
Trizivir: Abacavir + ZDV + 3TC
Trobicin: Spectinomycin
Truvada: Emtricitabine + tenofovir
Tygacil: Tigecycline
Tyzeka: Telbivudine
Unasyn: Ampicillin/sulbactam
Unipen: Nafcillin
Valcyte: Valganciclovir
Valtrex: Valacyclovir
Vancocin: Vancomycin

성분명:상표명
Vantin: Cefpodoxime proxetil
Velosef: Cephradine
Vermox: Mevendazole
Vfend: Voriconazole
Vibativ: Telavancin
Vibramycin: Doxycycline
Victrelis: Boceprevir
Videx: Dldanosine
Viracept: Nelvirapine
Virazole: Ribavirin
Viread: Tenofovir
Vistide: Cidofovir
Vitekta: Elvitegravir
Xifaxan: Rifaxinin
Yodoxin: Iodoquinol
Zerit: Stavudine
Zeftera: Ceftobiprole
Zerbaxa: Ceftolozame-tazobactam
Ziagen: Abacavir
Zinacef: Cefuroxime
Zithromax: Azithromycin
Zmax: Azithromycin ER
Zovirax : Acyclovir
Zosyn: Poperacillin/tazobactam
Zyvox: Linezolid

〈표 23〉 성분명과 상표명 비교 목록

찾아보기

ㄹ

ㅁ

ㅂ

ㅅ

ㅇ

B

C

Q

R

S

T

U

V

W

X

Y

Z

SANFORD GUIDE®

熱病®

SANFORD
항생제 가이드

The Sanford Guide
To Antimicrobial Therapy
2015 - 2016 45-46th Edition

인 쇄 : 2017년 7월 5일
발 행 : 2017년 7월 15일

저 자 : David N. Gilbert, M.D., Henry F. Chambers, M.D.,
George M. Eliopoulos, M.D., Michael S. Saag, M.D.,
Douglas Black, Pharm.D., David O. Freedman, M.D.,
Andrew T. Pavia, M.D., Brian S. Schwartz, M.D.

옮 김 : 신 종 욱

발행인 : 김 용 덕

발행처 : 메디안 북

편 집 : 최 수 정

등 록 : 제 25100 - 2010 - 51호

주 소 : 서울시 마포구 마포대로 63 - 8, 1549호(도화동 삼창프라자빌딩)

전 화 : 02 - 732 - 4981

팩 스 : 02 - 711 - 4981

홈페이지 : www.mcbooks.co.kr

ISBN : 978 - 89 - 93340 - 67 - 9 93510

정 가 : 45,000원